Onder redactie van:
J.A.M. Vandermeulen
M.M.A. Derix
C.J.J. Avezaat
Th. Mulder
J.W. van Strien

Niet-aangeboren hersenletsel bij volwassenen

Onder redactie van:
J.A.M. Vandermeulen
M.M.A. Derix
C.J.J. Avezaat
Th. Mulder
J.W. van Strien

Niet-aangeboren hersenletsel bij volwassenen

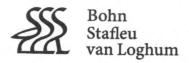

Bohn
Stafleu
van Loghum

Houten, 2017

Eerste druk, Elsevier gezondheidszorg, Maarssen 2003
Tweede, ongewijzigde druk, Reed Business, Amsterdam 2012
Derde (ongewijzigde) druk, Bohn Stafleu van Loghum, Houten 2017

ISBN 978-90-368-1478-2   ISBN 978-90-368-1479-9 (eBook)
DOI 10.1007/ 978-90-368-1479-9

NUR 876

Bohn Stafleu van Loghum
Het Spoor 2
Postbus 246
3990 GA Houten

www.bsl.nl

Voorwoord

Jaarlijks sterven in Nederland ongeveer 15.000 mensen aan de gevolgen van verworven herenletsel, en een veel groter aantal blijft leven met restverschijnselen. Dit boek gaat over niet-aangeboren herenletsel (NAH) bij volwassenen. NAH duidt op herenletsel of een herenbeschadiging kort na de geboorte of op elk tijdstip daarna ontstaan. NAH komt veel voor. De gevolgen kunnen voor diegene die het overkomt, maar ook voor zijn of haar partner, gezin en anderen in de directe omgeving, ernstig en van blijvende duur zijn. NAH komt meestal plotseling en onverwacht, en daarna wordt men vaak blijvend geconfronteerd met de gevolgen.

De laatste 20 jaar is er een grote vooruitgang te zien in de zorg voor mensen met NAH. De primaire gevolgen kunnen vaak adequaat worden behandeld. De periode daarna gaat echter voor de persoon met NAH en zijn omgeving meestal gepaard met moeilijkheden die inherent zijn aan een dagelijkse confrontatie door en strijd met de gevolgen van NAH. Problemen kunnen zich uiten op intellectueel, emotioneel, psychosociaal en fysiek gebied. Soms zijn de gevolgen tijdelijk, maar meestal in meerdere of mindere mate permanent, zowel voor de patiënt als voor zijn omgeving. Dit vergt verwerking en een vaak moeizaam, langdurig acceptatieproces. Om dit hele traject zo goed mogelijk te kunnen doorlopen is hulp nodig van professionals op het gebied van NAH.

Veel disciplines zijn betrokken bij onderzoek en behandeling van mensen met NAH. Zij werken ieder vanuit hun eigen achtergrond, theoretische opvattingen en geleerde vaardigheden. De professionele zorgverleners spelen een belangrijke rol. In een ideale wereld zouden ze allemaal op de hoogte zijn van elkaars kennis en kunde op het gebied van NAH. Ideale werelden bestaan echter niet. Het is een illusie te veronderstellen dat alle disciplines exact van elkaar weten van waaruit zij werken. Geen van ons is in staat alle nieuwe ontwikkelingen en publicaties bij te

houden en op hun waarde te beoordelen. Er is de laatste twee decennia dermate veel bekend geworden over NAH dat dit feitelijk onmogelijk is. Veel wetenschappelijk onderzoek gaat over groepen mensen met NAH. In de individuele gezondheidszorg gaat het echter om onderzoek en behandeling van individuele personen, die vaak zozeer van elkaar verschillen dat er een brede aanpak van de zorg paraat moet zijn, waarbij veel energie en tijd opgaan in het ontwikkelen van individuele zorgprogramma's.

Twee doelen hadden wij bij het idee voor dit boek voor ogen. Er bestond nog geen Nederlandstalig boek over NAH bij volwassenen met een overzicht van de actuele kennis en kunde. De volgende vragen kwamen onder andere bij ons op: wat is NAH; hoe vaak komt het voor; welk onderzoek vindt er plaats; wat levert dit op bij mensen met NAH; wat zijn de gevolgen van verschillende vormen van NAH; welke therapeutische mogelijkheden zijn er? Een tweede uitgangspunt was het kunnen opvullen van een door ons ervaren hiaat bij pre- en postdoctoraal onderwijs, met name in de geneeskunde en psychologie.

Het boek bestaat uit vier delen: algemene beschouwingen, diagnostiek (stoornissen in de relatie tussen hersenen en gedrag, psychosociale stoornissen), behandeling, en algemene gevolgen van NAH inclusief juridische consequenties.

We prijzen ons gelukkig dat een groot aantal auteurs ieder vanuit zijn of haar specifieke achtergrond wilde meewerken. Zij hebben allen getracht zoveel mogelijk theorie en praktijk te integreren. De redactie wilde een breed en actueel overzicht geven met extra aandacht voor de stand van zaken in Nederland. Het zijn in totaal 23 hoofdstukken geworden, die onder andere laten zien dat NAH gepaard kan gaan met een uitgebreid scala van stoornissen in de relatie tussen hersenen en gedrag, de persoonlijkheidsveranderingen en de psychosociale gevolgen. Wij denken dat deze informatie een goede leidraad en steun kan zijn bij het interpreteren en rapporteren van onderzoeksresultaten, bij het opstellen en uitvoeren van behandelingen en bij het geven van begeleiding.

Op bepaalde momenten leek het wordingsproces van het boek kenmerken te hebben van het proces van verwerking en acceptatie bij NAH: het pad ging niet altijd over rozen. Gelukkig bleef het enthousiasme bestaan, zowel bij de redactie als bij de auteurs. Wij zijn hen hier zeer erkentelijk voor.

De redactie wilde een evenwicht vinden tussen wetenschappelijke gegevens en informatie uit de praktijk met speciale aandacht voor gevalsbeschrijvingen. Nu alle hoofdstukken voor ons liggen, denken wij dat we daarin zijn geslaagd. Het kan niet anders of elke lezer zal in een of meerdere hoofdstukken relevante informatie tegenkomen die kan worden gebruikt in de zorg voor mensen met NAH.

Dit boek is weliswaar tot stand gekomen door initiatieven van de redactie, maar het zou nimmer te realiseren zijn geweest zonder medewerking van de auteurs. Wij zijn dankbaar voor hun inzet en zinvolle bijdragen. Ook dank aan uitgever Elsevier, en in het bijzonder Bonnie van Spankeren en Mirjam Blom voor hun grote bijdrage aan de uiteindelijke realisatie en vormgeving van het boek. Zonder de door hen georganiseerde bijeenkomsten en regelmatige aansporingen had de afronding nog lang op zich kunnen laten wachten.

voorjaar 2003
Jo Vandermeulen
Mayke Derix
Cees Avezaat
Theo Mulder
Jan van Strien

Medewerkers

Prof.dr. A.P. Aldenkamp, Gedragswetenschappelijke Dienst Epilepsiecentrum Kempenhaeghe, Heeze.

Prof.dr. C.J.J. Avezaat, Erasmus MC, Rotterdam. Neurochirurg.

Drs. K.A. Beers, Revalidatiecentrum Hoensbroek. Klinisch (neuro)psycholoog en gedragstherapeut.

Dr. J. Boiten, St. Annaziekenhuis, Geldrop. Neuroloog.

Prof.dr. J. van den Bout, Capaciteitsgroep Klinische Psychologie, Universiteit Utrecht.

Dr. M.M.A. Derix, Vakgroep Medische Psychologie, Twenteborg Ziekenhuis Almelo, klinisch psycholoog-NIP. Neuropsycholoog.

Dr. J.B. Dijkstra, Afdeling Psychiatrie en Neuropsychologie, Academisch Ziekenhuis Maastricht. GZ-psycholoog. Neuropsycholoog.

Dr. L. Fasotti, Sint Maartenskliniek-Research, Nijmegen. Neuropsycholoog.

Dr. J. de Gans, Afdeling Neurologie, Academisch Medisch Centrum Amsterdam. Neuroloog.

Dr. A.C.H. Geurts, St. Maartenskliniek en UMC St. Radboud Nijmegen. Revalidatiearts.

Drs. E. Groet, Revalidatiecentrum Heliomare, Wijk aan Zee. Klinisch neuropsycholoog.

Dr. G. Hageman, Afdeling Neurologie, Medisch Spectrum Twente, Enschede. Neuroloog.

Dr. H.T. Hendricks, St. Maartenskliniek en UMC St. Radboud Nijmegen. Revalidatiearts.

Dr. J. Hochstenbach, Neuropsychologisch Nazorgcentrum Rijksuniversiteit Groningen/Academisch Ziekenhuis Groningen, Centrum voor Revalidatie. Neuropsycholoog.

Dr. M. Jelicic, Faculteit der Psychologie, Universiteit Maastricht. Universitair docent, psycholoog.

Dr. M.J.P.G. van Kroonenburgh, Afdeling Nucleaire Geneeskunde, Academisch Ziekenhuis Maastricht. Neuroradioloog.

Prof.dr. C. Lafosse, Vakgroep Neurologische Revalidatie, Vrije Universiteit Brussel; Laboratorium voor Neuropsychologie, Katholieke Universiteit Leuven; Revalidatiecentrum Hof ter Schelde, Antwerpen. Neuropsycholoog.

Dr. A. Martins da Silva, Servico de Neurofisiologia, Hospital de Santo Antonio, Porto, Portugal.

Prof.em.dr. H. Meinardi, Laboratorium voor fysiologie, Leids Universitair Medisch Centrum Leiden.

Prof.dr. Th. Mulder, Instituut voor Bewegingswetenschappen, Rijksuniversiteit Groningen.

Dr. R. Ponds, Afdeling Niet-Aangeboren Hersenletsel, Algemeen Psychiatrisch Ziekenhuis Vijverdal, Maastricht. GZ psycholoog en neuropsycholoog.

Drs. P.A.H.F. van de Sande, Afdeling CVA en algemene neurologie, Revalidatiecentrum Hoensbroek. GZ psycholoog en psychotherapeut.

Dr. J.M. Spikman, Afdeling Neuropsychologie, Academisch Ziekenhuis Groningen. Neuropsycholoog.

Dr. S.Z. Stapert, Faculteit der Psychologie, Capaciteitsgroep Neurocognitie, Universiteit Maastricht. Neuropsycholoog.

Dr. J.W. van Strien, Instituut voor Psychologie, Erasmus Universiteit, Rotterdam. Neuropsycholoog.

Prof.dr. E.E.C.J. Vandenbussche †, tot december 2002 verbonden aan het Laboratorium voor Neuropsychologie, Katholieke Universiteit Leuven.

Dr. J.A.M. Vandermeulen, Psychologische en Orthopedagogische Maatschap, Kerkrade en Sensis, Regionaal Centrum Sittard. GZ psycholoog en neuropsycholoog.

Mr. E.B. van Veen, MedLawConsult, Den Haag. Jurist.

Prof.dr. F.R.J. Verhey, Afdeling Psychiatrie en Neuropsychologie, Academisch Ziekenhuis Maastricht. Zenuwarts.

Dr. P.E. Vos, Instituut voor Neurologie, Universitair Medisch Centrum St. Radboud Nijmegen. Neuroloog.

Drs. P.H. Vrancken, Revalidatiecentrum De Hoogstraat, Utrecht. Revalidatiepsycholoog.

Prof.dr. J.T. Wilmink, Afdeling Radiologie, Academisch Ziekenhuis Maastricht.

Drs. L. Zegerius, BAVO RNO Groep, Capelle a/d IJssel. Neuroloog.

Dr.em. A.H. van Zomeren, verbonden geweest aan de Afdeling Neurologie, Academisch Ziekenhuis Groningen. Neuropsycholoog.

Inhoud

Deel II Diagnostiek en symptomatologie

Deel IIA Stoornissen in de relatie tussen hersenen en gedrag

Deel IIB Psychosociale stoornissen

Deel III Behandeling en begeleiding

Deel IV Algemene gevolgen

Deel 1
Algemene beschouwingen

In het eerste deel van dit boek worden de belangrijkste oorzaken van niet-aangeboren hersenletsel (NAH) besproken. Hoofdstuk 1 geeft een overzicht van de epidemiologie van deze oorzaken. De cijfers zijn gebaseerd op gegevens voor de Nederlandse bevolking. Per jaar worden in Nederland minstens 80.000 mensen met NAH in het ziekenhuis opgenomen. Bij ongeveer 50.000 mensen betreft het een cerebrovasculaire aandoening, een schedeltrauma, een cerebrale infectie of een tumor. Bij de overigen is een degeneratieve aandoening of epilepsie de primaire oorzaak. De cerebrovasculaire aandoeningen (CVA) worden behandeld in hoofdstuk 2. Het begrip CVA omvat een aantal vasculaire ziekten van de hersenen met verschillende oorzaken, behandeling en prognose. In het hoofdstuk komen onder meer de verschillende vormen van herseninfarcten en hersenbloedingen, de algemene acute behandeling op de 'stroke unit', de specifieke behandelingen alsmede de revalidatie aan bod. Hoofdstuk 3 gaat in op pathologie, pathofysiologie, behandeling, herstel en prognose van het schedeltrauma. Dit begrip omvat het traumatische letsel van de hersenschedel, de schedelbasis of de hersenen. Vaak is er een combinatie van letsels (schedelhersenletsel), waarbij het hersenletsel het meest bepalend is voor de prognose van de patiënt. Hoofdstuk 4 beschrijft cerebrale infecties, tumoren en intoxicaties. De symptomen van een hersenaandoening als gevolg van infecties of tumoren hebben vaak een acuut begin, terwijl intoxicaties een sluipend beloop hebben. De verschillende oorzaken van cerebrale infecties, de verschillende vormen van intracraniële tumoren, en de stoffen die een toxische encefalopathie teweegbrengen worden in dit hoofdstuk vermeld. Hoofdstuk 5 behandelt de plasticiteit en flexibiliteit van de hersenen. Bij de niet-degeneratieve vormen van hersenletsel treedt er altijd in meerdere of mindere mate herstel op. Het hoofdstuk gaat in op de vraag waarom de ene patiënt beter en sneller herstelt dan de andere en op de mogelijkheden om dit herstel te beïnvloeden. In hoofdstuk 6 ten slotte passeren de moderne beeldvormende technieken de revue. Deze technieken worden nog steeds verder ontwikkeld en zijn niet meer weg te denken uit de medische diagnostiek. De basisprincipes van de meest gebruikte technieken (CT, MRI, PET en SPECT) worden kort besproken en er wordt ingegaan op de toepassingen en actuele ontwikkelingen. Verder wordt er betoogd dat de relatie tussen afwijkingen in de hersenstructuur en de hersenfysiologie enerzijds en afwijkingen in cognitieve functies en gedrag anderzijds complex is. Het is daarom voor de prognose van de individuele patiënten met NAH noodzakelijk de gegevens verkregen op grond van beeldvormend onderzoek aan te vullen met documenterende neuropsychologische diagnostiek.

1 Epidemiologie

J.W. van Strien

1.1 INLEIDING

In dit hoofdstuk wordt een overzicht gegeven van de epidemiologie van de verschillende oorzaken van niet-aangeboren hersenletsel (NAH). NAH wordt door het Nederlands Centrum Hersenletsel (voorheen Landelijk Coördinatiepunt Niet-aangeboren Hersenletsel) omschreven als 'hersenletsel door welke oorzaak dan ook, anders dan rond of vanwege de geboorte ontstaan, dat leidt tot een onomkeerbare breuk in de levenslijn en tot het aangewezen zijn op hulpverlening'. NAH kan worden veroorzaakt door onder meer een cerebrovasculair accident (CVA), een schedeltrauma, cerebrale infecties en intoxicaties, hersentumoren en degeneratieve ziekten. In de Verenigde Staten wordt de laatste categorie niet als vorm van NAH opgevat. Onder 'acquired brain injury' verstaat men daar hersenletsel dat niet door erfelijke, congenitale of degeneratieve oorzaken is ontstaan.

In de volgende hoofdstukken wordt uitgebreid ingegaan op de diverse oorzaken van NAH, zodat hier kan worden volstaan met een korte aanduiding van elk van de vormen van NAH. De primair degeneratieve aandoeningen, zoals de ziekte van Alzheimer en ook primaire epilepsie, vallen buiten het kader van dit boek. Wel zal in dit hoofdstuk kort iets worden vermeld over de epidemiologie van deze vormen van NAH.

1.2 INCIDENTIE EN PREVALENTIE VAN NIET-AANGEBOREN HERSENLETSEL

De frequentie van stoornissen in een bepaalde populatie kan worden uitgedrukt in incidentie en prevalentie. De incidentie is de proportie van het aantal nieuwe gevallen per jaar, en de prevalentie is de proportie van het totale aantal gevallen. Deze proporties worden hier uitgedrukt als het aantal gevallen per 100.000 van de bevolking. Het totale aantal gevallen met een bepaalde stoornis (de prevalentie) is in de regel veel hoger dan het aantal nieuwe gevallen per jaar (de incidentie), tenzij de stoornis van korte duur

is of gepaard gaat met een hoge mortaliteit. Bij prevalentie kan nog een onderscheid worden gemaakt tussen puntprevalentie en 'lifetime'-prevalentie. Bij puntprevalentie wordt het totale aantal gevallen in de bevolking op een bepaald moment gemeten. Bij lifetime-prevalentie wordt nagegaan welk deel van de bevolking op enig moment in het leven een bepaalde stoornis heeft gehad. In dit hoofdstuk worden puntprevalenties vermeld.

Voor de Nederlandse bevolking kunnen schattingen van de incidentiecijfers worden gebaseerd op bijvoorbeeld de ontslagdiagnosen van ziekenhuizen of de opnamediagnosen van verpleeghuizen. Prevalentiecijfers zijn minder beschikbaar, omdat deze in principe alleen met behulp van bevolkingsonderzoek zijn vast te stellen. Voor een aantal aandoeningen heeft dergelijk onderzoek plaatsgevonden. Prevalentiecijfers worden soms ook geschat op grond van incidentie en duur van een ziekte.

In dit hoofdstuk wordt het overlijden aan een aandoening per 100.000 van de bevolking per jaar aangeduid met de term mortaliteit (in het Engels: 'mortality rate'). Mortaliteit dient te worden onderscheiden van het begrip letaliteit, waarmee de kans op overlijden als gevolg van de aanwezigheid van een bepaalde ziekte wordt aangegeven.

De in de tabellen vermelde cijfers zijn gebaseerd op verschillende Nederlandse bronnen. Een belangrijke bron is het rapport van Van den Bosch en Kardaun (1993). In deze uitgave zijn gegevens uit verschillende bronnen bijeengebracht, waaronder gegevens van de gezondheidsenquête van het Centraal Bureau voor de Statistiek in 1989. Kortheidshalve wordt in de tekst en tabellen volstaan met een referentie naar het rapport (Van den Bosch en Kardaun 1993). Een andere belangrijke bron is het rapport van het Rijksinstituut voor Volksgezondheid en Milieu (RIVM) uit 1997, waarin de incidentie en prevalentie van vele ziekten worden vermeld. Ook hier zijn de gegevens gebaseerd op

Tabel 1-1 Incidentie, prevalentie en mortaliteit van CVA (per 100.000) opgedeeld naar geslacht en leeftijd

leeftijd	incidentie		puntprevalentie		mortaliteit	
	mannen	vrouwen	mannen	vrouwen	mannen	vrouwen
0-14	1	1	2	3	0,48	0,36
15-24	6	2	32	16	1,12	0,77
25-44	12	16	46	50	2,72	3,37
45-64	181	125	505	422	32,31	20,77
65-74	702	478	2.899	1.942	236,30	146,10
75+	2.075	1.699	5.848	3.618	1.076,00	1.101,00
totaal	174	196	556	535	65,65	97,75

Bron: kengetallen RIVM 1997.

verschillende bronnen. Een derde bron is het rapport van Lorsheijd (1997) waarin in absolute aantallen de registratiegegevens voor NAH in 1994 en 1995 zijn weergegeven.

De mate van voorkomen van een bepaalde aandoening wordt mede bepaald door het geslacht en de leeftijd van de patiënt. Daarom zijn in dit hoofdstuk, waar mogelijk, de cijfers opgedeeld naar geslacht en leeftijdscategorie.

1.2.1 Cerebrovasculair accident

In Nederland betreft 80% van de CVA's een ischemische stoornis (niet-bloedig CVA, herseninfarct), 15% een primaire intracerebrale bloeding en 5% een subarachnoïdale bloeding (Prevo en Kappelle 1998). De incidentie van CVA bedraagt 150 tot 200 per 100.000 per jaar, en de prevalentie wordt op 500 tot 700 per 100.000 geschat. In tabel 1-1 staan de gegevens van het RIVM vermeld. Duidelijk is te zien dat de frequentie van het CVA met het toenemen van de leeftijd exponentieel stijgt en dat het CVA per leeftijdscategorie (met uitzondering van de categorie 25-44 jaar) vaker mannen treft dan vrouwen. In de totale bevolking is de incidentie echter hoger bij vrouwen dan bij mannen, omdat vrouwen gemiddeld ouder worden dan mannen, en dus in absolute aantallen CVA's de mannen overtreffen. Tabel 1-2 vermeldt de sterfte per subtype CVA. De totale sterfte voor mannen respectievelijk vrouwen stemt in de tabellen 1-1 en 1-2 vrijwel overeen. Een totale mortaliteit van 82,9 betekent dat er in Nederland per jaar circa 12.500 mensen aan een CVA overlijden.

1.2.2 Schedeltrauma

Bij schedeltrauma is er sprake van de inwerking van een uitwendige kracht op de schedel, waardoor de

Tabel 1-2 Mortaliteit van CVA (per 100.000) opgedeeld naar subtypen

subtype	mortaliteit		
	mannen	vrouwen	totaal
subarachnoïdaal	2,3	3,4	2,8
hersenbloeding	10,3	10,2	10,2
herseninfarct	41,2	65,6	53,5
overig	13,0	19,5	16,3
totaal	66,7	98,7	82,9

Bron: Van den Bosch en Kardaun 1993.

schedel zelf en de hersenen beschadigd kunnen raken. In het laatste geval is er sprake van traumatisch hersenletsel. Valpartijen zijn vooral bij 65-plussers de oorzaak, en verkeersongevallen bij de lagere leeftijdscategorieën. Over de totale bevolking gerekend is ongeveer 50% van de traumatische hersenletsels het gevolg van verkeersongevallen en 25% van valpartijen. Geweld en schotwonden vormen in ons land een minder frequente oorzaak dan in de Verenigde Staten, waar overigens tweederde van de aan vuurwapens gerelateerde hersentrauma's het gevolg is van een zelfmoordpoging. In Nederland overlijden zesmaal meer mensen aan een verkeersongeluk en negenmaal meer mensen aan een val dan aan geweld.

Een probleem bij het vaststellen van incidentiecijfers is dat schedelletsel zodanig in ernst kan variëren dat lang niet alle gevallen in het ziekenhuis worden opgenomen. Oosterhuis (1997) schat op grond van gegevens uit 1992 de incidentie van het schedeltrauma als gevolg van een verkeersongeval op 80 per 100.000 per jaar en de mortaliteit op 8 per 100.000.

Als wordt uitgegaan van ziekenhuisopnamen, kan de incidentie voor alle oorzaken van schedeltrauma tezamen op 80-100 per 100.000 per jaar worden geschat en de mortaliteit op 10 per 100.000. Dit betekent dat jaarlijks circa 1.500 mensen sterven als gevolg van een traumatisch hersenletsel. Schattingen van prevalentiecijfers zijn voor Nederland niet voorradig. Gegeven de relatief lage mortaliteit moet dit cijfer vele malen hoger zijn dan het incidentiecijfer. Uit onderzoek in de Verenigde Staten blijkt dat daar 2% van de bevolking blijvende gevolgen van traumatisch hersenletsel ondervindt.

Lorsheijd (1997) vermeldt op grond van ontslagdiagnosen vanuit ziekenhuizen in 1995 het voorkomen van commotio cerebri, contusio cerebri en schedelbasisfractuur voor drie leeftijdscategorieën (zie tabel 1-3). Uit de tabel wordt duidelijk dat vooral in de laagste en middelste leeftijdscategorie het aantal traumatische hersenletsels veel hoger ligt bij mannen dan bij vrouwen.

1.2.3 Cerebrale infecties, intoxicaties en voedingsdeficiënties

Cerebrale infecties kunnen zich uiten als hersenvliesontsteking (meningitis) en als encefalitis. Bij hersenvliesontsteking beperkt de infectie zich tot de hersenvliezen en subarachnoïdale ruimten. De infectie wordt in ons land vooral veroorzaakt door bacteriën zoals meningokokken, pneumokokken of *Haemophilus influenzae* en door virussen. Tabel 1-4 vermeldt de incidentie en mortaliteit van hersenvliesontsteking. Uit de tabel blijkt dat op jonge leeftijd de incidentie het hoogst is. Aanvullende gegevens laten zien dat voor 0- tot 4-jarigen de incidentie van hersenvliesontsteking (zowel veroorzaakt door meningokokken als door andere bacteriële verwekkers) op 43 per 100.000 jongens per jaar en op 38 per 100.000 meisjes per jaar kan worden gesteld. De mortaliteit is het hoogst onder de 75-plussers.

Encefalitis betreft meestal een virale ontsteking van het hersenweefsel, maar ook micro-organismen of allergische reacties kunnen de aandoening veroorzaken. Encefalitis kan zonder restverschijnselen genezen, maar kan ook een groot deel van het cerebrum verwoesten. Als het herpes-simplex-virus de verwekker is, worden vaak specifiek de temporale gebieden aangedaan met blijvende uitvalsverschijnselen, met name geheugenstoornissen, als gevolg. Op grond van ontslagdiagnosen van ziekenhuizen (Lorsheijd 1997) kan de incidentie van encefalitis op 3 per 100.000 worden gesteld. De mortaliteit bedraagt 0,2. De mortaliteit van alle infectieziekten van het zenuwstelsel tezamen bedraagt 1,1 (Van den Bosch en Kardaun 1993), hetgeen inhoudt dat jaarlijks ongeveer 165 mensen eraan overlijden.

De celstofwisseling in de hersenen kan ernstig worden verstoord door onder andere narcotica, koolmonoxide-intoxicatie of thiaminedeficiëntie. Zeer thiaminedeficiënte voeding bij chronisch alcoholmisbruik kan leiden tot het syndroom van Korsakoff, dat wordt gekenmerkt door geheugenstoornissen gecombineerd met confabulaties. Incidentiecijfers voor

Tabel 1-3 Absolute aantallen voor het traumatisch hersenletsel gebaseerd op ontslagdiagnose vanuit ziekenhuizen in 1995 opgedeeld naar subtype en leeftijd

subtype	leeftijd	mannen	vrouwen	totaal
commotio cerebri	<12	972	702	1.674
	12-45	2.807	1.508	4.315
	>45	1.289	1.249	2.538
	totaal	5.068	3.459	8.527
contusio cerebri	<12	349	163	512
	12-45	1.039	480	1.519
	>45	514	436	950
	totaal	1.902	1.079	2.981
schedelbasis-fractuur	<12	95	69	164
	12-45	450	208	658
	>45	232	174	406
	totaal	777	451	1.228
overige diagnosen (onder meer multipele fracturen, laceratie)	<12	228	153	381
	12-45	760	316	1.076
	>45	378	310	688
	totaal	1.366	779	2.145

Bron: Lorsheijd 1997.

Tabel 1-4 Incidentie en mortaliteit van hersenvliesontsteking (per 100.000) opgedeeld naar geslacht en leeftijd

leeftijd	incidentie		mortaliteit	
	mannen	vrouwen	mannen	vrouwen
0-14	18	17	1,04	0,43
15-24	3	3	0,19	0,10
25-44	1	1	0,12	0,08
45-64	2	2	0,17	0,47
65-74	6	3	0,38	1,85
75+	4	3	3,80	3,73
totaal	5	4	0,47	0,64

Bron: kengetallen RIVM 1997.

cerebrale intoxicaties zijn niet voorhanden. De incidentie van het syndroom van Korsakoff kan op grond van Lorsheijd (1997) worden geschat op 3 tot 4 per 100.000. De letaliteit in de acute fase (ziekte van Wernicke-Korsakoff) wordt gesteld op 15%.

1.2.4 Hersentumoren

Primaire hersentumoren ontstaan meestal in het hersenweefsel (gliomen) of in de hersenvliezen (meningeomen). Ze kunnen ook ontstaan in de bloedvaten, de hersenzenuwen, de hypofyse of het schedelbot. Secundaire hersentumoren zijn uitzaaiingen van maligne tumoren in andere delen van het lichaam. Het onderscheid tussen benigne en maligne hersentumoren is betrekkelijk: ook de benigne tumoren brengen het cerebrum in verdrukking, met hersenverplaatsing, stoornissen in de liquorcirculatie en verhoging van de liquordruk als mogelijke gevolgen. In de gezondheidsstatistieken worden hersentumoren vaak samengeteld met tumoren in andere delen van het centrale zenuwstelsel, zoals de spinale tumoren. Om die reden lopen de schattingen van de incidentie nogal uiteen. Oosterhuis (1997) stelt de incidentie van primaire hersentumoren op 8 tot 10 per 100.000 en de prevalentie op 50 tot 60. Andere bronnen geven hogere schattingen van de incidentie. Op grond van de ontslagdiagnosen van ziekenhuizen in 1995 (Lorsheijd 1997) kan de incidentie van de maligne tumoren op 19 en van de benigne tumoren op 10 worden gesteld. Van Alphen (1996) komt uit op een incidentie van 11 tot 12 voor de maligne tumoren in hersenen en overige delen van het zenuwstelsel, ruim 5 voor de benigne tumoren en 3 voor de overige tumoren (nieuwvormingen met onzeker gedrag). De totale incidentie van tumoren van het zenuwstelsel komt daarmee op ongeveer 20. De cijfers van Van Alphen (1996) lijken het meest betrouwbaar, omdat hier de incidentie is gemiddeld over een periode van acht jaar. Tabel 1-5 toont de mortaliteit voor de drie categorieën van tumoren.

Tabel 1-5 Mortaliteit van tumoren van het zenuwstelsel (per 100.000) opgedeeld naar type en geslacht

	mannen	vrouwen	totaal
maligne	4,7	3,4	4,1
benigne	0,4	0,5	0,4
overig	3,0	2,4	2,7
totaal	8,1	6,2	7,1

Bron: Van den Bosch en Kardaun 1993.

1.2.5 Overige niet-aangeboren hersenletsels

Andere categorieën van NAH die in dit boek niet als primaire aandoening worden besproken, zijn dementie, de ziekte van Parkinson, multiple sclerose en epilepsie. Aangezien deze vormen van NAH in overzichten vaak worden genoemd, wordt hier volledigheidshalve wel een overzicht van hun epidemiologie gegeven.

In bijna driekwart van de gevallen van dementie is er sprake van de ziekte van Alzheimer. In de helft van de overige gevallen betreft het vasculaire dementie. De ziekte van Parkinson wordt in tabel 1-6 als een aparte neurodegeneratieve aandoening beschouwd. Het gaat om de primaire (idiopathische) aandoening. Parkinsonisme als gevolg van dementie, van andere aandoeningen of van geneesmiddelengebruik wordt hierbij niet meegeteld. In tabel 1-6 is duidelijk de toename van incidentie, prevalentie en mortaliteit van dementie en van de ziekte van Parkinson met de leeftijd te zien. Zowel voor dementie als voor de ziekte van Parkinson worden de incidentie en de prevalentie soms gestandaardiseerd naar de bevolking van 55 jaar en ouder. De cijfers zijn dan uiteraard hoger dan wanneer wordt gestandaardiseerd naar de totale bevolking.

De cijfers met betrekking tot de incidentie van multiple sclerose die in tabel 1-6 worden genoemd, zijn lager dan de op ontslagdiagnose van ziekenhuizen gebaseerde incidentie van 10,2 per 100.000 per jaar in het rapport van Van den Bosch en Kardaun (1993). Bij beide bronnen is het aantal vrouwen dat door multiple sclerose wordt getroffen, twee- tot driemaal groter dan het aantal mannen. De prevalentie bedraagt voor Nederland ongeveer 80 per 100.000. De prevalentie van multiple sclerose is laag in zuidelijke streken (13 in Italië) en hoog in noordelijke streken (309 op de Shetlandeilanden).

De cijfers in tabel 1-6 met betrekking tot de incidentie van epilepsie zijn gebaseerd op huisartsenregistraties en zijn hoger dan de op ontslagdiagnose van ziekenhuizen gebaseerde incidentie van 42,6 per 100.000 per jaar in het rapport van Van den Bosch en Kardaun (1993). De prevalentiecijfers van epilepsie variëren voor Nederland van 400 tot 600 per 100.000.

1.3 NIET-AANGEBOREN HERSENLETSEL IN DE (VERBLIJFS)ZORG EN THUISSITUATIE

Per jaar worden in Nederland minstens 100.000 mensen met NAH in het ziekenhuis opgenomen. Op

Tabel 1-6   Incidentie, prevalentie en mortaliteit van overige NAH (per 100.000) opgedeeld naar geslacht en leeftijd

aandoening	leeftijd	incidentie		prevalentie		mortaliteit	
		mannen	vrouwen	mannen	vrouwen	mannen	vrouwen
dementie	0-14	3	0	1	14	0,00	0,00
	15-24	0	0	0	5	0,00	0,00
	25-44	6	4	7	2	0,00	0,04
	45-64	29	11	10	64	1,43	1,40
	65-74	188	232	249	615	19,82	18,50
	75+	1.221	1.330	2.383	3.301	260,30	458,10
	totaal	68	119	113	308	11,58	35,03
ziekte van	0-14	0	0	0	0	0,00	0,00
Parkinson	15-24	0	0	6	0	0,00	0,00
	25-44	2	5	0	2	0,00	0,04
	45-64	18	23	127	78	0,69	0,41
	65-74	248	111	827	489	17,13	9,25
	75+	447	304	1655	1336	100,90	69,98
	totaal	39	38	149	155	5,17	5,94
multiple	0-14	0	1	0	0	0,00	0,00
sclerose	15-24	2	9	2	4	0,00	0,10
	25-44	4	10	41	143	0,47	0,70
	45-64	2	3	112	213	2,46	2,74
	65-74	0	0	140	153	3,85	4,01
	75+	0	0	47	67	4,15	3,73
	totaal	2	5	51	110	1,14	1,44
epilepsie	0-14	63	51	339	346	0,48	0,36
	15-24	65	81	578	537	0,65	0,48
	25-44	58	58	651	575	0,95	0,70
	45-64	43	40	794	676	1,49	0,64
	65-74	109	44	705	922	1,92	1,85
	75+	131	58	1.002	773	6,57	5,15
	totaal	63	55	631	595	1,22	1,02

Bron: kengetallen RIVM 1997.

grond van de hierboven gepresenteerde incidentiecijfers is af te leiden dat hiervan bij ongeveer 50.000 mensen de oorzaak een CVA, schedeltrauma, een cerebrale infectie of een tumor van het zenuwstelsel is. Bij de overigen is een degeneratieve aandoening of epilepsie de primaire oorzaak. Bij de ziekenhuisopname staat de medische behandeling gericht op overleving en herstel centraal. Na deze acute zorgfase is er een behandelfase (met name revalidatiezorg), waarin wordt getracht een optimale maatschappelijke integratie van de NAH-patiënt te bewerkstelligen. Van

degenen die het hersenletsel overleven, keert uiteindelijk 90% terug naar huis en vindt de overige 10% een vaste plaats binnen de intra- of semimurale zorg, zoals verpleeghuizen en activiteitencentra.

Voor 1997 zijn de volgende cijfers bekend. In dat jaar werden bijna 100.000 mensen uit het ziekenhuis ontslagen met NAH als minimaal een van de ontslagdiagnosen. Van deze groep werden bijna 70.000 mensen ontslagen naar de eigen woonomgeving. Van hen waren bijna 20.000 personen tussen 12 en 45 jaar oud. Volgens berekeningen was in 1997 bijna een half miljoen mensen met NAH in de thuissituatie jonger dan 65 jaar (Prismant 2000).

NAH kan leiden tot tal van blijvende stoornissen, zoals motorische stoornissen (bijvoorbeeld bewegingsstoornissen, verlammingen), cognitieve stoornissen (bijvoorbeeld geheugenstoornissen, aandachtsstoornissen, afasie), persoonlijkheids- en emotionele stoornissen (bijvoorbeeld impulsiviteit, stemmingswisselingen, depressiviteit) en psychiatrische stoornissen (bijvoorbeeld angststoornissen). De stoornissen als gevolg van NAH komen in dit handboek uitgebreid aan de orde.

Mensen met NAH kunnen ook combinaties van stoornissen vertonen. Lang niet altijd worden de stoornissen in de praktijk adequaat gediagnosticeerd. Het verhaal van de patiënt die na een contusio cerebri uit het ziekenhuis wordt ontslagen en na enige dagen tevergeefs zijn of haar werk of opleiding poogt te hervatten, vormt nog steeds geen uitzondering. Ook de patiënt die na revalidatie terugkeert naar de thuissituatie, wordt daar (samen met de naaste omgeving) geconfronteerd met de blijvende en veelal ingrijpende gevolgen van het hersenletsel. Thuis is er een grote kans op terugval doordat structuur en begeleiding ontbreken. Ook de acceptatie van en aanpassing aan de veranderde levenssituatie kunnen de nodige problemen geven. In de thuissituatie is er daarom vaak behoefte aan zorg, waarin lang niet altijd wordt voorzien. Goede diagnostiek, voorlichting, ondersteuning en begeleiding, zowel intramuraal als in de thuissituatie, zijn dus van groot belang. In verscheidene rapporten heeft het Nederlands Centrum Hersenletsel (zie bijvoorbeeld Landelijk Coördinatiepunt Niet-aangeboren Hersenletsel 1996, 1997) de knelpunten in de huidige zorg voor mensen met NAH aangegeven en doet het aanbevelingen voor het ontwikkelen van een gericht zorgaanbod. De verdere ontwikkeling van behandel- en begeleidingsprogramma's, het realiseren van adequate woonmogelijkheden en dagbestedingsmogelijkheden, en deskundigheidsbevordering moeten een antwoord bieden op de zorgbehoefte van mensen met NAH. Het wetenschappelijk onderzoek naar behandel- en begeleidingsprogramma's is de afgelopen jaren in Nederland fors uitgebreid met evaluatiestudies op het gebied van cognitieve revalidatie en begeleiding van mensen met NAH, onder meer gefinancierd door ZonMw.

DANKWOORD

Met dank aan drs. L.H. Valstar voor haar hulp bij het verzamelen van de gegevens en het samenstellen van de tabellen. Het Nederlands Centrum Hersenletsel stelde documentatie ter beschikking.

Literatuur

Alphen HAM van. Tumoren van het zenuwstelsel. In: Velde CJH van, Bosman FT, Wagener DJTH (red). Oncologie. 5e druk. Houten: Bohn Stafleu Van Loghum, 1996.

Bosch JH van den, Kardaun JWPF. Ziekten van het zenuwstelsel in Nederland: een verkenning van de omvang en de gevolgen. Den Haag: SDU-uitgeverij/CBS-publicaties, 1993.

Landelijk Coördinatiepunt Niet-aangeboren Hersenletsel. Zorg in de thuissituatie voor mensen met niet-aangeboren hersenletsel: knelpunten en aanbevelingen. Publicatienummer 297.033. Utrecht: Landelijk Coördinatiepunt Niet-aangeboren Hersenletsel, 1996.

Landelijk Coördinatiepunt Niet-aangeboren Hersenletsel. Geestelijke gezondheidszorg voor mensen met niet-aangeboren hersenletsel. Publicatienummer 297.010. Utrecht: Landelijk Coördinatiepunt Niet-aangeboren Hersenletsel, 1997.

Lorsheijd JJG. Niet-aangeboren hersenletsel in de verblijfszorg II: Registratiegegevens 1994/1995. Utrecht: NZi, 1997.

Oosterhuis HJGH. Klinische neurologie. 13e druk. Houten: Bohn Stafleu Van Loghum, 1997.

Prevo AJH, Kappelle LJ. CVA. In: Willems JHBM, Croon JW, Koten NHT (red). Handboek arbeid en belastbaarheid. Houten: Bohn Stafleu Van Loghum, 1998.

Prismant. Een kwestie van toeval en geluk; verslag van een onderzoek naar de hulpvraag van en het hulpaanbod aan mensen tussen de 12 en 45 jaar met niet-aangeboren hersenletsel in de thuissituatie. Utrecht: Prismant, 2000.

Rijksinstituut voor Volksgezondheid en Milieu. Volksgezondheid Toekomst Verkenning 1997: I De gezondheidstoestand: een actualisering. Maarssen: Elsevier/De Tijdstroom, 1997.

2 Cerebrovasculaire aandoeningen

J. Boiten

2.1 INLEIDING

Het begrip cerebrovasculaire aandoeningen, vaak afgekort als CVA, omvat een aantal vasculaire ziekten van de hersenen met verschillende oorzaken, behandeling en prognose.

'De patiënt heeft een CVA' is dus geen diagnose. Het is belangrijk vast te stellen welke vasculaire ziekte van de hersenen de patiënt heeft.

Synoniem met CVA is het begrip beroerte, afgeleid van de Engelse term 'stroke'. Het begrip beroerte geeft duidelijker aan dat de patiënt plotseling iets is overkomen en dat er verder onderzoek moet plaatsvinden om vast te stellen wat er precies aan de hand is. De term cerebrovasculaire aandoeningen suggereert een diagnose, terwijl dat niet het geval is. Velen geven daarom tegenwoordig de voorkeur aan het begrip beroerte.

Beroerten zijn epidemiologisch en maatschappelijk van groot belang. Beroerten staan op de derde plaats van doodsoorzaken in de westerse wereld en zijn de belangrijkste oorzaak van langdurige invaliditeit. Behalve het grote persoonlijke leed zijn ook de gevolgen van beroerten voor de gezondheidszorg groot. Ongeveer 4% van de gezondheidszorgkosten wordt uitgegeven aan de zorg voor patiënten met een beroerte.

Beroerte wordt gedefinieerd als plotseling optredende neurologische uitvalsverschijnselen op zeer waarschijnlijk vasculaire basis. Het begrip beroerte omvat verschillende vormen van herseninfarcten en hersenbloedingen, met verschillende pathofysiologie, behandeling en prognose. Het onderscheiden van de diverse vormen en subtypen van herseninfarcten en hersenbloedingen is daarom belangrijk.

De aandacht voor deze groep aandoeningen is lange tijd gekenmerkt door nihilisme. Het nihilisme is vooral voortgekomen uit het feit dat er geen goede behandelingsmogelijkheden waren. Doordat er de laatste jaren op het gebied van diagnostiek en behan-deling veel ontwikkelingen zijn geweest, is dit nihilisme gelukkig aan het verdwijnen. Vooral de ontwikkeling van de computertomografie (CT) en later de magnetische resonantietomografie (MRI) heeft een nauwkeurige diagnostiek mogelijk gemaakt, waardoor nieuwere behandelingsmogelijkheden konden worden ontwikkeld. De meest recente toepassing is de cerebrale trombolyse.

Beroerte is bij uitstek een transmurale, multidisciplinaire aandoening. Goede samenwerking tussen de zorgverleners op een 'stroke unit' en in transmurale 'stroke services' heeft geleid tot een betere prognose van de patiënten met een beroerte.

2.2 EPIDEMIOLOGIE

De incidentie, prevalentie en mortaliteit van beroerten staan weergegeven in hoofdstuk 1.

Vanaf de jaren vijftig was er een daling van de incidentie van beroerten, terwijl er vanaf de jaren tachtig weer een lichte stijging is opgetreden. Deze daling hing mogelijk samen met een betere bestrijding van risicofactoren in de populatie, zoals behandeling van hypertensie. De recente lichte stijging hangt mogelijk samen met een verbeterde diagnosestelling. Een andere mogelijke oorzaak is de betere overleving van hartpatiënten die een grotere kans hebben op het krijgen van een beroerte.

Door de relatief sterke toename van de oudere leeftijdsgroep (vergrijzing van de bevolking) zal er waarschijnlijk een stijging optreden van het toekomstige aantal beroerten in Nederland.

Daarnaast is vanaf 1950 de mortaliteit van beroerten fors gedaald, behalve in de Oost-Europese landen. De oorzaak van deze daling is vooralsnog onbekend, maar waarschijnlijk spelen een verbetering van het risicoprofiel in de populatie en een verbeterde overleving na een beroerte een rol. De laatste jaren is er echter een einde gekomen aan de daling van de sterfte door beroerte in Nederland.

2.3 RISICOFACTOREN

Risicofactoren voor beroerten zijn factoren die de kans op het krijgen van een beroerte vergroten. De belangrijkste risicofactoren voor een beroerte staan weergegeven in tabel 2-1.

Hogere leeftijd is de belangrijkste risicofactor voor een beroerte. Dit geldt zowel voor het herseninfarct, voor de hersenbloeding als voor de subarachnoïdale bloeding. Deze risicofactor is niet te behandelen, evenmin als het geslacht (man) en de familiaire belasting. Aan de hand van deze niet te behandelen risicofactoren kan men echter wel die individuen identificeren die een hoger risico lopen op het krijgen van een nieuwe beroerte.

Hoge bloeddruk of hypertensie is de belangrijkste te behandelen risicofactor van de drie vormen van een beroerte. Het risico neemt proportioneel toe met de hoogte van de bloeddruk. Behandeling van de hypertensie leidt tot een afname van de frequentie van beroerten. Diabetes mellitus en roken zijn ook belangrijke onafhankelijke risicofactoren voor een beroerte. Wordt alleen gekeken naar het herseninfarct, dan bedraagt het relatieve risico van hypertensie voor het krijgen van een herseninfarct 3 en dat van diabetes en roken 2. Dit betekent dat een persoon met hoge bloeddruk een driemaal zo hoge kans op het krijgen van een herseninfarct heeft dan iemand met een normale bloeddruk.

Overmatig alcoholgebruik is een risicofactor voor het krijgen van zowel een herseninfarct als een subarachnoïdale bloeding. Een eerder doorgemaakte ischemische hartziekte, een carotisstenose, hypercholesterolemie en hyperhomocysteïnemie zijn risicofactoren voor het krijgen van een herseninfarct.

Uit onderzoek is bekend dat de kans op een beroerte cumulatief toeneemt met de aanwezigheid van meerdere risicofactoren. Het behandelen van de risicofactoren is bij deze personen extra belangrijk.

2.4 PATHOFYSIOLOGIE EN OORZAKEN

Beroerten vormen een heterogene groep van aandoeningen met verschillende pathofysiologie en oorzaken. Beroerten kunnen worden onderverdeeld in herseninfarcten en hersenbloedingen. Verder zijn er verschillende vormen van herseninfarcten en hersenbloedingen.

Het onderscheiden van de verschillende vormen van een beroerte is van belang voor het aanvullende onderzoek, de behandeling en het vaststellen van de prognose. De pathofysiologie en oorzaken worden

Tabel 2-1 Belangrijkste risicofactoren voor een beroerte

leeftijd
mannelijk geslacht
positieve familieanamnese (familiaire belasting)
hypertensie
diabetes mellitus
roken
overmatig alcoholgebruik
carotisstenose
hypercholesterolemie
hyperhomocysteïnemie
ischemische hartziekten

apart besproken voor de groep herseninfarcten en de groep hersenbloedingen.

2.4.1 Herseninfarcten
Ischemische penumbra

Bij afsluiting van een hersenarterie ontstaat een gebied met ernstige ischemie, die binnen enkele minuten leidt tot irreversibele infarcering. Neuronen kunnen ischemie namelijk zeer slecht verdragen. Door aanwezige collaterale bloedvoorziening ontstaat er rond deze kern van irreversibele infarcering een minstens zo groot gebied met minder ernstige ischemie. De grootte van dit gebied hangt onder andere af van de mate van collaterale bloedvoorziening. Dit gebied met minder ernstige ischemie rondom de kern met irreversibele infarcering wordt de ischemische penumbra of halfschaduw genoemd (figuur 2-1). In de penumbra functioneren de zenuwcellen niet meer door het energietekort, maar zijn zij nog wel levensvatbaar. De gevolgen van de ischemie zijn in principe reversibel in de penumbra. Deze reversibiliteit is echter wel tijdelijk. Afhankelijk van de mate van collaterale bloedvoorziening heeft de penumbra een levensduur van slechts enkele uren. Gedurende deze kritische uren kan men door middel van reperfusie infarcering trachten te voorkomen. Deze kritische tijdsperiode bedraagt waarschijnlijk maximaal drie tot zes uur. De penumbra is dus een dynamisch concept, zowel in tijd als in ruimte, waarmee wordt bedoeld dat de penumbra een beperkte levensduur heeft en binnen enkele uren kan verdwijnen door infarcering (figuur 2-1). Het concept van deze ischemische penumbra vormt de basis van de acute behandeling, met name de acute reperfusiebehandeling (trombolyse, zie paragraaf 2.7).

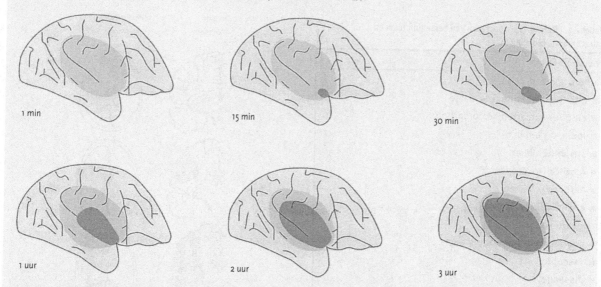

Figuur 2-1   Zijaanzicht van de hersenen, met een schematische weergave van de ischemische penumbra (lichtgrijs) in de tijd. Aangegeven is het ischemische hersenweefsel, dat binnen drie uur vrijwel geheel geïnfarceerd (donkergrijs gebied) is, tenzij reperfusie optreedt. Bron: Boiten 2001.

Ischemische gebeurtenissen in de penumbra

De ischemie zet een ingewikkelde biochemische cascade in gang, die uiteindelijk leidt tot celdood (Pulsinelli 1992). Samengevat komt het erop neer dat door het energietekort een massale depolarisatie ontstaat, een vrijkomen van neurotransmitters, waaronder grote hoeveelheden van het excitatoire aminozuur glutamaat, accumulatie van intracellulair calcium en vorming van vrije zuurstofradicalen en stikstofoxide. Glutamaat bindt aan de NMDA (N-methyl-D-aspartaat)-receptor, waardoor een schadelijke calciuminstroom in de cel ontstaat. Een essentiële rol in het ischemische proces wordt dus gespeeld door calcium, glutamaat en de vrije zuurstofradicalen. Uiteindelijk leidt het hele biochemische proces tot celdood. Inzichten in deze ischemische cascade hebben mogelijkheden voor therapeutische interventie geboden. Het onderbreken of afremmen van deze cascade zou celdood kunnen voorkomen (neuroprotectie, zie paragraaf 2.7).

Oorzaken van herseninfarcten

Er kunnen diverse oorzaken voor het herseninfarct worden onderscheiden, die staan weergegeven in tabel 2-2. Herseninfarcten kunnen worden veroorzaakt door atherosclerose, door hartziekten en door zeldzamere oorzaken.

Atherosclerose van de vaatwand, met eventueel daarnaast een thrombus, kan leiden tot afsluiting van een arterie of arteriole met als gevolg een herseninfarct. Atherosclerose is de meest voorkomende oorzaak van een herseninfarct. Behalve door afsluiting van het vat ter plaatse kan atherosclerose vaker leiden tot een herseninfarct door embolieën vanaf de atherosclerotische laesies, de zogenaamde embolieën van arteriële oorsprong. De meest voorkomende oorsprong van deze embolieën zijn de a. carotis interna en de aorta.

Embolieën kunnen ook ontstaan in het hart. De meest voorkomende oorzaken van een embolie uit het hart zijn atriumfibrilleren, een recent myocardinfarct of een hartklepafwijking.

Verder zijn er nog zeldzame oorzaken voor een herseninfarct, zoals bloedstollingsstoornissen, vasculitis of een dissectie van de a. carotis of a. vertebralis. Deze zeldzame oorzaken komen relatief veel voor bij jonge (<45 jaar) patiënten met een herseninfarct.

Een te geringe bloedtoevoer naar de hersenen als oorzaak van een herseninfarct komt niet vaak voor. Een dergelijk hemodynamisch bepaald infarct of waterscheidingsinfarct kan bijvoorbeeld ontstaan bij een ernstige vernauwing van de a. carotis interna bij een tekortschietende collaterale circulatie.

Afhankelijk van de locatie en grootte van het infarct kunnen diverse subtypen van het herseninfarct worden onderscheiden (figuur 2-2). Dit onderscheid wordt gemaakt op grond van afwijkingen op

Tabel 2-2 Belangrijkste oorzaken van herseninfarcten en intracerebrale bloedingen

herseninfarct
atherosclerose
■ arteriële afsluiting ter plaatse
■ embolie van arteriële oorsprong
embolie uit het hart
■ atriumfibrilleren
■ recent myocardinfarct
■ hartklepgebreken
■ endocarditis
zeldzame oorzaken
■ hematologische aandoeningen
■ vasculitis
■ dissectie
intracerebrale bloeding
hypertensie
amyloïdangiopathie
vasculaire malformaties (caverneus angioom, arterioveneuze malformatie)

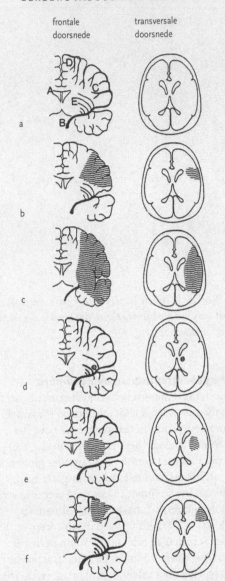

frontale doorsnede   transversale doorsnede

a
b
c
d
e
f

Figuur 2-2   Schema van de verschillende typen herseninfarcten in het stroomgebied van de a. cerebri media. a: geen afwijkingen (ventrikel gevuld met liquor (A); hoofdstam (B) en corticale tak (C) van de a. cerebri media; corticale tak van de a. cerebri anterior (D); lenticulostriatale vaten (E); b: afsluiting van een corticale tak van de a. cerebri media, waardoor een corticaal infarct optreedt; c: afsluiting van de hoofdstam van de a. cerebri media, waardoor een groot corticaal infarct optreedt; d: afsluiting van een van de lenticulostriatale vaten, waardoor een lacunair infarct optreedt; e: afsluiting van een aantal lenticulostriatale vaten, waardoor een subcorticaal infarct optreedt; f: onvoldoende perfusie van de meest distaal gelegen corticale takken van de a. cerebri media en de a. cerebri anterior, waardoor een waterscheidingsinfarct optreedt. Bron: Kappelle e.a. 1991.

de CT of MRI. Deze subtypen hebben ieder hun specifieke pathofysiologie.

De twee belangrijkste subtypen van het herseninfarct zijn het lacunaire herseninfarct en het corticale en grote subcorticale herseninfarct.

Lacunaire herseninfarcten

Lacunaire herseninfarcten zijn kleine infarcten (<1,5 cm), die gelokaliseerd zijn in de diepe delen van de hersenen (capsula interna, basale ganglia en thalamus), of in de hersenstam (figuren 2-2 en 2-3). Lacunaire infarcten worden veroorzaakt door afsluiting van een kleine perforerende arteriole als gevolg van arteriolosclerose. Zelden worden ze veroorzaakt door een micro-embolie van arteriële of cardiale oorsprong. Lacunaire infarcten manifesteren zich met typische klinische verschijnselen, de zogenaamde lacunaire syndromen (zie paragraaf 2.5). Ze hebben een relatief gunstige prognose (zie paragraaf 2.8).

Corticale en grote subcorticale herseninfarcten

Corticale infarcten zijn infarcten waarbij de cerebrale cortex is betrokken (figuren 2-2 en 2-4). Ze worden veroorzaakt door afsluiting van een van de grote hersenarteriën of een van de vertakkingen (a. cerebri

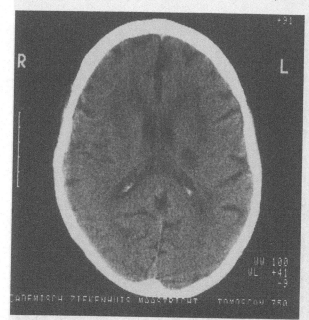

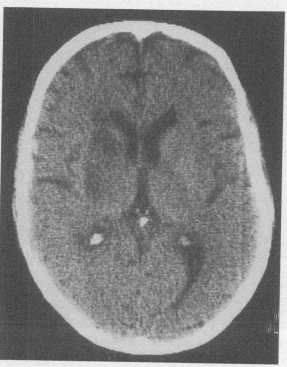

Figuur 2-3 CT-scan van de hersenen met een hypodense afwijking in het hersenweefsel links (voor de lezer rechts), passend bij een lacunair herseninfarct in het achterste deel van de corona radiata links.

Figuur 2-5 CT-scan van de hersenen met een groot subcorticaal herseninfarct rechts.

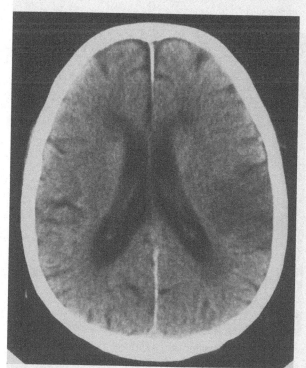

Figuur 2-4 CT-scan van de hersenen met een corticaal infarct temporopariëtaal links in het stroomgebied van de a. cerebri media links.

anterior, media of posterior). De grote subcorticale infarcten (>1,5 cm) ontstaan meestal door afsluiting van de a. cerebri media, waarbij de cerebrale cortex nog van bloed wordt voorzien door de leptomeningeale collateralen (figuren 2-2 en 2-5). Alleen het subcorticale hersendeel infarceert dan. De locatie komt overeen met die van een lacunair herseninfarct, maar de grootte en pathogenese zijn anders en komen overeen met die van de corticale infarcten.

Zowel de corticale als grote subcorticale infarcten worden veroorzaakt door embolieën van arteriële of cardiale oorsprong, of door een atherotrombotische afsluiting ter plaatse van de betrokken arterie.

Behalve in de cortex en subcortex kunnen herseninfarcten ook voorkomen in de hersenstam en het cerebellum, met dezelfde oorzaken (figuur 2-6).

2.4.2 Hersenbloedingen

Net zoals bij het herseninfarct kunnen ook diverse subtypen van hersenbloedingen worden onderscheiden op grond van locatie en pathofysiologie. Bij het onderscheid wordt ook gebruikgemaakt van de CT of MRI. De twee hoofdvormen van de hersenbloeding zijn de intracerebrale bloeding en de subarachnoïdale bloeding.

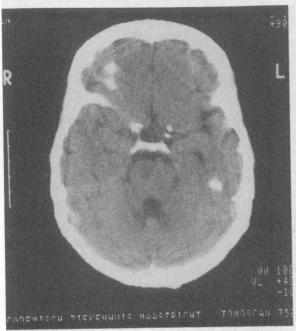

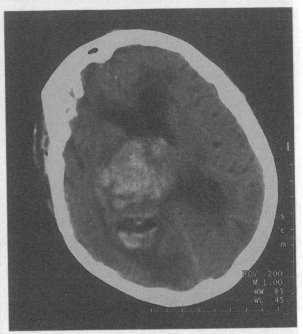

Figuur 2-6   CT-scan van de hersenen met een infarct in de hersenstam (pons) rechts.

Figuur 2-7   CT-scan van de hersenen met een diepe intracerebrale bloeding (hyperdense afwijking) rechts, met een duidelijke ruimte-innemende werking, onder meer tot uiting komend in een compressie van de rechterzijventrikel en obliteratie van de corticale sulci.

Intracerebrale bloeding

De intracerebrale bloeding wordt onderverdeeld in de diepe (primaire) hersenbloeding en de lobaire hersenbloeding. De diepe hersenbloeding is gelokaliseerd in het gebied van de kleine perforerende arteriolen (waar zich ook de lacunaire herseninfarcten bevinden), dat wil zeggen capsula interna, basale ganglia en thalamus, maar ook in hersenstam en cerebellum (figuur 2-7). Ze ontstaan door een ruptuur van een van deze arteriolen, die als gevolg van hypertensie beschadigd zijn (tabel 2-2). De lobaire hersenbloedingen zijn meer aan de oppervlakte van de hersenen gelegen. Bij oudere personen worden ze vaak veroorzaakt door amyloïdangiopathie. Bij deze vaatziekte wordt amyloïd afgezet in de vaatwand van de leptomeningeale arteriën, die daardoor verzwakt zijn en gemakkelijk kunnen ruptureren. Bij jongere patiënten is de lobaire bloeding vaak het gevolg van een gebarsten vasculaire malformatie. Tot deze vasculaire malformaties behoren het caverneus angioom (figuur 2-8) en de arterioveneuze malformatie (AVM, figuur 2-9).

De AVM is een aangeboren vaatmisvorming in de hersenen. Het is een zeldzame aandoening, met een geschatte prevalentie van 0,1-0,2%. Behalve met een bloeding kan een AVM zich ook manifesteren met epi-

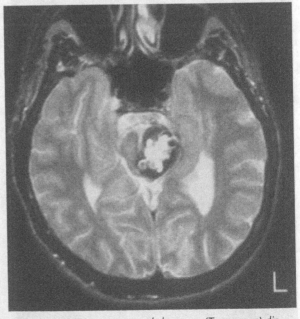

Figuur 2-8   MRI-opname van de hersenen (T₂-gewogen) die een caverneus angioom laat zien in de hersenstam links. De lokalisatie, het gelobde aspect ('popcorn lesion') en de zwarte ring rond de afwijking zijn kenmerkend voor een caverneus angioom.

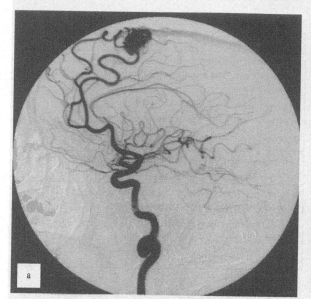

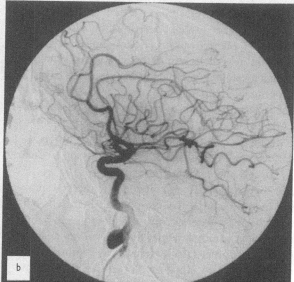

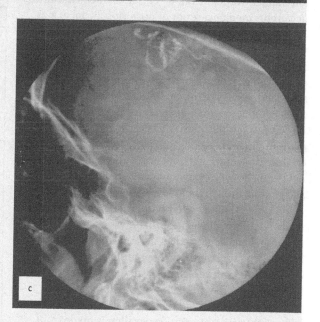

Figuur 2-9 Angiogram van de a. carotis interna in zijdelingse projectie met een arterioveneuze malformatie (AVM) vóór (a) en na (b, c) embolisatie. Na de embolisatie is de AVM volledig geoblitereerd. Figuur c toont het embolisatiemateriaal in de vaatmisvorming.

leptische aanvallen. Het jaarlijkse risico van een bloeding bedraagt 2-4%. Vooral jongere mensen hebben dus een hoog cumulatief risico, waardoor behandeling sterk moet worden overwogen. Caverneuze angiomen worden gediagnosticeerd met MRI. De prevalentie en de klinische presentatie zijn vergelijkbaar met die van een AVM. Het jaarlijkse risico van een bloeding is iets lager, namelijk 0,1-2%.

Subarachnoïdale bloeding

De subarachnoïdale bloeding wordt veroorzaakt door een bloeding uit een gebarsten sacculair aneurysma van een van de hersenarteriën (figuren 2-10 en 2-13). De bloeding beperkt zich meestal tot de liquorruimten, maar soms is er ook een intracerebrale uitbreiding. Bij een klein deel van de patiënten met een subarachnoïdale bloeding wordt bij aanvullend onderzoek geen oorzaak gevonden.

2.5 KLINISCHE PRESENTATIE

Patiënten met een herseninfarct of een hersenbloeding presenteren zich met acuut ontstane focale neurologische uitvalsverschijnselen. Patiënten met een subarachnoïdale bloeding daarentegen presenteren zich vrijwel altijd met peracuut ontstane zeer hevige hoofdpijn, meestal zonder focale neurologische uitvalsverschijnselen.

2.5.1 Herseninfarct en hersenbloeding

Bij patiënten die zich presenteren met acuut ontstane focale neurologische uitvalsverschijnselen, is het onderscheid tussen een herseninfarct en een hersenbloeding op klinische gronden niet betrouwbaar te maken. Patiënten met een bloeding hebben naast de neurologische uitvalsverschijnselen wel vaker hoofdpijn, braken en een verlaagd bewustzijn.

De ontstane verschijnselen hangen af van de anatomische locatie van de beroerte en het type beroerte (tabel 2-3). Hierbij wordt vaak een onderscheid gemaakt in beroerten in het stroomgebied van de carotis (grote hersenen) en in het vertebrobasilaire stroomgebied (hersenstam en het cerebellum). Tot het carotisstroomgebied behoort ook de retina. Uitval van de retina geeft blindheid van één oog of een gedeelte ervan. Is er sprake van een herseninfarct, dan wordt een onderscheid gemaakt tussen lacunaire en corticale herseninfarcten (tabel 2-4).

Bij corticale herseninfarcten is er meestal sprake van hemiverschijnselen (hemiparese, hemisensibiliteitsstoornissen, hemicoördinatiestoornissen, hemianopsie) in combinatie met stoornissen van de hogere cerebrale functies (afasie, apraxie, verwaarlozing, agnosie). De verschijnselen bij corticale herseninfarcten hangen verder af van de betrokken hersenarterie (a. cerebri media, anterior of posterior, zie tabel 2-4).

De lacunaire herseninfarcten presenteren zich met alleen hemiverschijnselen in diverse combinaties zonder uitgevallen hogere cerebrale functies. Op grond van deze combinaties worden wel vier klinische lacunaire syndromen onderscheiden (zie tabel 2-4). Bij een beroerte in de hersenstam worden hemiverschijnselen (die soms dubbelzijdig zijn) gezien in combinatie met dubbelzien, dysartrie, slikstoornissen en draaiduizeligheid (tabel 2-3). Bij een beroerte in het cerebellum (kleine hersenen) treden meestal ataxie, draaiduizeligheid, dysartrie en nystagmus op.

Als de verschijnselen binnen 24 uur geheel zijn verdwenen, wordt wel gesproken van een 'transient ischaemic attack' (TIA). Het onderscheiden van TIA's is overigens van weinig belang, omdat beleid en behandeling niet verschillen van die van herseninfarcten. Bovendien blijken veel patiënten met een TIA toch nog, weliswaar subtiele, verschijnselen te hebben, en in circa 20% van de gevallen is op de CT of MRI een infarct te zien.

Een patiënt met acuut ontstane focale neurologische uitvalsverschijnselen heeft meestal een beroerte, maar een aantal aandoeningen moet worden overwogen in de differentiële diagnose, zoals migraine, epilepsie (met name partiële vormen) en hypoglykemie. Een aantal andere neurologische aandoeningen geeft ook focale uitvalsverschijnselen, maar meestal niet acuut, zoals een hersentumor, subduraal hematoom of hersenabces.

Verder zijn er klachten en verschijnselen die nogal eens ten onrechte worden toegeschreven aan een beroerte, zoals duizeligheid, wegrakingen, moeheid, slapte en incontinentie. Deze verschijnselen kunnen overigens wel voorkomen als begeleidend verschijnsel van een beroerte.

2.5.2 Subarachnoïdale bloeding

Patiënten met een subarachnoïdale bloeding presenteren zich meestal met peracuut ontstane zeer hevige hoofdpijn, dat wil zeggen hoofdpijn die als een donderslag bij heldere hemel ontstaat ('thunderclap

Tabel 2-3 Klinische verschijnselen van beroerten

beroerten in carotisstroomgebied (grote hersenen)
■ hemiverschijnselen: hemiparese, hemisensibiliteitsstoornissen, hemicoördinatiestoornissen (hemiataxie), hemianopsie
■ stoornissen van hogere cerebrale functies: afasie, verwaarlozing, apraxie, agnosie
■ gehele of gedeeltelijke blindheid van een oog
beroerten in vertebrobasilair stroomgebied (hersenstam, cerebellum)
■ hemiverschijnselen (zie boven), soms afwisselend links en rechts, soms beide lichaamshelften
■ in combinatie met: dysartrie, dubbelzien, nystagmus, hemianopsie, draaiduizeligheid, slikstoornissen
■ bewustzijnsstoornis

Tabel 2-4 Klinische verschijnselen van herseninfarctsubtypen

corticaal infarct
■ stroomgebied a. cerebri media
– hemiverschijnselen (zie tabel 2-3), gelaat/arm > been
– stoornissen hogere cerebrale functies (zie tabel 2-3)
■ stroomgebied a. cerebri anterior
– hemiverschijnselen (zie tabel 2-3, exclusief hemianopsie), been > gelaat/arm
– expressieve afasie
■ stroomgebied a. cerebri posterior
– hemianopsie
– geheugenstoornissen
– hemiparese (zelden)
lacunair herseninfarct
■ hemiparese: 'pure motor stroke'
■ hemisensibiliteitsstoornissen: 'pure sensory stroke'
■ hemiparese en hemisensibele stoornissen: 'sensorimotor stroke'
■ hemiparese en hemiataxie: 'ataxic hemiparesis'

headache'). Soms kunnen ze daarnaast ook focale uit-valsverschijnselen hebben als de bloeding zich intracerebraal heeft uitgebreid. In een later stadium kunnen meningeale prikkelingsverschijnselen ontstaan en soms is er ook een verlaagd bewustzijn. Een patiënt met een peracuut ontstane hoofdpijn heeft overigens niet altijd een subarachnoïdale bloeding. Als een dergelijke hoofdpijn ontstaat tijdens lichamelijke inspanning of tijdens seksuele activiteiten, kan er sprake zijn van een goedaardige inspanningshoofdpijn of seksuele hoofdpijn. Een subarachnoïdale bloeding moet dan wel worden uitgesloten. Ook een cerebrale veneuze trombose kan zich met een acute hoofdpijn presenteren. Bij een deel van de patiënten met peracuut ontstane hevige hoofdpijn wordt geen oorzaak gevonden. Intracraniële infecties en migraine kunnen zich ook met hevige hoofdpijn presenteren, maar deze ontstaat in de regel niet peracuut.

2.6 AANVULLEND ONDERZOEK

Het aanvullende onderzoek bij een patiënt die wordt verdacht van een beroerte is zeer belangrijk. Ten eerste moet worden vastgesteld of een patiënt met acuut ontstane focale neurologische uitvalsverschijnselen inderdaad een beroerte heeft, of dat er toch iets anders aan de hand is (migraine, epilepsie, tumor, subduraal hematoom, enzovoort). Vervolgens is het belangrijk vast te stellen om welke vorm van beroerte het gaat. Hierbij is het met name van belang te differentiëren tussen een herseninfarct en een hersenbloeding, en vervolgens het subtype herseninfarct (corticaal of lacunair) of bloeding (diep of lobair) vast te stellen. Tot slot moet de oorzaak van de beroerte worden vastgesteld om een goede behandeling te kunnen instellen (wordt het herseninfarct bijvoorbeeld veroorzaakt door een cardiale embolus of door een embolie van een significante carotisstenose?).

2.6.1 Onderzoek van de hersenen

Het aanvullende onderzoek dient te beginnen met het afbeelden van de hersenen om vast te stellen of er sprake is van een beroerte en zo ja, welke vorm. De belangrijkste twee technieken voor het afbeelden van de hersenen zijn computertomografie (CT) en magnetische resonantietomografie (MRI). Veruit het meest gebruikt is de CT vanwege de betere beschikbaarheid en lagere kosten. De resolutie van de MRI is daarentegen beter. Elke patiënt die wordt verdacht van een beroerte dient een CT te krijgen, tenzij er sprake is van een infauste prognose. In het acute stadium kan

met de CT een betrouwbaar onderscheid worden gemaakt tussen een herseninfarct en een hersenbloeding. Dit onderscheid is belangrijk voor het verdere beleid. In het acute stadium zijn eigenlijk al de eerste tekenen van grotere herseninfarcten zichtbaar. Om de vorm en lokalisatie van een infarct goed af te beelden dient echter de CT na enkele dagen te worden herhaald. Al direct in het acute stadium zijn de vorm en de lokalisatie van een hersenbloeding goed te zien op een CT en kan men goed differentiëren tussen de verschillende vormen van hersenbloedingen.

In het acute stadium (binnen 24 uur) kan met de CT ook een subarachnoïdale bloeding betrouwbaar worden gediagnosticeerd (sensitiviteit meer dan 95%) (figuur 2-10). Men ziet dan bloed in de subarachnoïdale ruimten, met name in de basale cysternen en in de fissura interhemispherica en Sylvii. Echter, na de eerste dag neemt de betrouwbaarheid van de CT voor het diagnosticeren van een subarachnoïdale bloeding snel af. Als de CT geen bloed laat zien bij verdenking op een subarachnoïdale bloeding, moet men liquoronderzoek verrichten met spectrofotometrische analyse van bloedpigmenten om de diagnose te kunnen stellen.

Zoals eerder gezegd, is het oplossende vermogen van de MRI groter dan van de CT. Met name lacunaire herseninfarcten zijn betrouwbaarder af te beelden, vooral als deze zich bevinden in de hersenstam (figuur 2-11). Ook de ischemische wittestofafwijkin-

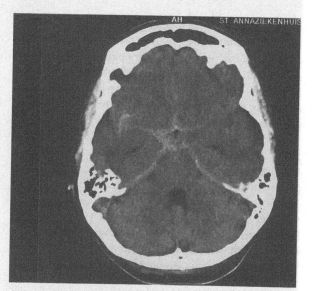

Figuur 2-10 CT-scan waarbij bloed zichtbaar is in de basale cisternen, passend bij een subarachnoïdale bloeding.

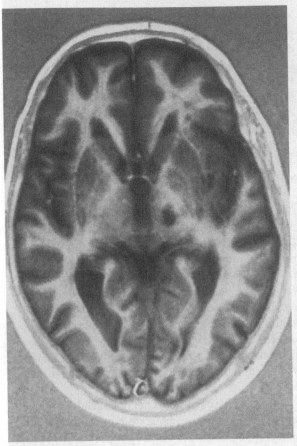

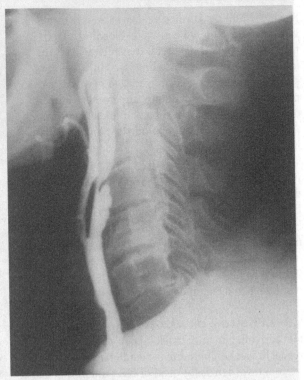

Figuur 2-12 Angiogram van de a. carotis met een atheroma-
teuze plaque in de a. carotis interna, die het vaatlumen grotendeels occludeert.

Figuur 2-11 MRI-opname van de hersenen met een lacunair
herseninfarct in de linker thalamus.

gen ziet men beter. Een belangrijke ontwikkeling
wordt gevormd door de nieuwe MRI-technieken, zoals
diffusie- en perfusie-MRI, waarmee men in het hyper-
acute stadium (binnen drie uur) de vitaliteit en perfusie van het hersenweefsel kan vaststellen. Deze informatie kan bij het toepassen van cerebrale trombolyse
van belang zijn.

2.6.2 Onderzoek van de bloedvaten

Behalve het onderzoek van de hersenen zijn bij een
patiënt met een beroerte het onderzoeken en afbeelden van de bloedvaten belangrijk. De bloedvaten kunnen niet-invasief worden afgebeeld met echo- en
Doppler-technieken (de combinatie van beide technieken wordt ook wel duplex genoemd), CT-angiografie en MR-angiografie. Invasief kan men de bloedvaten afbeelden met angiografie. Met angiografie
kunnen de vaten zeer fraai en betrouwbaar worden
afgebeeld, maar dit gaat gepaard met kans op neuro-

logische complicaties (zoals een herseninfarct) van 2-
4% (figuur 2-12). Angiografie moet dus alleen op
indicatie worden verricht.
Bij een patiënt met een herseninfarct moet men
onderzoek doen naar het bestaan van een stenose van
de symptomatische a. carotis interna als de patiënt fit
genoeg is om een eventuele carotisoperatie te ondergaan. In veel centra wordt hiervoor tegenwoordig het
duplexonderzoek gebruikt. Als de stenose van de
symptomatische a. carotis interna 80% of meer
bedraagt, reduceert een operatie zeer significant het
risico van een recidiefherseninfarct (ECST 1998). Bij
jongere patiënten met een herseninfarct wordt eventueel een angiografie gedaan om een bijzondere oorzaak voor het herseninfarct aan te tonen, zoals een
vasculitis of dissectie van de a. carotis of vertebralis.
Vooral bij jongere patiënten met een lobaire hersenbloeding moet men angiografie verrichten om
een vaatmalformatie aan te tonen (figuur 2-9). Bij
een subarachnoïdale bloeding wordt altijd angiografie
verricht om een sacculair aneurysma aan te tonen
(figuur 2-13).

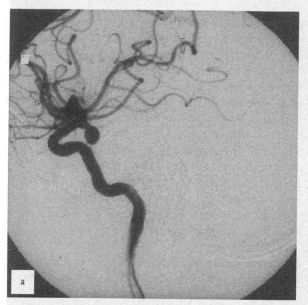
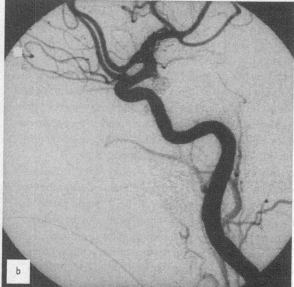

Figuur 2-13 Digitale-subtractieangiogram (DSA) van de a. carotis interna in zijdelingse projectie met een aneurysma op de a. communicans posterior vóór (a) en na (b) volledige opvulling van het aneurysma met zogenoemde Guglielmi-spiraaltjes.

2.6.3 Overig aanvullend onderzoek

Bij een patiënt met een herseninfarct dient verder onderzoek plaats te vinden naar de oorzaak. Onderzoek van het hart is hiervan een belangrijk onderdeel. Behalve het lichamelijke onderzoek (pols, bloeddruk en auscultatie) bestaat dit uit een ECG en een röntgenfoto van de thorax. Aanvullend kan op indicatie een echocardiogram worden vervaardigd.

Daarnaast is bloedonderzoek nodig, zoals bezinking (vasculitis?), hemoglobine (anemie, polycytemie?), elektrolyten en nierfunctie (hydratietoestand), cholesterol en hematologisch onderzoek. Vooral bij jongere patiënten moet vaak worden gezocht naar bijzondere oorzaken, waarbij soms ook liquoronderzoek nodig kan zijn.

2.7 BEHANDELING

2.7.1 Transmurale stroke service

Bij de behandeling van patiënten met een beroerte zijn veel zorgverleners en zorgverlenende instellingen betrokken. Dit heeft geleid tot een aantal knelpunten in de zorg. De onderlinge communicatie laat vaak te wensen over en de zorg en behandeling in de diverse instellingen sluiten vaak slecht op elkaar aan. Ook zijn er wachttijden bij overplaatsing van de ene naar de andere instelling (verkeerde-bedproblematiek). Op veel plaatsen in Nederland probeert men deze knelpunten op te lossen door het ontwikkelen van transmurale stroke services (Beusmans e.a. 1997, Nederlandse Hartstichting 1997).

Een stroke service betreft de samenwerking van de zorgverleners die zijn betrokken bij de zorg voor patiënten met een beroerte en zorgverlenende instellingen met als doel de zorg voor de patiënt en daarmee zijn gezondheidstoestand en prognose te verbeteren.

2.7.2 Stroke unit

Onderdeel van de stroke service is de stroke unit, waarmee wordt bedoeld de behandeling van een patiënt met een beroerte in de acute fase door een multidisciplinair team van zorgverleners, bij voorkeur op één plaatsgebonden unit. Tot het stroke-team kunnen behoren de neuroloog, verpleegkundigen, revalidatiearts, fysiotherapeut, logopedist, ergotherapeut, maatschappelijk werker en neuropsycholoog. Uit onderzoek blijkt dat behandeling van de patiënt met een beroerte op een stroke unit leidt tot een betere prognose. Dit is te danken aan een afname van de mortaliteit en een afname van het aantal opgenomen patiënten in verzorgings- en verpleeghuizen. Het effect van de stroke unit hangt samen met de gespecialiseerde verpleging, de snelle behandeling van complicaties en het vroeg inzetten en intensiveren van de revalidatie.

2.7.3 Algemene behandeling op een stroke unit

In de acute fase wordt een patiënt met een beroerte bedreigd door een aantal complicaties. Het voorkomen, tijdig diagnosticeren en behandelen van deze complicaties is een belangrijk onderdeel van de behandeling op de stroke unit. Tot deze complicaties behoren onder andere koorts, hyperglykemie, hypertensie, luchtweg- en urineweginfecties, diepe veneuze trombose, dehydratie, slikstoornissen en decubitus. Koorts is een prognostisch ongunstig verschijnsel (al boven 37,5 °C). Koorts moet dan ook snel actief worden bestreden en de oorzaak moet worden opgespoord. Zeker de helft van de patiënten met een beroerte krijgt een infectie. Ook hyperglykemie is een prognostisch ongunstig verschijnsel. Het is echter nog niet aangetoond dat verlagen van het serumglucose de prognose verbetert. Veel oudere mensen met een beroerte zijn gedehydreerd. Door slikstoornissen kan de dehydratie nog erger worden. Vochttoediening dient dan ook direct na opname plaats te vinden. Van de patiënten met een parese van het been krijgt zeker de helft een diepe veneuze trombose als geen preventie plaatsvindt met subcutane heparine of compressiekousen. Bij patiënten met een hersenbloeding hebben compressiekousen de voorkeur. Decubitus komt op een stroke unit tegenwoordig nog maar zelden voor door de goede gespecialiseerde verpleging. In het acute stadium heeft de meerderheid van de patiënten met een beroerte hypertensie. Gezien de gestoorde cerebrale autoregulatie wordt geadviseerd de hypertensie niet te behandelen, omdat dan de cerebrale perfusie, die al gecompromitteerd is, kan dalen, tenzij de bloeddruk zo hoog is dat complicaties kunnen ontstaan (bijvoorbeeld hypertensieve encefalopathie en hartfalen).

2.7.4 Specifieke behandeling

Behalve de beschreven algemene behandeling van patiënten met een beroerte in de acute fase zijn er ook specifieke behandelingen voor de patiënten met een herseninfarct, hersenbloeding of subarachnoïdale bloeding.

Herseninfarct
Bloedstroombevorderende behandeling

Bij patiënten met een herseninfarct is aangetoond dat verbetering van de bloeddoorstroming door aspirine en door trombolyse de prognose verbetert. Het effect van aspirine (160-300 mg) toegediend binnen 48 uur is weliswaar gering, maar het is een eenvoudige en

goedkope behandeling met een zeer geringe kans op complicaties (hersenbloeding). Trombolyse met rtPA binnen drie uur na het ontstaan van de verschijnselen verbetert significant de prognose van patiënten met een herseninfarct (figuur 2-14). De behandeling moet onder strikte voorwaarden worden toegepast vanwege het risico van een hersenbloeding (Boiten e.a. 2000, Boiten 2001). Slechts 5-10% van de patiënten met een herseninfarct kan worden behandeld met trombolyse, niet alleen vanwege de strenge criteria, maar ook doordat veel patiënten te laat in het ziekenhuis komen. Dit percentage zou kunnen worden verhoogd door ervoor te zorgen dat de patiënten sneller in het ziekenhuis komen.

Neuroprotectieve behandeling

Met neuroprotectie wordt bedoeld het toedienen van neuroprotectiva aan patiënten met acute cerebrale ischemie. Neuroprotectiva trachten de zenuwcellen te beschermen tegen de schadelijke gevolgen van ischemie door in te grijpen in de cascade van biochemische processen die zijn ontstaan als gevolg van de ischemie (zie paragraaf 2.4). Veel neuroprotectieve stoffen zijn ontwikkeld en getest in diverse experimentele studies, zoals calciumantagonisten, NMDA-receptorantagonisten, 'gamma-aminobuteric-acid' (GABA)-erge stoffen en het neutraliseren van vrije radicalen ('free radical scavengers').

In diermodellen bleken veel middelen een duidelijk neuroprotectief effect te hebben. Vervolgens is een groot deel van deze stoffen in gerandomiseerde klinische studies onderzocht bij patiënten met een acuut ischemisch herseninfarct. Vooralsnog is van geen van de medicamenten aangetoond dat ze effectief zijn in het verbeteren van de prognose van patiënten met een acuut ischemisch herseninfarct.

Secundaire preventie

Secundaire preventie is belangrijk omdat patiënten met een herseninfarct een hoog jaarlijks risico lopen op een nieuwe vasculaire gebeurtenis (recidiefherseninfarct, hartinfarct of vasculair overlijden): dit risico bedraagt 5-10%. De secundaire preventie bestaat uit het behandelen van de vasculaire risicofactoren, behandeling met trombocytenaggregatieremmers of anticoagulantia, en op indicatie carotisendarteriëctomie.

Bij elke patiënt is het dus belangrijk vast te stellen welke vasculaire risicofactoren aanwezig zijn. Hypertensie en diabetes mellitus moeten zo goed mogelijk worden gereguleerd. Hypertensie is de belangrijkste

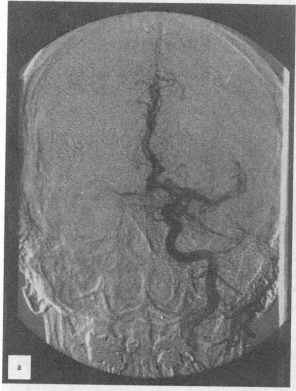
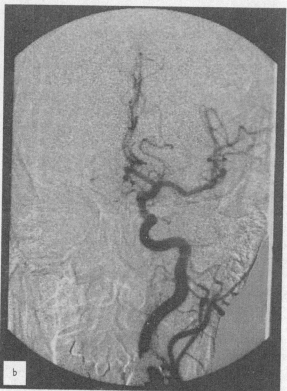

Figuur 2-14 Angiogram van de a. carotis interna in voor-achterwaartse projectie vóór (a) en na (b) intraveneuze trombolyse. Het acute angiogram toont een occlusie van de linker a. cerebri media, met nog wel vulling van enkele distale takken via leptomeningeale collateralen (a). Na intraveneuze trombolyse heeft rekanalisatie van de a. cerebri media plaatsgevonden (b). Bron: Boiten 2001.

te behandelen risicofactor voor het herseninfarct. Het roken moet worden gestaakt. In Nederland wordt geadviseerd patiënten met een herseninfarct en hypercholesterolemie die een plasmacholesterol hebben >5 mmol/l te behandelen met een cholesterolsynthese-remmend middel. Dit geldt alleen als ze een levens-verwachting hebben van meer dan vijf jaar en als er meerdere vasculaire risicofactoren zijn.

De medicamenteuze secundaire preventie bestaat uit behandeling met trombocytenaggregatie-remmers of anticoagulantia. Bij patiënten met een herseninfarct dat niet het gevolg is van een cardiale embolus, worden in principe trombocytenaggregatie-remmers voorgeschreven. De standaardbehandeling hiervoor is acetylsalicylzuur (ASA). Met behandeling met ASA wordt ongeveer 13% van de vasculaire complicaties voorkomen. Er moeten ongeveer honderd patiënten per jaar worden behandeld om één vasculaire gebeurtenis te voorkomen, hetgeen betekent dat het geen zeer effectieve behandeling is. De combinatie van ASA en dipiridamol geeft een extra risicoreduc-

tie van 15% in vergelijking met ASA alleen. Deze combinatie is dus effectiever dan ASA alleen in het voorkomen van ongewenste vasculaire gebeurtenissen. Er is nog een discussie gaande over de vraag of de bewijslast voor het bovengenoemde wel hard genoeg is.

Tot slot is er nog de trombocytenaggregatieremmer clopidogrel, die geen duidelijk voordeel biedt ten opzichte van ASA. Het is daarom geen middel van eerste keus, maar wel een goed alternatief bij overgevoeligheid voor ASA.

Bij patiënten met een herseninfarct als gevolg van atriumfibrilleren is behandeling met antistolling uiterst effectief. Patiënten moeten dan wel worden gecontroleerd door de trombosedienst. Deze stelt het optimale antistollingsniveau in. Als alternatief kan men ASA gebruiken wanneer bij behandeling met antistolling te veel kans op een bloeding bestaat, zoals bij mensen boven de 80 jaar, bij ernstige hypertensie en bij alcoholisme. Ook bij andere hartziekten die gepaard kunnen gaan met emboliën, wordt geadviseerd antistolling te gebruiken.

Bij patiënten met een herseninfarct in het carotis-stroomgebied die een ernstige symptomatische carotis-stenose hebben, is carotisendarteriëctomie een uiterst effectieve behandeling om nieuwe vasculaire gebeurtenissen te voorkomen. Met een ernstige carotisstenose wordt bedoeld een stenose van 80% of meer. Uiteraard moet de patiënt fit genoeg zijn om de operatie te kunnen ondergaan. De carotisendarteriëctomie heeft een operatief risico van minstens 5%, zodat dit nadeel altijd moet worden afgewogen tegen het te behalen voordeel.

Hersenbloeding

Als er sprake is van een hersenbloeding bij een patiënt met antistollingstherapie, dient deze snel gecoupeerd te worden met vierstollingsfactorenconcentraat en vitamine K.

Het nut van operatieve behandeling van een hersenbloeding is nooit aangetoond. Bij patiënten met een cerebellaire of een lobaire bloeding die neurologisch achteruitgaan (dalend bewustzijn), kan een operatie zinvol zijn, tenzij de neurologische toestand al erg slecht is.

Patiënten met een hersenbloeding als gevolg van een arterioveneuze malformatie (AVM) hebben vooral het eerste jaar erna een hoge recidiefkans (5-10%). Bovendien gaat een bloeding uit een AVM gepaard met een hoge mortaliteit (25%) en morbiditeit (25%). Indien mogelijk, moet daarom bij deze patiënten worden getracht de AVM uit te schakelen door middel van operatie, embolisatie of stereotactische radiochirurgie (figuur 2-9). Dikwijls wordt een combinatie van deze behandelingen toegepast. Ook na een bloeding uit een caverneus angioom is het risico van een recidiefbloeding toegenomen (figuur 2-8). Over het algemeen is er dan een indicatie voor operatie of stereotactische radiochirurgie.

Subarachnoïdale bloeding

Patiënten met een subarachnoïdale bloeding worden bedreigd door een aantal complicaties, zoals een recidiefbloeding, cerebrale ischemie en hydrocephalus. Een recidiefbloeding kan worden voorkomen door het aneurysma zo snel mogelijk uit de circulatie te nemen. Het aneurysma kan operatief worden uitgeschakeld door het plaatsen van een clip op de hals van het aneurysma en door middel van een endovasculaire behandeling waarbij zogenoemde Guglielmi-spiraaltjes in het aneurysma worden geplaatst (figuur 2-13). Deze laatste techniek is veelbelovend en zal mogelijk in de toekomst de operatie vervangen.

De kans op cerebrale ischemie kan worden verkleind door hypervolemie en door behandeling met de calciumantagonist nimodipine. Cerebrale ischemie kan worden behandeld met hypervolemie en het verhogen van de bloeddruk. Als een optredende hydrocephalus moet worden behandeld, dan kan dat met lumbale liquorpunctie(s) of door middel van externe liquordrainage.

2.8 HERSTEL, REVALIDATIE EN PROGNOSE

2.8.1 Herstel en revalidatie

Bij het volgen van het beloop en de revalidatie van een patiënt worden vaak de begrippen stoornis, beperking en handicap gebruikt (volgens de International Classification of Impairments, Disabilities and Handicaps; ICIDH). Met het neurologische onderzoek kunnen de stoornissen, dat wil zeggen afwijkingen op orgaanniveau, worden vastgesteld en gevolgd. Kwantificering is mogelijk met behulp van 'stroke scales', zoals de Canadian Neurological Scale en de NIH Stroke Scale. Voorbeelden van stoornissen zijn hemiparese en afasie. Beperkingen zijn de functionele gevolgen van stoornissen, zoals moeilijk kunnen aankleden en eten door een hemiparese. Deze beperkingen in het algemeen dagelijks leven (ADL) kunnen worden vastgelegd door middel van de Barthel-index. Bij een handicap is er sprake van de sociaal-maatschappelijke gevolgen van een beroerte, zoals niet meer kunnen werken. De handicap kan men vastleggen met een handicapschaal, zoals de gemodificeerde Rankin-schaal (Oxford-handicapschaal). Deze schaal wordt frequent gebruikt bij patiënten met een beroerte. Belangrijk is dus dat niet alleen de stoornis van de patiënt wordt vastgelegd en gevolgd, maar ook de beperkingen en handicaps van de patiënt met respectievelijk de Barthel-index en de gemodificeerde Rankin-schaal. Ook wordt wel gebruikgemaakt van het begrip 'kwaliteit van leven', waarmee de gezondheidstoestand van de patiënt wordt bedoeld op somatisch, psychologisch en sociaal gebied. Hiervoor worden eveneens meetinstrumenten gebruikt, zoals de SF-36.

Langzamerhand wordt steeds duidelijker dat revalidatie een belangrijke rol speelt bij het herstel na een beroerte. Ook zijn er aanwijzingen dat de revalidatie van de patiënt met een beroerte zo snel mogelijk moet beginnen. Het doel van de revalidatiebehandeling is het verminderen van de beperkingen en handicaps. De revalidatiebehandeling is bij uitstek een multidisciplinaire behandeling, waarbij betrokken zijn de revalidatiearts, neuroloog, fysiotherapeut, logopedist, ergotherapeut en neuropsycholoog. Van zowel fysiotherapie, ergotherapie als logopedie is intussen aangetoond dat deze disciplines het herstel na een beroerte bevorderen. Bij het revalideren van de patiënt worden allerlei behandelmethoden toegepast. Een veelgebruikte methode is de 'neurodevelopmental treatment' (NDT). NDT wordt niet alleen veel toegepast op de stroke unit, maar ook buiten het ziekenhuis. Bij NDT wordt de aangedane lichaamszijde gestimuleerd en wordt er zoveel mogelijk gestreefd naar een normale tonus, basishouding en basismotoriek.

De revalidatie begint al op de stroke unit in het ziekenhuis en wordt voortgezet, afhankelijk van de toestand van de patiënt, thuis, in het verpleeghuis of in een revalidatiecentrum.

2.8.2 Prognose
Prognostische factoren
Er is onderzoek gedaan naar de factoren die de prognose van de patiënt met een beroerte kunnen voorspellen: de prognostische factoren. Het gaat daarbij om factoren die vooral aanwezig zijn in de eerste twee weken na het ontstaan van de beroerte, waarmee men dan in het acute stadium de prognose op langere termijn kan voorspellen. De belangrijkste prognostische factor is de ernst van de beroerte. Patiënten met een ernstige neurologische uitval, zoals bewustzijnsdaling, blikparese en ernstige hemiparese, hebben een slechte prognose. Ook hoge leeftijd is een prognostisch ongunstige factor. Andere prognostische ongunstige factoren zijn urine-incontinentie, gestoorde rompbalans, gezichtsveldstoornissen en verwaarlozing. Verder verschilt de prognose van de diverse vormen van beroerte. Zo hebben lacunaire herseninfarcten een betere prognose dan corticale herseninfarcten.

Cognitieve en emotionele gevolgen van een beroerte
De cognitieve en emotionele gevolgen van een beroerte worden vaak onderschat, terwijl ze sterk bepalend zijn voor de prognose. Het is dan ook belangrijk deze stoornissen, die er eigenlijk altijd zijn, vast te leggen door middel van neuropsychologisch onderzoek. Tot de cognitieve gevolgen van een beroerte behoren de geheugen- en concentratiestoornissen, afasieën, apraxieën en agnosieën. Tot de algemene en emotionele gevolgen van een beroerte behoren verhoogde vermoeibaarheid, initiatiefverlies, emotionele labili-

teit, gedragsstoornissen (zoals het frontale syndroom) en depressie (zie ook hoofdstuk 16).

Depressie komt vaak voor na een beroerte. De schatting is dat bijna de helft van de patiënten met een beroerte een depressie ontwikkelt. Hoewel wordt beweerd dat links-frontotemporale laesies predisponeren tot het krijgen van een depressie, is er geen duidelijke relatie met de locatie van de laesie. Over het algemeen is er een goede reactie op antidepressiva.

Functionele prognose
De functionele prognose wordt beschreven aan de hand van beperkingen en handicaps. De eerste zes maanden na een beroerte treedt het grootste deel van het herstel op. Kijkt men naar de handicap van de patiënten, dan blijkt dat een jaar na de beroerte ongeveer 65% van de overlevenden functioneel onafhankelijk is van anderen. Er zijn hierbij geen grote verschillen tussen de diverse vormen van beroerten, behalve voor de diverse subtypen herseninfarct. Patiënten met een lacunair herseninfarct hebben een significant betere functionele prognose dan patiënten met een corticaal herseninfarct. Na zes maanden is ongeveer 70% van de patiënten met een lacunair herseninfarct functioneel onafhankelijk van anderen en ongeveer 40% van de patiënten met een corticaal herseninfarct.

Sterfte
Patiënten met een beroerte hebben een hoge kans om te sterven, en de beroerte is dan ook een belangrijke doodsoorzaak. Na een maand is 25% van de patiënten met een beroerte overleden. Dit percentage verschilt sterk tussen de verschillende vormen van beroerten. Patiënten met een hersenbloeding hebben een hogere kans om te overlijden dan patiënten met een herseninfarct. Zo is na een maand 10% van de patiënten met een herseninfarct overleden en 50% van de patiënten met een intracerebrale bloeding of een subarachnoïdale bloeding. Ook zijn er verschillen tussen de diverse herseninfarctsubtypen. Van de patiënten met een lacunair herseninfarct is na een maand 2% overleden en van de patiënten met een corticaal herseninfarct 15%.

Van de patiënten die binnen 30 dagen sterven, overlijdt meer dan 60% al binnen een week. Oorzaken van overlijden binnen een maand na de beroerte zijn neurologische complicaties van de beroerte (transtentoriële inklemming, hydrocephalus) bij ongeveer 50% van de patiënten, en complicaties van immobiliteit (pneumonie, longembolie) bij ongeveer 35%.

De oorzaak van overlijden is ook afhankelijk van de vorm van de beroerte. Patiënten met een bloeding overlijden vooral aan neurologische complicaties, terwijl patiënten met een herseninfarct vooral overlijden aan de complicaties van de immobiliteit.

Na een jaar is 30% van de patiënten met een beroerte overleden en na vijf jaar 50%.

De patiënten die de eerste maand na de beroerte overleven, hebben de eerste vijf jaar een gemiddeld jaarlijks overlijdensrisico van 9%. Wordt gekeken naar de diverse vormen van beroerten, dan is na een jaar 25% van de patiënten met een herseninfarct overleden, 60% van de patiënten met een intracerebrale bloeding en 50% van de patiënten met een subarachnoïdale bloeding. Na vijf jaar is 50% van de patiënten met een herseninfarct of een subarachnoïdale bloeding overleden en 70% van de patiënten met een intracerebrale bloeding. Wordt gekeken naar de subtypen van het herseninfarct, dan is na een jaar 10 tot 15% van de patiënten met een lacunair herseninfarct overleden en 30% van de patiënten met een corticaal herseninfarct.

Recidiefberoerten

Over de prognose met betrekking tot het krijgen van een recidiefberoerte is relatief weinig bekend. Het cumulatieve risico van het krijgen van een recidiefberoerte gedurende de eerste vijf jaar na de beroerte bedraagt 30%, met een jaarlijks risico van gemiddeld 6%.

Het risico is het hoogst in het eerste jaar na de beroerte en bedraagt dan ongeveer 10%.

DANKWOORD

Met dank aan prof.dr. J.T. Wilmink, neuroradioloog in het Academisch Ziekenhuis Maastricht, voor het ter beschikking stellen van diverse illustraties.

Literatuur

Beusmans G, Velde E van der, Wolters C, e.a. Het transmuraal zorgmodel CVA in de regio Maastricht. Zorg van het hele ziekteproces vastgelegd in een model. Med Cont 1997;52:1314-7.

Boiten J, Wilmink JT, Lodder J, e.a. Trombolyse bij patiënten met een acuut herseninfarct: gunstige eerste ervaringen in Maastricht. Ned Tijdschr Geneeskd 2000;144:1062-9.

Boiten J. Behandeling van het acute herseninfarct met trombolyse. Ned Tijdschr Intensive Care 2001;16:189-95.

European Carotid Surgery Trialists' Collaborative Group. Randomized trial of endarterectomy for recently symptomatic carotid stenoses: final results of the MRC European Carotid Surgery Trial (ECST). Lancet 1998;351:1379-87.

Herman B, Leyten AC, Luijk JH van, e.a. Epidemiology of stroke in Tilburg, The Netherlands. The population-based stroke incidence register: 2. Incidence, initial clinical picture and medical care, and three-week case fatality. Stroke 1982;13:629-34.

Kappelle LJ, Hijdra A, Gijn J van. Het CVA bestaat niet. Ned Tijdschr Geneeskd 1991;135:2414-8.

Kwaliteitsinstituut voor de gezondheidszorg CBO. Richtlijn Beroerte. Utrecht: CBO, 2000.

Limburg M, Hijdra A, Cools HJM. Cerebrovasculaire aandoeningen. Houten: Bohn Stafleu Van Loghum, 1999.

Nederlandse Hartstichting. Samenwerken in de stroke service. Ervaringen met samenwerking in de zorg voor CVA-patiënten en hun naasten. Den Haag: Nederlandse Hartstichting, 1997.

Pulsinelli W. Pathofysiology of acute ischemic stroke. Lancet 1992;339:533-6.

Warlow CP, Dennis MS, Gijn J van, e.a. (eds). Stroke. A practical guide to management. 2nd ed. Oxford: Blackwell Science, 2001.

3 Schedeltrauma

C.J.J. Avezaat

3.1 INLEIDING

Het begrip schedeltrauma houdt in het traumatisch letsel van de hersenschedel, het schedeldak en de schedelbasis, en de inhoud daarvan, de hersenen. Vaak is er een combinatie van letsels (schedel-hersenletsel), maar het belang van het hersenletsel overheerst, omdat de ernst hiervan het meest bepalend is voor de prognose van de patiënt. Het letsel van het aangezicht blijft hier buiten beschouwing.

Goldstein (1990) noemde het schedeltrauma een 'stille epidemie'. In de westerse wereld is het de belangrijkste oorzaak van mortaliteit en invaliditeit onder jonge volwassenen. De directe kosten als gevolg van ongevalsletsels in het algemeen bedragen in Nederland ruim een miljard euro per jaar. Dat staat ongeveer gelijk aan de kosten van de behandeling voor kanker en komt neer op de helft van de directe medische kosten die worden uitgegeven voor cardiovasculaire aandoeningen (Van Beeck 1998a).

In de laatste twee decennia is de kennis van de pathofysiologie van het schedel-hersenletsel door de ontwikkeling van de computertomografie (CT-scan) en van diverse invasieve meettechnieken in de hersenen sterk toegenomen. Dit heeft nieuwe mogelijkheden geboden voor de behandeling. Deze bestaat tot op heden voornamelijk uit het voorkomen, vroegtijdig herkennen en behandelen van de complicaties van het primaire ongevalsletsel, die kunnen leiden tot secundaire hersenbeschadiging. In de toekomst zal het mogelijk zijn ook de gevolgen van het primaire letsel zelf farmacologisch te beïnvloeden.

Van een aantal patiënten met een ernstig hersenletsel is de prognose zo slecht dat te verwachten is dat zij ofwel zullen overlijden ofwel zullen overleven met een dermate ernstige handicap dat zij voor de belangrijkste activiteiten van het dagelijks leven altijd van anderen afhankelijk zijn. Bij deze patiënten worden de zorgverleners soms geconfronteerd met belangrijke medisch-ethische vraagstukken.

3.2 EPIDEMIOLOGIE

Van den Brink (2000) verwijst in zijn dissertatie naar een studie van Van Beeck (1998b), volgens welke in Nederland ieder jaar 48.000 patiënten met een schedeltrauma op de afdeling Spoedeisende Hulp van een ziekenhuis worden gezien, van wie er 12.300 worden opgenomen gedurende een periode van gemiddeld 7,3 dagen. Volgens de Stichting Landelijke Medische Registratie heeft iets meer dan de helft van de opgenomen patiënten een gering hersenletsel, geclassificeerd als 'commotio cerebri'. Van de patiënten met een ernstiger hersenletsel overlijdt gemiddeld 10%. De mortaliteit ten gevolge van een ongeval in het algemeen bedroeg in Nederland in 1970 50 per 100.000 inwoners. Sindsdien wordt, dankzij maatregelen ter bevordering van de verkeersveiligheid en andere preventieve maatregelen, een daling van de mortaliteit gezien tot 22 per 100.000 inwoners per jaar in het begin van de jaren negentig. In ongeveer eenderde van de gevallen wordt de dood veroorzaakt door het hersenletsel. De meeste doden ten gevolge van een schedeltrauma bevinden zich in de leeftijdsgroep van 20 tot 30 jaar. Mannen zijn drie keer zo vaak slachtoffer als vrouwen, maar op oudere leeftijd verdwijnt dit verschil.

De frequentieverdeling van de oorzaken van schedeltrauma varieert afhankelijk van de ernst van het letsel, de leeftijd en het geslacht, terwijl er ook geografische verschillen zijn. Verkeersongevallen komen vooral voor in de jonge leeftijdscategorie en veroorzaken vaak ernstig letsel. In Nederland betreft het dikwijls een fietsongeval. 'Vallen' als oorzaak van schedeltrauma komt vaker voor op de kinderleeftijd en bij ouderen. In Nederland maakt het verkeer de meeste slachtoffers, maar in de Verenigde Staten scoort geweldpleging hoog op de lijst van oorzaken. Volgens een Schots onderzoek (Strang e.a. 1978) zijn de meest risicovolle sporten paardrijden, rugby en voetbal. Bij boksen gaat het dikwijls om herhaald hersenletsel, waardoor de effecten cumulatief zijn.

3.3 INDELING

Het schedel-hersenletsel kan op verschillende wijzen worden ingedeeld: naar het mechanisme van het ongeval, naar de morfologie (op grond van afwijkingen op de röntgenfoto van de schedel en de CT-scan) en naar de ernst aan de hand van de Glasgow Coma Schaal (GCS; tabel 3-1). De begrippen commotio cerebri (hersenschudding) en contusio cerebri (hersenkneuzing) worden tegenwoordig minder vaak gebruikt. Vroeger bedoelde men met commotio cerebri een lichte vorm van hersenletsel, gekenmerkt door een kortdurende bewusteloosheid, amnesie en het ontbreken van neurologische uitvalsverschijnselen, waarvan de patiënt restloos herstelde. Men meende dat er in die gevallen sprake was van een tijdelijke functiestoornis van de hersenen zonder structurele afwijkingen. Met contusio cerebri werd een ernstiger vorm van hersenletsel bedoeld, waarbij sprake was van anatomisch letsel gepaard gaande met neurologische uitvalsverschijnselen. Later kwam men tot het inzicht dat er ook bij een hersenschudding sprake kan zijn van een lichte vorm van structurele hersenbeschadiging (Oppenheimer 1968). Op deze manier kunnen vele hersenschuddingen uiteindelijk toch tot klinische verschijnselen aanleiding geven, zoals bij het zogenoemde 'punch-drunk'-syndroom bij boksers. Tegenwoordig gebruikt men de term commotio in alle gevallen waarin er sprake is van een bewustzijnsstoornis, van licht tot ernstig. De term contusie reserveert men voor focaal hersenletsel, zonder dat er sprake hoeft te zijn van een bewustzijnsstoornis. Een bewusteloze patiënt met een verlamde arm op basis van een impressiefractuur boven de motore cortex heeft dus zowel een commotio als een contusio.

Gesloten letsel kan ontstaan door direct inwerkend geweld, zoals bij een klap op het hoofd. Hierdoor kan op de plaats waar het geweld aangrijpt focaal (plaatselijk) letsel (contusiehaard) ontstaan. Wanneer de beweging van de schedel wordt afgeremd, kunnen de hersenen nog even doorbewegen en aan de tegenovergestelde kant tegen het schedeldak botsen, waardoor ook op die plaats een contusiehaard kan ontstaan ('contre-coup'-letsel). Ook kan hersenletsel ontstaan zonder dat het hoofd met een voorwerp in aanraking komt (indirect inwerkend geweld), bijvoorbeeld door de zweepslagbeweging die het hoofd maakt wanneer men als inzittende van een auto wordt aangereden. Bij een roterende beweging van het hoofd (bijvoorbeeld 'upper-cut' bij het boksen) ontstaat dikwijls diffuus letsel. Penetrerend letsel komt dikwijls voor in oorlogssituaties door schotverwondingen en levert gevaar op van infectie (figuur 3-1).

De meest gebruikelijke indeling is die in licht, matig en ernstig hersenletsel. Aangezien de bewustzijnsstoornis bij uitstek maatgevend is voor de ernst van het letsel, wordt bij deze indeling gebruikgemaakt van de Glasgow Coma Schaal (GCS), de graadmeter van het bewustzijn (tabel 3-2). Er wordt van licht letsel gesproken bij een score van 14 of 15, van matig letsel bij een score van 9-13 en van ernstig letsel bij een score van 8 of minder. Van coma wordt gesproken wanneer de patiënt bij geen enkele prikkel de ogen opent (E1), geen opdrachten uitvoert (M5 of minder) en geen woorden spreekt (V1 of V2), tezamen 8 punten of minder.

3.4 PATHOLOGIE

3.4.1 Schedelletsel

Afhankelijk van de ernst van het hersenletsel komen schedelfracturen vaker voor. Onder bezoekers van EHBO-afdelingen van algemene ziekenhuizen had 3% een schedelfractuur (Strang e.a. 1978). Van patiënten die na het ongeval gedurende minstens zes uur comateus waren, had 65% een schedelfractuur (Jennett e.a. 1977).

Lineaire of stervormige fracturen van het schedeldak hebben op zich weinig betekenis. Een uitzon-

Tabel 3-1 Indeling van schedel-hersenletsel

naar ontstaansmechanisme
■ gesloten, stomp
■ open, penetrerend, scherp

naar morfologie
■ schedelfractuur
– schedeldak: lineair, impressie
– schedelbasis
■ hersenletsel
– focaal: contusio cerebri, hematomen
– diffuus: commotio cerebri, diffuus axonaal letsel

naar ernst
■ licht: GCS 14, 15
■ matig: GCS 9-13
■ ernstig: GCS 3-8

GCS = Glasgow Coma Schaal
Bron: Braakman 1994.

Tabel 3-2 Glasgow Coma Schaal (GCS)

openen van de ogen	
■ spontaan	4
■ op aanspreken	3
■ op pijnprikkels	2
■ niet	1
beste motorische reactie	
■ gehoorzamen	6
■ lokaliseren	5
■ normaal buigen	4
■ abnormaal buigen	3
■ strekken	2
■ geen reactie	1
verbale reactie	
■ georiënteerd	5
■ verward (zinnen)	4
■ onbegrijpelijk (woorden)	3
■ onverstaanbaar (geluid)	2
■ geen geluid	1
somscore	**3-15**

Bron: Teasdale en Jennett 1974.

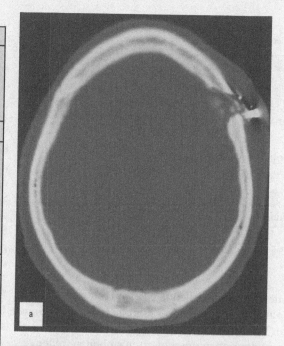

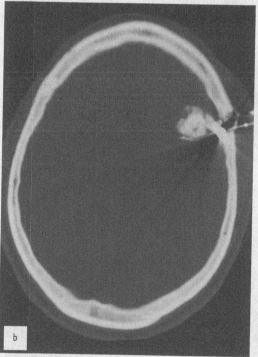

dering vormt de fractuur in het temporale gebied, die het verloop van de a. meningea media (een slagader van het hersenvlies) kruist. Doordat dit bloedvat bij volwassenen dikwijls adherent is aan het schedeldak, kan het afscheuren. Hieruit kan een epiduraal hematoom ontstaan. De grote klinische betekenis van de aanwezigheid van een schedeldakfractuur is dat de kans op een intracraniële bloeding aanmerkelijk verhoogd is (tabel 3-3).

Bij een impressiefractuur is een botfragment over minimaal één schedeldikte naar binnen verplaatst (figuur 3-2). Hierbij kan de dura zijn gescheurd en de onderliggende hersenschors beschadigd met als gevolg neurologische uitvalsverschijnselen. Een impressiefractuur kan open of gesloten zijn. Bij een open fractuur is er een huiddefect waardoor, indien tevens de dura is gescheurd, de kans bestaat op een intracraniële infectie in de vorm van een meningitis of een hersenabces. Bij een impressiefractuur is de kans op het optreden van zogenoemde posttraumatische epilepsie verhoogd.

Schedelbasisfracturen hoeven lang niet altijd gepaard te gaan met ernstig hersenletsel en hebben

Figuur 3-1 CT-afbeelding van een schotverwonding links (rechts op de foto) frontaal. Subcutaan is de kogel te zien (a) alsmede enkele metaalfragmenten die een zogenoemd vuurtoren-artefact op de foto veroorzaken. Tevens is er een impressiefractuur waarbij zich een 'kluwen' van botfragmenten in de hersenen bevindt (b). Bij deze CT-techniek wordt alleen het bot afgebeeld en niet de hersenen.

Tabel 3-3 Kans op een intracranieel hematoom bij een schedeldakfractuur en een gestoord bewustzijn bij volwassenen

geen schedeldakfractuur	
■ normaal bewustzijn	1:7900
■ verlaagd bewustzijn	1:180
■ coma	1:27
schedeldakfractuur	
■ normaal bewustzijn	1:45
■ verlaagd bewustzijn	1:5
■ coma	1:4
gemiddeld	**1:350**

Bron: Teasdale e.a. 1990.

dus niet de onheilspellende betekenis die de leek er vaak aan hecht. Soms treedt hierbij een beschadiging op van hersenzenuwen, die langs de schedelbasis lopen en door openingen hierin naar buiten treden. Bij een fractuur in de voorste schedelgroeve betreft het dikwijls de reukzenuw of de visusbanen, bij een

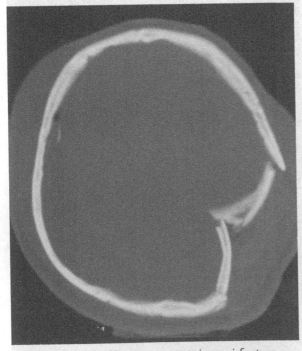

Figuur 3-2 CT-afbeelding van zeer grote impressiefractuur linksachter. De patiënt kreeg op zijn werk in de haven een grote stalen plaat op het hoofd. Bij dit letsel was het hersenvlies verscheurd. Er bestond ook een schedelbasisfractuur. Rechts bevindt zich een kleine luchtbel onder het schedeldak.

fractuur in de middelste schedelgroeve de gehoorzenuw of de motorische aangezichtszenuw. Bij een durascheur bestaat het risico van een meningitis, terwijl er ook lucht naar binnen kan treden (pneumencephalus).

3.4.2 Hersenletsel

Naar het ontstaan in de loop van de tijd wordt het hersenletsel onderverdeeld in primair en secundair letsel (figuur 3-3). Het primaire hersenletsel ontstaat op het moment van de geweldsinwerking ('impact'). Secundaire hersenbeschadiging treedt op door gebeurtenissen die zich na het ongeval voordoen. Secundaire letsels worden ook wel complicaties genoemd of, in de Engelse literatuur, 'secondary insults'.

Primair hersenletsel

Het is gebruikelijk focaal van diffuus letsel te onderscheiden, maar beide typen letsel kunnen gelijktijdig voorkomen. Bij focaal letsel gaat het om contusiehaarden die op de CT-scan en met het blote oog bij sectiepreparaten gemakkelijk zijn te herkennen (figuur 3-4). Dikwijls is de cortex cerebri bij dergelijke contusiehaarden betrokken (laceratie). Zij bevinden zich vaak op plaatsen waar de hersenen grenzen aan scherpe botranden, zoals de sfenoïdvleugel, in welk geval de contusiehaarden zich in het frontotemporale gebied bevinden ('burst temporal lobe'). Contusiehaarden veroorzaken dikwijls neurologische uitvalsverschijnselen, zonder dat er altijd sprake hoeft te zijn van een min of meer ernstige daling van het bewustzijn. De betekenis van contusiehaarden is vooral hierin gelegen dat zij door oedeemvorming, kleine bloedinkjes en zwelling een aanslag plegen op de ruimtecapaciteit van de hersenschedel, waardoor de patiënt secundair achteruit kan gaan in bewustzijn.

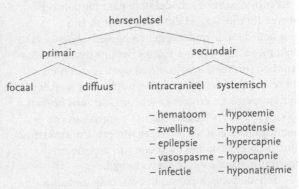

Figuur 3-3 Indeling van traumatisch hersenletsel.

Diffuus hersenletsel wordt ook wel diffuus axonaal letsel ('diffuse axonal injury') of diffuse wittestoflaesie genoemd. Door de versnellingen en vertragingen waaraan de hersenen tijdens het ongeval zijn onderworpen, treden er diffuus in de witte stof verscheuring en kneuzing op van zenuwvezels (axonen). Deze beschadigingen kunnen voorkomen in de gehele witte stof alsmede in de basale kernen, maar vooral in belangrijke zenuwbanen van de balk (corpus callosum) en de hersenstam. Op de CT-scan kan men op deze plaatsen kleine bloedinkjes zien (figuur 3-5), maar soms ziet men geen enkele afwijking. Bij obductie kunnen de hersenen er met het blote oog normaal uitzien en ziet men deze kleine afwijkingen pas bij het microscopisch onderzoek. Deze diffuse afwijkingen zijn verantwoordelijk voor de bewustzijnsstoornis (commotio).

Van oudsher bestaat de overtuiging dat de primaire hersenbeschadiging irreversibel is en daarom het meest bepalend voor de prognose. Voor dit primaire hersenletsel bestaat (nog) geen behandeling. Op het moment van impact sterven er hersencellen en wordt er een biochemische en immunologische cascade van gebeurtenissen in gang gezet, waardoor beschadigde maar in principe levensvatbare hersencellen alsnog sterven. Deze gebeurtenissen spelen zich onder andere af op het niveau van de celmembraan, waarin defecten ontstaan waardoor een abnormale ionensamenstelling in de cel ontstaat, die als gevolg daarvan sterft. Met name de instroom van calcium speelt hierbij een grote rol. Onder invloed van ischemie komt glutamaat – een excitatoire aminozuurneurotransmitter – vrij, dat zich bindt aan een receptor op de celmembraan, waardoor opnieuw een schadelijke instroom van calcium in de cel ontstaat. Bij deze processen worden tevens vrije radicalen gevormd, die de celmembraan verder aantasten. Op dit moment wordt veel wetenschappelijk onderzoek verricht naar farmacologische stoffen die deze cascade kunnen onderbreken en zo celdood kunnen voorkomen (Maas e.a. 1999).

Secundair hersenletsel

Secundaire hersenschade kan zowel intra- als extracraniale (systemische) oorzaken hebben. Intracraniële hematomen kunnen een gering schedeltrauma in enkele uren veranderen in een levensbedreigende situatie. De frequentie van intracraniële hematomen hangt uiteraard af van de populatie die men onderzoekt. Jennett e.a. (1979) rapporteerden een frequentie van 1,2% bij alle patiënten die na een schedelletsel in het ziekenhuis werden opgenomen, maar dit percentage is afhankelijk van de criteria die men stelt voor opname in het ziekenhuis. Verschillende studies tonen aan dat ongeveer de helft van alle patiënten die na het ongeval op enig moment in coma zijn, een intracranieel hematoom heeft of krijgt (Jennett e.a. 1979; Pagni 1973; French en Dublin 1977). Er is een positieve correlatie tussen de frequentie van hematomen en de leeftijd.

Het epiduraal hematoom is gelokaliseerd tussen het schedeldak en de dura (figuur 3-6). De bloeding is meestal afkomstig van een van de takken van de a. meningea media, die wordt beschadigd door een fractuur ter plekke. Onder de leeftijd van 30 jaar kan het hematoom echter ook voorkomen bij afwezigheid van een fractuur. Verder kan de bloeding ontstaan uit een scheur in een van de grote bloedvaten in de dura (sinussen) of uit een fractuurspleet. Het epidurale hematoom is betrekkelijk zeldzaam. Het komt vooral

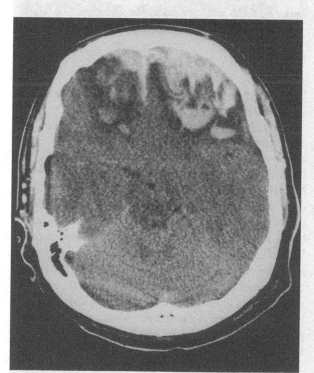

Figuur 3-4   CT-afbeelding van grote contusiehaarden beiderzijds frontaal. Vooral in de linkerhaard bevindt zich veel bloed. Omdat de intracraniële druk opliep en onbehandelbaar was, werd de linker contusiehaard operatief verwijderd. De patiënt overleefde het ongeval met ernstige restverschijnselen ten aanzien van het psychisch functioneren.

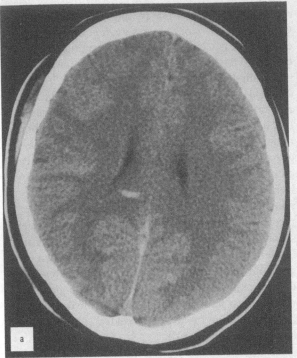
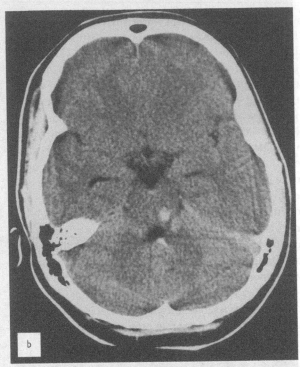

Figuur 3-5   CT-afbeelding van 'diffuus axonaal letsel. Rechts in het corpus callosum (a) en links dorsaal in de hersenstam (b) bevindt zich een kleine ('witte') bloeding.

voor bij jongere patiënten. Ongeveer eenvijfde van alle intracraniële hematomen is epiduraal gelokaliseerd. Kenmerkend voor het klinisch beloop is de snelle achteruitgang in het bewustzijn, waardoor grote spoed is geboden bij de behandeling. Klassiek is het zogenoemde vrije of lucide interval. Dit houdt in dat de patiënt, dikwijls na een betrekkelijk gering trauma, na een korte bewusteloosheid weer helder van bewustzijn wordt om daarna, door de ontwikkeling van het hematoom, snel bewusteloos te raken.

Het acute subduraal hematoom bevindt zich tussen de dura en de hersenen en ontstaat meestal uit een verscheuring van bloedvaten van de hersenschors op de plaats van een contusiehaard of uit een verscheuring van een zogenoemde brugvene (figuur 3-7). Het komt vaker voor bij oudere patiënten en is veel frequenter dan het epidurale hematoom. Omdat het hematoom in het algemeen afkomstig is uit een hersenbeschadiging, is de bewusteloosheid vanaf het begin meestal ernstiger dan bij het epidurale hematoom.

Er is geen scherpe grens te trekken tussen het intracerebrale hematoom en een contusiehaard met veel bloed. Het komt dikwijls voor in combinatie met een subduraal hematoom. Zuiver intracerebrale

hematomen van traumatische origine zijn betrekkelijk zeldzaam.

Zowel bij focaal als bij diffuus letsel kan hersenzwelling optreden, plaatselijk of gegeneraliseerd. Er is altijd veel discussie geweest over de vraag welke factor het meest aan de hersenzwelling bijdraagt: oedeem (water) of 'vascular engorgement' (bloed). Hersenoedeem ontstaat door beschadiging van de hersencellen (cytotoxisch oedeem) en door een verhoogde doorlaatbaarheid van de bloed-hersenbarrière, waardoor stoffen de bloedbaan kunnen verlaten die water met zich meenemen (vasogeen oedeem). Als gevolg van het trauma treedt soms een mechanisme in werking waardoor het gladde-spierweefsel in de wand van de hersenbloedvaten verlamd raakt, waardoor deze wijdopen gaan staan en het cerebrale bloedvolume toeneemt. Als gevolg van het opzwellen van de hersenen stijgt de druk binnen de hersenschedel.

Vroege epilepsie (in de eerste week) kan, met name in de postictale fase, een bewustzijnsstoornis veroorzaken, waardoor de ontdekking van een intracranieel hematoom kan worden bemoeilijkt. Een status epilepticus kan aanleiding geven tot ernstige hypoxische hersenbeschadiging.

Met name wanneer er veel bloed in de subarachnoïdale ruimte aanwezig is, kan – net als bij de subarachnoïdale bloeding uit een aneurysma – vaatspasme ontstaan, waardoor de cerebrale bloeddoorstroming kan worden belemmerd en secundaire hersenschade kan ontstaan.

Ten slotte kunnen ook meningitis en een hersenabces bij een open schedeltrauma, een open impressiefractuur of schedelbasisfractuur aanleiding geven tot verdere hersenbeschadiging.

Bij ongeveer de helft van de patiënten met een ernstig schedeltrauma is er sprake van extracraniale factoren, die zowel het bewustzijn van de patiënt kunnen beïnvloeden als aanleiding kunnen geven tot secundair hersenletsel. De belangrijkste factoren zijn hypotensie door bloedverlies elders in het lichaam en hypoxemie (laag zuurstofgehalte in het bloed), met name door problemen met de ademhaling. Het betreft vooral patiënten die naast het schedeltrauma ook andere letsels hebben, zoals borst- of buiktrauma en/of fracturen (multitraumatisé).

3.5 PATHOFYSIOLOGIE

3.5.1 Intracraniële druk

Een belangrijk verschil tussen het schedeltrauma en trauma van andere orgaansystemen is het verschijnsel van de intracraniële druk. Een verhoging van deze druk (intracraniële hypertensie) is oorzaak van veel secundaire hersenbeschadiging. De intracraniële druk wordt hoofdzakelijk bepaald door de liquorcirculatie en is afhankelijk van het evenwicht tussen de productie en de resorptie van de liquor cerebrospinalis. Onder normale omstandigheden is deze druk in rugligging lager dan 15 mmHg.

De schedelinhoud is constant, omdat de wand van de hersenschedel stijf is en niet kan uitzetten (gesloten doos). De schedel is volledig gevuld met bestanddelen (hersenen, liquor en bloed), die onsamendrukbaar zijn. Iedere toename van een van deze drie bestanddelen zal daarom onmiddellijk een sterke stijging van de druk binnen de schedel tot gevolg hebben (Monro-Kellie-doctrine). Een afname van het

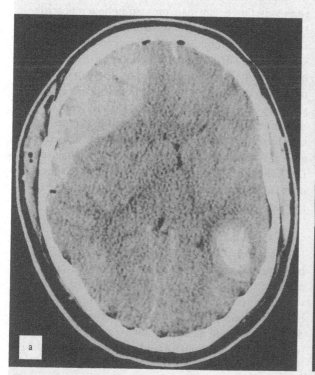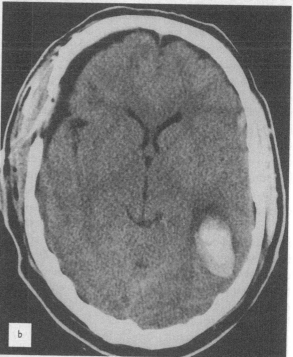

Figuur 3-6 CT-afbeelding van een groot epiduraal hematoom rechts frontaal, preoperatief (a) en postoperatief (b). Aan de temporale zijde van het hematoom bevindt zich een fractuur. Er zijn enkele luchtbelletjes onder het schedeldak als teken van een open verbinding met de buitenwereld. Na de operatie zijn de voorhoornen van het ventrikelsysteem, die eerst samengedrukt waren en naar links verdrongen, weer op hun plaats. Als een 'contre-coup'-letsel bevindt zich aan de tegenovergestelde kant een klein intracerebraal hematoom, dat geen behandeling behoeft.

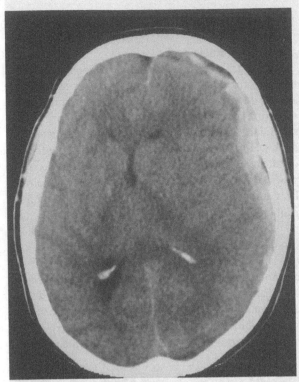

Figuur 3-7 *CT-afbeelding van een acuut subduraal hematoom links over een groot deel van de hersenconvexiteit. Als gevolg van de ruimte-innemende werking is het ventrikelsysteem sterk naar de andere kant verplaatst.*

liquorvolume door extra resorptie kan tot zekere hoogte compenseren voor deze drukstijging, maar bij snel in volume toenemende ruimte-innemende processen en bij een gestoorde liquorcirculatie zijn er beperkingen aan dit proces gesteld. Hersenzwelling, contusiehaarden en intracraniële hematomen gaan daarom steeds gepaard met intracraniële hypertensie.

Er zijn verschillende technieken om de intracraniële druk bij de patiënt continu te meten. Dit zijn invasieve methoden, omdat er een klein gat in de schedel moet worden geboord, waardoor een dunne katheter wordt ingebracht. In de eerste plaats speelt de intracraniële drukmeting een belangrijke rol bij de bewaking van patiënten met een ernstig hersenletsel (continue drukbewaking), omdat de ontwikkeling van hersenzwelling of van een intracranieel hematoom zich zal verraden door middel van een stijging van de druk. Dit is vooral van belang bij patiënten die men niet goed kan bewaken door middel van bewustzijns-controle, omdat zij reeds diep bewusteloos zijn of omdat zij worden gesedeerd in verband met kunstma-

tige beademing. In de tweede plaats is een verhoogde druk op zichzelf een belangrijke pathogenetische factor, verantwoordelijk voor secundaire hersenschade, door een belemmering van de cerebrale bloeddoorstroming. In de derde plaats kan men door de continue drukregistratie het effect controleren van behandelingen die erop gericht zijn de oorzaken van drukverhoging, zoals hersenzwelling, te behandelen. Ten slotte is de intracraniële druk een belangrijke prognostische factor, vanwege de nauwe relatie die er bestaat tussen de hoogte van de druk en de mortaliteit.

3.5.2 Cerebrale bloeddoorstroming

Een voldoende bloedstroom door de hersenen is van belang voor de oxygenatie van het zieke brein. Deze bloeddoorstroming is evenredig aan het verschil tussen de arteriële bloeddruk en de intracraniële druk (perfusiedruk) en omgekeerd evenredig aan de cerebrale vaatweerstand, die afhankelijk is van de wijdte van de bloedvaten. Indien de intracraniële druk gelijk wordt aan de bloeddruk, komt er geen bloed meer in de schedel en sterven de hersenen af (hersendood). Onder normale omstandigheden beschikken de hersenen over het vermogen om de bloedtoevoer constant te houden ondanks veranderingen van een van beide drukken (autoregulatie). De hersenen bewerkstelligen dit door het veranderen van de diameter van de bloedvaten. Bij een ernstige beschadiging van de hersenen gaat dit autoregulerende vermogen verloren, waardoor iedere daling van de bloeddruk en stijging van de intracraniële druk direct een ongunstig effect heeft op de bloeddoorstroming. Deze bloeddoorstroming kan door de intacte schedel heen, min of meer betrouwbaar, worden gemeten met de Doppler-methode.

3.5.3 Cerebrale oxymetrie

Uiteindelijk wordt de toestand van de hersenen in hoge mate bepaald door de beschikbaarheid van zuurstof. Tegenwoordig is het mogelijk door middel van een intracraniële katheter de zuurstofspanning in het hersenweefsel direct te meten. Verwacht wordt dat deze methode meer betrouwbare resultaten zal opleveren dan het meten van de intracraniële druk en de bloeddoorstroming.

3.5.4 Inklemming

Er zijn enkele nauwe passages in de schedel waardoor belangrijke structuren lopen. Het tentorium, een dubbelblad van de dura, scheidt het bovenste compartiment (voorste en middelste schedelgroeve) van het onderste compartiment (achterste schedelgroeve). In de opening (hiatus) van het tentorium bevindt zich een belangrijk deel van de hersenstam. Het achterhoofdsgat vormt als het ware de uitgang van de achterste schedelgroeve, alwaar het verlengde merg overgaat in het ruggenmerg. Wanneer zich boven het niveau van het tentorium een ruimte-innemend proces ontwikkelt, bijvoorbeeld hersenzwelling of een hematoom, treedt er verschuiving van hersendelen op in de richting van de hiatus tentorii en ten slotte van het achterhoofdsgat. Hierdoor ontstaat er druk op de hersenstam, waarin kleine bloedingen kunnen optreden. In de hiatus kan de n. oculomotorius (derde hersenzenuw) bekneld raken, waardoor de pupil van het oog, meestal aan de kant van het ruimte-innemend proces, eerst wijder en ten slotte lichtstijf wordt, gevolgd door verwijding en lichtstijfheid van de andere pupil.

Klinisch wordt het syndroom van inklemming gekenmerkt door het achtereenvolgens optreden van een bewustzijnsstoornis, eenzijdige en ten slotte dubbelzijdige verwijding en lichtstijfheid van de pupillen, buig- en strekkrampen van de ledematen, ademhalingsstoornissen tot ademstilstand en ten slotte daling van de bloeddruk. Vrijwel altijd heeft inklemming een fatale afloop indien niet snel wordt ingegrepen. De prognose wordt door inklemming in het algemeen zeer ongunstig beïnvloed.

3.6 KLINISCHE PRESENTATIE

Een zorgvuldige (hetero-)anamnese is van belang met betrekking tot de toedracht van het ongeval, de aanwezigheid van hoofdpijn, misselijkheid en braken, de oorspronkelijke toestand van het bewustzijn en het beloop hiervan, factoren die het bewustzijn kunnen beïnvloeden zoals drugs en alcohol, epilepsie en bijzondere ziekten, zoals een bloedstollingsstoornis.

Een lucide interval wijst in de richting van een epiduraal hematoom. Een retrograde amnesie (amnesie voor gebeurtenissen direct voorafgaand aan het ongeval) en posttraumatische amnesie (geheugenstoornis voor gebeurtenissen direct in aansluiting aan het ongeval) wijzen erop dat er sprake is geweest van een bewustzijnsstoornis.

Men zoekt naar uiterlijke kenmerken van een schedeltrauma: wonden (cave impressiefractuur) en subcutane hematomen. Een zogenoemd brilhematoom kan wijzen op een fractuur door de voorste schedelgroeve. In dat geval kan er ook sprake zijn van verlies van liquor of bloed uit de neus. Bij liquor of bloed uit het oor denkt men aan een fractuur door het rotsbeen. Er is dan soms een subcutaan hematoom ter plaatse van het mastoïd ('Battle's sign'). Bij rotsbeenfracturen kan er sprake zijn van uitval van de n. VII (aangezichtsverlamming) en/of VIII (doofheid).

Het allerbelangrijkst is de vaststelling van de mate waarin het bewustzijn is gestoord. Dit gebeurt aan de hand van de Glasgow Coma Schaal (GCS, tabel 3-2). Deze schaal is ontworpen om op eenvoudige en betrouwbare wijze de bewustzijnsgraad te kunnen vaststellen. Hierdoor kan meteen de ernst van het schedeltrauma worden ingeschat. Tevens kan, afhankelijk van het beloop van het bewustzijn, de mate van spoed worden beoordeeld met betrekking tot aanvullend onderzoek en behandeling.

Bij de lichtste vorm van hersenschudding is er sprake van een kortdurende bewusteloosheid (minder dan 15 minuten), een kortdurende retrograde en posttraumatische amnesie (maximaal een uur) en het ontbreken van neurologische uitvalsverschijnselen of reflexafwijkingen. De patiënt klaagt meestal over hoofdpijn, en braken is een frequent optredend verschijnsel.

Bij het neurologisch onderzoek let men verder op focale uitvalsverschijnselen, zoals een halfzijdige verlamming, die kunnen wijzen op een contusiehaard of een intracranieel hematoom.

Bij comateuze patiënten let men op inklemmingsverschijnselen, zoals een in de loop van de tijd wijder wordende pupil. Een pupil die vanaf het begin van het ongeval lichtstijf is, wijst op een directe beschadiging van de n. oculomotorius (schedelbasisfractuur) of van de oculomotoriuskern in de hersenstam. In het laatste geval kan er uiteraard ook sprake zijn van een letsel van de oogzenuw.

3.7 AANVULLEND ONDERZOEK

De CT-scan is verreweg het belangrijkste technische hulpmiddel in de diagnostiek van het schedel-hersenletsel, omdat hiermee intracraniële complicaties vroegtijdig kunnen worden opgespoord. Een CT-scan is geïndiceerd bij alle patiënten met een gedaald bewustzijn. Een indicatie voor een schedelfoto bestaat alleen bij patiënten met een intact bewustzijn. Wordt hierop een fractuur gezien, dan dient alsnog een CT-scan te worden gemaakt vanwege het verhoogde risico van een intracranieel hematoom. Verder is een CT-scan geïndiceerd bij patiënten met een normaal bewustzijn, bij wie risicofactoren aanwezig zijn zoals focale uitvalsverschijnselen, epilepsie of bloedstollingsstoornissen. De CT-scan speelt niet alleen een rol bij de initiële diagnostiek, maar ook bij het verdere beloop van de bewaking en behandeling. Bij ernstig hersenletsel wordt dikwijls 24 uur na opname een tweede CT-scan gemaakt, omdat hierop contusiehaarden in hun volle omvang beter zichtbaar zijn en omdat intracraniële hematomen zich ook nog in een later stadium kunnen ontwikkelen. Een achteruitgang in het bewustzijn is eveneens een reden de CT-scan te herhalen. Na operaties voor het verwijderen van intracraniële hematomen wordt het postoperatieve resultaat geëvalueerd met behulp van de CT-scan.

Voor een scan met behulp van 'magnetic resonance imaging' (magnetische resonantie; MRI) bestaat in de acute fase van traumatisch hersenletsel in het algemeen geen indicatie. MRI kan wel worden gebruikt om in een latere fase de aard en uitgebreidheid van de anatomische afwijkingen in kaart te brengen.

Bij patiënten met een gedaald bewustzijn die niet 'kunnen' klagen over nekpijn, wordt ook altijd een röntgenfoto van de halswervelkolom gemaakt, omdat instabiele wervelfracturen bij transport en verpleging van de patiënt ruggenmergsbeschadiging kunnen veroorzaken.

3.8 BEHANDELING

3.8.1 Eerste opvang

De hoogste prioriteit bij de eerste opvang, zowel op de plaats van het ongeval als op de EHBO van het ziekenhuis, betreft stabilisatie van de vitale functies door de zogenoemde ABC-maatregelen ter voorkoming van secundaire hersenbeschadiging. Deze maatregelen houden in: het opheffen van obstructie van de luchtwegen ('Airway'; A) door tong, bloed of braaksel en het voorkomen van aspiratie door middel van stabiele zijligging, het inbrengen van een maagsonde en eventueel intubatie, de behandeling van een insufficiënte ademhaling ('Breathe'; B) door middel van intubatie en/of beademen met 100% zuurstof en het herstellen of handhaven van de bloedcirculatie ('Circulate'; C) door het stelpen van bloedingen en het toedienen van bloed en infusievloeistoffen. Ten aanzien van de C is het van belang een stomp buiktrauma met kans op bloedverlies uit een beschadigde milt of lever uit te sluiten.

Pas na de stabilisatie van de vitale functies gaat men over tot de neurologische evaluatie en de radiologische diagnostiek.

In Nederland gelden richtlijnen voor het ziekenhuis waarheen patiënten dienen te worden vervoerd vanaf de plaats van het ongeval. Patiënten met een kortdurend bewustzijnsverlies en daarna een goede oriëntatie zonder aantoonbaar schedel-hersenletsel kunnen naar de huisarts of een algemeen ziekenhuis worden verwezen. Patiënten met een GCS 14 (gedesoriënteerd) dienen te worden vervoerd naar een ziekenhuis waar een CT-scan kan worden gemaakt. Afhankelijk van de bevindingen op de CT-scan en het beloop van het bewustzijn kan alsnog overplaatsing naar een traumacentrum plaatsvinden. Alle patiënten met een matig en ernstig letsel, met verdenking op een open schedelletsel of met focale neurologische uitvalsverschijnselen dienen onverwijld te worden vervoerd naar een traumacentrum, alwaar men beschikt over neurochirurgische voorzieningen en adequate intensive-care-faciliteiten.

3.8.2 Licht en matig hersenletsel

Patiënten met een GCS van 15 zonder neurologische uitvalsverschijnselen en zonder afwijkingen op de schedelfoto worden in het algemeen naar huis gestuurd, maar wel met een wekadvies. Dit houdt in dat de familie of huisgenoten de patiënt in de eerstvolgende nacht om het uur moeten wekken om te controleren of het bewustzijn nog intact is. Indien deze controles thuis niet mogelijk zijn, wordt de patiënt voor een observatieperiode van 24 uur in het ziekenhuis opgenomen. Dit is ook het geval bij stollingsstoornissen van het bloed (hemofilie, antistollingsmedicatie). Toont de schedelfoto een fractuur, dan vormt dit een indicatie voor zowel een CT-scan als observatie in het ziekenhuis vanwege het verhoogde risico van een intracranieel hematoom.

De behandeling van patiënten met een GCS 15 bestaat in feite uit het verstrekken van goede informatie en geruststelling. Het voorschrijven van een bepaalde periode van bedrust heeft geen zin. De duur van de bedrust kan het best door de patiënt zelf worden bepaald, afhankelijk van zijn klachten zoals hoofdpijn, duizeligheid, misselijkheid en braken. De meeste patiënten kunnen na enkele dagen tot weken de normale bezigheden hervatten.

Voor de in het ziekenhuis opgenomen patiënten bestaat de 'behandeling' voornamelijk uit de bewaking van het bewustzijn door middel van controles elk uur. Bij achteruitgang van het bewustzijn dient een CT-scan te worden gemaakt.

3.8.3 Ernstig hersenletsel

De behandeling van patiënten met een ernstig hersenletsel bestaat voornamelijk uit het bewaken van de hersenfuncties om complicaties vroegtijdig te kunnen ontdekken en behandelen. Bovendien dienen de fysiologische omstandigheden voor het brein zo goed mogelijk te worden gehouden, hetgeen vooral neerkomt op het zorg dragen voor een adequate zuurstofvoorziening. In verband hiermee worden alle comateuze patiënten geïntubeerd en kunstmatig beademd.

Vanwege de voor de beademing noodzakelijke sedatie is een nauwkeurige bewaking van de patiënt met behulp van de GCS minder goed mogelijk, en mede daarom bestaat bij alle comateuze patiënten een indicatie voor continue intracraniële drukmeting. Een stijging van de druk is een alarmsymptoom, dat kan worden veroorzaakt door een groot aantal factoren. Wat betreft de intracraniële oorzaken moet worden gedacht aan hersenzwelling, hematomen of uitbreiding van een contusiehaard. Een CT-scan kan hierover uitsluitsel geven. Extracraniale oorzaken voor intracraniële drukverhoging zijn vooral een stijging van de centraal-veneuze druk door onrust van de patiënt en een stijging van het CO_2-gehalte in het bloed (hypercapnie) door problemen met de ademhaling. Hypercapnie is een sterke prikkel voor de hersenbloedvaten om te verwijden (vasodilatatie), waardoor het cerebrale bloedvolume toeneemt. Al deze oorzaken dienen te worden gecorrigeerd door het nemen van adequate maatregelen, variërend van het operatief verwijderen van een hematoom tot het bijstellen van de beademingsapparatuur.

De intracraniële drukmeting dient tevens ter bewaking van de cerebrale perfusiedruk, die de drijvende kracht is voor de bloeddoorstroming van de hersenen. Er wordt naar gestreefd deze perfusiedruk boven 70 mmHg te houden. Om dit te bereiken worden maatregelen genomen om de intracraniële druk te verlagen indien deze stijgt boven 20-25 mmHg. Hiertoe staat een aantal middelen ter beschikking. Dikwijls wordt lichte tot matige hyperventilatie toegepast om het CO_2-gehalte in het bloed te verlagen, waardoor de hersenbloedvaten nauwer worden en het bloedvolume in de schedel afneemt. Voorzichtigheid is echter geboden, omdat een te sterke vernauwing van de hersenbloedvaten een averechts effect op de cerebrale bloedtoevoer kan hebben. Een effectief middel is het intermitterend, intraveneus toedienen van een mannitol-20%-oplossing. Hierdoor wordt water aan de hersenen onttrokken, waardoor een osmotische diurese wordt bereikt. Het nut van andere medicamenten, zoals barbituraten, is meer omstreden. In sommige centra wordt ook gebruikgemaakt van de methode om hersenvocht te draineren door middel van een katheter in de hersenkamers. Deze methode kan echter niet altijd worden gebruikt, omdat bij zwelling van de hersenen de hersenkamers dikwijls zijn dichtgedrukt. Om een voldoende perfusiedruk te handhaven is het tevens van belang ervoor te waken dat de arteriële bloeddruk niet daalt. Indien de intracraniële drukverhoging niet effectief kan worden bestreden, kan zelfs worden overwogen de bloeddruk kunstmatig te verhogen.

3.8.4 Operatieve behandeling

Lineaire schedeldakfracturen behoeven geen behandeling. Hetzelfde geldt voor gesloten impressiefracturen onder de behaarde schedelhuid. Het zogenoemde hevelen van het geïmprimeerde bot voorkomt eventuele posttraumatische epilepsie niet en draagt ook niet bij tot een beter herstel van uitvalsverschijnselen door een onder de fractuur aanwezige contusiehaard. De enige indicatie voor operatief ingrijpen is een cosmetische, bijvoorbeeld bij een impressiefractuur op het voorhoofd.

Open impressiefracturen dienen in principe altijd te worden geopereerd. Er vindt wondtoilet plaats, de fractuurstukken worden verwijderd en de dura wordt geïnspecteerd op de aanwezigheid van eventuele scheuren. Deze scheuren worden gehecht, waarna de botfragmenten worden teruggeplaatst. In de postoperatieve periode wordt gelet op het optreden van meningitis of een hersenabces.

De liquoruitvloed uit neus of oren bij een schedelbasisfractuur stopt meestal spontaan. Bij koorts dient een lumbale punctie plaats te vinden om een meningitis aan te tonen of uit te sluiten. Bij aanhoudende liquorlekkage dient er een operatie plaats te vinden om de durascheur te repareren (duraplastiek).

De hoogste urgentie heeft het verwijderen van een epiduraal hematoom omdat dit, indien onbehandeld, in korte tijd tot de dood kan leiden. Als het hematoom wordt verwijderd voordat inklemmingsverschijnselen aanwezig zijn, hebben deze patiënten een uitstekende prognose (Teasdale e.a. 1990; Servadei e.a 1995; Van den Brink e.a. 1999). De bloeding wordt verwijderd door middel van een ruime trepanatie boven de plaats (CT-scan) van het hematoom. Het veroorzakende bloedvat wordt, indien dit nog bloedt, gecoaguleerd.

Een acuut subduraal hematoom van enige betekenis dient eveneens operatief te worden verwijderd. Hiertoe wordt een grote botlap gemaakt, zodat het onderliggende brein goed kan worden geïnspecteerd. Ernstig beschadigd hersenweefsel wordt eveneens verwijderd. Tijdens een dergelijke operatie kunnen de hersenen soms ernstig opzwellen, waardoor meer weefsel moet worden verwijderd en er problemen kunnen ontstaan bij het sluiten van de wond. Bij de helft van de patiënten blijft de intracraniële druk na de operatie, ondanks het verwijderen van het hematoom, verhoogd. De mortaliteit van het acute subdurale hematoom bij comateuze patiënten bedraagt in de literatuur gemiddeld 50%.

Er bestaat geen consensus ten aanzien van noodzaak en nut van het verwijderen van intracerebrale hematomen en contusiehaarden. Bij de besluitvorming spelen een rol: de grootte van de contusiehaard en de mate van ruimte-innemende werking, zoals naar voren komt uit de verplaatsing van de mediane structuren en compressie van de basale cisternen, de klinische toestand van de patiënt en de hoogte van de intracraniële druk. Tevens speelt bij deze overwegingen de verwachting omtrent de prognose van de patiënt een rol, vooral indien de hersenbeschadiging de dominante hersenhelft betreft.

3.9 HERSTEL EN PROGNOSE

3.9.1 Plasticiteit en herstel

De mechanismen die ten grondslag liggen aan het herstel van een verloren gegane of gestoorde hersenfunctie worden nog steeds niet goed begrepen. Doordat zenuwcellen zich niet meer kunnen delen, zal bij een structurele beschadiging geen volledig anatomisch herstel (regeneratie) optreden. Hoewel in bepaalde gebieden van de hersenen nieuwe uitlopers door zenuwcellen kunnen worden gevormd ('sprouting') en synapsen tussen zenuwcellen kunnen worden hersteld (Matthews e.a. 1976; Bach-Y-Rita 1990), is het twijfelachtig of dit kan leiden tot een normale functie. Indien er een relatief snel herstel van hersenfunctie optreedt, in minuten, uren of dagen (bijvoorbeeld bij het opklaren van het bewustzijn na een lichte commotio of het herstel van een halfzijdige verlamming na het verwijderen van een epiduraal hematoom), was er waarschijnlijk sprake van een functionele stoornis en niet van een structurele beschadiging. Aan het herstelproces liggen dan biochemische of mechanische factoren ten grondslag. Het late herstel, over maanden of jaren, wordt waar-

schijnlijk bepaald door de ingebruikname van alternatieve of inactieve zenuwbanen. Bovendien kan hier ook nog sprake zijn van een leerproces. Hieruit zou het verschil in herstelmogelijkheid tussen kinderen en oude patiënten kunnen worden verklaard. Opvattingen over de aard van het herstelproces spelen ook een rol in de controverse die er bestaat over de invloed van de revalidatie op het herstelproces versus het natuurlijke beloop. De aanpak van de revalidatie zou als volgt kunnen worden beschreven: het herstellen van de oude functies (van de beschadigde hersendelen), het aanleren van nieuwe functies (van onbeschadigde hersendelen) en het beïnvloeden van de attitude van de patiënt, zijn familie en het therapeutisch team (Jennett en Teasdale 1981).

3.9.2 Licht en matig hersenletsel

Voor de prognose van het lichte en matige hersenletsel wordt verwezen naar het recente proefschrift van de neuroloog J. van der Naalt, waarvan delen in diverse tijdschriften zijn gepubliceerd (Van der Naalt e.a. 1999a en 1999b). Zij onderzocht 67 patiënten in de leeftijdscategorie 15-65 jaar met een GCS 9-14 bij opname in het ziekenhuis. Een jaar na het ongeval had 73% van de patiënten de oude werkzaamheden weer hervat, hoewel 84% van de studiepopulatie nog klachten had. De zes meest frequente klachten waren: vermoeidheid en futloosheid, vergeetachtigheid en verminderde concentratie, prikkelbaarheid en hoofdpijn. Het waren vooral cognitieve en gedragsstoornissen die het de patiënten beletten het werk te hervatten. De mate van herstel kwam overeen met de lengte van de posttraumatische amnesie, maar niet met de GCS. De CT-scan bij opname liet bij 62% van de patiënten intracraniële afwijkingen zien, voornamelijk gelokaliseerd in de frontale en temporale kwabben. Meer dan de helft van de afwijkingen op de CT resulteerde in een focale atrofie op een later gemaakte MRI-scan. Deze atrofie had een voorspellende waarde voor de kwaliteit van het herstel. De meeste bevindingen van Van der Naalt zijn in overeenstemming met de literatuurgegevens (Rimel e.a. 1981; Rimel e.a. 1982; Dikmen e.a. 1986; Stambrook e.a. 1990; Williams e.a. 1990; Englander e.a. 1992).

3.9.3 Ernstig hersenletsel

Na een ernstig hersenletsel is er vrijwel altijd sprake van min of meer ernstige stoornissen die leiden tot beperkingen in de algemene dagelijkse levensverrichtingen (ADL) en handicaps in het maatschappelijke verkeer. De neurologische stoornissen kunnen zowel somatisch als psychologisch van aard zijn. Bij multitraumatisé-patiënten is er dikwijls ook sprake van stoornissen in andere orgaansystemen (bewegingsapparaat). De fysieke uitvalsverschijnselen zijn meestal het gevolg van focaal hersenletsel, terwijl de neuropsychologische stoornissen worden veroorzaakt door meer diffuus letsel. De eerste, die meestal aanzienlijk kunnen herstellen, zijn minder bepalend voor de prognose dan de laatste. Van een groep van 150 patiënten met een ernstig hersenletsel had, zes maanden na het trauma, 65% uitvalsverschijnselen van een hersenhelft (hemiparese, dysfasie, hemianopsie of epilepsie), 37% uitval van hersenzenuwen (reuk, visus, oogmotoriek, aangezichtsverlamming en gehoor) en 9% evenwichtsstoornissen (Jennett e.a. 1981). Zogenoemde late epilepsie komt voor bij 5% van alle patiënten die na een schedelletsel in een ziekenhuis worden opgenomen, maar bij meer dan 15% van patiënten met een ernstig hersenletsel (Jennett e.a. 1981). De kans op deze complicatie is groter bij patiënten met een impressiefractuur, met een intracranieel hematoom of wanneer er sprake was van vroege epilepsie. In de hiervoor genoemde studie had tweederde van de patiënten min of meer ernstige neuropsychologische stoornissen op het gebied van de cognitie (IQ, geheugen, aandacht en concentratie), de persoonlijkheid en het gedrag.

De somatische en psychische stoornissen na een traumatisch hersenletsel kunnen door revalidatiegeneeskundig en neuropsychologisch onderzoek gedetailleerd in kaart worden gebracht. In de neurochirurgische literatuur wordt voor de classificatie van de uitkomst van het hersenletsel meestal gebruikgemaakt van de 'Glasgow Outcome Schaal' (GOS; Jennett en Bond 1975, tabel 3-4). Goed herstel wil niet zeggen dat er geen enkele klacht of symptoom meer is. Er kan bijvoorbeeld sprake zijn van een reukstoornis of van lichte stoornissen in enkele psychologische tests. De patiënt is echter in staat op normale wijze deel te nemen aan het maatschappelijke verkeer en de oorspronkelijke werkzaamheden weer op te vatten, al is van dit laatste niet altijd sprake. De matig gehandicapte patiënt kan, ondanks zijn beperkingen, voor zichzelf zorgen, gebruikmaken van het openbaar vervoer en soms het werk hervatten, zij het dat het meestal om aangepast werk gaat. Jennett en Teasdale (1981) noemen in dit verband het voorbeeld van de Schotse schaapherder die, ondanks een ernstige afasie, weer kon terugkeren in zijn oude baan, omdat hij door middel van fluiten zijn Border Collie het werk kon laten doen. Deze patiënten hebben meestal een combinatie van geheugenstoornissen, persoonlijkheidsveranderingen en geringe neurologische uitvalsverschijnselen. De mate van herstel is hier groter dan wat in het algemeen wordt aangeduid met 'ADL-zelfstandig'. Patiënten met een ernstige handicap hebben een normaal bewustzijn, maar zijn voor de een of andere activiteit afhankelijk van andere mensen. Meestal is er sprake van een ernstige fysieke handicap, bijvoorbeeld spastische parese, dysfasie of dysartrie, maar altijd zijn er ernstige beperkingen in het psychische functioneren. Sommige van deze patiënten kunnen thuis worden verzorgd, maar de meesten zijn opgenomen in verpleeghuizen of andere instellingen. Bij de vegetatieve toestand is er sprake van een zeer ernstige bewustzijnsstoornis, waarbij er geen enkele betekenisvolle reactie op uitwendige prikkels is en, naar wordt aangenomen, iedere vorm van zelfbewustzijn ontbreekt. Deze patiënten voeren geen enkele opdracht uit en spreken geen woorden. Bij traumatisch hersenletsel is het anatomische substraat van deze toestand een volledige functionele uitval van de hersenschors door uitgebreide beschadigingen in de witte stof van de hersenen. De GOS wordt dikwijls gereduceerd tot twee uitkomstcategorieën: een ongunstige (1 + 2 + 3) en gunstige (4 + 5) afloop. Tabel 3-5 geeft een overzicht van de uitkomst van patiënten met een ernstig hersenletsel in vijf series uit de literatuur, waarbij moet worden opgemerkt dat deze series wat betreft ernst van het hersenletsel niet helemaal vergelijkbaar zijn. Uit dit overzicht blijkt dat er een 50:50-verdeling is wat betreft een gunstige of ongunstige uitkomst.

Er bestaat controverse ten aanzien van de snelheid van het herstel en met name van de termijn waarop het herstel nog steeds voortschrijdt. Jennett e.a. (1981) vonden bij patiënten met een gunstig herstel een jaar na het ongeval dat meer dan 90% van de patiënten deze uitkomstcategorie al had bereikt na zes maanden. Na een jaar is er nog slechts incidenteel sprake van de over-

Tabel 3-4 Glasgow Outcome Schaal (GOS)

goed herstel	5
matige handicap (onafhankelijk)	4
ernstige handicap (afhankelijk)	3
vegetatieve toestand	2
dood	1

Bron: Jennett en Bond 1975.

Tabel 3-5 Uitkomst zes maanden na ernstig schedel-hersenletsel in vijf studies

	Coma Prognosis Study Jennett e.a. (1977)	Traumatic Coma Data Bank Vollmer e.a. (1991)	EBIC Survey Murray e.a. (1999)	European Study Group on Nimodipine (1994)	Marshall e.a. (1998)
aantal patiënten	1.000	661	796	414	459
uitkomst (%)					
■ dood	48	38	31	24	28
■ vegetatief	2	5	3	5	4
■ ernstig	9	16	16	12	13
■ matig	16	16	20	24	17
■ goed	22	25	31	36	38

Bron: Maas e.a. 1999.

gang naar een betere uitkomstcategorie in termen van de GOS. Dezelfde bevinding werd gedaan door Roberts (1976) in een follow-up-studie gedurende 20 jaar.

3.9.4 Prognose

Om verschillende redenen is het van belang bij patiënten met een ernstig hersenletsel vroegtijdig, in de eerste dagen of weken, wanneer de patiënt nog in coma is, de individuele prognose te kunnen stellen. Op basis van een dergelijke individuele prognosestelling kan de familie van de patiënt beter worden geïnformeerd en worden begeleid. De familie wil niet weten of 50% van de ernstige ongevalspatiënten een gunstige afloop heeft, maar of haar dierbare tot deze categorie zal behoren. In de tweede plaats kan een nauwkeuriger kennis van de prognose beleidsbeslissingen ondersteunen, indien men overweegt om in het belang van de patiënt een behandeling te staken, zoals bij patiënten die in een vegetatieve toestand dreigen te overleven. In de jaren zeventig werd een 'coma-prognosestudie' uitgevoerd op basis van een databank van 1500 patiënten met een ernstig schedel-hersenletsel (Jennett e.a. 1976; Jennett e.a. 1979; Teasdale e.a. 1979; Jennett en Teasdale 1981). Aangezien de ernst van het hersenletsel tot uitdrukking komt in de diepte en de duur van de bewusteloosheid, ligt het voor de hand dat de verschillende aspecten van het coma, zoals de GCS, de pupilreacties en de oogbewegingen het meest bepalend zijn voor de prognose. Dit werd ook bevestigd in de hiervoor genoemde studie. Hierbij komt nog de belangrijke factor van de leeftijd. Op basis van deze prognostische factoren bleek het mogelijk 24 uur na het begin van het coma bij 45% van de patiënten een betrouwbare uitspraak te doen ten aanzien van de twee uitkomstcategorieën dood of

vegetatief versus overleven. Een voorspelling werd als betrouwbaar beschouwd indien de kans op een bepaalde uitkomstcategorie groter was dan 0,97. Aan het eind van de eerste week bleek het aantal betrouwbare voorspellingen te zijn gestegen tot 68%. In meer dan 90% van de gevallen bleken de voorspellingen ook correct te zijn. Het moge duidelijk zijn dat het aantal betrouwbare voorspellingen toeneemt naarmate de tijd verstrijkt, terwijl dan tevens ook meer gedifferentieerd kan worden voorspeld ten aanzien van de verschillende uitkomstcategorieën.

3.10 CONCLUSIE

De introductie van de CT-scan heeft een belangrijke bijdrage geleverd aan de verbetering van de prognose van patiënten met een schedel-hersenletsel. Hieraan hebben ook de verschillende bewakingsmodaliteiten op de intensive care bijgedragen. Deze ontwikkeling zet zich nog voort. Voor de toekomst zijn de verwachtingen hooggespannen ten aanzien van de farmacologische beïnvloeding van de cascade van gebeurtenissen die leiden tot de dood van hersencellen die nog niet irreversibel beschadigd zijn. In verband hiermee is een goede organisatie van de traumazorg van het grootste belang, zowel wat betreft de opvang van het slachtoffer op de plaats van het ongeval als wat betreft het transport naar het ziekenhuis of traumacentrum waar de patiënt het best kan worden behandeld. Hierbij moet men zich realiseren dat de opbrengst van al deze inspanningen om de prognose nog verder te verbeteren steeds geringer wordt, en dat voor een groot aantal patiënten de ernst van het letsel op het moment van impact doorslaggevend is. Om die reden verdient de preventie van traumatisch hersenletsel een hoge prioriteit.

Literatuur

Bach-Y-Rita P. Brain plasticity as a basis for recovery of function in humans. Neuropsychologia 1990;28:547-54.

Beeck EF van. Injuries: a continuous challenge for public health [thesis]. Rotterdam: Erasmus Universiteit Rotterdam, 1998a.

Beeck EF van. Tussenrapportage ontwikkeling model voor de continue monitoring van de kosten van letsel. Amsterdam: Stichting Consument en Veiligheid, 1998b:18-9.

Braakman R. Ongevallen. In: Hijdra A, Koudstaal PJ, Roos RAC (red). Neurologie. Utrecht: Bunge, 1994:287-313.

Brink WA van den, Zwienenberg M, Zandee SM, e.a. The prognostic importance of traumatic epidural and subdural hematomas revisited. Acta Neurochir 1999;14:509-14.

Brink WA van den. Head injury, from man to model [thesis]. Rotterdam: Erasmus Universiteit Rotterdam, 2000.

Dikmen S, McLean A, Temkin N. Neuropsychological and psychosocial consequences of minor head injury. J Neurol Neurosurg Psychiatry 1986;49:1227-32.

Englander J, Hall K, Stimpsons T, e.a. Mild traumatic injury in an insured population: subjective complaints and return to employment. Brain Inj 1992;6:161-6.

European Study Group on Nimodipine in Severe Head Injury. A multicenter trial on the efficacy of nimodipine on outcome after severe head injury. J Neurosurg 1994;80:797-804.

French BN, Dublin AB. The value of computerised tomography in the management of 1000 consecutive head injuries. Surg Neurol 1977;7:171-83.

Goldstein M. Traumatic brain injury: a silent epidemic [editorial]. Ann Neurol 1990;27:327.

Jennett B, Snoek J, Bond MR, e.a. Disability after severe head injury: observations on the use of the Glasgow Outcome Scale. J Neurol Neurosurg Psychiatry 1981;44:285-93.

Jennett BJ, Teasdale G. Management of head injuries. Philadelphia: FA Davis Company, 1981.

Jennett B, Murray A, Carlin J, e.a. Head injuries in 3 neurosurgical units. Scottish head injury management study. BMJ 1979;2:955-8.

Jennett B, Teasdale G, Braakman R, e.a. Prognosis in series of patients with severe head injury. Neurosurgery 1979;4:283.

Jennett B, Teasdale G, Galbraith S, e.a. Severe head injuries in three countries. J Neurol Neurosurg Psychiatry 1977;40:291-8.

Jennett B, Teasdale G, Braakman R, e.a. Predicting outcome in individual patients after severe head injury. Lancet 1976;i:1031-4.

Jennett B, Bond M. Assessment of outcome after severe brain damage. Lancet 1975;i:480-7.

Maas AIR, Steyerberg EW, Murray G, e.a Why have recent trials of neuroprotective agents in head injury failed to show convincing efficacy? A pragmatic analysis and theoretical considerations. Neurosurgery 1999;44:1286-98.

Marshall LF, Maas AIR, Marshall SB, e.a. A multicenter trial on the efficacy of using tirilazad mesylate in cases of head injury. J Neurosurg 1998;89:519-25.

Matthews DA, Cotman C, Lynch G. An electron microscopic study of lesion-induced synaptogenesis in the dentate gyrus of the adult rat. 1. Magnitude and time course of degeneration. Brain Res 1976;115:1-21.

Murray GD, Teasdale GM, Braakman R, e.a. The European Brain Injury Consortium Core Date Project. A survey of severe head injury across Europe. Acta Neurochir (Wien) 1999;141:223-36.

Naalt J van der. Mild to moderate head injury: long term outcome and prognostic factors [thesis]. Groningen: Universiteit Groningen, 2000.

Naalt J van der, Zomeren AH van, Sluiter WJ, e.a. One year outcome in mild to moderate head injury: the predictive value of acute injury characteristics related to complaints and return to work. J Neurol Neurosurg Psychiatry 1999a;66:207-13.

Naalt J van der, Hew JM, Zomeren AH van, e.a. CT and MRI in mild to moderate head injury: early and late imaging related to outcome. Ann Neurol 1999b;46:70-8.

Oppenheimer DR. Microscopic lesions in the brain following head injury. J Neurol Neurosurg Psychiatry 1968;31:299-306.

Pagni CA. The prognosis of head injured patients in a study on coma with decerebrate posture. Analysis of 471 cases. J Neurosurg Sci 1973;17:4.

Rimel RW, Giordani B, Barth JT, e.a. Disability caused by minor head injury. Neurosurgery 1981;9:221-8.

Rimel RW, Giordani B, Barth JT, e.a. Moderate head injury: completing the clinical spectrum of brain trauma. Neurosurgery 1982;11:344-51.

Roberts AH. Long term prognosis of severe acciden-
tal head injury. Proceedings of the Royal Society of
Medicine 1976;69:137-40.

Servadei F, Vergoni G, Staffa G, e.a. Extradural hae-
matomas: how many deaths can be avoided? Protocol for early detection of haematoma in minor head
injuries. Acta Neurochir (Wien) 1995;133:50-5.

Stambrook M, Moore AD, Peters LC, e.a. Effects of
mild, moderate and severe closed head injury on
long-term vocational status. Brain Inj 1990;4:183-90.

Strang I, MacMillen R, Jennett B. Head injuries in
accident and emergency department at Scottish
hospitals. Injury 1978;10:154-9.

Teasdale G, Jennett B. Assessment of coma and
impaired consciousness: a practical scale. Lancet
1974;2:81-4.

Teasdale G, Parker L, Murray G, e.a. Predicting the
outcome of individual patients in the first week
after severe head injury. Acta Neurochir
1979;28(suppl):161-4.

Teasdale GM, Murray G, Anderson E, e.a. Risks of
acute intracranial hematoma in children and
adults: implications for managing head injury.
BMJ 1990;300:363-7.

Vollmer DG, Tomer JC, Jane JA, e.a. Age and outcome
following traumatic coma: why do older patients
fare worse? J Neurosurg 1991;75(suppl):S37-49.

Williams DH, Levin HS, Eisenberg HM. Mild head
injury classification. Neurosurgery 1990;27:422-8.

4 Cerebrale infecties, tumoren en intoxicaties

J. de Gans, G. Hageman

4.1 INLEIDING

Zowel infecties, tumoren als intoxicaties kunnen aanleiding geven tot het ontstaan van een hersenbeschadiging. Infecties en tumoren manifesteren zich vaak in de vorm van focale neurologische verschijnselen. Intoxicaties geven gewoonlijk aanleiding tot het ontstaan van een meer diffuse encefalopathie met cognitieve stoornissen, en gedrags- en karakterveranderingen. Infecties en tumoren manifesteren zich op iedere leeftijd, terwijl de toxische encefalopathie veel vaker wordt gezien bij volwassenen. Voor zowel infecties als tumoren geldt dat de symptomen van de hersenaandoening vaak een (vrij) acuut begin hebben, terwijl intoxicaties gewoonlijk een sluipend beloop hebben en aanleiding geven tot het ontstaan van een chronische cerebrale disfunctie.

4.2 CEREBRALE INFECTIES

Cerebrale infecties kunnen zich afhankelijk van de lokalisatie in de hersenen op verschillende manieren presenteren. Er kan sprake zijn van een ontsteking in de hersenvliezen en subarachnoïdale ruimte ('meningitis') of er kan een ontsteking zijn van het hersenweefsel ('encefalitis'); vaak is er een combinatie van beide ('meningo-encefalitis'). Ten slotte kan er sprake zijn van abcesvorming ('hersenabces'), waarbij er in de hersenen een gelokaliseerde infectiehaard is, omgeven door een abceskapsel. Als dit abces zich bevindt in een tevoren reeds bestaande ruimte (bijvoorbeeld de subdurale ruimte), dan spreekt men van een empyeem ('subduraal empyeem'). Cerebrale infecties worden vooral veroorzaakt door bacteriën en virussen. Schimmels, gisten en parasieten kunnen ook een rol spelen, met name bij verminderde afweer door gebruik van medicijnen en bij patiënten met aids. Cerebrale infecties kunnen een acuut beloop hebben, waarbij de klinische verschijnselen progressief zijn in uren (acute bacteriële meningitis), een subacuut beloop hebben in dagen tot weken (menin-gitis tuberculosa) of chronisch verlopen in maanden tot jaren (neurolues). De neurologische verschijnselen zijn afhankelijk van de lokalisatie van de infectie. Bij meningitis is er gewoonlijk sprake van meningeale prikkeling of nekstijfheid, waarbij de onderzoeker weerstand ondervindt bij het passief buigen van de nek van de op de rug liggende patiënt. Bij een encefalitis zijn de verschijnselen afhankelijk van de lokalisatie in de hersenen, de grootte van het proces en de hoeveelheid omgevend vocht of oedeem. De verschijnselen kunnen bestaan uit gezichtsveldstoornissen, fatische stoornissen, hemiparese en/of meer diffuse afwijkingen in de vorm van cognitieve stoornissen en karakter- en gedragsveranderingen. De belangrijkste cerebrale infecties zullen hier worden besproken.

4.2.1 Meningitis
Acute bacteriële meningitis
Acute bacteriële meningitis is een ernstige ziekte met een relatief hoge mortaliteit en morbiditeit. De incidentie in Nederland bedraagt 8 tot 12 gevallen per 100.000 inwoners. Bij volwassenen wordt de ziekte in 80% van de gevallen veroorzaakt door *Streptococcus pneumoniae* of *Neisseria meningitidis*. Beide verwekkers kunnen de nasopharynx koloniseren om van daaruit via de bloedbaan het centrale zenuwstelsel te bereiken. Daarnaast kan de infectie ook per continuitatem ontstaan uit een haard in het middenoor of de neusbijholten. In de subarachnoïdale ruimte kunnen de bacteriën zich snel vermenigvuldigen, hetgeen leidt tot een heftige ontstekingsreactie. De kenmerkende verschijnselen zijn koorts, hoofdpijn en meningeale prikkeling. Daarnaast zijn er vaak andere begeleidende verschijnselen in de vorm van bewustzijnsdaling, misselijkheid, braken en lichtschuwheid. De diagnose wordt gesteld op basis van kenmerkende afwijkingen in de liquor cerebrospinalis (ontstekingscellen, verlaagd glucose- en verhoogd eiwitgehalte),

zoals die gevonden kunnen worden bij lumbale punctie. De diagnose wordt bevestigd als de liquorkweek een verwekker oplevert. Het vroegtijdig stellen van de diagnose gevolgd door een snelle behandeling is van groot belang, omdat deze factoren in belangrijke mate de prognose bepalen. De behandeling is in eerste instantie gericht op de meest voorkomende verwekkers en wordt zo nodig aangepast als het resultaat van de liquorkweek bekend is geworden. De behandeling zal vaak bestaan uit intraveneus gegeven penicilline. Hoewel er weinig prospectief onderzoek is gedaan naar factoren die de uitkomst bepalen bij een acute bacteriële meningitis, zijn er wel enkele aan te geven. De prognose en het percentage restverschijnselen worden ongunstig bepaald door de leeftijd (zeer jonge leeftijd en ouder dan 65 jaar) en de verwekker van de meningitis (pneumokokken). Onafhankelijke prognostische factoren die samenhangen met een verhoogde kans op sterfte of restverschijnselen, zijn een gedaald bewustzijn, insulten voor opname en enkele bloed- en liquorkenmerken. Het aantal volwassenen dat overlijdt ten gevolge van een acute bacteriële meningitis bedraagt ongeveer 20% (alle verwekkers). Dit cijfer heeft betrekking op de Nederlandse situatie. Ten minste 15% van de volwassenen heeft restafwijkingen. Restafwijkingen zijn vaak het gevolg van cerebrovasculaire complicaties in de acute fase. Ook de vorming van hersenoedeem in de acute fase en het ontstaan van een hydrocephalus kunnen de oorzaak zijn van restverschijnselen. De vasculaire complicaties kunnen zich voordoen in de grote vaten aan de basis van de hersenen, in middelgrote en penetrerende arteriën, in corticale venen en in de belangrijkste sinussen. Een belangrijke vasculaire complicatie is het lokaal ontstaan van vernauwingen in de bloedvaten. Deze vernauwingen kunnen het gevolg zijn van een actieve ontsteking van de vaatwand, maar daarnaast speelt vasospasme vaak een rol. De vernauwingen kunnen uiteindelijk leiden tot het ontstaan van arteriële of veneuze infarcten. Afhankelijk van de lokalisatie ontstaan daarbij focale neurologische verschijnselen (fatische stoornissen of hemiparese), gedrags- of karakterveranderingen en insulten. Er is overigens nooit goed onderzoek verricht naar de vraag in hoeverre er neuropsychologische restafwijkingen voorkomen bij volwassen patiënten die een bacteriële meningitis hebben gehad. Vasculaire complicaties in de hersenen geven tevens vaak aanleiding tot het ontstaan van verhoogde liquordruk en/of hersenverplaatsing. Enerzijds wordt dit veroorzaakt door vasogeen en/of cytotoxisch oedeem, anderzijds kan het bloedvolume zijn toegenomen zoals bij corticale sinustrombose. Uiteindelijk kan dit leiden tot cerebrale herniatie en overlijden.

Tuberculeuze meningitis

Enkele bacteriële verwekkers, zoals *Mycobacterium tuberculosis*, veroorzaken een subacute meningitis (tuberculeuze meningitis) die wat symptomen en behandeling betreft duidelijk verschilt van de gebruikelijke verwekkers. De incidentie van tuberculeuze meningitis is ongeveer 0,1 per 100.000 per jaar, en de ziekte wordt frequenter gezien bij kinderen, ouderen en patiënten met een afweerstoornis. Meningitis door *M. tuberculosis* ontstaat meestal als gevolg van reactivatie van de infectie nadat in een veel eerder stadium uitzaaiing heeft plaatsgevonden vanuit de primaire infectie in de longen naar het centrale zenuwstelsel. De klinische verschijnselen beginnen sluipend en zijn weinig specifiek: algehele malaiseklachten, subfebriele temperatuur en hoofdpijn. Ze worden gevolgd door gedragsveranderingen, bewustzijnsstoornissen, misselijkheid, braken en focale neurologische verschijnselen. Zonder behandeling leidt de ziekte in vier tot zes weken tot de dood. Liquoranalyse, het belangrijkste hulponderzoek, toont kenmerkende maar niet-specifieke afwijkingen in de vorm van een matige lymfocytaire celreactie met een verhoogd eiwit- en een laag glucosegehalte. Het micro-organisme is soms pas na herhaald onderzoek in het directe preparaat van de liquor (gekleurd volgens Ziehl-Neelsen) aantoonbaar. Aangezien de bacterie maar heel langzaam groeit, wordt de kweek pas na weken positief. Patiënten die worden verdacht van het hebben van een tuberculeuze meningitis, moeten direct als zodanig worden behandeld met een combinatie van vier antibacteriële middelen (tuberculostatica). Dit laatste is belangrijk, aangezien er steeds meer resistente bacteriestammen komen, het resistentiepatroon pas na weken bekend is, en de behandeling langdurig, dat wil zeggen 12 maanden, moet worden voortgezet. De uiteindelijke prognose is over de jaren verbeterd, maar zowel morbiditeit als sterfte blijven hoog, vooral als de behandeling in een laat stadium wordt ingezet. Restverschijnselen bestaan uit hydrocephalus, epilepsie, mentale veranderingen en focale neurologische verschijnselen. Complicaties of restverschijnselen zijn het directe gevolg van de vorming van een uitgebreid ontstekingsinfiltraat aan de basis van de hersenen. Daardoor wordt de liquorafvloed belemmerd en raken grote en kleine vaten ontstoken. De belemmering van de liquorafvloed heeft een hydrocephalus tot gevolg, en op basis van vaatafsluitingen ontstaan focale neurologische uitvalsverschijnselen.

Cryptokokkenmeningitis

Meningitis door de gist *Cryptococcus neoformans* is klinisch niet goed te onderscheiden van andere subacuut verlopende bacteriële meningitiden. De ziekte komt vooral voor bij patiënten met een stoornis in de cellulaire immuniteit zoals bij aids, bij gebruik van immunosuppressiva en na transplantatie. In de eerste jaren van de aids-epidemie werd cryptokokkenmeningitis gezien bij 9% van alle aids-patiënten. Combinatiebehandeling met antiretrovirale middelen heeft er inmiddels toe geleid dat de frequentie van deze complicatie aanzienlijk is afgenomen. De meningitis wordt voorafgegaan door een gewoonlijk asymptomatisch verlopende pulmonale infectie. Vanuit de longen vindt vervolgens hematogene verspreiding plaats naar onder andere het centrale zenuwstelsel. Het belangrijkste verschijnsel is hoofdpijn, al dan niet met koorts. Dit wordt later gevolgd door misselijkheid, braken, fotofobie en mentale veranderingen. De diagnose wordt gesteld door middel van liquoronderzoek, waarbij de cryptokokken meestal zichtbaar zijn in het directe preparaat van de liquor en daaruit gekweekt kunnen worden. De behandeling bestaat uit een combinatie van antischimmelmiddelen (amfotericine en fluconazol). Bij aids-patiënten dient de behandeling levenslang te worden gecontinueerd. Het is echter denkbaar dat de nieuwe behandelingen die gericht zijn tegen het HIV-virus, een zodanige verbetering van de afweer geven dat onderhoudsbehandeling voor een opportunistische infectie zoals cryptokokkenmeningitis niet langer noodzakelijk is. Een belangrijke complicatie van een cryptokokkenmeningitis is hydrocephalus.

4.2.2 Encefalitis/encefalopathie
Neuroborreliose

Infectie met *Borrelia burgdorferi*, een spirocheet die voorkomt bij teken van het geslacht *Ixodes*, wordt Lyme-borreliose genoemd. In Nederland wordt de ziekte overgebracht door de overal voorkomende teek *Ixodes ricinus*. Slechts een klein percentage van alle teken is besmet met de spirocheet. Besmetting volgend op de tekenbeet geeft een lokale huidreactie, die bij 50% van de mensen vergezeld gaat van een ery-

thema migrans, een rode vlek die geleidelijk groter wordt en centraal verbleekt. Dagen tot weken later kan de bacterie zich hematogeen verspreiden, onder andere naar het centrale zenuwstelsel (neuroborreliose). In dit tweede stadium kunnen neurologische verschijnselen ontstaan in de vorm van een meningitis, ontsteking van zenuwwortels of, zeer zeldzaam, een myelitis of encefalitis. De spirocheet kan ook maanden tot jaren in het centrale zenuwstelsel aanwezig blijven zonder klinische verschijnselen te geven om vervolgens in het late, derde stadium, een chronische neuroborreliose te veroorzaken. Daarbij worden verschijnselen gevonden van een (chronisch progressieve) encefalomyelitis met zowel (multi)focale verschijnselen als afwijkingen die passen bij een meer diffuse cerebrale stoornis. Het gaat daarbij vooral om klachten over concentratiestoornissen, prikkelbaarheid, desoriëntatie en geheugenstoornissen. Andere beschreven verschijnselen zijn apraxie, myoclonus, alexie, agrafie, hemihypo-esthesie en gezichtsveldstoornissen. Gemiddeld zijn de afwijkingen 15 maanden aanwezig voor de diagnose wordt gesteld.

De diagnose neuroborreliose is niet altijd eenvoudig te stellen. Een erythema migrans is bewijzend voor infectie met *B. burgdorferi*. De diagnose neuroborreliose, indien vermoed op basis van de klinische verschijnselen, wordt bevestigd wanneer er ontstekingscellen worden gevonden in de liquor cerebrospinalis in combinatie met specifieke antilichamen tegen *B. burgdorferi* in serum en liquor. Soms wordt het micro-organisme gekweekt uit een erythema migrans-huidbiopt. In het derde stadium laat liquoronderzoek vrijwel altijd afwijkingen zien. De computertomografische (CT) scan laat vaak kleine infarcten zien in de thalamus, capsula interna, en frontale en pariëtale gebieden. 'Magnetic resonance imaging' (magnetische resonantie; MRI) toont overeenkomstige hyperintense gebiedjes. De behandeling van neuroborreliose bestaat uit intraveneus antibiotica (ceftriaxon). De prognose wat betreft de verschijnselen in het tweede stadium is na behandeling goed. De cerebrale verschijnselen in het derde chronische stadium verbeteren niet spontaan en verdwijnen vaak maar gedeeltelijk tijdens en na behandeling.

Neurolues

Lues wordt veroorzaakt door de spirocheet *Treponema pallidum*. De primaire infectie wordt gevolgd door hematogene verspreiding van de bacterie, in 40% van de gevallen naar het centrale zenuwstelsel (secundaire stadium). Dit kan gepaard gaan met voorbijgaande klinische verschijnselen, ook zonder behandeling. Daarna volgt er een asymptomatische, latente periode. Een derde deel van de onbehandelde patiënten met een latente lues ontwikkelt vervolgens een tertiaire neurolues, waarbij twee klinische beelden worden onderscheiden: meningovasculaire en parenchymateuze neurolues. Meningovasculaire neurolues wordt gekenmerkt door een ontsteking van de kleine en middelgrote vaten van hersenen of ruggenmerg. Bij de parenchymateuze neurolues, waartoe zowel de dementia paralytica als de tabes dorsalis behoren, is vooral sprake van een chronisch progressief degeneratief cerebraal proces waarbij neuronen verloren gaan en atrofie optreedt. Bij de dementia paralytica zijn de afwijkingen vooral in de frontale en temporale cortex gelokaliseerd. Neurolues geeft vaak weinig of geen klinische verschijnselen. Meningovasculaire lues wordt meestal vier tot zeven jaar na de primaire infectie gezien. Een prodromale periode van enkele weken met hoofdpijn, verwardheid en persoonlijkheidsveranderingen wordt gevolgd door verschijnselen van meningeale ontsteking in combinatie met focale neurologische uitval. Symptomen van een parenchymateuze neurolues ontstaan 10 tot 20 jaar na de primaire infectie. Dementia paralytica wordt daarbij gekenmerkt door een chronisch progressieve dementering met oordeels- en kritiekstoornissen, decorumverlies en geheugenstoornissen met confabulaties. De diagnose neurolues wordt gebaseerd op klinische bevindingen en afwijkingen bij serologisch en liquoronderzoek. Bij meningovasculaire lues en dementia paralytica zijn vrijwel altijd liquorafwijkingen aanwezig. De behandeling van neurolues bestaat uit intraveneus antibiotica (penicilline). Het doel van de behandeling is het voorkomen van verdere progressie of late complicaties. De prognose is goed als de behandeling vroegtijdig wordt ingezet.

Herpes-simplex-virus-encefalitis

Herpes-simplex-virus (HSV)-encefalitis is de meest voorkomende virale encefalitis. De incidentie bedraagt één tot drie gevallen per 1.000.000 inwoners per jaar. Het betreft hier vrijwel altijd HSV van het type I, waarbij meestal sprake is van reactivatie van het virus, dat latent aanwezig is gebleven in de neuronen van sensibele ganglia na een vaak symptoomloos verlopen primaire infectie. Bij 50% van de volwassenen worden antistoffen gevonden tegen HSV.

Bij een reactivatie verplaatst het virus zich centripetaal vanuit de sensibele ganglia naar de hersenen. Daar aangekomen ontstaat er een enkel- of dubbelzijdige hemorragische necrotiserende ontsteking in de frontale en/of temporale gebieden. De klinische verschijnselen zijn vrij kenmerkend. Koorts en hoofdpijn worden na enkele dagen gevolgd door gedragsveranderingen, bewustzijnsstoornissen, insulten en het ontstaan van focale neurologische afwijkingen. Naast gezichtsveld- en fatische stoornissen die wijzen op een lokalisatie in de temporale streek, wordt frequent een halfzijdige verlamming gevonden. In de beginfase kan het ziektebeeld erg lijken op een psychiatrische stoornis. De prognose van het ziektebeeld is eveneens afhankelijk van het moment waarop de diagnose wordt gesteld en de behandeling wordt ingezet. Beeldvormend onderzoek en liquordiagnostiek zijn voor het stellen van de diagnose van groot belang. De CT of MRI laat meestal een ruimte-innemend proces zien in een of beide temporale kwabben, al dan niet met aankleuring nadat contrast is gegeven (figuur 4-1). Liquoronderzoek toont een mononucleaire celreactie en een verhoogd eiwitgehalte. Het aantonen van viraal DNA in de liquor met behulp van de polymerasekettingreactie is een belangrijke diagnostische aanwinst (hoge sensitiviteit en specificiteit). De behandeling met aciclovir heeft de sterfte van het ziektebeeld aanzienlijk teruggebracht tot ongeveer 20%. Een belangrijk restverschijnsel na een doorgemaakte HSV-encefalitis is een amnestisch syndroom.

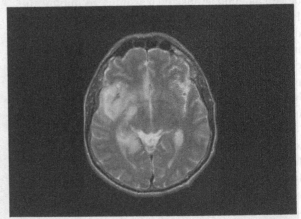

Figuur 4-1 MRI-scan (FLAIR-opname) met uitgebreide hyperintense laesie rechts temporaal bij een 50-jarige patiënt met een herpes-simplex-virus-encefalitis. Ondanks behandeling met aciclovir bleven ernstige restverschijnselen bestaan in de vorm van geheugenstoornissen.

HIV-encefalitis

Humaan-immunodeficiëntievirus (HIV)-encefalitis, ook wel aids-dementiecomplex genoemd, wordt direct veroorzaakt door replicatie van het HIV-virus in de hersenen. In de eerste jaren van de aids-epidemie werd het ziektebeeld veelvuldig gezien, vooral in de late fase van de infectie. De HIV-encefalitis wordt gekenmerkt door een progressieve dementie met cognitieve stoornissen, gedragsveranderingen en motorische verschijnselen. De HIV-encefalitis heeft alle kenmerken van een subcorticale dementie: vergeetachtigheid, vertraging van de mentale processen en affectieve veranderingen inclusief apathie. De motorische verschijnselen bestaan uit een atactisch looppatroon; pas veel later ontstaan tremoren en paresen. Onbehandeld leidt de ziekte tot een zeer ernstige dementie met mutisme, paraparese en incontinentie. Het aanvullend onderzoek is vooral van belang om andere oorzaken van dementie, zoals opportunistische infecties, uit te sluiten. De CT van de hersenen laat gewoonlijk atrofie zien en een verwijd ventrikelsysteem. Daarnaast toont de MRI gebieden, diffuus of focaal, in vooral de witte stof met een verhoogde signaalintensiteit op de T$_2$-gewogen opnamen. Liquoronderzoek laat meestal aspecifieke afwijkingen zien. De behandeling bestaat uit antiretrovirale combinatietherapie. De introductie van zidovudine heeft de frequentie van het ziektebeeld drastisch doen afnemen.

Progressieve multifocale leuko-encefalopathie (PML)

PML is een progressief verlopende virusinfectie van de hersenen waarbij sprake is van demyelinisatie op basis van reactivatie van het JC-virus, een virus uit de papovagroep. De ziekte wordt vooral gezien bij patiënten met een cellulaire afweerstoornis, zoals bij aids. Het is een subacuut verlopend ziektebeeld met persoonlijkheidsveranderingen, dementie, taal- en gezichtsveldstoornissen, paresen en ataxie. Het aanvullende onderzoek bestaat uit liquoronderzoek en beeldvorming (met name MRI). In de liquor kan met behulp van de polymerasekettingreactie viraal DNA worden aangetoond. De MRI van de hersenen toont (meerdere) gebieden met een verhoogde signaalintensiteit (T$_2$-gewogen opname) zonder ruimte-innemende werking en zonder aankleuring na het geven van intraveneus contrast (figuur 4-2). Er is op dit moment geen goede behandeling voor PML. De gemiddelde overlevingsduur is ongeveer vier maanden.

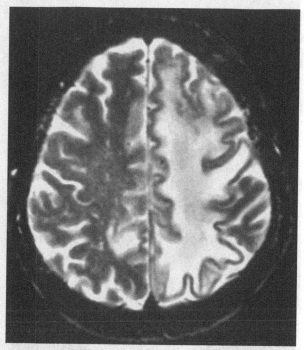

Figuur 4-2   T$_2$-gewogen MRI-opname van een 42-jarige patiënt met aids. Er is een groot gebied met verhoogde signaalintensiteit in de witte stof hoog pariëtaal links en in het centrum semi-ovale rechts, zonder ruimte-innemende werking. Beeld van een progressieve multifocale leuko-encefalopathie.

Toxoplasma-encefalitis

Toxoplasma-encefalitis is het gevolg van reactivatie van de latente cerebrale infectie met de parasiet Toxoplasma gondii. De reactivatie is het gevolg van een meestal verworven immunodeficiëntie door hetzij een infectie met HIV hetzij medicatiegebruik. Deze opportunistische infectie werd in de eerste jaren van de aids-epidemie gezien bij 20% van de patiënten, maar het gebruik van antiretrovirale combinatietherapie heeft de frequentie doen afnemen. De klinische verschijnselen (bij HIV-seropositieve personen) bestaan uit hoofdpijn, koorts, gedragsveranderingen en focale neurologische verschijnselen. De diagnose wordt gesteld aan de hand van kenmerkende CT- of MRI-afwijkingen in combinatie met aanwezigheid van antistoffen in het bloed tegen Toxoplasma gondii. De CT-afwijkingen bestaan uit (meestal multipele) gebieden met verlaagde dichtheid (hypodensiteit) die min of meer ringvormig aankleuren na het geven van contrast (figuur 4-3). De definitieve diagnose kan worden gesteld als er een goede reactie is op de behandeling. Ook hier dient (vooralsnog) de behandeling levens-

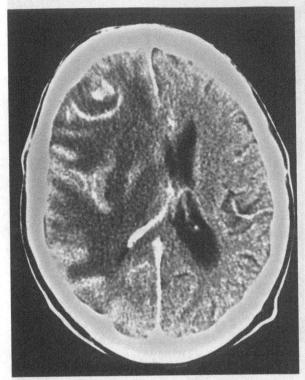

Figuur 4-3 CT- scan van een groot ringvormig aankleurend proces rechts frontaal na intraveneuze toediening van contrast bij een 43-jarige man met aids. Er is veel (hypodens) omringend oedeem.

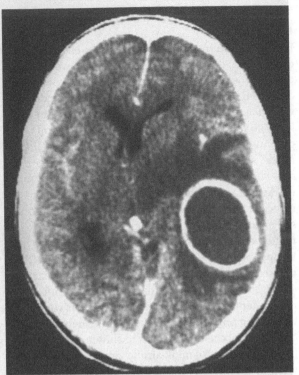

Figuur 4-4 CT-scan van een otogeen abces. Ringvormige aankleuring met intraveneus contrastmiddel van het abceskapsel-omgevend (hypodens) oedeem. Deze 29-jarige patiënt herstelde restloos na drainage en behandeling met antibiotica.

lang te worden gecontinueerd, aangezien de recidiefkans zeer groot is bij een blijvende afweerstoornis.

4.2.3 Hersenabces/subduraal empyeem

Het micro-organisme dat een hersenabces veroorzaakt, gewoonlijk een bacterie, bereikt het zenuwstelsel via een direct penetrerende verwonding, vanuit een parameningeale infectiehaard zoals otitis media of sinusitis of langs hematogene weg vanuit een ontsteking elders in het lichaam. Er ontstaat allereerst een lokale ontsteking ('cerebritis'), waarna in enkele weken een afgekapseld abces wordt gevormd. Het subdurale empyeem ontstaat op soortgelijke wijze, meestal in aansluiting op een sinusitis. Het hersenabces gedraagt zich als een ruimte-innemend proces. De klinische verschijnselen bestaan uit hoofdpijn, verschijnselen van een infectie (koorts), psychische veranderingen en focale neurologische uitval. Subdurale empyemen geven ook vaak epileptische insulten. De focale verschijnselen zijn afhankelijk van de lokalisatie van het abces of abcessen, de grootte van het abces

en de hoeveelheid omgevend oedeem. Vaak is er een hemiparese en bij temporaal gelegen abcessen een hemianopsie en/of spraakstoornis. Laboratoriumonderzoek is van weinig nut bij het stellen van de diagnose, al kan er sprake zijn van een leukocytose en/of een verhoogde bloedbezinking. Beeldvormend onderzoek in de vorm van CT of MRI is essentieel. Het abces is daarbij zichtbaar als een ringvormig aankleurende laesie (nadat contrast is gegeven) met omgevend oedeem (figuur 4-4). De behandeling is meestal chirurgisch, waarbij het abces wordt gepuncteerd of in zijn geheel wordt verwijderd. Het daarbij verkregen materiaal wordt gekweekt. Op geleide van de kweek wordt gedurende zes tot acht weken antibiotisch behandeld. De mortaliteit is met de verbeterde beeldvorming aanzienlijk gedaald tot onder de 20%. Een belangrijk restverschijnsel is epilepsie.

4.3 INTRACRANIËLE TUMOREN

Intracraniële tumoren kunnen extracerebraal gelegen zijn en bijvoorbeeld uitgaan van de hersenvliezen (meningeoom) of intracerebraal zijn gelokaliseerd zoals gliomen en lymfomen. Zij kunnen primair zijn, dat wil zeggen dat ze zijn ontstaan in het centrale zenuwstelsel, en secundair zijn, waarbij het gaat om uitzaaiingen van een primaire tumor die buiten het zenuwstelsel is gelegen. Sommige intracraniële tumoren zijn (relatief) goedaardig (meningeoom), daar ze in hun geheel zijn te verwijderen en vrijwel nooit uitzaaien. Andere tumoren gedragen zich kwaadaardig vanwege een snelle en infiltratieve groeiwijze. De klinische verschijnselen kunnen worden onderverdeeld in algemene verschijnselen zoals hoofdpijn, misselijkheid, braken en bewustzijnsstoornissen en lokaliserende of focale verschijnselen. De algemene verschijnselen zijn het gevolg van verhoogde intracraniële druk door hersenverplaatsing en/of liquordrukverhoging. De focale verschijnselen bij tumoren bestaan uit hogere corticale functiestoornissen en/of uitval van motoriek, sensibiliteit en gezichtsveld. Wat betreft de diagnostiek is vooral het beeldvormende onderzoek van belang (CT/MRI). Op grond van de beeldvorming heeft men vaak al een redelijk vermoeden of het om een intracraniële tumor gaat. De uiteindelijke diagnose wordt gesteld door middel van neuropathologisch onderzoek van het bij operatie (craniotomie/stereotactische biopsie) verkregen weefsel. De behandeling bestaat gewoonlijk uit operatie. Aangezien gliomen nooit geheel zijn te verwijderen, worden deze meestal nabestraald. Sommige intracraniële tumoren, zoals oligodendrogliomen, zijn ook gevoelig voor chemotherapie. De prognose is sterk afhankelijk van het soort tumor en varieert van goed in het geval van een meningeoom tot zeer slecht bij een glioom met hoge maligniteitsgraad. De belangrijkste intracraniële tumoren worden hier besproken.

4.3.1 Extracerebrale tumoren
Meningeomen

Het meningeoom is de meest frequente hersentumor (10-15% van alle intracraniële tumoren). Deze solitaire tumor gaat uit van de hersenvliezen, kan op iedere plaats in de hersenvliezen ontstaan en gedraagt zich in principe als een goedaardig ruimte-innemend proces. De klinische verschijnselen zijn afhankelijk van de lokalisatie. De diagnose wordt gesteld door middel van een CT-scan. De afwijking is zichtbaar als een goed omschreven ruimte-innemend proces, uitgaande van de hersenvliezen, dat sterk aankleurt na het geven van contrast. De behandeling is chirurgisch en de prognose is over het algemeen goed.

Leptomeningeale metastasen

Leptomeningeale metastasen zijn hematogene uitzaaiingen naar de hersenvliezen van maligniteiten elders in het lichaam. Het betreft met name uitzaaiingen van solide tumoren, zoals longcarcinoom en mammacarcinoom, en uitzaaiingen van hematologische maligniteiten, zoals leukemieën en non-Hodgkin-lymfoom. De klinische verschijnselen bestaan uit hoofdpijn, hersenzenuwuitval, cognitieve stoornissen en epilepsie. De diagnose berust op het aantonen van maligne cellen in de liquor, waarvoor vaak herhaald liquoronderzoek noodzakelijk is. De behandeling is palliatief en bestaat uit radiotherapie en/of chemotherapie. Chemotherapeutica, bijvoorbeeld methotrexaat, worden gewoonlijk toegediend via een subcutaan gelegen reservoir dat verbinding heeft met een van de zijventrikels van de hersenen (Ommaya-reservoir).

4.3.2 Intracerebrale tumoren
Gliomen

Gliomen vormen de grootste groep van primaire hersentumoren. Zij kunnen worden onderverdeeld in astrocytomen, oligodendrogliomen en ependymomen, afhankelijk van het histologisch type. Deze tumoren hebben een wisselende maligniteitsgraad. Astrocytomen en oligodendrogliomen presenteren zich vaak in een vroeg stadium als een zogenoemd laaggradig glioom door middel van een epileptisch insult. Op de CT-scan van de hersenen is een laaggradig glioom zichtbaar als een gebied met verlaagde dichtheid (hypodensiteit) zonder ruimte-innemende werking en zonder aankleuring na het geven van intraveneus contrast. Op de MRI is de afwijking beter zichtbaar. Daarna volgt een (soms lange) periode waarin het proces niet verandert, tot het moment waarop de afwijking in grootte gaat toenemen en gaat aankleuren bij beeldvormend onderzoek. Dit kan gepaard gaan met neurologische afwijkingen en/of een toename van het aantal epileptische aanvallen. De uiteindelijke diagnose wordt gesteld met behulp van een hersenbiopt of tijdens operatie. Het moment waarop een dergelijke ingreep moet gebeuren, is onderwerp van discussie en onderzoek. Gliomen zijn infiltratief groeiende tumoren die veelal niet in hun geheel operatief kunnen worden verwijderd. Gliomen met een hogere maligniteitsgraad worden gewoonlijk nabestraald, en oligodendrogliomen worden ook behandeld met chemotherapie.

Lymfomen

In de laatste twintig jaar is de frequentie van het primair intracerebraal lymfoom toegenomen, onder andere door het stijgende aantal patiënten met een verworven afweerstoornis (patiënten met aids en patiënten die behandeld worden met immunosuppressiva). Patiënten presenteren zich met hoofdpijn, bewustzijnsveranderingen en/of focale neurologische verschijnselen. Op de CT-scan van de hersenen zijn vaak multiple aankleurende en ruimte-innemende haarden zichtbaar, waarbij er een voorkeurslokalisatie is rond het ventrikelsysteem (figuur 4-5). De diagnose wordt gesteld door middel van een biopsie, en behandeling bestaat uit bestraling al dan niet in combinatie met dexamethason. De uiteindelijke prognose is slecht, vooral bij patiënten met een afweerstoornis.

Hersenmetastasen

Een aantal tumoren metastaseert veelvuldig naar de hersenen. De meest belangrijke zijn het bronchuscarcinoom, melanoom en mammacarcinoom. In de helft van de gevallen zijn er multiple metastasen. Metastasen presenteren zich met hoofdpijn en mentale veranderingen, al dan niet in combinatie met focale verschijnselen. Op de CT-scan van de hersenen of de MRI zijn metastasen zichtbaar als aankleurende laesies met omgevend oedeem. De behandeling bestaat uit radiotherapie in combinatie met corticosteroïden. Solitaire hersenmetastasen worden gewoonlijk chirurgisch verwijderd. De uiteindelijke prognose is slecht.

4.4 TOXISCHE ENCEFALOPATHIE

In Nederland komt ongeveer een half miljoen mensen dagelijks beroepsmatig in aanraking met oplosmiddelen in onder andere verf, lijm, inkt en ontvettingsmiddelen. Het betreft vooral schilders, autospuiters, drukkers en vloerbedekkingleggers. Na het jarenlang regelmatig inademen van oplosmiddelen of opname via huidcontact kunnen verschijnselen ontstaan van een chronische encefalopathie met inprentings- en geheugenstoornissen, moeheid, hoofdpijn, prikkelbaarheid, mentale traagheid, depressiviteit en verminderde concentratie. Blootstelling aan neurotoxische stoffen komt ook voor bij andere beroepen, met andere verschijnselen. Boeren werken bijvoorbeeld in het voor- en najaar met bestrijdingsmiddelen, onder andere organofosfaten met cholinerge verschijnselen bij een acute hoge blootstelling, en een 'delayed' polyneuropathie, verspreide spier- en gewrichtspijn en ataxie op de lange

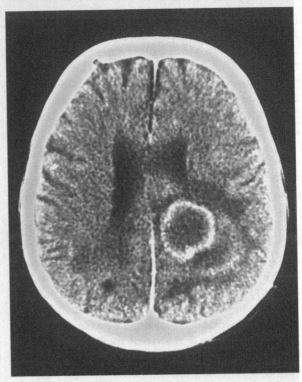

Figuur 4-5 CT-scan van een 60-jarige man met aids. Er is een ringvormig aankleurend lymfoom met enig omringend oedeem ter plaatse van de fissura interhemispherica.

re termijn. Intoxicaties door zware metalen komen minder vaak beroepsmatig voor. Het meest bekend zijn de gevolgen van loodblootstelling bij bijvoorbeeld schietinstructeurs en kwikblootstelling bij tandartsen (amalgaam). Daarnaast wordt er in de metaalindustrie gebruikgemaakt van mangaan, dat verder onder andere voorkomt in lucifers en batterijen. Bij blootstelling aan zware metalen treedt in de acute fase een encefalopathie op met later een polyneuropathie (lood) of andere neurologische verschijnselen, zoals parkinsonisme bij mangaan en cadmium. Acute intoxicaties doen zich niet alleen tijdens werk voor, maar ook bij misbruik van oplosmiddelen (lijmsnuivers, tolueen en methanolmisbruik) en organofosfaten (tentamen suicidii met paraquat). Voor een beknopt overzicht van de belangrijkste neurotoxische stoffen zie tabel 4-1 (Feldman 1999). Alcoholmisbruik kan zowel in de acute als chronische fase aanleiding geven tot het ontstaan van een encefalopathie, en ditzelfde geldt voor het gebruik van drugs en bij polyfarmacie. De belangrijkste oorzaken van een toxische encefalopathie worden besproken.

Tabel 4-1 Overzicht van de belangrijkste neurotoxische stoffen

oplosmiddelen		
neurotoxische stoffen	**blootstellingsbron**	**verschijnselen**
koolstofdisulfide	conserveringsmiddelen, vernis, kunstzijde, rubber	nystagmus, kleurenzienstoornis, parkinsonisme, psychose, polyneuropathie, depressie, insomnia, encefalopathie
ethyleenglycol	koelstof, antivries	moeheid, depressie, nystagmus
trichloorethyleen	verf, ontvetting, stomerij	trigeminusneuropathie, encefalopathie
perchloorethyleen	verf, ontvetting, stomerij	encefalopathie, perifere neuropathie
methylethylketon (MEK) en methyl-N-butylketon	lakken, hars, inkt	encefalopathie, polyneuropathie, piramidale verschijnselen
tolueen	lijm, benzine, lakken, thinner	(leuko)encefalopathie, ataxie, apathie, euforie, tremor, gehoorvermindering
n-hexaan	verf, lakken, vernis, inkt, lijm	hoofdpijn, depressie, polyneuropathie
styreen	polyester, plastic	encefalopathie, duizeligheid, gedragsstoornis, manie
xyleen	harsen, inkt, lijm	encefalopathie, verwardheid
methanol	kleurstoffen, antivries, linoleum, verf	insulten, verwardheid, dysartrie
methylchloride	ontvetting	euforie of depressie, verwardheid, verminderde reactiesnelheid
zware metalen		
neurotoxische stoffen	**blootstellingsbron**	**verschijnselen**
lood	soldeerwerk, gieterij, batterijen, kogels	neurasthenie, motore polyneuropathie
mangaan	lucifers, vuurwerk, mijnen, metaalindustrie	parkinsonisme, dystonie, tremor
kwik	amalgaam, fotografie, instrumenten	encefalopathie, ataxie, polyneuropathie
bestrijdingsmiddelen		
neurotoxische stoffen	**blootstellingsbron**	**verschijnselen**
organofosfaten (bijvoorbeeld parathion)	agrarisch bedrijf	spierzwakte, areflexie, polyneuropathie met respiratoire insufficiëntie, ataxie, cholinerge verschijnselen
carbamaten (bijvoorbeeld carbaryl)	agrarisch bedrijf	hoofdpijn, spierkrampen, polyneuropathie, cholinerge verschijnselen

4.4.1 Oplosmiddelen

Een chronische toxische encefalopathie (CTE) na langdurige blootstelling aan organische oplosmiddelen is in de Scandinavische landen en Denemarken een erkende beroepsziekte (Mikkelsen e.a. 1988). Er is echter enige wetenschappelijke reserve ten aanzien van deze encefalopathie. De resultaten van Nederlands onderzoek van groepen patiënten in vergelijking met niet-blootgestelde controlepersonen waren minder duidelijk dan de Scandinavische bevindingen. Dit werd mogelijk veroorzaakt door onduidelijk-

heid over de diagnostische criteria en de samenstelling van de neuropsychologische testbatterij. In 1985 zijn er twee consensusconferenties gehouden in Kopenhagen en Raleigh, waarbij als criteria zijn vastgesteld: (1) langdurige en intensieve blootstelling aan organische oplosmiddelen, (2) klachten als verminderde concentratie, geheugenstoornissen, moeheid, emotionele labiliteit, aandachtsstoornissen, initiatiefverlies en depressie (klachten wijzend op een organisch psychosyndroom), (3) afwijkingen bij neuropsychologisch onderzoek, (4) een duidelijke samenhang in tijd tussen blootstelling en ontstaan van de klachten (Arlien-Soborg e.a. 1992). Verder werd overeenstemming bereikt over een classificatie die de ernst van de encefalopathie aangeeft (tabel 4-2), waarbij een onderscheid wordt gemaakt in een neurastheen syndroom en een matig ernstige en ernstige chronische toxische encefalopathie. Indien een patiënt zijn werk met oplosmiddelen staakt, is een neurastheen syndroom doorgaans volledig reversibel, terwijl de klachten bij een matige toxische encefalopathie nog enigszins kunnen verminderen. Na deze consensusconferentie is er ook buiten de Scandinavische landen veel belangstelling ontstaan voor de diagnostiek van CTE. Er heeft uitgebreid epidemiologisch onderzoek plaatsgevonden (Fidler e.a. 1987), er werd een goede neuropsychologische testbatterij beschreven (White en Proctor 1997), en in Nederland werd in 1995 door het ministerie van Sociale Zaken en Werkgelegenheid aan het Nederlands Centrum voor Beroepsziekten de opdracht gegeven tot het ontwikkelen van een protocol voor de diagnostiek van CTE (Van der Laan e.a. 1995). In 1997 werd door de toenmalige Ziekenfondsraad subsidie voor drie jaar ten behoeve van het zogenoemde Solvent-Team-project verleend. Deze werd in 2000 nog met drie jaar verlengd. Doel van dit project is te komen tot een bruikbare diagnostische procedure voor CTE. Deze Solvent Teams bestaan uit een bedrijfsarts, neuroloog, klinisch neuropsycholoog en arbeidshygiënist. Op indicatie wordt een psychiater of toxicoloog geconsulteerd. De naam Solvent Team werd geïntroduceerd door de Kliniek voor Beroepsziekten in Helsinki. Solvent Teams zijn in Nederland geformeerd in het Academisch Medisch Centrum te Amsterdam en het Medisch Spectrum Twente te Enschede. Naar schatting zijn er in Nederland 2500 patiënten met CTE. Op grond van extrapolatie van Scandinavische cijfers worden er circa 200 nieuwe gevallen per jaar verwacht. In 1997 hebben zich 250 patiënten, in 1998 340 en in 1999 263 patiënten gemeld bij de Solvent Teams, vooral schilders, autospuiters, drukkers en vloerbedekkingleggers, met een gemiddelde leeftijd van ongeveer 46 jaar, vrijwel uitsluitend mannen. Na beoordeling werd de diagnose CTE gesteld bij circa 40% van deze patiënten. Bij de resterende patiëntengroep was er onvoldoende intensieve of te korte blootstelling of waren er andere oorzaken van de klachten aantoonbaar, zoals depressie, slaapapneusyndroom of overmatig gebruik van alcohol of medicatie. Ten slotte was er bij een deel van de patiënten geen goede neuropsychologische beoordeling mogelijk vanwege 'malingering', het bewust of onbewust aggraveren van de klachten of de neuropsychologische functiestoornissen of onderpresteren (De Kort e.a. 1986).

De organische oplosmiddelen die beroepsmatig het meest worden gebruikt, zijn meestal mengsels (terpentine, thinners) en soms enkelvoudige stoffen, zoals trichloorethyleen, tolueen, xyleen en hexaan. De meeste oplosmiddelen hebben relatief korte 'halfwaardetijden': tolueen bijvoorbeeld maar drie uur. Gelijktijdige blootstelling aan meerdere oplosmiddelen of in combinatie met alcohol kan het afbraakproces verlengen. De concentratie van oplosmiddelen in de lucht hangt af van de grootte van het te bewerken oppervlak, de omgevingstemperatuur, de ventilatie en het soort oplosmiddel ('verdampbaarheid'). Oplosmiddelen worden vooral door het lichaam opgenomen via de luchtwegen en in mindere mate via huidcontact. Het is van belang de mate van blootstelling in te schatten met een aantal vragen over de werkomgeving, vooral binnen of buiten, afzuiginstallatie, masker, overwerk, lange werkdagen, afgesloten ruimten, veel spuitwerk, eten in de pauzes op de werkplaats en alcoholgebruik tijdens het werk. Verder lijkt het vóórkomen van acute intoxicatieverschijnselen een graadmeter. Een snelle ademhaling (door inspannend werk en/of hoge temperatuur) kan de mate van opname via de luchtwegen verhogen.

Arbeidshygiënisch onderzoek kan een betere karakterisering van de blootstelling geven dan op grond van de arbeidsanamnese kan worden verkregen. In de praktijk is bij de beoordeling van patiënten het (retrospectief) schatten van de blootstelling op grond van het arbeidsverleden het hoogst haalbare. Het is onduidelijk waarom slechts een gering percentage van de vele mensen die regelmatig met oplosmiddelen werken, chronische neurotoxische effecten ondervindt. Van belang zijn de werksituatie, de hoogte en duur van blootstelling en de toxiciteit van de gebruikte oplosmiddelen. Mogelijk bestaat er een individueel verhoogde gevoeligheid, ofwel een genetische predispositie. Gedacht kan worden aan de snelheid waarmee toxische stoffen worden afgebroken. Bij deze detoxificatie zijn biotransformatie-enzymen betrokken, zoals cytochroom P450 en glutathion S-transferase. Verschillen in de activiteit van deze enzymen door polymorfisme kunnen een grote invloed hebben op het effect van een toxische stof (Söderkvist 1996).

Tabel 4-2   Chronische intoxicatie met effecten op centraal zenuwstelsel

ziektebeeld	duur	symptomen	restverschijnselen
neurastheen syndroom	dagen tot weken	depressie, prikkelbaarheid, concentratiestoornissen	geen (mogelijk na meerdere episoden)
matig ernstige CTE	maanden tot jaren	moeheid, vergeetachtigheid, stemmings-, concentratie- en oriëntatiestoornissen	na staken van de blootstelling kan verbetering optreden, maar er kunnen cognitieve stoornissen blijven bestaan
ernstige CTE	jaren	cognitieve en emotionele veranderingen ernstiger dan bij de lichte vorm: dementieel ziektebeeld met progressieve en globale aantasting van intelligentie en ernstige geheugenstoornissen	irreversibel

Neurologisch onderzoek

De meeste CTE-patiënten maken een trage, uitgebluste en matte indruk, waarbij de partner veelal de gestelde vragen beantwoordt. Nauwkeurig onderzoek van de hersenzenuwen is van belang. De reuk is vaak verminderd (tolueen), bij oogspiegelonderzoek kan er een opticusatrofie worden gevonden (methanol), verder zijn er soms lichte visusstoornissen, zoals een verminderd kleurenzien (koolstofdisulfide). Trichloorethyleen kan leiden tot een verminderde sensibiliteit van de n. trigeminus met zwakte van de kauwspieren. Gehoorvermindering komt voor bij diverse oplosmiddelen, onder andere tolueen. Aan de extremiteiten worden vaak hoge reflexen gevonden, met name aan de benen, zonder pathologische reflexen of juist aanwijzingen voor een sensomotore polyneuropathie met lage reflexen (n-hexaan, acrylamide) en stoornis van de vibratiezin (Hageman e.a. 1999). Zelden zijn er coördinatiestoornissen. Bij een aantal patiënten komt parkinsonisme voor, mogelijk vergelijkbaar met het toxische parkinsonisme na intraveneus gebruik van MPTP door drugsverslaafden (Monstad e.a. 1992). Bij deze aandoening is de reactie op DOPA gering en zijn er vaak ook hoge reflexen en een verminderde reuk. Het parkinsonisme bij deze patiënten lijkt progressief, ook na stoppen van de blootstelling. Zie voor een overzicht van toxisch parkinsonisme en dystonie tabel 4-3.

Neuropsychologisch onderzoek

Bij het diagnostisch onderzoek naar de mogelijke gevolgen van langdurige blootstelling aan oplosmiddelen neemt het neuropsychologisch onderzoek (tabel 4-4) een belangrijke plaats in (Hageman e.a.

2002). In stadium 1 (neurastheen syndroom) worden geen afwijkingen gevonden bij neurologisch en aanvullend onderzoek, en zijn subjectieve symptomen de enige uiting van de aandoening. In latere stadia is er sprake van diffuse cognitieve problematiek, waarbij een vertraagde informatieverwerking, vertraagde reactiesnelheid en aandachtsstoornissen op de voorgrond staan. In de Nederlandse Solvent Teams wordt voor het diagnostisch neuropsychologisch onderzoek een testbatterij gebruikt die bestaat uit een Nederlandse bewerking van het Neurobehavioral Evaluation System (TNO, H. Emmen), aangevuld met uitgebreider neuropsychologisch onderzoek, met name op het gebied van geheugen, leren en aandacht/concentratie. Belangrijke complicerende factoren die de prestaties op neuropsychologisch onderzoek kunnen beïnvloeden, zijn bijvoorbeeld: leeftijd, premorbide

Tabel 4-3   Toxische oorzaken van extrapiramidale stoornissen

parkinsonisme	
koolmonoxide	mangaan
MPTP	cadmium
methanol	
koolstofdisulfide	
n-hexaan	
trichloorethyleen	
dystonie	
koolmonoxide	mangaan
cyanide	koper (Wilson)
methanol	kwik

Bron: Janavs en Aminoff 1998.

intellectueel functioneren, stemmingsstoornissen (depressie) en motivatie. Vooral de invloed van depressieve stemmingsklachten op het cognitieve functioneren kan een juiste interpretatie van de testresultaten bemoeilijken. Het gebruik van depressielijsten, maar vooral observatiegegevens en heteroanamnestische informatie zijn in dit opzicht van groot belang. Veel aan oplosmiddelen blootgestelde patiënten bij wie een neuropsychologisch onderzoek wordt afgenomen, zijn verwikkeld in sociale verzekeringskwesties. Mede door de financiële consequenties die onderzoeksuitslagen kunnen hebben voor de patiënt, kan onderpresteren of 'malingering' in testsituaties voorkomen (Schmand e.a. 1998). Volgens sommige auteurs zijn in keuringssituaties 20 tot 40% van de testprotocollen niet valide door het overdrijven van de problemen. Inzicht in mogelijk malingeren ontstaat door een kwalitatieve analyse van bestaande neuropsychologische tests. Ook is er een aantal 'provocatietests' opgesteld. Essentie van deze taken is dat ze de indruk wekken van geheugentaken, terwijl zelfs patiënten met cognitieve functiestoornissen nagenoeg optimale resultaten behalen. Wanneer er dus sprake is van een duidelijk zwakke prestatie kan dit, samen met observatiegegevens en kwalitatieve analyse van andere neuropsychologische tests, als aanwijzing voor malingeren worden beschouwd. In de toekomst moet duidelijk worden of er bij neuropsychologisch onderzoek een specifiek profiel van functiestoornissen bestaat, waardoor CTE beter is te differentiëren van bijvoorbeeld een depressie of een chronisch vermoeidheidssyndroom.

Beeldvormend onderzoek

In de diagnostiek van CTE werd voorheen vaak gebruikgemaakt van het elektro-encefalogram (EEG). De frequentie van EEG-afwijkingen varieert sterk: bij asymptomatische onderhoudsschilders circa 17%, hetgeen binnen 'normale' grenzen ligt, terwijl bij 40-72% van patiënten met een hoge blootstelling aan oplosmiddelen EEG-afwijkingen zijn aangetoond. Het lijkt erop dat bij acute intoxicaties het EEG vaker afwijkend is dan bij chronische intoxicaties. Het EEG laat doorgaans niet-specifieke hypofunctionele afwijkingen zien, soms paroxismale (irritatieve) afwijkingen. De diagnostische waarde van 'visual', 'brainstem auditory', en 'somatosensory evoked potentials' is onderzocht bij diverse beroepsgroepen blootgesteld aan tolueen, koolstofdisulfide of mengsels van oplosmiddelen, maar niet of nauwelijks bij patiënten. Over

Tabel 4-4 Neuropsychologisch onderzoek

verbale intelligentie	GIT woordenlijst (NES)
	WAIS overeenkomsten
geheugen en leren	GIT woordopnoemen 1 en 2
	Verbale Leer- en Geheugentest
	Rivermead verhaaltjes
	WMS-R tekeningen
	Warrington Recognition Memory test for Faces
aandacht en concentratie	cijferreeksen voor- en achteruit (NES)
	Stroop kleur-woordtest
	Trailmaking A en B
reactietijden en psychomotoriek	Grooved Pegboard simpele reactietijden (NES)
	kleur-woordvigilantie (NES)
	oog-handcoördinatie (NES)
	symbool-cijfersubstitutie (NES)
	Fingertapping (NES)
planning en uitvoering	Rey Complex Figure Test
visueel ruimtelijk functioneren	Rey Complex Figure Test
	WAIS blokpatronen
(psychisch) welbevinden	NSC-60 vragenlijst (NES)
	Symptom Check List-90
	(eventueel) MMPI-2

motorische evoked potentials door middel van corticale magnetostimulatie zijn geen literatuurgegevens bekend. Een andere 'nieuwe' neurofysiologische methode betreft de polysomnografie (slaapregistratie). Monstad e.a. (1992) vonden bij 20 van de 51 patiënten (39%) met een mogelijke CTE aanwijzingen voor een slaapapneusyndroom. Twaalf patiënten werden opnieuw onderzocht twee jaar na staken van de blootstelling. De 'apneu-index' bleek duidelijk verminderd. Bij een controlegroep werd maar bij één van de 18 patiënten een slaapapneusyndroom gevonden. Het is mogelijk dat het slaapapneusyndroom onderdeel uitmaakt van een CTE door effect van oplosmiddelen op de slijmvliezen of op het centrale zenuwstelsel. Het is dan ook van belang in de anamnese te vragen naar het slaapgedrag van de CTE-patiënten, met name omdat een slaapapneusyndroom de resultaten van neuropsychologisch onderzoek sterk kan beïnvloeden.

Een CT-scan of een MRI van de hersenen levert doorgaans weinig zinvolle informatie op. Bij een CT-onderzoek van 181 patiënten (gemiddelde leeftijd 44 jaar) met ernstige cognitieve stoornissen na blootstelling aan oplosmiddelen werden bij slechts vijf patiënten lichte afwijkingen gevonden: bij drie patiënten waren er hypodense afwijkingen na een vroeger schedeltrauma en bij twee patiënten was er een klein infarct. Verder werd bij een aantal patiënten een verschillende mate van cerebrale atrofie gevonden. Een CT of MRI lijkt met name geïndiceerd ter uitsluiting van andere neurologische pathologie, vooral als er bij neurologisch onderzoek focale afwijkingen bestaan.

4.4.2 Bestrijdingsmiddelen, pesticiden

De grote klinische variatie van een intoxicatie met bestrijdingsmiddelen kan het best worden geïllustreerd aan de hand van de volgende ziektegeschiedenissen.

Casus 1

Patiënt A is een man van 22 jaar met een blanco voorgeschiedenis. Hij volgt een opleiding aan de middelbare hotelvakschool in Wageningen. In zijn vierde jaar volgt hij een stage in de keuken van een restaurant aan de Amsterdamse grachten. Eenmaal per drie weken wordt er in de keuken gespoten met een bestrijdingsmiddel tegen kakkerlakken, muizen en ratten. Het betreft het middel K-othrine met als werkzame stof deltamethrin, uit de groep pyretroïdenbestrijdingsmiddelen. Na ruim twee maanden voelt patiënt zich beroerd, toenemend op de dagen nadat er is gespoten. Er is een grieperig gevoel met braken en diarree, irritatie van de ogen, 'ontstoken tandvlees' en neusbloedingen. Hij voelt zich extreem moe, er zijn hartkloppingen en hij meldt zich ziek. Thuisgekomen merkt hij dat hij niet meer kan traplopen. Hij slaapt 48 uur onafgebroken. In de weken daarna blijven er klachten bestaan van moeheid en hoofdpijn. Patiënt merkt dat hij geen verslag meer op papier krijgt. Hij is vergeetachtig, prikkelbaar en ziet er volgens zijn ouders erg slecht uit. Hij vergeet telkens waar hij zijn auto geparkeerd heeft. Werkhervatting lukt niet. Patiënt besluit van opleiding te veranderen. Na enkele maanden zijn er nog vermoeidheidsklachten, maar overigens is hij redelijk hersteld.

Casus 2

Patiënt B is een man van 46 jaar, die de lagere land- en tuinbouwschool heeft gedaan, vervolgens middelbaar agrarisch onderwijs. Vanaf 1984 heeft hij een eigen agrarisch bedrijf, met aspergeteelt en verbouw van andere groentesoorten en aardbeien. In het voorjaar en de herfst werkt hij veel met onkruidbestrijdingsmiddelen als parathion, malathion en paraquat. Hij rijdt rond op een trekker zonder cabine, met achter de trekker een sproeimachine. Soms draagt hij een stofmasker bij het sproeien. Daarnaast spuit hij machines met tolueen en thinner. Sinds enkele jaren klaagt hij over verspreide spier- en gewrichtspijn, met kramp in de schouders en handen. Er is een stoornis van het kortetermijngeheugen en verminderde concentratie. Hij leest alleen de koppen op de voorpagina van de krant. Hij vergeet namen en pincodes en er is een karakterverandering. Hij wordt ongeduldig, prikkelbaar en driftig. Na een uur autorijden is hij volledig opgebrand. Hij heeft geen gevoel voor humor meer. Bij neurologisch onderzoek is er een trage man met voorovergebogen houding. Het meebewegen van de armen is bij het lopen verminderd. Er zijn hoge reflexen. De vibratiezin is aan de onderbenen verminderd. Bij neuropsychologisch onderzoek zijn er afwijkingen van de simpele reactietijden en de oog-hand-coördinatie. Hij is verhoogd afleidbaar en interferentiegevoelig. De herkenning van gezichten is verminderd. De informatieverwerking verloopt vertraagd. Patiënt krijgt het advies niet meer met bestrijdingsmiddelen te werken of voor betere bescherming te zorgen (masker met koolstoffilter, overdrukcabine op de trekker).

4.4.3 Organofosfaten

Het neurotoxische effect van blootstelling aan organofosfaten verloopt in drie stadia: een acute cholinerge crisis door acetylcholinesteraseremming, een intermediair syndroom en een 'delayed' perifere neuropathie. Bij een lichte acute intoxicatie is er vaak een volledig herstel en wordt het intermediaire of neuropathische stadium niet bereikt. De verschijnselen in het acute stadium duren vaak enkele dagen en kunnen worden onderverdeeld in muscarine-, nicotine- en centraal-zenuwstelsel-effecten (tabel 4-5). Tijdens het intermediaire syndroom neemt de spierzwakte van vooral proximale spieren en nekspieren toe. Patiënten hebben moeite het hoofd op te tillen of overeind te komen vanuit liggende houding. Er zijn vaak trage oogbewegingen tot zelfs een volledige oftalmoparese, slikstoornissen en areflexie (Fidler e.a. 1987).

De polyneuropathie 'van het uitgestelde type' of delayed neuropathie is al 100 jaar bekend. Destijds werd een groep tuberculosepatiënten beschreven die werden behandeld met tri-orthocresylfosfaat (TOCP). In de jaren dertig hebben circa twintigduizend mensen in de Verenigde Staten deze aandoening gekregen na het drinken van Jamaica Ginger. Deze drank was verdund met Lindol, waarin TOCP was verwerkt. TOCP bleek later ook voor te komen in een abortivum en als verontreiniging in olijfolie (De Kort e.a. 1986). Deze polyneuropathie treedt op na een interval van enkele weken na de blootstelling en heeft een overwegend motorisch karakter. Het herstel is beperkt. Er worden ook piramidale verschijnselen gezien. Deze polyneuropathie houdt geen verband met de remming van acetylcholinesterase, maar van neurotoxine-esterase. In Nederland is deze toxische neuropathie nog maar weinig beschreven, vooral na auto-intoxicaties. Een zenuwbiopsie toont axonale veranderingen met secundair een verminderd aantal gemyeliniseerde zenuwvezels. Er zijn sterke aanwijzingen dat er een genetisch bepaalde individuele gevoeligheid bestaat voor de neurotoxiciteit van organofosfaten en dat de gevoeligheid met de leeftijd toeneemt (Cran-

mer 2001). Bij epidemiologisch onderzoek naar de ziekte van Parkinson blijkt er in meerdere studies een relatie met organofosfaten. Mensen die regelmatig blootstaan aan deze pesticiden, zeker binnenshuis, hebben een tweemaal grotere kans de ziekte van Parkinson te krijgen.

4.4.4 Zware metalen

Blootstelling aan lood op de kinderleeftijd, vooral door het vroegere gebruik van loodhoudende verf, kan leiden tot verminderde leerprestaties, een beperkte woordenschat, verminderde oog-handcoördinatie en vertraagde reactiesnelheden (Needleman e.a. 1990). In de acute fase zijn er gedragsstoornissen, prikkelbaarheid en ongehoorzaamheid, later onhandigheid, ataxie en buikpijn met braken. Bij langdurige hoge loodbloedspiegels kunnen er insulten en coma ontstaan met hersenoedeem. Een loodencefalopathie komt bij volwassenen veel minder vaak voor dan bij kinderen. Volwassenen presenteren zich met een verkleuring van het tandvlees, koliekpijnen, anemie en een overwegend motorische polyneuropathie. De n. radialis is dan het meest aangedaan.

Een chronische lage blootstelling aan mangaan, bijvoorbeeld bij mijnwerkers, leidt tot een tremor. Een hoge blootstelling geeft 'manganisme', een ziektebeeld met tremor, bradykinesie en dystonie. Deze verschijnselen kunnen soms pas jaren na de blootstelling ontstaan en zijn nog progressief nadat de blootstelling is gestopt, vooral de rigiditeit en loop- en schrijfstoornissen (Huang e.a. 1998). MRI laat een hyperintensiteit van de globus pallidus zien. Neuropathologisch onderzoek toont behalve in de globus

Tabel 4-5   Acuut toxisch effect van organofosfaten

muscarine-effect	nicotine-effect	CZS-effect
bronchoconstrictie	spiertrekkingen	duizeligheid
toegenomen bronchosecretie	fasciculaties, kramp	insomnia
misselijkheid, braken	spierzwakte	hoofdpijn
diarree		depressie
hypotensie		apathie
bradycardie		sufheid
miosis		verwardheid
urine-incontinentie		lage reflexen
		insulten, angst
		coma met respiratoire insufficiëntie

CZS = centraal zenuwstelsel.

pallidus ook afwijkingen in de pars reticularis van de substantia nigra. Manganisme kan goed worden onderscheiden van de ziekte van Parkinson. Bij manganisme is de tremor langzaam en grofslagig, retropulsie en moeheid staan op de voorgrond en de reactie op DOPA is beperkt.

Er bestaat onvoldoende bewijs dat amalgaam in het gebit een bron is voor kwikintoxicatie. Kwik komt voor in cosmetica, desinfecterende middelen, kleurstoffen, fotografieapparatuur, en batterijen. Een acute kwikintoxicatie wordt meestal veroorzaakt door het per ongeluk drinken van een desinfecterend middel uit het medicijnkastje. Er ontstaan hemorragische diarree, met bruine laesies op het mondslijmvlies, ernstig braken, een erosieve colitis, nierfunctiestoornissen, spierzwakte in de benen en een encefalopathie met delirium, agitatie en hallucinaties. Binnen 24 uur kan het beloop fataal zijn door nierfalen of een gastro-intestinale bloeding. Een chronische kwikintoxicatie wordt gekenmerkt door een fijne tremor, afgewisseld door myoclonieën in rust, een sensomotore polyneuropathie overwegend aan de benen, een opticusneuropathie en soms een beeld lijkend op amyotrofe laterale sclerose.

4.4.5 Tolueen

Er is weinig bekend over het vóórkomen van oplosmiddelenmisbruik in Nederland, maar in de literatuur wordt er regelmatig melding gemaakt van de neurologische gevolgen van het snuiven van tolueen. Dit wordt gedaan door een doek te besprenkelen met vernis of te bespuiten met verf. Sommige lijmsoorten en benzine bevatten ook overwegend tolueen. Neurologische klachten treden pas op na enkele maanden dagelijks snuiven. Uitti e.a. (1994) beschrijven een 29-jarige vrouw die vernisverdunner snoof gedurende negen maanden, tweemaal per dag, aan een doorweekte doek die zij deels in haar mond deed. Vervolgens inhaleerde zij diep en snoof circa vijf tot tien minuten, totdat de doek droog was. Zij gebruikte per keer 500-1000 cc vernisverdunner. Binnen één minuut werd zij licht in het hoofd met visuele en auditieve hallucinaties, rusteloosheid en slapeloosheid. Na negen maanden bemerkte zij stijfheid en een grove tremor. Bij opname in een psychiatrisch centrum was zij verward, heftig kwijlend, met neusbloedingen en een ernstig parkinsonisme. Zij wordt omschreven als een zombie. Na enkele dagen waren er een acathisie, een monotone spraak, een mimiekarm gelaat met zeldzame lidslag, bradykinesie, een

ernstige rigiditeit vooral van de armen en een voorovergebogen houding. Zij had een goede oriëntatie en een goed kortetermijngeheugen, en opvallend genoeg geen cerebellaire stoornis. De reflexen waren verhoogd. Na behandeling met 1400 mg levodopa per dag was er een geleidelijke verbetering, maar een licht parkinsonisme bleef bestaan. Na chronisch (jaren) tolueenmisbruik staan neuropsychologische functiestoornissen meer op de voorgrond met aandacht- en geheugenstoornissen, apathie en emotionele vervlakking. Er wordt dan ook een duidelijke ataxie gezien met dysartrie, nystagmus, een verminderde reuk, een perceptiedoofheid en opticusneuropathie. MRI-onderzoek laat een verminderde differentiatie zien van de witte en grijze stof met een verhoogde signaalintensiteit van de periventriculaire witte stof bij T_2-gewogen beeldvorming. Snuiven aan benzine met onder meer tolueen, benzeen, n-hexaan en lood leidt in de acute fase tot euforie, een psychose met visuele hallucinaties en dubbelzien. Chronische benzinesnuivers presenteren zich met een breedbasisch gangpatroon, dysmetrie, een houdingstremor, hoge reflexen en lichte neuropsychologische functiestoornissen.

4.4.6 Ecstasy

Gebruik van ecstasy, een populaire drug, kan in de acute fase leiden tot ernstige toxische verschijnselen met duizeligheid, een bewustzijnsstoornis en respiratoire insufficiëntie. Het acute beeld wordt vaak gecompliceerd door pulmonaal oedeem en verhoogde creatinine-kinase (CK)-waarden door rabdomyolyse, met dreigende nierfunctiestoornis. Na een of twee weken is er bij beeldvormend onderzoek een leukoencefalopathie zichtbaar. Dit acute toxische effect wordt veroorzaakt door methyleendioxy-methamfetamine, de actieve component van ecstasy-tabletten, die de serotonerge axonuiteinden in de hersenen beschadigt. Verraderlijk is echter het langetermijneffect van ecstasy, ook bij gebruik van lage doses. Verschillende onderzoeken hebben aangetoond dat zelfs vele jaren na staken van ecstasy er nog geheugenstoornissen worden gevonden (Reneman e.a. 2000).

4.4.7 Alcohol

Een acute alcoholintoxicatie gaat gepaard met bewustzijnsstoornissen en cerebellaire verschijnselen. Chronisch alcoholgebruik kan leiden tot het Wernicke-Korsakoff-syndroom. De Wernicke-encefalopathie ontstaat op basis van thiaminedeficiëntie en wordt klinisch gekenmerkt door oogmotoriekstoornissen, ataxie en verwardheid/delirium. Daarnaast is er tevens vaak sprake van nystagmus, hypothermie en polyneuropathie. De verschijnselen worden veroorzaakt door hemorragische necrotiserende laesies in de paraventriculaire regio van de thalamus en rond de aquaduct. Deze afwijkingen zijn soms zichtbaar op de MRI. De behandeling bestaat uit intraveneus thiamine (Zubaran e.a. 1997). Het Korsakoff-amnestisch syndroom wordt gekenmerkt door stoornissen in het kortetermijngeheugen, retrograde amnesie, desoriëntatie en confabulaties. De confabulaties nemen af in het beloop van de ziekte; de amnestische verschijnselen blijven vaak bestaan, ook na behandeling met thiamine. Het Wernicke-Korsakoff-syndroom is ook beschreven bij dialysepatiënten, aidspatiënten, bij hyperemesis gravidarum en na maagoperatie.

4.4.8 Drugs

Van de meer bekende en gebruikte drugs geeft met name cocaïne nogal eens aanleiding tot het ontstaan van intracraniële aandoeningen in de vorm van herseninfarct of -bloeding al dan niet subarachnoïdaal. Deze complicaties worden vooral gezien bij jonge mensen die de cocaïne intranasaal gebruiken.

4.4.9 Polyfarmacie

Cognitieve stoornissen bij medicijngebruik komen vrij frequent voor, met name bij ouderen en in het geval van polyfarmacie (Moore en O'Keeffe 1999). De bekendste cognitieve stoornis in het kader van medicijngebruik is het delirium. Vrijwel alle medicijnen kunnen een delirium veroorzaken, maar het meest berucht zijn medicijnen met een anticholinerge werking. Ook tricyclische antidepressiva geven vaak problemen in de vorm van een delirium. Het delirium bij postoperatieve patiënten wordt gewoonlijk veroorzaakt door narcotica en anti-epileptica. Deze middelen kunnen zowel tot een delirium leiden als tot dementie. Acute en, minder vaak, chronische verwardheid is beschreven na gebruik van H_2-receptorantagonisten, cardiale medicatie als digoxine en bètablokkers, corticosteroïden, niet-steroïdachtige ontstekingsremmers en antibiotica (Moore en O'Keeffe 1999). Problemen worden zoveel mogelijk voorkomen als wordt afgezien van polyfarmacie en indien het principe wordt aangehouden van laag beginnen en voorzichtig ophogen van de dosering.

Literatuur

Arlien-Soborg P, Hausen L, Ladefoged O, e.a. Report Conference on Organic Solvents and the Nervous System. Neurotoxicol Teratol 1992;14:81-2.

Cranmer JM. Pesticides and susceptible populations: who is at risk and when? Neurotoxicology 2000;21:special issue 1 and 2.

Feldman RG. Occupational and environmental neurotoxicology. Philadelphia: Lippincott-Raven Publishers, 1999.

Fidler AT, Baker EL, Letz RE. Neurobehavioural effects of occupational exposure to organic solvents among construction painters. Br J Ind Med 1987;44:292-308.

Hageman G, Hoek JAF van der, Hout MSE van, e.a. Parkinsonism, pyramidal signs, polyneuropathy and cognitive decline after long-term occupational solvent exposure. J Neurol 1999;246:198-206.

Hageman G, Hout MSE van, Verbeek MM. Chronische toxische encephalopathie. In: Laan G van der, Pal TM, Bruynzeel DP (red). Beroepsziekten in de praktijk. Maarssen: Elsevier gezondheidszorg, 2002.

Huang CC, Chu NS, Lu CS, e.a. Long-term progression in chronic manganism. Ten years of follow-up. Neurology 1998;50:698-700.

Janavs JL, Aminoff MJ. Dystonia and chorea in acquired systematic disorders. J Neurol Neurosurg Psychiatry 1998;65:436-45.

Kort WLAM de, Savelkoul TJF, Sindram JW, e.a. 'Delayed neurotoxicity' na intoxicatie met organofosfor verbindingen. Ned Tijdschr Geneeskd 1986;130:1896-8.

Laan G van der, Dun RECS van, Huy F, e.a. Organisch psychosyndroom door oplosmiddelen? Een protocol voor de diagnostiek. Den Haag: Directoraat Generaal van Arbeid/ministerie van Sociale Zaken en Werkgelegenheid/Staatsdrukkerij, 1995.

Mikkelsen S, Jorgensen M, Browne E, e.a. Mixed solvent exposure and organic brain damage. A study of painters. Acta Neurol Scand 1988;118(suppl):1-143.

Monstad P, Mellgren SI, Sulg IA. The clinical significance of sleep apnoea in workers exposed to organic solvents: implication for the diagnosis of organic solvent encephalopathy. J Neurol 1992;239:195-8.

Moore AR, O'Keeffe ST. Drug-induced cognitive impairment in the elderly. Drugs Aging 1999;15:15-28.

Needleman HL, Schell A, Bellinger D, e.a. The long term effects of exposure to low doses of lead in childhood. N Engl J Med 1990;322:83-8.

Posner JB. Neurologic complications of cancer. Philadelphia: FA Davis Company, 1995.

Reneman L, Booy J, Schmand B, e.a. Memory disturbances in ecstasy users are correlated with an altered brain serotonin neurotransmission. Psychopharmacology 2000;148:322-4.

Scheld M, Whitley RJ, Durack DT. Infections of the central nervous system. Philadelphia: Lippincott-Raven, 1997.

Schmand B, Lindeboom J, Schagen S, e.a. Cognitive complaints in patients after whiplash injury: the impact of malingering. J Neurol Neurosurg Psychiatry 1998;64:339-43.

Söderkvist P, Ahmadi A, Akerbäck A, e.a. Glutathione s transferase M1 null genotype as a risk modifier for solvent-induced chronic toxic encephalopathy. Scandinavian Journal of Work and Environmental Health 1996;22:360-2.

Uitti RJ, Snow BJ, Shinotoh H, e.a. Parkinsonisme induced by solvent abuse. Ann Neurol 1994;35:616-9.

White RF, Proctor SP. Solvents and neurotoxicity. Lancet 1997;349:1239-43.

Zubaran C, Fernandes JG, Rodnight R. Wernicke-Korsakoff syndrome. Postgrad Med J 1997;73:27-31.

5 Plasticiteit en flexibiliteit

Th. Mulder, J. Hochstenbach

5.1 INLEIDING

Na een traumatisch hersenletsel is er altijd sprake van herstel. De toestand vlak na het trauma is (bijna) nooit gelijk aan de uiteindelijke toestand. Het is nagenoeg uitgesloten dat er geen enkele verandering meer optreedt gedurende het verdere leven van de patiënt. Er is dus altijd verandering en herstel, maar de ene persoon herstelt beter en sneller dan de andere, ook al is de begintoestand ogenschijnlijk gelijk. Hoe kan dat en welke mogelijkheden zijn er om dit herstel te beïnvloeden? Over deze twee vragen gaat dit hoofdstuk. In het eerste deel van het hoofdstuk wordt een aantal hypothetische (biologische) mechanismen geschetst die een rol lijken te spelen bij het herstel. In het tweede deel wordt ingegaan op de mogelijkheden die er zijn om het herstelproces te beïnvloeden. In alle gevallen moet de lezer echter een zekere mate van speculatie aanvaarden.

5.2 NEUROPLASTICITEIT

Neurologen zijn vaak pessimistisch over het herstelvermogen van de hersenen. Dit is niet verwonderlijk, aangezien de eigenschappen van de hersencel in eerste instantie regeneratie en herstel in de weg lijken te staan. Hier klinkt de echo van de Spaanse histoloog Santiago Ramon y Cahal nog steeds door, die bijna 70 jaar geleden schreef dat wanneer de ontwikkeling van het zenuwstelsel voltooid is, de axonen en dendrieten het vermogen om te groeien verliezen. In de volwassen hersenen ligt de basisbedrading dus vast. Ramon y Cahal had echter geen gelijk, zoals nog zal worden besproken.

Het pessimisme wordt verder gevoed door het feit dat betrouwbare klinische evaluatiestudies bij mensen over relevant fysiologisch herstel na hersenletsel tot op heden ontbreken. Ten slotte kan nog worden opgemerkt dat herstel, wanneer dat plaatsvindt, langzaam verloopt. Na de beroemde, of zo u wilt beruchte, periode van spontaan herstel is vaak wel degelijk nog sprake van verbetering, maar die verbetering onttrekt zich aan het oog van de clinicus uit de acute fase.

Betekent dit dat hersenletsel restloos geneest en dat men optimistisch kan zijn wanneer men maar lang genoeg wacht? Nee, hersenletsel is een ernstige aantasting van de integriteit van het systeem en is van invloed op talloze fysiologische en psychologische processen. Hersenletsel trekt vaak een spoor door het hele verdere leven van de getroffene en zijn/haar familie, een gegeven dat in dit boek ruimschoots aan de orde komt. Wat u hier leest, is dus niet de uiting van een naïef optimisme. Het is de beschrijving van een aantal ontwikkelingen en ideeën die wellicht kunnen dienen als stimulans voor een vernieuwende blik op de behandeling van deze patiënten.

Het is goed eerst het begrip neuronale plasticiteit te definiëren, omdat dit begrip vaak tot misverstanden leidt. Met neuronale plasticiteit wordt bedoeld het vermogen van de hersenen om de eigen structuur en organisatie aan te passen aan de veranderde interne (laesie) en externe (omgeving) omstandigheden. Het gaat hier om de 'kneedbaarheid' en de 'vervormbaarheid' van neurale structuren. Plasticiteit is echter geen passief proces, maar een continu en dynamisch proces dat wordt gevoed door stimulatie en informatie.

Ruwweg is er een aantal factoren te onderscheiden die een rol spelen bij herstel en verandering. Er zijn neurobiologische veranderingen, zoals diaschisis, functieovername en redundantie. Daarnaast speelt de aard van de omgeving een rol. Ten slotte wordt het herstel beïnvloed door de aard en veelheid van stimulatie en oefening. Deze factoren worden achtereenvolgens besproken. Het is van groot belang hier meer inzicht in te krijgen. Inzicht is immers de eerste stap op weg naar de therapeutische manipulatie van het basaal aanwezige herstelvermogen.

5.3 NEUROBIOLOGISCHE VERANDERINGEN

5.3.1 Opheffen van diaschisis

De term diaschisis betreft een oud concept dat aan het begin van de twintigste eeuw werd geïntroduceerd door de Zwitserse anatoom Constantin von Monakow. Von Monakow doelde hiermee op het uitwaaierende effect van hersenletsel. Na een letsel van een bepaald hersengebied gaan ook gebieden buiten het directe traumacentrum disfunctioneren. Deze gebieden zijn echter niet in structurele of morfologische zin beschadigd, maar zijn in functionele zin uitgevallen. Deze uitval is het gevolg van de cascade van metabole en neurochemische processen die plaatsvindt ten gevolge van de laesie. In feite is er sprake van een shockreactie. Boyeson en Feeney (1990) lieten bijvoorbeeld zien dat er bij ratten na een unilaterale laesie in de sensorimotorische schors een daling optrad van de concentratie noradrenerge transmitterstoffen in de contralaterale hemisfeer, waardoor het hemiparetische beeld werd versterkt. Toediening van noradrenaline leidde tot een blijvende vermindering van de hemiparese. De functionele uitval ten gevolge van diaschisis verdwijnt in de loop van de tijd echter, meestal ook zonder dat hiervoor speciale maatregelen vereist zijn.

Recente 'neuro-imaging'-studies hebben zichtbaar gemaakt op welke schaal er na een neuraal trauma, ook relatief ver van de laesieplek verwijderd, veranderingen in de hersenen plaatsvinden. Hiermee kreeg het concept diaschisis een robuustere basis. Het bestrijden van deze cascade-effecten vormt dan ook een van de belangrijke uitdagingen voor de acute neurotraumatologie

5.3.2 Functieovername ('vicariance')

Bij functieovername gaat het om het veronderstelde vermogen van delen van de hersenen om functies van andere gebieden over te nemen. Ook dit is een oud idee en historisch terug te voeren op het werk van Herman Munk uit het midden van de negentiende eeuw. Het idee kent verwantschap met het later door Karl Lashley geïntroduceerde principe van de equipotentialiteit, waarmee hij aangaf dat de functie van hersenweefsel in grote lijnen afhankelijk leek te zijn van het type stimulatie dat het ontving. Hij kwam tot deze conclusie op basis van laesiestudies bij proefdieren, waarbij hij moest concluderen dat deze dieren vaardigheden die ze voor het letsel hadden geleerd konden blijven uitvoeren, ook al werden er

grote laesies in de hersenen aangebracht. Zelfs na bijna volledige destructie van de beide precentrale gyri bleven de vaardigheden intact (Lashley 1933). Blijkbaar was er sprake van een voortdurende adaptatie aan de veranderende interne omstandigheden.

Concreet zou dit bijvoorbeeld kunnen betekenen dat neuronen die voor een beschadiging betrokken waren bij visuele informatieverwerking, na verloop van tijd ook zouden gaan vuren bij auditieve prikkeling. In de meest extreme vorm is hiervoor echter weinig evidentie gevonden, hoewel Spear (1977) kon aantonen dat neuronen in de gyrus suprasylvicus lateralis bij de kat, die normaal nooit vuren bij visuele stimulatie, voor deze stimuli gevoelig werden nadat de primaire visuele schors beschadigd was. De vuurpatronen waren echter anders van karakter en geringer in amplitude (zie ook de volgende paragraaf).

Concluderend moet worden gesteld dat ook de hypothese van functieovername moet worden gezien in het licht van de geschiedenis. In de sterke vorm zoals Lashley die voor ogen stond en die men ook nu nog wel eens aantreft in discussies over plasticiteit, gaat deze niet op. Hersencellen hebben wel degelijk een bepaalde functie: het zijn geen algemeen inzetbare eenheden die zich volledig voegen naar de aard van de stimulatie. Voor een deel zijn de specifieke verbindingen tussen hersencellen zelfs genetisch vastgelegd. Dit is vooral goed te zien in het visuele systeem (zie Zeki 1993).

Dat wil overigens niet zeggen dat ze niet vervormbaar zijn, integendeel, en het nu te bespreken redundantieprincipe geeft hiervan een aantal markante voorbeelden. Dit redundantieprincipe wordt op dit moment gezien als een mogelijke maar serieuze verklaring voor de verandering en het herstel van bepaalde vaardigheden na een letsel.

5.3.3 Redundantie ('unmasking')

Het gaat bij redundantie om het inschakelen van neuronale verbindingen die latent aanwezig zijn en de mogelijkheid bezitten om de plaats van de weggevallen verbinding over te nemen. Hoewel de achterliggende mechanismen grotendeels onbekend zijn, bestaan er aanwijzingen dat de inschakeling van voorheen niet-gebruikte banen het gevolg is van disinhibitie of van het ontstaan van denervatiehypersensitiviteit.

Het werk van Pasual-Leone en Torres (1993) zou in de richting van 'unmasking' kunnen worden geduid. Zij lieten zien hoe het leren van brailleschrift invloed had op de grootte van een gebiedje in de somatosensorische cortex dat gerelateerd was aan de vinger waarmee het brailleschrift werd afgetast. Dit gebiedje groeide onder invloed van het leren. Dit is een belangrijke bevinding, omdat hiermee wordt aangegeven dat er sprake is van een essentiële reorganisatie onder invloed van sensorische informatie. Normaal vindt de identificatie van letters tijdens het lezen plaats via het visuele systeem, bij braillelezers vindt het opbouwen van letterrepresentaties echter plaats via het tactiele systeem. Sadato e.a. (1998) lieten zien dat de verwerking van deze tactiele stimulatie, die normaal plaatsvond in de sensorimotorische gebieden, nu ook plaatsvindt in de occipitale gebieden van de hersenen. Dit zijn gebieden die normaal gereserveerd zijn voor de verwerking van visuele stimulatie.

Ook na amputatie van ledematen (arm, hand, been) worden bij mensen indrukwekkende neurale reorganisaties gevonden (zie bijvoorbeeld Knecht e.a. 1996, maar ook Spitzer 1999). Het is bijvoorbeeld bekend dat na een amputatie mensen melding maken van allerlei, op het eerste gezicht merkwaardige, sensaties, zoals het gevoel dat het (niet meer bestaande) been steeds korter wordt: de gevoelde maar niet langer reëel aanwezige voet kruipt in de beleving van de patiënt steeds dichter naar de stomp toe. Dit wordt het telescoopfenomeen genoemd. Het komt ook regelmatig voor dat na amputatie van een hand het aanraken van het gezicht aan de amputatiezijde ertoe leidt dat sensaties worden gevoeld in de niet meer aanwezige hand. Ook is beschreven dat na amputatie van de voet patiënten bij een orgasme melden ook orgastische gevoelens te hebben in de niet meer aanwezige voet. De oorzaak van deze op het eerste gezicht bizarre fenomenen wordt gevonden in de organisatie van representatiegebieden op de sensorische schors (figuur 5-1). Duidelijk is hier te zien dat het gezichtsgebied grenst aan het gebied van de hand en dat het representatiegebied van de geslachtsdelen grenst aan het gebied van de voet. Indien de hand wordt geamputeerd, raakt het handgebied verstoken van zinvolle sensorische informatie, waardoor het gezichtsgebied zich kan uitbreiden ten koste van het handgebied. Sensorische innervaties van het gezicht bereiken nu het handgebied. Hetzelfde geldt voor de fenomenen die plaatsvinden na amputatie van de voet. Ramachandran en Hirstein (1998) geven een groot aantal indrukwekkende voorbeelden van de neurale reorganisaties die plaatsvinden na een ampu-

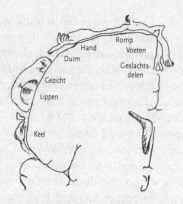

Figuur 5-1 De Penfield homunculus. Het is goed te zien hoe het handgebied grenst aan het gezichtsgebied en hoe het representatiegebied van de geslachtsdelen grenst aan het gebied van de voet.

tatie (de geïnteresseerde lezer wordt verder verwezen naar het boek van Ramachandran en Blakeslee (1998), dat geheel aan deze fenomenen is gewijd).

Ramon y Cahal en vele anderen hadden dus geen gelijk toen ze stelden dat het volwassen brein geen mogelijkheid meer bezit om te veranderen na een letsel. De laatste jaren is steeds duidelijker geworden dat plasticiteit in feite kenmerkend is voor veel neurale processen, en ook is duidelijk geworden dat deze plasticiteit wordt gevoed door informatie, activiteit en ervaring. Scherp gesteld zou men kunnen zeggen dat wanneer de perifere informatiestroom verandert, de representatiegebieden in de hersenen waar deze veranderde informatie aankomt ook veranderen. Corticale representaties adapteren dus aan de veranderende informatie (zie voor een recent overzicht met betrekking tot beweging Sanes en Donoghue, 2000).

Hoewel, zoals gezegd, de Amerikaanse psycholoog Karl Lashley al aan het begin van de twintigste eeuw vermoedde dat de neurale organisatie flexibel was, duurde het tot ver in de jaren zeventig voordat een dergelijke flexibiliteit daadwerkelijk kon worden aangetoond. Het waren Merzenich en zijn groep die in een serie experimenten met apen lieten zien dat corticale velden zich na de doorsnijding van een zenuw in de hand (n. medianus) zeer snel reorganiseerden. In eerste instantie doofde de activiteit van het veld dat behoorde bij de zenuw uit, vergelijkbaar met de telefoon die stom valt na het doorknippen van de draad. Daarna gebeurde er echter iets fascinerends: het veld bleef niet inactief en inert, maar reorganiseerde zichzelf op basis van de input uit andere zenuwen. Direct na doorsnijding van de zenuw begon de input uit andere gebieden gebruik te maken van de gedepriveerde zone. In een aantal uren en dagen 'kromp' de grootte van het veld dat behoorde bij het door de n. medianus gereguleerde huidgebied. Dit proces leidde ertoe dat binnen enkele dagen het gehele gebied werd overgenomen door de naastliggende gebieden (Merzenich e.a. 1983).

In dit experiment werd de zenuw gekliefd waardoor de informatiestroom werd geblokkeerd, maar wat zou er gebeuren wanneer het gehele effectororgaan (ledemaat) werd verwijderd? Om deze vraag te beantwoorden amputeerde Merzenich bij apen een vinger. De resultaten gaven aan dat er direct na de amputatie een sterke vergroting plaatsvond van de receptieve velden behorende bij nabijgelegen huidgebieden. Deze velden 'kropen' als het ware het gebied binnen dat behoorde bij de niet langer aanwezige vinger. Na een paar weken was dit 'vingerloze' gebied volledig overgenomen door gebieden die behoorden bij andere vingers. Er vond dus in de meest letterlijke zin van het woord een verandering plaats in de grootte en plaats van corticale velden, een soort neurale ruilverkaveling (Merzenich e.a. 1984).

In een vervolgstudie van Allard e.a. (1991) werd de vinger niet geamputeerd, maar werden twee vingers operatief met elkaar verbonden (syndactylie). Normaal krijgen de vingers door hun relatieve onafhankelijkheid verschillende input. Als gevolg daarvan ontwikkelen zich afzonderlijke representaties van de vingers op de schors. Als de vingers niet langer meer onafhankelijk van elkaar kunnen functioneren, maar in de meest letterlijke zin aan elkaar gekoppeld zijn, verdwijnen dan ook de afzonderlijke representaties? Het experiment liet zien dat dit het geval was: de afzonderlijke representaties werden al na korte tijd samengevoegd tot een gefuseerde representatie. Wat minstens zo belangrijk was, was dat de gefuseerde representatie weer in tweeën 'brak' zodra de vingers weer van elkaar werden gescheiden. Benedetti (1991) deed een soortgelijk experiment bij mensen. Hij amputeerde geen vingers en verbond ze ook niet chirurgisch met elkaar, maar fixeerde bij proefpersonen twee vingers kruiselings. De ringvinger werd bijvoorbeeld over de wijsvinger gelegd en daarna met een bandage gefixeerd. Deze fixatie werd 14 dagen gehandhaafd. Na verloop van tijd verloren de proefpersonen het gevoel dat er twee vingers waren, de op elkaar gepakte vingers werden als een eenheid ervaren. Pons e.a. (1991) lieten zien hoe groot de effecten van de verarming van de informatiestroom waren,

ook in structurele zin. Zij rapporteerden dat wanneer bepaalde delen van de cortex geheel werden afgesneden van sensorische input, de somatosensorische representatie met meer dan 1 cm kon inkrimpen, hetgeen in neurofysiologische zin een enorm effect weerspiegelt.

Bij al deze experimenten maken de aard van de waargenomen veranderingen en het tijdsverloop het zeer waarschijnlijk dat men hier te maken heeft met corticale reorganisaties ten gevolge van een verandering in de informatiestroom naar de hersenen, waarbij gebruik kon worden gemaakt van reeds aanwezige verbindingen.

In de tot nu toe genoemde experimenten ging het telkens om een blokkade (deafferentatie of amputatie) of om een vermindering van informatie, waarbij duidelijk werd dat vermindering leidde tot het uiteenvallen van neuronale netten en de overname door naburige netten. Even interessant is het om te weten wat er gebeurt bij activatie, dus bij intensivering van de informatiestroom. Merzenich en Jenkins (1993) beschrijven een experiment waarbij apen werd geleerd hun hand in een opening te steken. In die opening draaide een borstel die telkens de vingertoppen even raakte. De neurale velden die behoorden bij de vingertoppen, werden voor en na de stimulatie gemeten. Het bleek dat de tactiele stimulatie al na korte tijd (ongeveer 30 minuten) leidde tot een aanzienlijke vergroting van de velden.

Recentelijk lieten Stefan e.a. (2000) zien dat de activiteit van corticale circuits kon worden beïnvloed door perifere laagfrequente stimulatie te koppelen aan transcraniale magneetstimulatie (TMS) van de motorcortex. Bij TMS wordt met behulp van een spoel een magnetische puls toegediend aan een bepaald hersengebied. Er wordt verondersteld dat deze puls intracorticale vezels kan activeren. Het bleek dat een kortdurende gekoppelde stimulatie (TMS plus perifere stimulatie) leidde tot veranderingen in de prikkelbaarheid van hersengebieden die op zijn minst 30-60 minuten duurde. Opmerkelijk was dat deze veranderingen al konden worden gemeten na een relatief kortdurende stimulatie van ongeveer 30 minuten (zie ook Mulder en Hochstenbach, 2001). Ook Poldrack (2000) geeft een overzicht van neuro-imaging-studies die een recent zicht geven op neurale plasticiteit.

Een heel andere vorm van manipulatie van informatie wordt gevonden in het werk van de Amsterdamse neuropsycholoog Scherder. Scherder trachtte het activatieniveau van bepaalde hersengebieden te beïnvloeden door middel van 'transcutaneous electrical nerve stimulation' (TENS) om daarmee het functioneren van de patiënt te verbeteren. Scherder bestudeerde het effect van TENS op cognitieve vaardigheden bij patiënten met een cerebrovasculair accident (CVA) en patiënten met de ziekte van Alzheimer en vond een positief effect. Patiënten kregen een experimenteel regime bestaande uit zes weken TENS, zes weken geen TENS, zes weken TENS, enzovoort. De TENS-elektroden werden aangebracht aan de bovenzijde van de rug, aan weerszijden van de nek. Via deze elektroden werd een prikkeltrein aangeboden die leidde tot activatie van bepaalde hersengebieden (zie Scherder e.a. 1999).

Scherder vond dat de prestaties op een aantal neuropsychologische tests toenamen tijdens de TENS-perioden en weer afnamen tijdens de TENS-loze perioden (Scherder e.a. 1998; Scherder e.a. 1999; Scherder en Bouma 1997).

Dit is opmerkelijk en belangrijk, omdat het erop kan wijzen dat aspecifieke activering kan leiden tot specifieke effecten. Scherder verklaart de resultaten in termen van stimulering van bepaalde systemen in de hersenen, zoals het septo-hippocampale systeem en de hypothalamus. Er is nog onvoldoende onderzoek verricht, maar wellicht kunnen methoden zoals TENS ook bij de revalidatie van de hersenletselpatiënt een rol spelen. TENS zou de activatiegraad van het systeem kunnen verhogen en daarmee de toegankelijkheid voor informatie (en dus therapie).

De hier beschreven experimenten wijzen in de richting van een zekere plasticiteit van het centrale zenuwstelsel. Echter, ook al is deze plasticiteit aangetoond, dan nog is het goed zich te realiseren dat de individuele verschillen (ook bij proefdieren) groot zijn. Er moet dus worden gewaakt voor een ongebreidelde en kritiekloze generalisatie naar de mens met hersenletsel. Daarnaast ging het bij de meerderheid van de experimenten om de manipulatie van de afferente informatie, bij in principe gezonde dieren en mensen. Dit lijkt een essentieel verschil met de situatie na hersenletsel, waarin de centrale 'machinerie' verstoord is terwijl de periferie intact is. Voordat echter, op grond van deze opmerkingen, de hier beschreven resultaten terzijde worden geschoven als zijnde niet relevant voor dit boek, willen we de lezer confronteren met de volgende vraag. Zou het kunnen zijn dat deze resultaten het denken over herstelprocessen na hersenletsel wel degelijk ingrijpend kunnen veranderen, omdat zij aangeven dat neurale

structuren dynamisch zijn en kunnen veranderen onder invloed van al dan niet specifieke informatie? (Zie ook Donoghue 1995.)

5.4 LEREN: ROL VAN INFORMATIE, ACTIVITEIT, VARIABILITEIT, ZINVOLHEID EN CONTEXT

Herstel, plasticiteit en leren zijn begrippen die tot op zekere hoogte in elkaars verlengde liggen. Herstel is alleen maar mogelijk wanneer er een zekere mate van plasticiteit aanwezig is, maar het moet ook worden afgedwongen door een leerproces. Neurologische revalidatie is derhalve voor een belangrijk deel op te vatten als een gestructureerd leer- of veranderingsproces. Leren kent echter twee varianten, een *autonome variant*, die zich zonder dat de persoon zich daar bewust van is voltrekt onder invloed van herhaalde aangeboden informatie, en een *bewuste vorm*, die plaatsvindt op basis van daadwerkelijke training en oefening. De hierboven beschreven neurobiologische veranderingen ten gevolge van de manipulatie van informatiebronnen zijn voorbeelden van de autonome vorm van leren. Het gaat hier om een zelforganisatie die plaatsvindt onder invloed van stimulatie (input), zonder dat hier een trainer of therapeut bij betrokken is. De met elkaar verbonden vingers in het experiment van Benedetti (1991) verloren hun afzonderlijke representatie op de cortex, terwijl er van enige vorm van bewuste oefening of van een richtinggevende therapeut geen sprake was. Dit gebeurde op basis van het biologische 'ontwerp' van het systeem. De veranderde input veranderde de output.

Fysiotherapie, psychotherapie en ook cognitieve revalidatie zijn voorbeelden van de tweede vorm van leren, namelijk leren op basis van bewust oefenen. Hier is wel degelijk sprake van een leerprotocol en van een begeleidende therapeut. Hier moet de patiënt oefenen, vaak intensief en lang. Dit geeft de therapeut de mogelijkheid een leersituatie te creëren die in zo duidelijk mogelijke mate bijdraagt tot het bereiken van een optimaal eindresultaat. Ook voor deze vorm van leren zijn informatie en stimulatie nodig. Dat betreft informatie in de vorm van proprioceptie wanneer het om bewegen gaat, maar ook talige informatie in de vorm van instructies en kennis over het resultaat. Uit experimenten over het (her)leren van motorische vaardigheden is bekend hoe belangrijk deze vormen van informatie zijn (zie bijvoorbeeld Schmidt 1988).

Zoals besproken, leidde vermindering van stimulatie tot uitdoving van de veldactiviteit en tot inkrimping van de representatieruimte, terwijl toename van stimulatie leidde tot vermeerdering van de veldactiviteit en tot uitbreiding van de representatieruimte. Informatie (stimulatie, input) is dus een factor van belang. Rossini e.a. (1994) stelden in dit verband dat een continue toevloed van perifere informatie een 'sine qua non' is voor het instandhouden van de normale somatotopische organisatie (p. 176).

Informatie is echter een nogal brede term, en onder dit begrip is meer te vangen dan alleen de somatosensorische (proprioceptieve) input vanuit de bewegende ledematen. Het gaat hierbij ook om de tactiele, visuele en vestibulaire informatie, om verbale informatie en zelfs is het denkbaar dat mentale voorstellingen of herinneringen kunnen dienen als input.

De bovengenoemde experimenten laten zien dat via de toevoer van (al dan niet specifieke) informatie het systeem kan worden veranderd. Met andere woorden, via verandering van de (afferente) informatiestroom (input), kan de efferente informatiestroom (output) worden veranderd. Op zich is dat geen bijzondere conclusie, want bijna alle fysiotherapeutische benaderingen van de patiënt met hersenletsel zijn impliciet of expliciet op deze gedachte gebaseerd. Maar wat zijn de voorwaarden waaronder dit effect kan worden geoptimaliseerd?

Ten eerste gaat het niet alleen om informatie *in vacuo*, informatie kan alleen een rol spelen wanneer het systeem actief is. Activiteit is dus een bijkomende factor. Ten tweede moet de informatie variabel zijn, anders verliest zij haar uitlokkende kracht. Ten derde moet de informatie (biologisch) zinvol zijn, en ten vierde moet er sprake zijn van een bepaalde context.

5.4.1 Activiteit

Herstel is geen passief proces, maar het gevolg van reorganisaties op basis van input. Zonder input is er geen reorganisatie. Inactiviteit is derhalve een contra-indicatie voor herstel. Een klassiek experiment van Held en Hein (1963) geeft dit aan. Bij twee katten wordt een beschadiging aangebracht in de visuele cortex. Na verloop van tijd worden beide dieren blootgesteld aan de invloed van de omgeving. Het betreft hier echter een heel bijzondere omgeving. De omgeving is een ronde kamer met verticale strepen. In het midden van de kamer is een constructie aangebracht met een hefboom. Aan de ene kant van de hefboom is een gondeltje bevestigd. Een van de katten wordt in de gondel geplaatst, de andere kat wordt in een tuigje vastgemaakt dat aan de hefboom vastzit. Alleen de tweede kat kan dus lopen. Wanneer dit katje door de

kamer loopt, ziet het de verticale strepen voorbijtrekken. Dit is ook wat de kat in de gondel ziet. Wat blijkt nu? Het lopende, dus actieve katje herstelt in veel grotere mate dan de passieve kat, ook al krijgen beide dieren dezelfde (visuele) input (zie ook Van Cranenburgh en Mulder 1986, p. 83-84).

Recent onderzoek bij dwarslaesiepatiënten kan dit principe verder verduidelijken. Dwarslaesiepatiënten met een 'oude' incomplete laesie, die gebonden zijn aan een rolstoel en niet in staat zijn zelfstandig te staan en te lopen, worden in een tuig boven een lopende band gehangen. De band wordt langzaam onder hen door bewogen, en aan beide zijden van de band beweegt een therapeut het onderbeen repeterend heen en weer alsof er stappen worden gezet. Het blijkt dat deze activering duidelijk van invloed is op de terugkeer van het stappatroon. De elektrische activiteit uit de verlamde spieren wordt duidelijker en ritmischer, de spasticiteit neemt af en een geringe mate van zelfstandig lopen keert terug (Van de Crommert e.a. 1998).

Zou men nu ook mogen stellen dat een veelheid van gedragingen, ervaringen en activiteit in het leven vóór het hersenletsel een rol speelt bij het herstelproces na het letsel? Met andere woorden, is een actieve levensstijl een voordeel? Het is nog te vroeg om een duidelijk antwoord op deze vraag te geven, er kunnen alleen indirecte vermoedens worden geuit. Er zijn namelijk verbanden gevonden tussen fysieke fitheid en activiteit en het presteren op cognitieve taken. Een samenhang met een verbeterde cerebrale doorbloeding wordt hierbij vermoed, maar het laatste woord is hierover nog niet gezegd (zie ook Van Heuvelen 1999 voor de relatie tussen fitheid, veroudering en beperkingen).

5.4.2 Variabiliteit

Herhaling en activiteit zijn weliswaar noodzakelijke voorwaarden, maar het zijn niet de enige voorwaarden. Een belangrijke andere voorwaarde wordt gevormd door variabiliteit. Hiermee wordt bedoeld dat tijdens oefenen telkenmale kleine variaties in de taken moeten worden aangebracht. Indien telkens dezelfde handeling moet worden uitgevoerd onder identieke omstandigheden, zal de persoon leren, hij zal beter worden in de taakuitvoering, maar de taakuitvoering kent maar een geringe generalisering. Zodra omstandigheden worden geïntroduceerd of handelingen moeten worden uitgevoerd die afwijken van de geleerde handelingen, zal er een transferprobleem optreden. De 'breedte' van de regulatie is te gering en bevat alleen de kenmerken die tijdens de therapie zijn verzameld. Door variaties aan te brengen, zoals lopen op een vlakke vloer, op zand, op grind, stijgend, dalend en met verschillende vormen van belichting en temperatuur, kan de regulatiebreedte worden opgerekt, zodat de generalisatie naar andere (niet-geoefende) taken groter wordt. Onderzoekers die zich bezighouden met machineleren en met robots zijn diep van dit variabiliteitsprincipe doordrongen (zie Spitzer 1999). Deze eis tot variabiliteit is in het domein van het motorische leren met de meeste kracht geïntroduceerd door Schmidt (1975). Waar het hier om gaat, is echter dat deze eis niet beperkt is tot het motorische leren, maar in feite opgaat voor iedere vorm van leren.

5.4.3 Zinvolheid

Het gaat niet alleen om de regelmaat waarmee de, al dan niet variabele, informatie binnenkomt, maar ook om het soortspecifieke belang van de informatie. Uit dieronderzoek is bekend dat het simpelweg herhalen van al dan niet identieke input niet voldoende is voor het teweegbrengen van corticale veranderingen. Onbelangrijke input (ervaringen, taken) leidt niet tot veranderingen, ook al is de frequentie waarmee de informatie wordt aangeboden gelijk aan die van zinvolle input. Dieren leren alleen wanneer ze aandacht besteden aan de stimuli (of de taak). Spitzer (1999) beschrijft twee groepen dieren die een tactiele discriminatietaak moeten uitvoeren. De ene groep werd voor de taakuitvoering beloond, de andere groep niet. Het bleek dat alleen de beloonde groep corticale veranderingen liet zien.

Corbetta e.a. (1991) lieten zien dat aandacht voor de taakuitvoering leidde tot een aantal relevante veranderingen in de hersenen. Zij lieten gezonde volwassen proefpersonen naar een beeldscherm kijken waarop een groot aantal punten verscheen. Ze moesten veranderingen in kleur, vorm of snelheid detecteren. De hersenactiviteit tijdens de taakuitvoering werd gemeten met behulp van positronemissietomografie (PET). De resultaten gaven duidelijk aan dat aandacht besteden aan vorm andere gebieden activeerde dan aandacht besteden aan kleur of snelheid. Bij het selectief focussen op een bepaald aspect van de taak hoort het activeren van een specifiek hersengebied. Aandacht verhoogt de activiteit in specifieke gebieden en daarmee de verwerkingscapaciteit. Dit verklaart waarom de niet-beloonde dieren uit het

bovengenoemde experiment minder goed leerden. Ze besteedden geen aandacht aan de tactiele stimulatie (vibratie) omdat die voor hen niet van belang was: de stimulus was er wel, maar bezat geen informatiewaarde. Aandacht is een determinant voor activiteit(verhoging) en activiteit is een voorwaarde voor leren.

5.4.4 Rol van de context

Zolang de psychologie bestaat, is er gedebatteerd over de rol van de omgeving bij de totstandkoming van gedrag. In feite was dit een merkwaardig debat, omdat hierin omgeving ('nature') tegenover opvoeding ('nurture') werd gesteld. Deze tegenstelling is echter zinloos, gedrag en omgeving zitten aan elkaar vast, de biologische ontwikkeling verloopt niet autonoom en onafhankelijk van de (eisen van de) omgeving en evenmin is men in staat gedrag te vertonen dat losstaat van de biologische mogelijkheden. Er is dus sprake van een permanente interactie tussen informatie en stimulatie uit de omgeving en de gegeven biologische mogelijkheden. Deze opvatting wordt in meer algemene termen al sinds het begin van de twintigste eeuw omarmd, met name als gevolg van het vele werk dat door ethologen werd verricht om aan te tonen dat het voor de ontwikkeling van bepaalde gedragingen en vaardigheden noodzakelijk was dat het dier gedurende een kritische periode werd blootgesteld aan de omgevingsinvloeden (bijvoorbeeld de moeder). Gebeurde dit niet, dan zouden bepaalde gedragingen zich niet ontwikkelen. Het is echter opvallend hoe weinig de hersenen in dit debat een rol speelden. Impliciet ging men ervan uit dat omgevingsinvloeden niet direct 'toegang' hadden tot de structuur van de hersenen. Dit is pas na het midden van de twintigste eeuw veranderd, toen werd aangetoond dat verrijking van de sensorische input in combinatie met oefening niet alleen leidde tot enzymveranderingen in de cortex, maar ook tot een aanzienlijke toename van het hersengewicht, vergeleken met dieren die niet waren gestimuleerd (zie Walsh 1981 voor een overzicht van het oudere werk). Hoewel dit werk in eerste instantie uiterst sceptisch werd ontvangen, konden de resultaten in een reeks studies worden gerepliceerd. Verder bleek dat betekenisvolle effecten reeds konden worden bereikt door dieren gedurende twee uur per dag, zes dagen achtereen te stimuleren, en dat dit niet alleen gold voor heel jonge dieren, maar eveneens voor volwassen dieren.

De vraag welke rol de omgeving kan spelen bij het herstel na hersenletsel, is dus wel degelijk een relevante. Omgeving moet men in dit verband niet enkel zien als het geheel van stimulatiepatronen dat op het (proef)dier of de patiënt afkomt, maar ook als het netwerk van sociale interacties waarmee het organisme is omgeven.

Reeds in 1962 toonden Rosenzweig e.a. aan dat het blootstellen van jonge en volwassen ratten met een hersenletsel aan verschillende omgevingen van invloed was op een reeks van anatomische en neurochemische processen. In de meeste studies van dit type werden drie typen omgeving onderscheiden: *verarmde omgeving, standaardomgeving* en *verrijkte omgeving*. In de verarmde omgeving werden ratten gehuisvest in afzonderlijke kooitjes die niet meer dan de absoluut noodzakelijke voorwerpen bevatten, zoals voedselbakje en waterreservoir; in de standaardconditie werden de ratten in groepjes ondergebracht in kooien die eveneens alleen de noodzakelijke attributen bevatten; in de verrijkte omgeving werden de ratten groepsgewijs ondergebracht in een grote ruimte die tal van voorwerpen bevatte waarop de dieren konden klimmen en klauteren, waarin ze konden wegkruipen of op konden schommelen. Het bleek dat de kenmerken van de omgeving een rol speelden bij de snelheid waarmee dieren na een letsel bepaalde taken (her)leerden. De ratten in de verrijkte omgeving toonden een duidelijk snellere leercurve dan de ratten in de andere condities. Post mortem werden significante verschillen gevonden in het gewicht en de samenstelling van de hersenen van de proefdieren uit de verschillende omgevingen.

Deze en andere studies (zie ook Held 1998) hebben aangegeven dat bij dieren het type omgeving waarmee ze na de laesie in aanraking komen, een rol speelt bij de aard en snelheid van het herstelproces. Ook studies die bij patiënten zijn verricht, laten resultaten zien die in deze richting wijzen. Glass e.a. (1993) lieten bijvoorbeeld zien dat CVA-patiënten in een thuisomgeving met intensieve sociale ondersteuning sneller herstelden dan patiënten die deze sociale ondersteuning moesten ontberen. Voorzichtigheid is echter geboden, omdat veel van deze studies ernstige methodologische gebreken vertonen.

Held wees ook op een ander effect van de omgeving, namelijk de rol die de aard van de omgeving vóór het letsel speelt bij het herstel. Zij wees erop dat dieren die in een verrijkte omgeving zijn opgevoed, een grotere dendritische dichtheid lieten zien en een hoger hersengewicht hadden. De verrijkte en variabele input leek ertoe te leiden dat motorische vaardigheden (want daar ging het in deze studies meestal over) breder en verdeelder over de cortex werden gerepresenteerd. Deze verdeelde representatie zou beter bestand zijn tegen de effecten van een beschadiging. Voor dit laatste zijn inderdaad enige aanwijzingen gevonden, maar niet meer dan dat (Held e.a. 1985).

5.5 ANDERE MOGELIJKHEDEN VOOR INPUTMANIPULATIE: ROL VAN GEHEUGEN EN EMOTIE

Een gezonde volwassene is in staat zijn gedrag eigenmachtig te starten. Hij loopt wanneer hij wil lopen, hij gaat zitten wanneer hij dat wil, hij pakt een voorwerp om het te gebruiken. Er is een onmiddellijke relatie tussen de intentie en de handeling. Dit is bij patiënten met hersenletsel niet altijd het geval: zij zijn niet altijd in staat, en wij beperken ons hier tot het motorische domein, de interne (somatosensorische) informatie te gebruiken voor het starten van de beweging en voor de gecoördineerde uitvoering. De vraag is nu of andere informatie kan worden aangeboden die de start en de uitvoering wel mogelijk maakt. Het volgende voorbeeld kan wellicht verduidelijken wat hiermee wordt bedoeld. Een patiënt met de ziekte van Parkinson is in een bepaalde fase van de ziekte niet meer in staat eigenmachtig het lopen te starten, maar, en daar gaat het hier om, hij is wel in staat (niet iedereen, en niet altijd) het lopen te starten wanneer hij over een streep of een voorwerp moet stappen. De regulatie wordt nu dus verschoven van een interne aandrijving naar een aandrijving op basis van externe informatie, in dit geval visuele informatie. Hetzelfde is meer dan eens waargenomen bij CVA-patiënten. Hoewel de patiënt niet in staat is de symmetrie en de stabiliteit van de romp te handhaven, kan hij wanneer er een bal wordt toegeworpen, de bal met beide handen vangen, waarbij er wel degelijk sprake is van symmetrie en stabiliteit van de romp. Ook dit is een voorbeeld waarbij de visuele informatie afkomstig van de naderende bal kan worden gebruikt om het motorische systeem te beïnvloeden. De naderende bal creëert een expanderende optische 'flow', die door het motorsysteem kan worden gebruikt om een posturale taak uit te voeren. Hetzelfde kan in een aantal gevallen worden waargenomen bij het gebruik van ritmische auditieve informatie. Een patiënt die niet in staat is bepaalde symmetrische bewegingen te maken, is soms wel in staat muziek te gebruiken voor de timing van een tweehandige bekkenslag.

Met deze constatering zijn we bij een intrigerend fenomeen beland: de 'neurale bypass'. Een neurale bypass verwijst naar het feit dat systemen in de hersenen op verschillende wijzen kunnen worden geactiveerd en dat door het kiezen van een specifieke informatiebron in een aantal gevallen de gestoorde systemen 'omzeild' kunnen worden.

De hier genoemde voorbeelden gaan uit van een externe beïnvloeding, dat geldt zowel voor de streep op de vloer als voor de toegeworpen bal en de auditieve stimulatie.

Wanneer het echter gaat om informatie en wanneer de aard van die informatie niet volledig determinerend is, dan wordt de vraag prikkelend in hoeverre ook cognitieve processen, zoals herinneringen en emoties, als informatiebron gemanipuleerd kunnen worden. Het is bekend hoe diep herinneringen met een emotionele lading het leven van mensen kunnen beïnvloeden, zelfs lang na de uitlokkende gebeurtenis. Het verwoestende effect van oorlogs- en andere traumatische herinneringen op het leven van slachtoffers is genoegzaam bekend. Het is opvallend dat in de meeste gevallen waarin wordt gesproken over de rol van de herinnering, dit gebeurt in de context van een trauma, dus van een negatieve beïnvloeding. Zou de rol ook kunnen worden omgekeerd? Wanneer traumatische herinneringen het gedrag in negatieve zin beïnvloeden, kunnen positieve herinneringen het gedrag dan in positieve zin beïnvloeden? Zou het mogelijk zijn deze herinneringen te gebruiken voor het beïnvloeden van gedrag? Dat dit minder exotisch is dan het lijkt, vindt men bij Stein e.a. (1995) die aan het einde van hun boek over plasticiteit dezelfde vraag stellen en voor onderzoek hiernaar pleiten.

In een experiment met enkel anekdotische waarde werd deze mogelijkheid enige jaren geleden door Mulder en Langhout getoetst bij een 78-jarige vrouw die ten gevolge van een sympathische reflexdystrofie al enige jaren in een rolstoel doorbracht. Uit gesprekken met de vrouw werd bekend dat zij in vroeger jaren een hartstochtelijk danseres was geweest, maar ook dat zij in de meidagen van 1945 hopeloos verliefd was op een Canadese officier. Dit waren de twee bestanddelen voor een onorthodoxe behandeling: de liefde voor de dans en voor de officier, waarmee zij door de prille naoorlogse tijd danste. De fysiotherapeut (Langhout) oefende met haar door tijdens de therapie deze herinneringen weer levend te maken. In de oefenruimte werd de muziek uit die dagen afgespeeld. In de meest letterlijke zin heeft de thera-

peut haar 'voetje voor voetje' uit de rolstoel gedanst. Het bleek mogelijk om haar situatie opmerkelijk te verbeteren. De herinnering aan het dansen, gecombineerd met de emoties die dit opriep, kon bij deze patiënt worden gebruikt als een bypass.

In oktober 2001 werd ons een videoband gezonden waarop te zien was hoe Duitse revalidatiefysiotherapeuten deze gedachtegang hadden getoetst bij een patiënt met een zeer ernstige vorm van de ziekte van Parkinson. De man was niet of nauwelijks in staat om te lopen of te zitten, hij werd buitensporig gehinderd door een hevige tremor. De therapeuten wisten dat deze man vroeger een professioneel tafeltennisspeler was geweest en creëerden een tafeltennissituatie. Wat op de video te zien was, is opmerkelijk. We zien de patiënt naar het tafeltennisbatje kijken, zijn motoriek en zijn houdingscontrole veranderen, en na enkele seconden maakt hij een soepele en harde slag, hij begint te spelen met een bijna normale souplesse, zo normaal dat de therapeuten niet tegen hem zijn opgewassen. Ook hier was het de context tezamen met de herinnering die een bypass vormde, waarmee de bijna letterlijk 'bevroren' motoriek van de patiënt kon worden beïnvloed.

Deze beide voorbeelden hebben enkel anekdotische waarde en dienen slechts ter ondersteuning van wat hier wordt beweerd, namelijk dat de herinnering aan bewegingen en gedragingen onder bepaalde omstandigheden en bij een aantal patiënten als toegevoegd therapeutisch instrument gebruikt zou kunnen worden.

Er zijn ons geen toepassingen in de neurologische revalidatie bekend waarin dergelijke processen op systematische wijze worden gemanipuleerd.

5.6 INDIVIDUELE VERSCHILLEN

Er is dus herstel na letsel, maar de individuele verschillen wat betreft de aard en het tempo van het herstel kunnen aanzienlijk zijn. Hoe zouden dergelijke verschillen kunnen worden verklaard? Wij doen een voorzichtige poging. Laten wij eens uitgaan van twee denkbeeldige personen, 1 en 2. Persoon 1 wordt geconfronteerd met een bepaald probleemveld, waarmee het totaal van problemen wordt bedoeld waarmee iemand gedurende een bepaalde tijdspanne wordt geconfronteerd. Het gaat in het kader van dit hoofdstuk om problemen die de biologische integriteit van het systeem aantasten, om verwondingen en ziekte. In de meeste gevallen worden deze aantastingen over de tijd 'weggeregeld', er treedt herstel op, of wanneer dit niet mogelijk is leert de persoon voor de aantasting te compenseren. Om dit te kunnen moet er echter sprake zijn van een bepaalde 'regelruimte'. Hiermee wordt gedoeld op het vermogen dat ieder biologisch systeem bezit om te herstellen, te veranderen en zich aan te passen aan veranderende omstandigheden. Echter, niet bij ieder dier, niet bij ieder mens is dit vermogen even groot. Bij het bespreken van het werk van Merzenich werd al gewezen op de grote interindividuele verschillen tussen de proefdieren. Zo ook hier, persoon 1 is voldoende in staat de problemen weg te regelen. Hij herstelt probleemloos van het letsel. Dit geldt niet voor persoon 2. Het aangeboden probleemveld is hier weliswaar even groot, maar de beschikbare regelruimte is aanzienlijk geringer zodat het probleem niet kan worden weggeregeld. Deze persoon herstelt niet probleemloos. Dit lijkt nogal kunstmatig en vergezocht, maar dat is schijn. Dit is wat Satz (1993) bedoelde toen hij sprak over de reservecapaciteit van personen na (hersen)letsel. Deze reservecapaciteit is afhankelijk van gebeurtenissen in het leven van de patiënt voor het hersenletsel, zoals eerdere contusio's, drankgebruik, drugs, langdurige blootstelling aan oplosmiddelen, aantal keren algehele narcose, en dergelijke. Hoe meer van dergelijke gebeurtenissen plaatsvinden tijdens de periode voor het letsel, des te meer de beschikbare regelruimte 'inkrimpt', met andere woorden, de reservecapaciteit wordt minder. Dit kan voor een deel verklaren waarom patiënten met identieke letsels toch een sterk afwijkend herstelpad kunnen laten zien en waarom sommige mensen zelfs helemaal niet herstellen.

5.7 CONCLUSIE

In dit hoofdstuk zijn opmerkingen gemaakt over plasticiteit en flexibiliteit. Getracht is aan te geven dat in principe ieder biologisch systeem 'ontworpen' is om zich aan te passen aan gewijzigde omstandigheden (zie ook Mulder 2001). Een hersenletsel weerspiegelt een dergelijke omstandigheid, en ook daarbij is te zien dat de begintoestand niet gelijk is aan de eindtoestand. Ook hier is sprake van verandering en/of herstel. Dat dit herstelproces de patiënt in de meeste gevallen niet meer terugvoert naar het premorbide functionele niveau, is waar, maar niettemin is vaak sprake van grote veranderingen. Getracht is de aard van deze veranderingen te beschrijven en deze te koppelen aan recente studies over de plasticiteit van neurale structuren. In het tweede deel van het hoofdstuk is een aantal richtingen verkend voor

hoe dit adaptatievermogen kan worden gebruikt en zo mogelijk kan worden versterkt. Gewezen is op de rol van informatie en activering en ook op de rol van variabiliteit, zinvolheid en context. Daarnaast is voorzichtig de mogelijkheid genoemd om cognitieve processen zoals herinnering te benutten voor de therapie. In de laatste paragraaf werd heel kort nog het probleem van de individuele verschillen aangestipt.

Herstel is een dynamisch proces dat zich deels vanzelf voltrekt als gevolg van input. Voor een belangrijk ander deel is het echter het gevolg van de beïnvloeding van buitenaf: beïnvloeding door therapie, maar ook door manipulatie van de omgeving en manipulatie van de patiënt. Indien herstel een dynamisch proces is, dient de therapie ook een dynamisch proces te zijn, waarin de individuele patiënt met zijn individuele leerhistorie centraal staat. Het is immers die historie die voor een deel richting kan geven aan de keuze voor de meest adequate therapievorm voor die patiënt.

Veel is nog onbekend, veel is niet besproken in dit hoofdstuk, maar wel is duidelijk dat we op de grens zijn gekomen van een aantal nieuwe mogelijkheden gevoed door inzichten uit de neurowetenschappen. Zonder te willen overdrijven denken wij dat de komende decennia veel nieuwe therapeutische aanzetten te zien zullen geven om de therapie voor patiënten met hersenletsel te verbeteren. Dit hoofdstuk is slechts een bescheiden bijdrage aan deze ontwikkeling.

Literatuur

Allard TA, Clark SA, Jenkins WM, e.a. Reorganization of somatosensory area 3B representations in adult owl monkeys after digital syndactily. J Neurophysiol 1991;66:1048-58.

Benedetti F. Recovery of tactile perception following the simulated amputation of one finger. Perception 1991;20:687-92.

Boyeson MG, Feeney DM. Intraventricular norepinephrine facilitates recovery following sensorimotor cortex injury. Pharmacol Biochem Behav 1990;35:497-501.

Corbetta M, Miezin FM, Dobmeyer S, e.a. Selective and divided attention during visual discriminations of shape, color and speed: functional anatomy by positron emission tomography. J Neurosci 1991;11:2383-402.

Cranenburgh B van, Mulder T. Van contractie naar actie. Utrecht: Bohn, Scheltema en Holkema, 1986.

Crommert HWAA van de, Mulder T, Duysens J. Neural control of locomotion: sensory control of the central pattern generator and its relation to treadmill training. Gait Posture 1998;7:251-63.

Donoghue JP. Plasticity of adult sensorimotor representations. Curr Opin Neurobiol 1995;5:749-54.

Glass TA, Matchar DB, Belyea M, e.a. Impact of social support on outcome in first stroke. Stroke 1993;24:64-70.

Held JM. Environmental enrichment enhances sparing and recovery of function following brain damage. Neurology Report 1998;22:74-8.

Held JM, Gordon J, Gentile AM. Environmental influences on locomotor recovery following cortical lesions in rats. Behav Neurosci 1985; 99:678-90.

Held JM, Hein A. Movement-produced stimulation of visually guided behavior. J Comp Physiol Psychol 1963;56:872-876.

Heuvelen MJG van. Physical activity, physical fitness and disability in older persons [thesis]. Groningen: Universiteit Groningen, 1999.

Knecht S, Henningsen H, Elbert T, e.a. Reorganizational and perceptual changes after amputation. Brain 1996;119:1213-9.

Lashley KS. Integrative functions of the cerebral cortex. Physiol Rev 1933;13:1-42.

Merzenich MM, Kaasd JH, Wall JT, e.a. Topographic reorganisation of somatosensory cortical area's 3B and 1 in adult monkeys following restricted deafferentation. Neuroscience 1983;8:33-55.

Merzenich MM, Nelson RJ, Stryker MP, e.a. Somatosensory cortical map changes following digit amputation in adult monkeys. J Compar Neurol 1984;224:591-605.

Merzenich MM, Jenkins WM. Reorganization of cortical representations of the hand following alterations of skin inputs induced by nerve injury, skin-island transfers, and experience. J Hand Ther 1993;april-june:89-104.

Mulder T. De Geboren Aanpasser: over beweging, bewustzijn en gedrag. Amsterdam: Contact, 2001

Mulder T, Hochstenbach J. Adaptability and flexibility of the human motor system: implications for neurological rehabilitation. Neural Plasticity 2001;8:131-41.

Pascual-Leone A, Torres F. Plasticity of the sensorimotor cortex representation of the reading finger in Braille readers. Brain 1993;116:39-52.

Poldrack RA. Imaging brain plasticity: conceptual and methodological issues – a theoretical review. Neuro Image 2000;12:1-13.

Pons TP, Garraghty PE, Ommaya AK, e.a. Massive cortical reorganization after sensory deafferentation in adult macaques. Science 1991;252:1857-60.

Ramachandran VS, Hirstein W. The perception of phantom-limbs: the D.O. Hebb lecture. Brain 1998;121:1603-30.

Ramachandran VS, Blakeslee S. Phantoms in the brain. 1998.

Rossini PM, Martino G, Narici L, e.a. Short-term brain 'plasticity' in humans: transient finger representation changes in sensory cortex somatotopy following ischemic anesthesia. Brain Res 1994;642:169-77.

Rosenzweig M, Krech D, Bennet EL, e.a. Effects of environmental complexity and training on brain chemistry and anatomy: a replication and extension. J Compar Physiol Psychol 1962;55:429-37.

Sadato N, Pascual-Leone A, Grafman J, e.a. Neural networks for Braille reading in the blind. Brain 1998;121:1213-1229.

Sanes JN, Donoghue JP. Plasticity and primary motor cortex. Ann Rev Neurosci 2000;23:393-415.

Satz P. Brain reserve capacity on symptom onset after brain injury. Neuropsychology 1993;7:273-95.

Scherder EJA, Bouma A. Effects of transcutaneous electrical nerve stimulation on memory and affective behavior in a stroke patient. Appl Neuropsychol 1997;4:231-7.

Scherder EJA, Bouma A, Steen LM. Effects of 'isolated' transcutaneous electrical nerve stimulation on memory and affective behavior in patients with probable Alzheimer's disease. Biol Psychiatry 1998;43:417-24.

Scherder EJA, Someren EJW van, Swaab DF. Transcutaneous electrical nerve stimulation (TENS) improves the rest-activity rhythm in midstage Alzheimer's disease. Behav Brain Res 1999;101:105-7.

Schmidt RA. A schema theory of discrete motor learning. Psychol Rev 1975;82:225-61.

Schmidt RA. Motor control and learning: a behavioral emphasis. Champaign: Human Kinetics Publ, 1988.

Spear PD. Behavioral and neurophysiological consequences of visual cortex damage. In: Sprague JM, Epstein AN (eds). Progress in psychobiology and physiological psychology, Vol. 8. New York: Academic Press, 1977:45-83.

Spitzer M. The Mind within the Net: models of learning, thinking and acting. Cambridge, Mass: MIT Press, 1999.

Stein DG, Brailowsky S, Will B. Brain repair. Oxford: Oxford University Press, 1995.

Stefan K, Kunesch E, Cohen LG, e.a. Induction of plasticity in the human motor cortex by paired associative stimulation. Brain 2000;123:572-84.

Walsh R. Towards an ecology of brain. Lancaster: MTP Press, 1981.

Zeki S. A vision of the brain. London: Blackwell Scientific Publ 1993.

6 Beeldvormend onderzoek: technieken en relatie tot neuropsychologisch onderzoek

J.T. Wilmink, M.J.P.G. van Kroonenburgh, J.W. van Strien

6.1 INLEIDING

Met de komst van het beeldvormend onderzoek is de aard van het neuropsychologisch onderzoek drastisch veranderd. De afgelopen decennia werden beeldvormende technieken zoals positronemissietomografie (PET) en 'magnetic resonance imaging' (magnetische resonantie; MRI) ontwikkeld en werd de kwaliteit van computertomografie (CT) enorm verbeterd. Richtte het neuropsychologisch onderzoek zich tot in de jaren zeventig op het vaststellen of er al of niet sprake was van 'organiciteit' en op het bepalen van de veronderstelde locatie van de cerebrale beschadiging of disfunctie, met de komst van de geavanceerde beeldvormende technieken blijken deze vraagstellingen gedateerd. Dit betekent geenszins dat het neuropsychologisch onderzoek overbodig is geworden. Het onderzoek naar de cognitieve en gedragsgevolgen van hersenbeschadiging blijft, ondanks de geavanceerde beeldvormende technieken, van het grootste belang voor de klinische praktijk, mede omdat de individuele variatie in de samenhang tussen beschadiging en stoornis groot is. In dit hoofdstuk worden de voor de klinische praktijk meest relevante beeldvormende technieken besproken, waarbij in het bijzonder aandacht wordt besteed aan de vele mogelijkheden van de nieuwe generatie beeldvormende technieken. Daarna wordt ingegaan op de relatie van deze technieken tot het neuropsychologisch onderzoek.

6.2 BEELDVORMENDE TECHNIEKEN

6.2.1 Historische inleiding

Met de eerste beschrijving door Wilhelm Conrad Röntgen in 1895 van een nieuw soort straling met een opmerkelijk vermogen om weefsels te penetreren, begon het tijdperk van de moderne medische beeldvorming. Het grote klinische belang van de nieuwe ontdekking werd alom herkend, en binnen een jaar waren in vele landen verenigingen opgericht van zogenoemde röntgenologen die zich bezighielden met het verder ontwikkelen en toepassen van deze beeldvormende techniek. Na enige tijd werden echter naast de belangrijke voordelen ook twee nadelen duidelijk.

Ten eerste bleek dat de toepassing van de hoogenergetische röntgenstraling medische risico's inhield. Al snel werd geconstateerd dat te intensieve bestraling van de weefsels kon leiden tot brandwonden en weefselversterf. Later werd duidelijk dat meer sluipende weefselveranderingen reeds bij een geringe stralingsdosis konden worden veroorzaakt. Van de eerste generatie röntgenologen stierf een groot deel aan stralingsgerelateerde kanker. De mutagene eigenschappen van ioniserende straling hadden bovendien tot gevolg dat ook de volgende generatie nadelige effecten ondervond. Pas na enige tijd ontstond voldoende inzicht in de nadelige effecten van röntgenstraling, en werden adequate maatregelen voor stralenbescherming en stralingshygiëne geïmplementeerd. Ook nu nog geldt echter dat ieder röntgenologisch beeldvormend onderzoek, bijvoorbeeld computertomografie van de hersenen, gepaard gaat met een risico, en dat de winst van het onderzoek altijd moet worden afgewogen tegen dit risico.

Een tweede nadeel van het zogenoemde natieve röntgenonderzoek bestond in het geringe contrastoplossende vermogen van de methode. Ioniserende stralen worden opgewekt in een röntgenbuis en gericht op het lichaam of een deel ervan. Tijdens de passage door de diverse weefsels wordt de stralenbundel in meerdere of mindere mate verzwakt, afhankelijk van de 'radiologische dichtheid' (elektronendichtheid) van deze weefsels. Deze differentiële verzwakking komt tot uiting in een verschil in zwarting van een fotografische emulsielaag op een röntgenfilm die aan de achterzijde van het lichaam is opgesteld. In feite is een röntgenfoto dus een weergave van de verdeling van de elektronendichtheden binnen het lichaam. Met de klassieke röntgentechniek zijn op deze wijze vier dichtheden te onderscheiden. De hoogste dichtheid wordt gezien in botweefsel. Achter skeletstructuren vertoont de röntgenfilm ongezwarte (witte) partijen. Daarentegen bezit lucht een lage dichtheid, en ondergaat de röntgenfilm ter plaatse van de longen een extra zwarting. Tussen deze twee uitersten ligt de waterdichtheid van alle solide organen, spieren, bloedvaten, enzovoort. Juist hieronder ligt de dichtheid van vet. Vetpartijen van voldoende omvang zijn vaak met enige moeite van organen met waterdichtheid te onderscheiden. Binnen het waterdichtheidsgebied is met behulp van de natieve röntgentechniek geen onderscheid mogelijk, en kan men dus geen afbeelding verkrijgen van bijvoorbeeld de hersenen of het ruggenmerg. Dit leidde tot de ontwikkeling en toepassing van radiologische contrastmiddelen om een kunstmatig contrast te creëren.

Bij het cerebrale luchtonderzoek werden de liquorruimten binnen en buiten de hersenen (respectievelijk ventrikels en cisternen) gevuld met lucht, die werd ingespoten via een liquorpunctie. Zo kon een beeld worden verkregen van bijvoorbeeld vergroting of vervorming van de hersenkamers, of de sulci van de hersenschors. Bij een andere methode, cerebrale angiografie, wordt een jodiumhoudende contrastvloeistof met hoge elektronendichtheid ingespoten in de halsslagaders en met seriële röntgenopnamen gevolgd tijdens passage door de slagaders, haarvaten en aders van de hersenen. Vooral afwijkingen van de bloedvaten zelf (arteriosclerose, vaatmisvormingen, afwijkende tumorvaten) kunnen met deze methode goed zichtbaar worden gemaakt.

Deze beide technieken hebben het nadeel dat het hersenweefsel zelf niet wordt afgebeeld. Bovendien is het toepassen van contrastmiddelen vaak onaangenaam voor de onderzochte, en niet zonder risico van complicaties. Deze nadelen maken de röntgencontrastonderzoeken ongeschikt voor systematische toepassing in relatie tot gedrag en neuropsychologisch onderzoek.

De opkomst van een nieuwe generatie beeldvormende technieken heeft in de afgelopen kwart eeuw de situatie echter drastisch gewijzigd.

■ Computertomografie (CT) is een verbetering van de klassieke röntgentechniek waardoor zonder toepassing van contrastmiddelen een beeld kan worden verkregen van de hersenen, ventrikels en cisternen. Bovendien wordt het hersenweefsel zelf ook afgebeeld, en kan een onderscheid worden gemaakt tussen de witte en grijze stof van het hersenparenchym.

■ Magnetic resonance imaging (MRI) oftewel kernspintomografie vertegenwoordigt een nieuw beeldvormend principe. In plaats van verzwakking van doorvallende röntgenstraling wordt excitatie van de lichaamseigen protonen tot emissie van radiogolven gebruikt om beeldcontrast te creëren. Deze methode biedt niet alleen superieure anatomische beeldvorming, maar wordt in toenemende mate toegepast om activatieprocessen binnen de hersenen te bestuderen.

■ Positronemissietomografie (PET) en 'single photon emission computed tomography' (SPECT) zijn niet zozeer bedoeld om de anatomie van de hersenen in kaart te brengen, als wel om stofwisselingsprocessen en cerebrale activatie te registreren.

6.2.2 Computertomografie

In de vroege jaren zeventig waren de technieken voor digitale dataverzameling en -bewerking zodanig ontwikkeld dat Godfrey Hounsfield de röntgencomputertomografie kon ontwikkelen en toepassen. Zoals de naam tomografie aangeeft, wordt geen superpositiebeeld gecreëerd van alle structuren binnen het lichaam op een röntgenfilm, maar wordt het lichaam plak voor plak in beeld gebracht. Overigens geldt dit eveneens voor PET, SPECT en MRI. Dit zijn ook computertomografische technieken.

Door de toepassing van verbeterde detectoren in plaats van röntgenfilm voor de registratie van doorvallende straling, en een roterende in plaats van stationaire röntgenbuis, met beeldreconstructie door middel van een computeralgoritme, wordt een veel meer gedetailleerde elektronendichtheidskaart geproduceerd. Digitale datamanipulatie maakt het mogelijk optimale contrastresolutie te richten op het gebied van interesse. Zo kan men met het systeem afstellen om bijvoorbeeld skeletstructuren af te beelden met dezelfde dichtheidsweergave als een conventionele röntgenfoto. Door anderzijds het 'venster' van afgebeelde radiologische dichtheidswaarden te versmallen tot het gebied rond de dichtheid van water, kan de contrastresolutie van het systeem worden gefocust op dit biologisch en pathologisch meest interessante gebied. Zo kan bijvoorbeeld het geringe dichtheidsverschil tussen de cerebrale witte en grijze stof zichtbaar worden gemaakt (figuur 6-1). Door de constructie van een roterende röntgenbuis met tegenovergelegen draaiende detectoren wordt het lichaam afgebeeld in tomografische plakken loodrecht op haar lengteas, in het axiale of transversale vlak. De scannerconstructie kan in beperkte mate kantelen, en wanneer ook de patiënt met tegenovergekanteld hoofd wordt onderzocht, kunnen coupes van de hersenen in het frontale of coronale vlak worden afgebeeld. Met de meeste CT-systemen is het mogelijk axiale beelden om te rekenen naar andere vlakken, maar bij beeldvorming van de hersenen gaat dit gepaard met verlies van beeldkwaliteit.

Met behulp van CT kan men dus de morfologie van de hersenen bestuderen. Afwijkende morfologie wordt gezien bij bijvoorbeeld een gestoorde aanleg of ontwikkeling, verlies van hersenweefsel (atrofie) of lokale dan wel gegeneraliseerde zwelling. Ook de samenstelling van het hersenweefsel kan een verandering ondergaan. De meeste ziekteprocessen gaan

gepaard met een toename van het watergehalte van het hersenweefsel. In het CT-beeld wordt dit weefsel dan donkerder ('hypodens') afgebeeld ten opzichte van normaal hersenweefsel (figuur 6-2). Met behulp van CT is het op grond van weefseldichtheid niet mogelijk te onderscheiden tussen bijvoorbeeld de aanwezigheid van een tumor, infarct, oedeem, ontsteking, hersenkneuzing of andere aandoeningen. Hiervoor is kennis nodig van de voor elke aandoening typische presentatie in het CT-beeld. Ook is inzage in de klinische patiëntengegevens van groot belang voor de correcte interpretatie van het CT-beeld.

In vele gevallen werkt de toepassing van een radiologisch contrastmiddel verhelderend. Hierbij wordt het contrastmiddel in een elleboogvene ingespoten, met een veel kleiner risico van complicaties dan bij injectie in een hersenslagader, zoals bij conventionele angiografie gebeurt. Na een intraveneuze

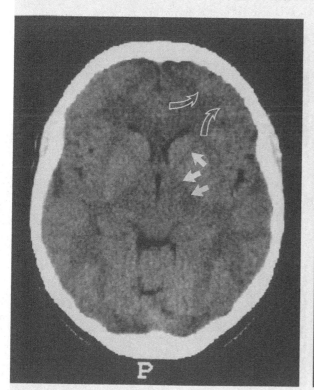

Figuur 6-1   CT-snede (plakdikte 10 mm) door normale hersenen, ter hoogte van de basale ganglia. Witte pijlen geven de grens aan tussen de grijze stof van de nucleus lentiformis en de witte stof van de capsula interna. Open pijlen wijzen op de grens tussen de witte stof van de corona radiata en de cerebrale cortex. (NB: Volgens radiologisch gebruik wordt de rechterhersenhelft links in de illustratie weergegeven.)

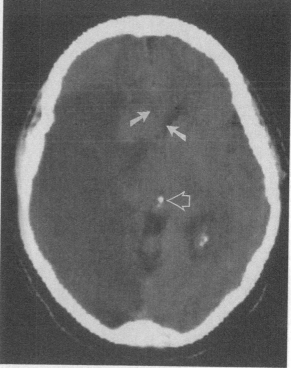

Figuur 6-2   Groot infarct in de rechterhemisfeer (links op de foto). Het afwijkende gebied toont verlaagde densiteit door toegenomen watergehalte van het verweekte hersenweefsel. Tevens is er massawerking door zwelling van het infarct, met hierdoor verdringing van de voorhoornen der zijventrikels (pijlen) en van de glandula pinealis (open pijl).

contrastinjectie zijn de cerebrale bloedvaten als helderwitte ('hyperdense') structuren afgebeeld. De hersenen zelf nemen het contrastmiddel niet op, aangezien er sprake is van een bloed-hersenbarrière die binnendringen van contrast in het cerebrum verhindert. Bij verstoring van de bloed-hersenbarrière door bijvoorbeeld infarct of ontsteking – of ontbreken ervan in een hersentumor – penetreert het contrastmiddel in het weefsel en veroorzaakt 'aankleuring'. Dergelijke aankleuring kan het gemakkelijker maken cerebrale pathologie te detecteren en te classificeren (figuur 6-3).

Behalve door aankleuring na een contrastinjectie kan hyperdensiteit van het hersenweefsel het gevolg zijn van de aanwezigheid van gestold bloed, of van verkalkingen (figuur 6-4).

CT is in vergelijking met de conventionele röntgenmethode dus een zeer belangrijke vooruitgang in de beeldvorming van de hersenen. Het cerebrale

luchtonderzoek is geheel van het toneel verdwenen. De toepassing van cerebrale angiografie is sterk teruggedrongen tot de diagnostiek van vaataandoeningen van de hersenen, zoals arteriosclerose, vasculitis en vaatmisvormingen (aneurysma, arterioveneuze malformatie). Ook bij deze aandoeningen zijn en worden nieuwe technieken zoals het Doppler-ultrageluidsonderzoek en CT-angiografie ontwikkeld om dezelfde diagnostische informatie op een minder invasieve wijze te verkrijgen.

CT is zeker niet zonder tekortkomingen vergeleken met een meer recentelijk ontwikkelde methode zoals MRI. De toepassing van ioniserende röntgenstraling stelt medisch-ethische beperkingen aan het gebruik van bijvoorbeeld vrijwilligers. Het contrastoplossend vermogen voor hersenweefsel, bijvoorbeeld tussen witte stof en grijze stof, is beperkt. Het optreden van storende artefacten op plaatsen waar het dichte bot van de schedelbasis in de CT-snede wordt

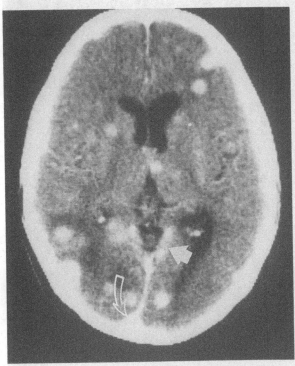

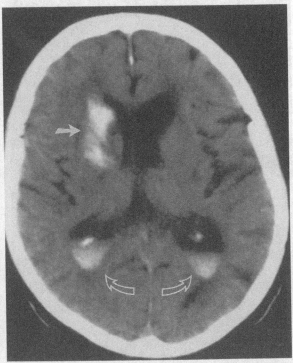

Figuur 6-3 Beeld van multipele hersenmetastasen vanuit een longcarcinoom. De ronde laesies tonen 'aankleuring': toename van de densiteit door opname van een contrastmiddel vanuit het bloed. De aanwezigheid van een bloed-hersenbarrière in normaal hersenweefsel voorkomt binnendringen van contrastmiddel. Wél aankleuring tonen normale niet-cerebrale structuren zoals het tentorium (pijl) en de veneuze sinus (open pijl).

Figuur 6-4 Na een hersenbloeding in de buurt van de rechter nucleus caudatus (pijl) is het gestolde bloed zichtbaar als een sterk hyperdens gebied op de CT-opname. Tevens is er doorbraak geweest van de bloeding in de ventrikels, en is er in rugligging van de patiënt bloed uitgezakt naar de beide achterhoornen van de zijventrikels (open pijlen).

geprojecteerd, heeft tot gevolg dat cerebrale structuren zoals de basale temporale kwabben en delen van de hersenstam en kleine hersenen vaak niet goed te beoordelen zijn.

Hiertegenover staat echter de grotere beschikbaarheid van CT vergeleken met MRI, en de lagere onderzoekskosten.

6.2.3 Magnetische resonantie

Magnetic resonance imaging (magnetische resonantiebeeldvorming; MRI; kernspintomografie) maakt gebruik van een nieuw beeldvormend principe. In plaats van door verzwakking van doorvallende röntgenstraling wordt beeldcontrast tot stand gebracht door de protonen van het lichaam te exciteren tot het uitzenden van radiosignalen. Aangezien het intensiteitsverloop in de tijd van het radiosignaal dat afkomstig is van verschillende weefsels varieert, kan men deze weefselkenmerken omzetten in beeldcontrast.

Protonen (waterstofkernen) komen veelvuldig voor in het menselijk lichaam. Alle protonen bezitten een magnetisch dipoolmoment. Wanneer een dergelijk lichaam wordt gebracht in een magnetisch veld, richten deze dipolen zich parallel of antiparallel, met een lichte voorkeur voor parallel. In het lichaam ontstaat dus een netto magnetisatievector in de richting van het magneetveld: longitudinaal. De protonen roteren rond hun as met een frequentie, de Larmorfrequentie, die samenhangt met de sterkte van het magnetische veld. Daarnaast vertonen de protonen een kantelende of tollende precessiebeweging.

Wanneer nu een radiofrequentie-puls (RF-puls) wordt ingestraald in het lichaam, wordt de netto magnetisatievector gekanteld uit de longitudinale naar de transversale richting, in een mate die afhangt van de amplitude en duur van de RF-puls. Een RF-puls die de netto magnetisatievector volledig van de longitudinale naar de transversale richting kantelt, noemt men een 90°-puls. De in het transversale vlak binnen een magneetveld roterende vector wekt nu een eigen RF-signaal op. Dit fenomeen van magnetische resonantie is te vergelijken met de akoestische resonantie (meezingen) van een stemvork die wordt blootgesteld aan geluid van de juiste frequentie. Ook de RF-frequentie van de ingezonden en uitgestraalde energie is gebonden aan de Larmor-frequentie van de protonen. Nadat het uitwendige RF-signaal is uitgezet, treedt herstel van equilibrium op: dit proces heet relaxatie. De longitudinale magnetisatievector groeit terug naar de oorspronkelijke waarde, en de transversale vector daalt naar nul. Longitudinale relaxatie vindt plaats door energieverlies van protonen aan de omgeving ('spin-lattice relaxation') en wordt gekenmerkt door de tijdsconstante T_1, het tijdstip waarop de longitudinale magnetisatie is hersteld tot 63% van de oorspronkelijke waarde. Transversale relaxatie wordt bepaald door energieverlies door interacties van protonen onderling ('spin-spin relaxation') en gekarakteriseerd door de tijdsconstante T_2, het tijdstip waarop transversale magnetisatie met 63% is gedaald. De waarden voor T_1 en T_2 variëren per weefseltype, en deze verschillen kunnen tot uiting worden gebracht in beeldcontrast. Wanneer dit beeldcontrast vooral wordt bepaald door weefselverschillen in longitudinale relaxatiesnelheid, noemt men het beeld 'T_1-gewogen'. Wanneer verschillen in transversale relaxatiesnelheid het beeldcontrast domineren, is het beeld 'T_2-gewogen'. Wanneer T_1-zowel als T_2-invloeden zoveel mogelijk worden onderdrukt, wordt beeldcontrast bepaald door weefselverschillen in protondichtheid.

T_1- respectievelijk T_2-contrast kan worden versterkt of onderdrukt door selectie van twee parameters.

De tijdsduur tussen twee 90°-pulsen heet repetitietijd (TR). Bij een korte TR bevat het beeld veel T_1-contrast, bij een lange TR weinig. De tijdsduur tussen uitwendige 90°-puls en de registratie van het RF-signaal van de protonen heet echotijd (TE). Bij een korte TE bevat het beeld weinig T_2-contrast, bij een lange TE veel. Wil men nu een T_1-gewogen beeld, dan wordt een korte TR gekozen (veel T_1-contrast) en een korte TE (weinig T_2-contrast) (figuur 6-5a). Wanneer T_2-weging gewenst is, wordt juist een lange TR gekozen en een lange TE (figuur 6-5b).

Een MRI-beeld kan per definitie nooit uitsluitend T_1- of T_2-gewogen zijn, maar bevat altijd een mengsel van contrasten, gebaseerd op weefselverschillen in T_1, T_2 en protondichtheid. De contrastweging T_1 of T_2 kan met verschillende technieken tot stand worden gebracht, met verschillende beeldkenmerken en klinische toepassingen. Hierdoor, en ook door het feit dat de diverse fabrikanten van MRI-apparatuur zich allen bedienen van verschillende acroniemen om pulssequenties en technische parameters aan te geven, kan een verwarrende situatie ontstaan.

Ondanks de opkomst van hybride pulssequenties die zowel T_1- als T_2-contrastkenmerken bevatten, is het toch mogelijk een aantal vuistregels uiteen te zetten.

T_1-gewogen MRI-beelden zijn herkenbaar aan het feit dat water (bijvoorbeeld liquor cerebrospinalis) met

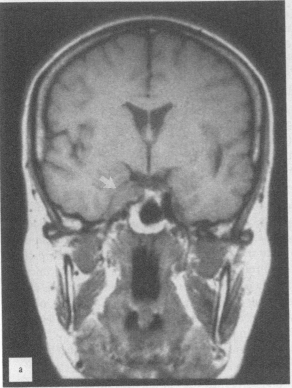

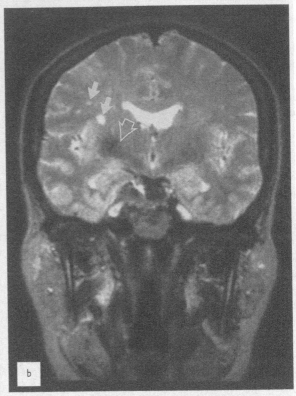

Figuur 6-5   T₁-gewogen MRI-opname, coronaal afbeeldingsvlak, plakdikte 5 mm, door gebied van foramen van Monro.
(a) T₁-weging geeft fraaie anatomische weergave van hersenen, ventrikels en uitwendige liquorruimten. Kleine schedelbasistumor
(pijl) is goed te zien, zelfs zonder injectie van contrastmiddel. In T₁-gewogen beelden wordt de liquor cerebrospinalis donker weergegeven. (b) T₂-gewogen MRI-opname, zelfde individu en locatie. Minder mooi anatomisch beeld, schedelbasistumor met moeite
te zien. T₂-gewogen beelden geven meer informatie over de samenstelling van de hersenen. Kleine infarctjes in de rechterhemisfeer
(pijlen) zijn niet te zien op het T₁-gewogen beeld (zie a). Ook de donkere partij (open pijl), veroorzaakt door neerslag van ijzer in
het weefsel, is alleen in het T₂-gewogen beeld zichtbaar. Liquor cerebrospinalis en cerebrale laesies worden wit weergegeven.

een lange T₁-relaxatietijd een lage signaalintensiteit
bezit (hypo-intens is) en dus donker wordt afgebeeld.
Vet heeft daarentegen een korte T₁ en is hyperintens
en wordt dus lichtgrijs (vethoudend beenmerg) tot wit
(subcutaan vet of orbitavet) weergegeven. Door deze
laatste eigenschap worden T₁-gewogen beelden ook
wel vetbeelden genoemd. De meeste T₁-gewogen beelden worden vervaardigd met de spinechotechniek.

De 'inversion recovery'-methode levert zeer sterk
T₁-gewogen beelden op met een fraai contrast tussen
witte en grijze stof, en is dus geschikt voor onder
meer beeldvorming van de hippocampus en beoordeling van wittestofmyelinisatie (figuur 6-6).

MRI-contrastmiddelen gebaseerd op paramagne-
tisch gadolinium worden in de dagelijkse praktijk
toegepast bij T₁-gewogen acquisities met spinechotechniek. Het contrastmiddel veroorzaakt een verkor-

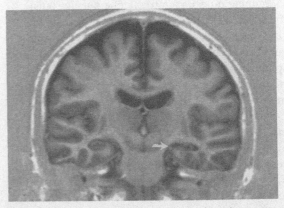

Figuur 6-6   T₁-gewogen MRI-opname met inversion-recovery-
techniek (zie tekst). Coronaal afbeeldingsvlak door gebied van
hippocampus. Opvallend kleine linkerhippocampus vergeleken
met rechts, bij patiënt met temporale epilepsie door mesiotem-
porale sclerose.

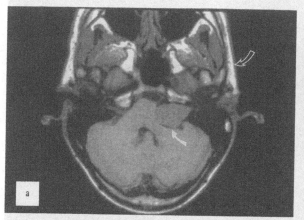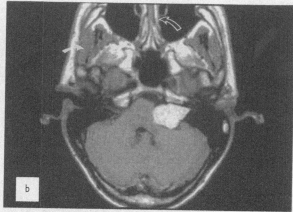

Figuur 6-7 T₁-gewogen MRI-opnamen van acusticusneurinoom (kromme pijl), vóór (a) en na (b) intraveneuze injectie van het contrastmiddel gadolinium. Sterke signaaltoename in de tumor na contrastinjectie. Ook het goed gevasculariseerde neusslijmvlies toont duidelijke aankleuring (b, open pijl), kauwspieren minder (kromme pijl). Onderhuids vetweefsel heeft zonder contrast reeds een hoog signaal (a, open pijl); dit verandert niet door contrastinjectie.

ting van T₁ en dus een hoog signaal in de weefsels waarin het zich ophoopt (figuur 6-7). Het eveneens hoge signaal van vet op T₁-gewogen opnamen kan dan hinderlijk zijn. In een dergelijk geval past men wel eens een vetonderdrukkingstechniek toe, waardoor het vet donkergrijs of zwart wordt weergegeven en het beeld nog slechts met moeite als T₁-gewogen te herkennen is.

Een hoog signaal in een T₁-gewogen beeld kan behalve op de aanwezigheid van vet of van een MR-contrastmiddel ook nog berusten op T₁-verkorting door het bloedproduct methemoglobine of door eiwithoudend vocht (figuur 6-8).

T₂-gewogen MRI-beelden worden herkend aan de hoge signaalintensiteit afkomstig van water. Liquor cerebrospinalis en ook bijvoorbeeld glasvocht in de oogbol worden helderwit weergegeven. T₂-gewogen pulssequenties leveren dus 'waterbeelden' op. De anatomische afbeelding van de hersenen zelf is hierbij vaak wat minder fraai dan bij T₁-weging. De grootste toepassing van T₂-gewogen beelden is niet zozeer het detecteren van veranderingen in de vorm, maar veeleer in de samenstelling van het hersenweefsel. De meeste pathologische processen (veroorzaakt door bijvoorbeeld infarct, oedeem, tumor, ontsteking, enzovoort) gaan gepaard met een toename van het watergehalte van het hersenweefsel, en zijn het best te detecteren op T₂-gewogen beelden, door de toegenomen signaalintensiteit. Signaalverlies in een T₂-gewogen beeld kan op verschillende oorzaken berusten. Magnetische susceptibiliteit wordt gedefinieerd

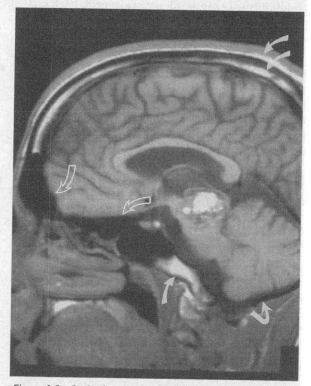

Figuur 6-8 Sagittale T₁-gewogen MRI-opname van een patiënt met een caverneus hemangioom in de hersenstam. Het bloedproduct methemoglobine veroorzaakt een hoog signaal binnen de laesie. Onderhuids vet of vet in het beenmerg van de schedel veroorzaakt eveneens een hoog signaal (kromme pijlen). Een laag MRI-signaal kan op zowel T₁- als T₂-gewogen beelden onder meer berusten op aanwezigheid van lucht (open pijlen) of corticaal bot (gehaakte pijl).

als de ratio van de intensiteit van de magnetisatie die wordt opgewekt in een bepaalde substantie ten opzichte van de intensiteit van het uitwendige magneetveld. Lokale verschillen in magnetische susceptibiliteit veroorzaken kenmerkende artefacten op grensvlakken, bijvoorbeeld donkere vlekken in het hersenweefsel grenzend aan luchthoudende neusbijholten, donkere gebieden in de normale basale ganglia door ijzerneerslag, of sterk hypo-intense randen om een oude bloeding door aanwezigheid van het gefagocyteerde bloedafbraakproduct hemosiderine. Ook kalkneerslag kan leiden tot dergelijk signaalverlies.

Ook voor T_2-weging is spinecho de meest gebruikte sequentie. Door de lange repetitietijden die worden toegepast bij T_2-gewogen opnamen, is de scantijd relatief lang. Introductie van de zogenoemde turbo-spinechosequentie, waarbij per excitatie meer beeldinformatie kan worden geregistreerd, heeft dit probleem aanzienlijk verlicht. Ook zijn susceptibiliteitsartefacten minder hinderlijk.

Verder kan ook de gradiënt-echotechniek worden gebruikt om waterbeelden te creëren. De kwaliteit van deze beelden is minder goed dan met spinechotechniek, maar de gevoeligheid voor susceptibiliteitsverschillen is groter, zodat gradiënt-echosequenties vooral worden gebruikt wanneer men zoekt naar ijzerhoudende bloedingsresten.

In sommige situaties kan het wenselijk zijn het signaal van de liquor cerebrospinalis te onderdrukken, bijvoorbeeld wanneer men zoekt naar hoog-signaallaesies die dicht bij de ventrikels zijn gelegen, en dus moeilijk van de liquor zijn te onderscheiden. Door de T_2-weging te verminderen (protondichtheidsweging) wordt het signaal van de liquor verminderd, terwijl de weefselgebieden met verhoogd watergehalte hun hoge signaal behouden. Een nieuwere methode is de volledige onderdrukking van het signaal van vrij water, dat dan zwart wordt weergegeven. Deze techniek heet 'fluid-attenuated inversion recovery' (FLAIR, figuur 6-9).

Zowel vetsignaal als vrijwatersignaal kunnen dus selectief worden onderdrukt. Dit kan leiden tot verwarring wanneer niet duidelijk is welke techniek is toegepast.

Behalve de weefseleigenschappen T_1, T_2 en protondichtheid zijn er andere fysische verschijnselen die het MRI-beeld kunnen beïnvloeden.

■ 'Flow'. Wanneer protonen in beweging zijn, kan het gebeuren dat zij het afbeeldingsvlak hebben verlaten vóórdat hun signaal is geregistreerd. Dit verschijnsel heet 'flow void' en is verantwoordelijk voor het zwarte aspect van snelstromend bloed in arteriën en veneuze sinussen, en het onregelmatige signaalverlies van de liquor rond de hersenstam en het ruggenmerg, waar de liquorstromingen sterk zijn. Het is mogelijk om van flow-fenomenen gebruik te maken om een MR-angiogram te creëren, een 'flow-gewogen' MRI-beeld (figuur 6-10). Hiervoor zijn diverse technieken beschikbaar, die niet verder worden besproken. Ook kan een MRI-contrastmiddel intraveneus worden ingespoten om het beeldcontrast te versterken.

■ Magnetische overdracht. De overdracht van magnetisatie van gebonden protonen naar protonen in vrij water kan kwantitatief worden berekend en gebruikt om hersenweefsel nader te karakteriseren. Deze methode lijkt vooral veelbelovend bij de diagnostiek van diffuse veranderingen van het hersenweefsel bij bijvoorbeeld demyeliniserende aandoeningen of hersenletsel.

■ Een tweede toepassing is de onderdrukking van magnetisatieoverdracht teneinde het achtergrondsignaal in een MRI-beeld te reduceren en het optische effect van een MRI-contrastmiddel te vergroten. Zo kan bijvoorbeeld de sensitiviteit voor detectie van kleine hersenmetastasen worden verhoogd.

■ Diffusie van water. Hierbij worden de moleculaire diffusiebewegingen geregistreerd. Een veelbelovende toepassing is de vroege diagnostiek van herseninfarcten. Conventionele MRI-sequenties kunnen – evenals CT – een infarct pas detecteren na toename van het hersenwatergehalte (verweking), doorgaans pas enkele uren na de attaque. Behandeling van een afgesloten cerebrale arterie door middel van trombolyse moet, om veilig en effectief te zijn, binnen drie uur worden ingezet. Wanneer een hersencel afsterft, treedt vrijwel onmiddellijk zwelling op van de membraneuze celwand en worden de moleculaire diffusiebewegingen verminderd. Met behulp van een diffusiegewogen MRI-beeld kan dus een irreversibele infarcering in een zeer vroeg stadium worden vastgesteld. Deze informatie is van belang om het nut van een voorgenomen trombolysebehandeling in te schatten.

■ Magnetische susceptibiliteit. Susceptibiliteiteffecten maken het mogelijk om, bij gebruik van een

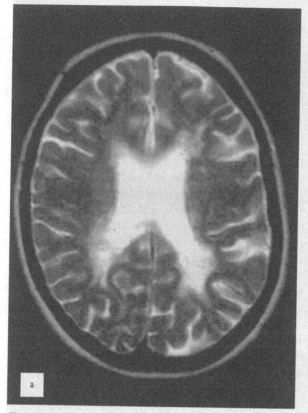

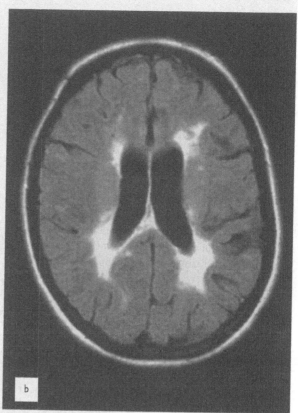

Figuur 6-9   T₂-gewogen spinecho- (a) en FLAIR (b)-beelden. In afbeelding a worden zowel de liquor cerebrospinalis in de ventrikels als de periventriculaire hyperintensiteiten wit afgebeeld. In afbeelding b wordt het signaal van het ongebonden water onderdrukt en is de liquor in en om de hersenen donker. De periventriculaire witte stof met verhoogd watergehalte behoudt haar hoge signaal, en is goed afgrensbaar van de ventrikels.

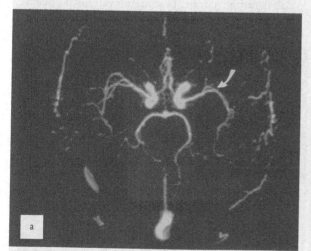

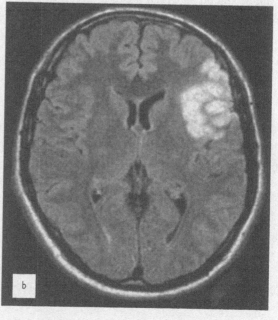

Figuur 6-10   MR-angiogram in axiale projectie (a). Links is geen flow waarneembaar in een fronto-operculaire tak van de a. cerebri media (pijl). FLAIR-beeld (b) toont links een frontolateraal corticaal infarct.

hiervoor gevoelige pulssequentie, minuscule bloedingsresten te detecteren door de aanwezigheid van ferreus hemosiderine. Ook andere componenten van bloed kunnen worden gedetecteerd. Oxyhemoglobine bezit een hogere magnetische susceptibiliteit dan desoxyhemoglobine. Wanneer een gebied in de hersenen wordt geactiveerd, neemt de bloeddoorstroming ter plaatse sterk toe, en hiermee ook de verhouding oxy-/desoxyhemoglobine. Deze toename kan worden geregistreerd met een opnamesequentie die gevoelig is voor magnetische susceptibiliteitsverschillen (figuur 6-11). Deze toepassing staat bekend als 'blood oxygen level dependent' functionele MRI of BOLD fMRI. Deze techniek is zeer veelbelovend, zowel voor neuropsychologisch onderzoek als voor klinische toepassing, bijvoorbeeld bij de preoperatieve lokalisatie van eloquente cerebrale gebieden (zie ook de volgende paragraaf over BOLD fMRI). Gadoliniumcontrastmiddelen worden in de dagelijkse MRI-praktijk gebruikt in combinatie met T_1-gewogen beelden. Deze middelen beïnvloeden echter ook de susceptibiliteit van het hersenweefsel. Wanneer een contrastbolus intraveneus wordt ingespoten, kan de passage van deze bolus door het cerebrale vaatbed worden geregistreerd, en kunnen hemodynamische gegevens over regionale cerebrale bloedvolume-rCBV en regionale cerebrale bloedflow-rCBF worden berekend. Deze gegevens zijn van belang bij patiënten met een cerebrovasculair accident bij wie trombolyse wordt overwogen. Hierbij kan MR-angiografie worden gebruikt om een eventuele arteriële occlusie zichtbaar te maken; rCBV-bepaling om het bedreigde chemische gebied te bepalen en diffusiebeeldvorming om de omvang van het reeds geïnfarceerde gebied vast te stellen. Wanneer er sprake is van een aanzienlijke 'penumbra' van bedreigd maar nog niet afgestorven weefsel, lijkt trombolyse een zinvolle behandelingsoptie.

- MR-spectroscopie. De precessiefrequentie van protonen wordt onder meer beïnvloed door hun moleculaire omgeving. Deze frequentieverschillen heten 'chemical shifts'. Het fenomeen kan worden gebruikt om een spectrum te construeren waarin de diverse chemische verbindingen worden gerangschikt op geleide van hun chemical shift, en waarin de hoogte van de diverse pieken de respectievelijke concentraties van de

diverse verbindingen (choline, lactaat, N-acetylaspartaat en andere) weergeeft. Hierdoor is in vivo een niet-invasieve biochemische analyse mogelijk van afzonderlijke cerebrale structuren. Toepassingen op dit moment liggen vooral op het gebied van de diagnostiek van hersentumoren en van stofwisselingsstoornissen en perinatale beschadigingen van de hersenen.

Door de grote overdaad aan keuzemogelijkheden voor de beeldvorming die MRI biedt, is een goede planning voorafgaand aan het onderzoek een belangrijke vereiste. Essentieel voor deze planning is een gedetailleerde klinische vraagstelling inclusief vermelding van de relevante differentiaaldiagnostische mogelijkheden. Indien deze gegevens niet worden verstrekt, bestaat enerzijds kans dat er veel ongerichte en overbodige opnamesequenties worden verricht, en anderzijds het risico dat relevante pathologie wordt gemist. De meeste soorten pathologie worden het best aangetoond met behulp van een scanprotocol dat op maat is gesneden. Met een protocol dat geschikt is voor het aantonen van bijvoorbeeld multiple sclerose, kunnen andere soorten afwijkingen zoals hersenmetastasen gemakkelijk worden gemist. De meeste onderzoeksprotocollen bestaan uit een aantal basisopnamesequenties die afhankelijk van de vraagstelling worden uitgebreid. Het axiale of orbitomeatale afbeeldingsvlak is het meest gebruikte, en komt overeen met het CT-afbeeldingsvlak. Het sagittale vlak is nuttig voor het bestuderen van bijvoorbeeld

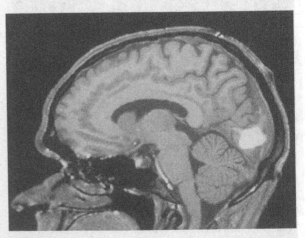

Figuur 6-11 Activatie van de visuele cortex door middel van een stroboscopische lichtstimulus. Functionele MRI op basis van lokale oxygenatieverschillen – BOLD fMRI.

de hersenbalk, de hersenstam en de cerebellaire anatomie. In het coronale afbeeldingsvlak zijn bijvoorbeeld de linker- en de rechterhippocampus goed te bestuderen en te vergelijken. Voordeel van de axiale en coronale vlakken is de goede vergelijking die mogelijk is tussen de linker- en rechterhersenhelft. In het sagittale afbeeldingsvlak is de relatie van bijvoorbeeld de hersenstam met de schedelbasis goed te zien.

Spinecho-T_1- en -T_2-gewogen beelden worden in de dagelijkse praktijk het meest gebruikt, waarbij de T_2-gewogen beelden ter wille van tijdsbesparing vaak met de turbo-spinecho (TSE)-techniek worden vervaardigd. Deze techniek is echter iets minder gevoelig voor het aantonen van subtiele afwijkingen van het hersenweefsel. T_2-gewogen beelden geven gebieden met afwijkende cerebrale samenstelling beter weer dan T_1-gewogen beelden. Deze laatste zijn in het algemeen meer geschikt voor het afbeelden van de cerebrale oppervlakteanatomie en de hersenzenuwen, en worden ook gebruikt wanneer een MRI-contrastmiddel (gadolinium) is ingespoten.

Enkele gespecialiseerde technieken zijn: driedimensionale (3D) pulssequenties voor opnamen met hoge anatomische resolutie, zowel T_1- als T_2-gewogen; inversion recovery (IR) voor optimaal contrast tussen witte en grijze stof (myelinisatie, hippocampus); fluid-attenuated inversion recovery (FLAIR) voor betere zichtbaarheid van wittestoflaesies in de buurt van de hersenventrikels; en gradiënt-echo-opnamen (FFE, FLASH) voor detectie van bijvoorbeeld hemosiderine.

De meeste vormen van cerebrale pathologie (tumor, oedeem, infarct, contusie, encefalitis, demyelinisatie, enzovoort) gaan gepaard met een toename van het watergehalte van het hersenweefsel, met als gevolg enige afname van signaal (donker gebied) op T_1-gewogen beelden, en een signaaltoename (helder gebied) op T_2-gewogen beelden. MRI bezit dus een hoge mate van sensitiviteit voor het detecteren van de aanwezigheid van pathologie, maar kan op grond van de signaalkenmerken alleen niet onderscheiden tussen de diverse soorten pathologie. Om MRI-beelden goed te interpreteren, is kennis nodig van de wijze waarop diverse soorten pathologie het MRI-beeld beïnvloeden (locatie, uitbreiding, begrenzing, massawerking, enzovoort) en ook (wederom) relevante klinische informatie.

In principe kan de term functionele MRI of fMRI worden gebruikt voor meerdere MRI-technieken waarbij het bestuderen van fysiologische processen op de voorgrond staat ten opzichte van zuiver anatomische beeldvorming. Het kan hierbij gaan om processen zoals cerebrale perfusie en diffusie, maar ook stroming van vloeistoffen als bloed en liquor cerebrospinalis. De term fMRI wordt echter in het bijzonder gebruikt voor die toepassing waarbij verschillen in lokale magnetische susceptibiliteit, bepaald door lokaal wisselende verhoudingen hemoglobine/desoxyhemoglobine, worden toegepast om verschillen in cerebrale activatie aan te geven. Deze techniek van blood oxygen level dependent (BOLD) fMRI blijkt een krachtig en veelzijdig werktuig te zijn bij het bestuderen van cerebrale functies bij vrijwilligers en patiënten.

Voordelen van de fMRI-techniek zijn het voorzover bekend ontbreken van nadelige bijwerkingen, de lagere kosten en de betere anatomische resolutie dan bijvoorbeeld positronemissietomografie (PET). fMRI-studies kunnen dus herhaaldelijk zonder biologische bezwaren bij vrijwilligers worden uitgevoerd. Daarnaast zijn er nadelen. De ruimte binnen een MRI-scanner is beperkt en voor sommigen te eng. Door de gradiëntschakelingen wordt een oorverdovend lawaai geproduceerd, en fMRI-studies kunnen veel tijd in beslag nemen, doorgaans 60 minuten en soms langer. Voor een succesvolle fMRI-studie is een hoge mate van motivatie en concentratie vereist. Vooral patiënten met cerebrale functiestoornissen kunnen dit niet altijd opbrengen. Ten slotte mag niet worden vergeten dat evenals bij PET en single photon emission computed tomography (SPECT) bij BOLD fMRI niet de neuronale activatie zelf zichtbaar wordt gemaakt, maar dat deze wordt afgeleid van secundaire metabole en hemodynamische veranderingen. De tijdsresolutie van fMRI is daardoor laag; in de orde van één seconde in plaats van tientallen milliseconden waarin zich neuronale activatieprocessen afspelen.

BOLD fMRI is gebaseerd op de volgende principes. Lokale neurale activiteit leidt tot verhoogde zuurstofconsumptie en afname van de verhouding oxyhemoglobine/desoxyhemoglobine. Kort hierna treedt echter een sterke overcompensatoire toename op van de regionale bloeddoorstroming, waardoor de lokale oxygenatie van het bloed toeneemt. Het magnetische susceptibiliteiteffect in het bloed is afhankelijk van de verhouding oxy-/desoxyhemoglobine. Een MRI-sequentie die zeer gevoelig is voor het susceptibiliteiteffect van desoxyhemoglobine, kan dus worden toegepast om de lokale oxygenatietoestand van het bloed te bepalen: een stijging in de zuurstofconcentratie resulteert in een toename van het MR-signaal. Het contrast in een fMRI-beeld dat hierdoor ontstaat, heet blood oxygen level dependent (BOLD) contrast.

De MR-signaaltoename bij cerebrale activatie is verhoudingsgewijs gering (enkele procenten). Verder is het noodzakelijk het signaal van de activatietoestand te vergelijken met de rusttoestand van basisactiviteit zonder activatie. Bij een klassiek fMRI-experiment met motorische activatie zal bijvoorbeeld een periode met 30 seconden vingerbewegingen worden afgewisseld met 30 seconden rust. Deze alternatie wordt een aantal malen herhaald en gemiddeld om de signaal-ruisverhouding te verbeteren. Vooral wanneer meerdere opdrachten worden uitgevoerd, kan hierdoor de onderzoekstijd fors oplopen. Wanneer bijvoorbeeld complexe taal- en geheugenfuncties worden onderzocht, stelt dit hoge eisen aan de opdrachten of paradigma's die worden toegepast. Hierbij gaat het niet alleen om de 'activatie'-taak, maar ook om de 'rust'-taak. Zo kan bij een leestaak het identificeren van herkenbare woorden worden afgewisseld met betekenisloze lettercombinaties, opdat de subtractie van deze twee de relevante hersenprocessen in beeld brengt.

Na de acquisitie van de fMRI-data is nog een uitgebreide databewerking nodig. Bewegingen van het hoofd en ook fysiologische vloeistofbewegingen van bloed en liquor cerebrospinalis kunnen de fMRI-beelden sterk degraderen. Behalve door maatregelen tijdens de acquisitie kunnen ook a posteriori correcties worden toegepast. De fMRI-data wordt gepresenteerd in de vorm van een activatiekaart ('statistical parametric map'; SPM). In vroege fMRI-experimenten werd eenvoudige subtractie toegepast van het rustsignaal ten opzichte van de MRI-signaalintensiteit tijdens activatie. Later werden meer complexe statistische parametrische en non-parametrische tests geïntroduceerd om geactiveerde cerebrale volume-elementen ('voxels') betrouwbaar te onderscheiden van niet-geactiveerde voxels. Ten slotte worden de activatiegebieden geprojecteerd op anatomische MRI-beelden van de hersenen van hetzelfde individu. De intensiteit van het BOLD-effect kan worden weergegeven door een kleurcodering.

Experimentele en klinische toepassingen van BOLD fMRI zijn veelvuldig en nemen snel toe. Motorische taken worden gebruikt om de primaire motorische cortex te lokaliseren bij patiënten die in dit gebied een neurochirurgische ingreep zullen ondergaan, bijvoorbeeld voor een hersentumor, en bij wie

beschadiging van de motorische centra een bron van zorg is. Meer experimentele studies zijn gericht op complexe bewegingen en bewegingsvoorbereiding en -planning, bijvoorbeeld door de proefpersoon zich een beweging voor te laten stellen zonder deze uit te voeren.

Nog meer complex en wisselvallig zijn de fMRI-responsen op verschillende sensibele stimuli. Een mogelijke toepassing is de studie van chronische pijnsyndromen. Met behulp van emotioneel geladen auditieve, visuele of tactiele stimuli wordt activatie bestudeerd van de amandelkern en andere limbische structuren. Bij patiënten met epilepsie die in aanmerking komen voor een operatie aan de temporale kwab, kan lokalisatie door middel van fMRI van de centra belangrijk voor taal- en geheugenfuncties, in potentie de veel meer riskante Wada-test vervangen. Bij deze laatste test worden de hersenhemisferen afwisselend verdoofd door injecties van Amytal in de halsslagaders. Studies bij patiënten met multiple sclerose en cerebrovasculaire accidenten geven aan dat beschadiging van primaire motorische centra wordt gecompenseerd door extra activering van andere motorische gebieden. Bij de ziekte van Alzheimer worden de hippocampusstructuren in de temporale kwabben minder sterk geactiveerd door leertaken dan bij gezonde leeftijdsgenoten. Het is duidelijk dat BOLD fMRI nog in de kinderschoenen staat, evenals vele andere MRI-ontwikkelingen. De toekomst zal leren wat het volledige effect van deze ontwikkelingen zal zijn op de patiëntenzorg en op de neurowetenschappen.

6.2.4 Positronemissietomografie

De ontwikkeling van de PET begint in feite met de voorspelling van de Engelse fysicus P. Dirac in de jaren dertig van de vorige eeuw. Hij voorspelde op zuiver wiskundige gronden dat naast de ons bekende materie er ook zogenoemde antimaterie moest bestaan. Antimaterie kan men niet waarnemen of voelen, hetgeen niet echt bijdroeg tot de geloofwaardigheid van zijn voorspelling. Eigenlijk zou deze antimaterie ook weer niet kunnen voorkomen, want volgens Dirac zouden bij het samenkomen van materie en antimaterie (annihilatie) beide verdwijnen en in het geheel worden omgezet in straling. Deze antimaterie was er dus, maar eigenlijk ook weer niet.

Hoewel in die periode veel opzienbarende ontdekkingen over straling werden gedaan, was dit 'antimaterie'-verhaal voor veel mensen toch onaanvaardbaar. Groot was dan ook de verbazing toen in 1934

Carl Anderson, afkomstig uit Amerika, in straling uit de kosmische ruimte inderdaad deeltjes vond die aan de voorspelling van Dirac voldeden.

Later bleek dat het gevonden antideeltje een anti-elektron (positron) was. De ontwikkelingen gingen snel en nu, nog geen 40 jaar later, is de wetenschap er vast (!) van overtuigd dat er voor elk deeltje in de natuur een antideeltje bestaat. Men bleek zelfs in staat deze kleine antideeltjes in het laboratorium te produceren met omgekeerd evenredig grote machines die men cyclotrons en versnellers noemden. Zoals al was voorspeld, was de levensduur van deze antideeltjes zeer kort.

Wat heeft beeldvorming van de hersenen nu met deze antideeltjes van doen? Met behulp van bovengenoemd cyclotron is het mogelijk elementen zoals koolstof, zuurstof, stikstof en fluor te ontwikkelen die in staat zijn om deze antideeltjes uit te zenden (positron'emitters'). Nu blijkt dat de energie van deze straling (fotonen) die deze antideeltjes vormen als zij met 'gewone' deeltjes in aanraking komen, niet meer en niet minder dan 511 keV bedraagt. Eigenlijk bestaat de uitgezonden straling uit twee fotonen met elk een energie van 511 keV. Deze twee fotonen worden in een relatieve hoek van bijna 180° uitgezonden (figuur 6-12). Deze karakteristieke annihilatiestraling kan men met een (PET-)camera detecteren en in beeld brengen. Het in beeld brengen gebeurt door middel van speciale kristallen gemaakt van silicaat (LSO, YSO) of van bismut-germanaat (BGO), die de eigenschap hebben straling om te zetten in elektrische energie.

Wat zijn de toepassingen van het in beeld brengen van deze straling? Men vervangt bijvoorbeeld in een glucosemolecuul één van de zes koolstofatomen

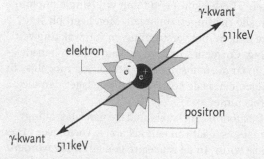

γ-kwant
511keV

elektron

positron

γ-kwant
511keV

Figuur 6-12   Het positron ontmoet aan het eind van zijn baan een elektron. Er treedt annihilatie op van het positron-elektron-paar, waarbij twee γ-kwanten met een energie van elk 511 keV ontstaan. Deze karakteristieke straling wordt in coïncidentie gedetecteerd in de PET-camera.

door één koolstofatoom, dat positronen uitzendt (C^{11}). Dan is het lichaam niet in staat een onderscheid te maken tussen het 'echte' glucosemolecuul en het 'fop' (lees: 'tracer') glucosemolecuul. Met andere woorden, beïnvloeding van biochemische processen in ons lichaam is met deze meetmethodiek praktisch nihil en daardoor zijn fysiologische processen zo zuiver mogelijk met de PET-techniek te meten.

Annihilatiestraling vertoont, net als andere ioniserende straling, verzwakking en verstrooiing in het lichaam. Deze factoren hebben een duidelijke invloed op het uiteindelijke meetresultaat. Door gebruik te maken van de specifieke 180°-hoek waaronder deze straling vrijkomt, kan met behulp van de zogenoemde coïncidentietechniek deze invloed praktisch tot een minimum worden teruggebracht. Deze coïncidentietechniek houdt in dat alleen bij het gelijktijdig detecteren van de twee fotonen op het kristal een elektrisch signaal wordt afgegeven. Omgekeerd: heeft men een elektrisch signaal, dan is de plaats waar de straling vandaan kwam nauwkeurig te berekenen. Kortom, men kan met de huidige PET-technologie op een non-invasieve manier biochemische processen in de hersenen uiterst nauwkeurig – zelfs tot op picogram hoeveelheden – aan de buitenkant van het lichaam bestuderen en in beeld brengen.

Er zijn ook nadelen. Op de eerste plaats is de hoge prijs een nadeel. Op de tweede plaats is het onderscheidend vermogen (resolutie) van PET lager dan de resolutie die kan worden bereikt met CT en MRI. Op de derde plaats is er de korte halveringstijd van de radio-isotopen. Zoals bij alle radioactieve isotopen wordt de levensduur uitgedrukt in een halveringstijd. Vanwege de korte halveringstijd is een cyclotron in de buurt van een PET-camera noodzakelijk. Hierop bestaan uitzonderingen. De positrone-mitter van het fluoratoom (F^{18}) heeft een levensduur die voldoende is om op geruime afstand van het cyclotron patiëntenstudies te verrichten. De halveringstijd van F^{18} bedraagt bijna twee uur, hetgeen wil zeggen dat er van de oorspronkelijke hoeveelheid na twee uur nog maar de helft over is. PET-studies met F^{18}-gemerkte verbindingen nemen daardoor vooral de laatste jaren in belangstelling en aantal toe.

Wat de resolutie betreft, is er zelfs een theoretische ondergrens aan te geven. Doordat het positron eerst een zekere afstand in het weefsel moet afleggen voordat er annihilatie plaatsvindt, is er een fundamentele beperking aan de resolutie. De ondergrens van de resolutie is afhankelijk van de positronenergie, maar ligt gemiddeld in de buurt van 1,25 mm. Hoewel het verleden al vaak heeft laten zien dat er vele barrières kunnen worden genomen, blijft deze ondergrens voorlopig nog bestaan. De resolutie die men met de huidige PET-camera kan bereiken, ligt in het optimale geval rond 4 à 5 mm. We hebben het hier over de ruimtelijke (spatiële) resolutie. Ook het vervaardigen van meerdere opnamen in een kort tijdsbestek (temporele resolutie) is beperkt.

De verminderde spatiële resolutie is gedeeltelijk op te vangen met het combineren (fuseren, coregistreren) van functionele beelden (PET) met hoge-resolutie anatomische beelden (CT, MRI). Tegenwoordig gebeurt dit met speciaal daarvoor ontwikkelde software. Er bestaat ook een tendens om de beeldvormende apparaten zelf – bijvoorbeeld CT en PET – te combineren in één apparaat.

In potentie kunnen alle stoffen en geneesmiddelen worden gemerkt met een positronemitter. Dit maakt deze techniek zo krachtig en veelzijdig.

Op dit moment worden voor hersenstudies meestal F^{18}-gemerkt glucose, F^{18}-gemerkte neurotransmitters, zuurstofgemerkt water (H_2O^{15}) en in mindere mate koolstof (C^{11})-gemerkte aminozuren gebruikt. Hoewel de wijze van toediening niet vastligt, worden deze stoffen veelal intraveneus toegediend. Gelet op de korte halveringstijd is de stralenbelasting voor de patiënt binnen aanvaardbare normen en in het algemeen niet veel hoger dan bij een CT-studie van het hoofd.

In feite zou men gelabeld water (H_2O^{15}) als de 'gouden standaard' voor het kwantificeren van de hersendoorbloeding en zuurstofopname moeten beschouwen. Dit geldt ook voor de glucoseconsumptie van de hersenen gemeten met F^{18}-gemerkt glucose. Met beide technieken is veel ervaring opgedaan. Ook het meten van de neurotransmitterintegriteit staat de laatste jaren volop in de belangstelling, omdat een aantal ziektebeelden gepaard gaat met duidelijke stoornissen in de neurotransmittersystemen. Het ziektebeeld Parkinson is hier een klassiek voorbeeld van. Het meten van presynaptische, postsynaptische en 'transporter'-systemen zijn nauwkeurig in vivo bij patiënten met de ziekte van Parkinson te bestuderen en in beeld te brengen.

Anders dan bij CT en MRI heeft men in de praktijk te maken met de medicamenten die de patiënt gebruikt en die uiteindelijk hun weerslag kunnen hebben op de beeldvorming en interpretatie. Interferentie van medicamenten met het biochemische proces is op die manier ook te evalueren en te volgen.

Veel inzicht is verkregen door het afbeelden en kwantificeren van het dopaminergisch, adrenergisch, cholinergisch en serotonergisch neurotransmittersysteem, alsmede van aminozuur- (GABA, glutamaat), benzodiazepine-, histamine- en peptide- (opiaat, neurohormonen) receptorbinding in de hersenen. Van al deze mogelijkheden is de meeste ervaring opgedaan met met F^{18} gemerkt DOPA en met C^{11} gemerkte cocaïnederivaten. Onderzoek vindt voornamelijk plaats bij bewegings- en affectieve stoornissen, dementie, verslaving en andere psychiatrische ziektebeelden en bij epilepsie.

Vanuit de neurocognitieve wetenschap is er belangstelling voor de functionele specialisatie en segregatie van verschillende corticale gebieden. PET-gegevens al dan niet gecombineerd met elektro-encefalografie (EEG) en functionele (f)MRI-bevindingen hebben (patho)fysiologische processen van verschillende hersengebieden in kaart kunnen brengen.

6.2.5 Single photon emission computed tomography

Single photon emission computed tomography (SPECT) lijkt op PET, maar is ook wezenlijk anders. Beide technieken maken gebruik van straling afkomstig uit de kern van het atoom, en van speciale kristallen (NaI voor SPECT) om deze straling te detecteren. Beide technieken behoren tot het vakgebied van de nucleaire geneeskunde. Zowel PET als SPECT maken gebruik van tomografie om dwarsdoorsneden van activiteitsverdeling te reconstrueren om via deze weg een beter driedimensionaal ruimtelijk inzicht in het te bestuderen proces te verwerven.

SPECT maakt echter geen gebruik van antideeltjes, maar wel van radio-isotopen die gammastralen uitzenden. Hierbij komt één foton vrij (single photon) die in alle richtingen uitstraalt. Men heeft bij SPECT dus te maken met verstrooiing en verzwakking van straling. Correcties in deze maken wel een benadering, maar geen absolute kwantificering mogelijk. In het algemeen is de spatiële resolutie lager dan die verkregen met PET.

De atoomkern, waarvan deze gammastraling afkomstig is, gaat van een instabiele vorm over in een stabiele vorm. In de nucleaire geneeskunde worden verschillende instabiele atomen (radio-isotopen) gebruikt voor hersenstudies, zoals: indium-111, thallium-201 en jodium-123. Het meest bekende en meest geschikte radio-isotoop voor SPECT is technetium-99m. Het woord zegt het al, het heeft iets met techniek te maken: inderdaad is het een radioactief atoom, dat door mensen technisch wordt gemaakt en niet in de vrije natuur voorkomt. Bij SPECT gaat het echter niet alleen om het radio-isotoop, maar met name om de combinatie van het radio-isotoop met een chemische verbinding, het zogenoemde radiofarmacon. Dit brengt ons op het tweede verschil: technetium-99m gekoppeld aan een farmacon beïnvloedt in het algemeen de werking van dit farmacon.

Voor SPECT-hersenstudies worden verbindingen die in staat zijn de intacte bloed-hersenbarrière (BHB) te doorbreken, intraveneus toegediend. Het meten van de BHB-integriteit met radio-isotopen leverde in de jaren zeventig belangrijke diagnostische informatie op, en kan worden gezien als een voorloper van hersen-CT met intraveneuze contrastinjectie. De verbindingen die de intacte BHB passeren, zijn in het algemeen kleine moleculen met een lipofiel karakter en een neutrale elektrische lading. Koppeling met technetium-99m kan ervoor zorgen dat de verbinding niet (meer) in de hersenen komt. Het gedrag van een verbinding is na koppeling met een radio-isotoop niet geheel voorspelbaar meer.

Het geheel kan ook anders worden geformuleerd: alle hersenstudies die met SPECT kunnen worden gedaan, kunnen ook met PET worden gedaan, maar omgekeerd geldt dit niet.

Is er dan nog wel een rol voor SPECT weggelegd of moet de SPECT-techniek worden beschouwd als de kleine broer van PET? Deze vraag wordt wisselend beantwoord. Beter is het deze vraag niet te stellen en de zaken pragmatisch te bekijken. Bij een geschikte hersentracer – en die zijn er voor SPECT – is de toegankelijkheid tot dit onderzoek voor de patiënt aanmerkelijk groter vanwege het feit dat in bijna alle ziekenhuizen in Nederland SPECT-apparatuur aanwezig is (figuur 6-13). Daarnaast zijn er hersenstudies waarbij het gebruik van PET helemaal niet noodzakelijk is, bijvoorbeeld het intrathecaal toedienen van indium-III-DTPA om liquorstroom en -lekkage te meten.

De belangrijkste radiofarmaca waarmee in de dagelijkse praktijk SPECT-studies worden uitgevoerd, zijn technetium-99m gekoppeld aan exametazine (HMPAO) of aan ethylcysteinate-dimer (ECD). Dit zijn zeer lipofiele verbindingen, die onmiddellijk na toediening in het hersenweefsel worden opgenomen. De activiteitsopname is voor bijna 100% gecorreleerd aan de hersendoorbloeding (figuur 6-14).

Doorbloedingsstoornissen van de hersenen, zoals bij cerebrovasculair accident (CVA), dementie,

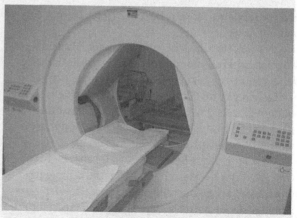

Figuur 6-13   Voorbeeld van een SPECT-camera. In dit geval bestaat de camera uit drie verschillende γ-camerakoppen. Deze MultiSPECT-3-camera biedt de mogelijkheid tomografische dwarsdoorsneden te maken van de verdeling van radioactiviteit onder andere in het hoofd.

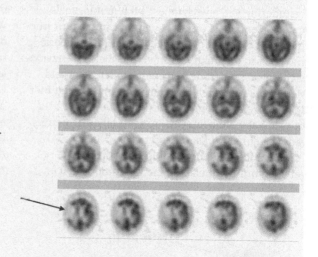

Figuur 6-14   Tomografische dwarsdoorsneden in transversale richting van het hoofd met behulp van het radiofarmacon: technetium-99m-HMPAO. De afbeelding toont de activiteitsopname met name in de grijze stof van de hersenen. Verminderde activiteitsstapeling wordt gezien rechts pariëtaal (zie pijl), wijzend op een ernstige doorbloedingsstoornis in dit gebied.

spasme of verhoogde doorbloeding zoals waargenomen bij epileptische haarden, kunnen op deze manier worden gevolgd.

De laatste jaren is ook met SPECT veel belangstelling ontstaan voor het afbeelden van het neurotransmittersysteem. Vanwege interferentie van technetium-99m met de BHB-passage zijn tot nog toe vooral neuroreceptorliganden gemerkt met het radio-isotoop I¹²³.

De meeste klinische studies vinden plaats naar de dopaminereceptor en met name naar het subtype D2. Jodium-123 gekoppeld aan benzamide (I¹²³-IBZM) is afgeleid van het antipsychoticum sulpiride en geeft een goed beeld van de postsynaptische dopamine (D2)-receptorintegriteit. Dit geldt ook voor de SPECT-tracers: I¹²³-epidepride en I¹²³-iodolisuride.

Met I¹²³gemerkt bèta-CIT en FP-CIT kan men in een vroeg stadium het ziektebeeld Parkinson aantonen of uitsluiten. Laatstgenoemde radiofarmaca beelden namelijk de presynaptische (D2) dopaminereceptorbinding af (figuur 6-15). Met I¹²³-iomazenil, voor het zichtbaar maken van de benzodiazepinereceptoren, behoren bovengenoemde radiofarmaca op dit moment tot het arsenaal van de klinische routine-SPECT-mogelijkheden.

SPECT-onderzoek houdt niet op bij het afbeelden van de neurotransmitterintegriteit in de hersenen. Bestudering van eiwitsynthese bij tumoren, zoals onder meer gebeurt met I¹²³-gemerkt aminozuur (methionine), is hiervan een goed voorbeeld. In theorie maar ook in de praktijk kunnen metabole en enzymatische processen in de hersenen worden afgebeeld. Men hoopt uiteindelijk ook bij stapelingsziekten met de juiste gemerkte precursor (bijvoorbeeld van bèta-amyloïd) stapelingsprocessen, zoals bij de dementie van Alzheimer, in kaart te brengen.

Het radio-isotoop thallium-201 wordt nu al gebruikt om het metabolisme van tumorcellen en

dan met name het specifieke 'natrium-kaliumpomp'-mechanisme in tumorcellen af te beelden. Tumoren hebben vanwege hun grote energiebehoefte vaak een verhoogde werking van de natrium-kaliumpomp. Doordat thallium lijkt op kalium, wordt bij tumoren vaak het radioactieve thallium-201 in plaats van kalium in de cel opgenomen. Thallium stapelt zich dan actief in het tumorweefsel. Met name voor het vroegtijdig opsporen van een tumorrecidief kan dit onderzoek een belangrijke klinische bijdrage leveren (figuur 6-16). Hier komt men dan weer op een gezamenlijk kenmerk van PET en SPECT. Een ziekteproces geeft in het algemeen eerst een verstoring van de fysiologie en daarna pas van de anatomie. Zowel PET als SPECT zijn in staat op een sensitieve en specifieke wijze verstoring in de normale hersenfysiologie in een vroeg stadium af te beelden.

6.3 ELEKTRO-ENCEFALOGRAFIE EN MAGNETO-ENCEFALOGRAFIE

Waar de hierboven beschreven technieken een beeld opleveren van de anatomie van de hersenen en van de bloedstroom- en metabole activiteit in de hersenen, leveren elektro-encefalografie (elektro-encefalogram; EEG) en magneto-encefalografie (magneto-encefalogram; MEG) een beeld op van de elektrofysiologische activiteit. Het EEG meet elektrische signalen met behulp van elektroden die contact maken met de schedelhuid, terwijl het MEG extreem zwakke elektromagnetische signalen kan registreren met behulp van sen-

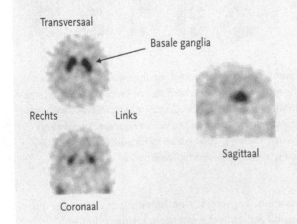

Figuur 6-15 Opnamen van het hoofd drie uur na injectie van met I¹²³ gemerkte FP-CIT. In de basale ganglia vindt verhoogde stapeling van dit radiofarmacon plaats. De opname van radioactiviteit is een maat voor de presynaptische (D2) dopaminereceptorintegriteit.

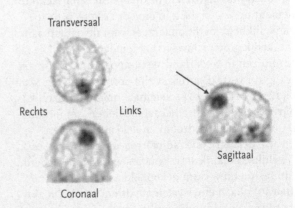

Figuur 6-16 Opnamen van het hoofd tien minuten na intraveneuze toediening van het radio-isotoop thallium-201. De hoge opname van radioactiviteit rechts occipitaal wees bij deze patiënt op een tumorrecidief.

soren rondom de schedel. Een voordeel van deze technieken is dat zij zeer snelle veranderingen in elektrische activiteit kunnen meten. Een nadeel is dat er wordt gemeten aan de buitenkant van de schedel, waardoor niet altijd nauwkeurig kan worden nagegaan waar de intracraniële bronnen van de elektrische activiteit zijn gelokaliseerd. Vooral de spatiële resolutie van het EEG laat in dit opzicht te wensen over. Voor wetenschappelijk onderzoek naar informatieverwerking hoeft dit geen probleem te zijn (zie Rugg en Coles 1995), maar de hoge spatiële resolutie van de moderne beeldvormende technieken heeft het belang van het klinische EEG naar de achtergrond gedreven. Als klinische onderzoeksmethode is het EEG met name nog van belang bij epilepsie. Omdat EEG en MEG vooral worden gebruikt bij fundamenteel onderzoek, worden deze technieken hier niet verder behandeld. Er zijn echter tal van ontwikkelingen waardoor EEG en MEG in de toekomst een grotere relevantie voor medische diagnostiek kunnen krijgen. Zo is het bij EEG-registratie met behulp van een zeer groot aantal elektroden (128-kanaals 'high-density' EEG), een '3D-digitizer' (om de vorm van het hoofd te bepalen) en geavanceerde computerbewerkingen mogelijk de oorsprong van een elektrisch signaal tamelijk nauwkeurig te lokaliseren. Ook worden tegenwoordig EEG- en MEG-gegevens gecombineerd met anatomische gegevens die met behulp van MRI zijn verkregen, zoals bij de voor MEG ontwikkelde 'synthetic aperture magnetometry' (SAM). SAM reconstrueert de elektrofysiologische signalen uit diepgelegen hersenstructuren door gebruik te maken van anatomische voorkennis. Met behulp van deze techniek kan men bijvoorbeeld afwijkingen in de elektrofysiologische activiteit in de hippocampus tijdens geheugentaken opsporen.

Een andere recente ontwikkeling is de coregistratie van EEG en fMRI. Deze techniek zal de mogelijkheid gaan bieden om bij een patiënt tegelijkertijd epileptische ontladingen te registreren (met behulp van EEG) en de bron van deze ontladingen exact te lokaliseren (met behulp van fMRI).

6.4 RELATIE TOT NEUROPSYCHOLOGISCH ONDERZOEK

De relatie tussen enerzijds afwijkingen in de hersenstructuur en hersenfysiologie, zoals zichtbaar gemaakt met behulp van beeldvormende technieken, en anderzijds afwijkingen in cognitieve functies en gedrag is complex. Er zijn grote individuele verschillen wanneer het gaat om de functionele gevolgen van een gelokaliseerde laesie. Bij de ene patiënt blijkt een

substantiële hersenbeschadiging niet gepaard te gaan met een op grond van de lokalisatie verwachte stoornis, terwijl bij de andere patiënt een niet of nauwelijks aantoonbare beschadiging ernstige stoornissen tot gevolg heeft. Anderson e.a. (1995) hebben in een onderzoek met 68 traumapatiënten aangetoond dat er geen relatie bestaat tussen de omvang van frontale laesies en de resultaten van patiënten op taken die het executieve functioneren meten, zoals de Wisconsin Card Sorting Test (WCST) en de Halstead Category Test (HCT). Ter illustratie rapporteren zij over een patiënt met een frontale laesie van 21,65 cm³, die een T-score van 41 op de HCT haalde en met 12 perseveratieve fouten zes categorieën op de WCST voltooide. Een andere patiënt met volledig intacte frontale kwabben haalde een T-score van 28 op de HCT en voltooide met 68 perseveratieve fouten geen enkele categorie op de WCST.

Bij patiënten met licht traumatisch hersenletsel worden met beeldvormende technieken in de meeste gevallen geen afwijkingen gevonden. Toch vertonen deze patiënten op grond van neuropsychologisch onderzoek vaak tekorten, met name op taken die een beroep doen op aandacht en concentratie. Bij ernstig traumatisch hersenletsel zijn de neuropsychologische tekorten veel groter. Er kunnen problemen zijn met geheugen, aandacht en executieve functies, die kunnen samengaan met veranderingen in gedrag en persoonlijkheid. Met een CT-scan of MRI wordt bij deze patiënten naast diffuus letsel soms focaal letsel vastgesteld dat nauwelijks een systematische samenhang blijkt te vertonen met de neuropsychologische problemen. PET-onderzoek bij deze patiënten toont echter een duidelijk verminderd metabolisme in de prefrontale en cingulaire cortex, in samenhang met de cognitieve tekorten. Functionele activatieonderzoeken met behulp van PET of functionele MRI kunnen dus afwijkingen aantonen in hersengebieden die er op een CT-scan of structureel MRI intact uitzien.

In verband met de complexe relatie tussen stoornissen in structuur en functie is het nuttig om in navolging van Van Zomeren en Lindeboom (1997) een onderscheid te maken tussen differentiële diagnostiek en documenterende diagnostiek. Bij de differentiële diagnostiek draagt het neuropsychologisch onderzoek bij tot de medische diagnostiek door het opsporen van functiestoornissen die cerebrale aandoeningen aannemelijk maken. Op grond van de neuropsychologische diagnostiek kunnen uitspraken worden gedaan over lateralisatie, lokalisatie, differentiële diagnose en het stadium van cerebrale aandoening. Het vaststellen van een lokalisatie op grond van neuropsychologisch onderzoek is in veel gevallen door de komst van moderne beeldvormende technieken achterhaald. Het neuropsychologisch onderzoek kan echter nog steeds nuttig zijn voor de medische diagnostiek, bijvoorbeeld bij degeneratieve aandoeningen zoals de ziekte van Alzheimer waarbij een differentiële diagnose op gedragsniveau de diagnose op grond van beeldvormende technieken kan voorgaan.

Bij de documenterende diagnostiek is de diagnose meestal al gesteld. De doelstelling van het neuropsychologisch onderzoek is dan de psychologische functieanalyse: wat zijn de gevolgen op gedragsniveau, wat zijn de resterende mogelijkheden ten aanzien van beroep en verkeersdeelname, welke psychologische behandelingsmethoden kunnen worden overwogen?

Deze vorm van diagnostiek is noodzakelijk om de gegevens verkregen op grond van beeldvormend onderzoek te completeren en voor de individuele patiënt na te gaan wat de gevolgen van de functiestoornissen zijn voor het functioneren in het dagelijkse leven. Aangezien bij de documenterende diagnostiek een prognose wordt gegeven met betrekking tot het functioneren van de patiënt, is het van belang om, indien mogelijk, hierin de herstelprognose op grond van de beeldvormende technieken te betrekken.

Met beeldvormend onderzoek kunnen tijdens of vlak na de acute fase de blijvende degeneratieve veranderingen als gevolg van een ernstig trauma minder zichtbaar zijn dan in een latere fase. Een CT-scan gemaakt op de dag van het ongeluk toont duidelijk schedelbreuk, oedeem en bloeding. Op een CT-scan die een halfjaar later is gemaakt, kunnen duidelijk de ventrikelverwijding en de meer prominente sulci waarneembaar zijn. Een MRI-scan kan in deze latere fase daarnaast onder meer atrofie van de frontale en temporale kwabben en het corpus callosum zichtbaar maken.

Een ontwikkeling van belang voor de prognose van patiënten met niet-aangeboren hersenletsel is de kwantitatieve analyse van MRI-beelden. Hierbij kan met behulp van de computer bijvoorbeeld automatisch de verhouding tussen witte en grijze stof worden bepaald of het volume van de ventrikels worden vastgesteld. Het idee is dat kwantificering van de laesie leidt tot een betere voorspelling van de functionele status en therapeutische behandelingsresultaten. Uit een onderzoek met 61 traumapatiënten (Gale e.a.

1994) blijkt dat de ventrikel-breinratio (als maat voor de ernst van het letsel) correleert met onder meer de Glasgow Coma Schaal (r = -0,56) en de leerprestatie (trial 5 – trial 1) op de Rey Auditory Verbal Learning (RAVL) Test (r = -0,46). Het temporale hoornvolume (THV) van het laterale ventrikelsysteem wordt verondersteld een indirecte maat voor hippocampale atrofie te zijn. Ook het THV (bepaald met behulp van MRI) correleert significant met de geheugenprestaties van de traumapatiënten. De gevonden correlaties, variërend van -0,29 op de RAVL tot -0,39 op de General Memory Index van de WMS-R, zijn echter bescheiden. Er is meer onderzoek nodig om de kwantitatieve beeldanalyse te relateren aan de resultaten van neuropsychologisch onderzoek. Zeker wanneer naar de individuele patiënt wordt gekeken, hoeft er geen systematisch verband te bestaan tussen al dan niet objectief gekwantificeerde beschadigingen van het substraat en de resultaten van neuropsychologische tests.

Een voor de neuropsychologische diagnostiek relevante ontwikkeling vormen de cognitieve functionele activatiestudies. Diverse taken en paradigma's uit de neuropsychologie en de cognitieve psychologie worden aangepast voor functioneel MRI-onderzoek. Aandacht, geheugen en executieve functies van patiënten met niet-aangeboren hersenletsel zullen steeds vaker met behulp van functionele MRI worden onderzocht. Hierbij is een goede multidisciplinaire samenwerking onontbeerlijk.

6.5 CONCLUSIE

Het zal duidelijk zijn dat het moderne beeldvormende onderzoek een schat van informatie over het functioneren van de hersenen van de patiënt oplevert. De neuropsycholoog dient dan ook bij de interpretatie van de uitkomsten van zijn diagnostisch onderzoek de door het beeldvormend onderzoek verkregen gegevens te betrekken. Echter, gezien de complexe relatie tussen structuur en functie is een blindelings aanpassen van de neuropsychologische bevindingen aan het desbetreffende hersenplaatje zeker niet in het belang van de patiënt.

Literatuur
Anderson CV, Bigler ED, Blatter DD. Frontal lobe lesions, diffuse damage, and neuropsychological functioning in traumatic brain-injured patients. J Clin Exp Neuropsychol 1995;17:900-8.

Bigler ED. Neuropsychological assessment, neuro-
imaging and clinical neuropsychology: a synthesis.
Arch Clin Neuropsychol 1991;6:113-32.

Bigler ED, Snyder JL. Neuropsychological outcome
and quantitative neuroimaging in mild head injury. Arch Clin Neuropsychol 1995;10:159-74.

Bigler ED, Porter SS, Lowry CM. Neuroimaging:
interface with clinical neuropsychology. In:
Maruish ME, Moses JA (eds). Clinical neuropsychology: theoretical foundation for practitioners.
Mahwah, NY: Lawrence Erlbaum, 1997:163-218.

Gale SD, Johnson SC, Bigler ED, e.a. Traumatic brain
injury and temporal horn enlargement: correlates
with tests of intelligence and memory. Neuropsychiatry Neuropsychol Behav Neurol 1994;7:160-5.

Osborne AG. Clinical neuroradiology. St. Louis:
Mosby, 1994.

Papanicolai AC. Fundamentals of functional brain
imaging: a guide to the methods and their applications to psychology and behavioral neuroscience.
Lisse: Swets & Zeitlinger, 1998.

Rugg MD, Coles MGH. Electrophysiology of mind:
event related potentials and cognition. Oxford:
Oxford University Press, 1995

Stark DD, Bradley WG. Magnetic resonance imaging.
3rd ed. St. Louis: Mosby, 1999. Moonen CTW,
Bandinetti PA. Functional MRI. New York: Springer, 1999.

Zimmerman RA, Gilby WA, Carmody RF. Neuroimaging. Clinical and physical principles. New York:
Springer, 2000.

Zomeren E van, Lindeboom J. Vraagstellingen in de
neuropsychologische diagnostiek. In: Deelman B,
Eling P, Haan E de, e.a. (red). Klinische neuropsychologie. Amsterdam: Boom, 1997:15-38.

Deel II
Diagnostiek en symptomatologie

Voor dit deel van dit boek is een tweedeling gemaakt, waarbij een onderscheid wordt gemaakt tussen de relatie tussen hersenen en cognitieve functies en tussen hersenen en psychosociale stoornissen. Stoornissen in de relatie hersenen-gedrag manifesteren zich meestal het eerst op het gebied van tempo en aandacht, geheugen, executieve functies, waarneming en taal. Stoornissen in het psychosociale functioneren komen vaak pas op een later tijdstip aan het licht.

In deel IIA komen de verschillende cognitieve stoornissen aan de orde. De oplettende lezer zal echter een hoofdstuk over taal- en communicatiestoornissen missen. Over deze onderwerpen bestaan al vele goede publicaties. De redactie was van mening dat het niet mogelijk was in één hoofdstuk voldoende aandacht aan alle relevante aspecten van de stoornissen tussen hersenen, taal en communicatie aandacht te besteden.

Wij verwijzen hiervoor naar goede handboeken zoals: *Klinische Neuropsychologie* (red. Hartje W, Poeck K, 1997, Thieme, München); hoofdstuk 4 in *New Cognitive Neurosciences* (red. Gazzaniga M, 2001, MIT Press, Londen); deel 7, 'Language interventions strategies', in *Aphasia and related Neurogenic Communication Disorders* (red. Chapey R, 2001, Lippincott, Wil-liams & Wilkins Publishers); hoofdstuk 4 in *Klinische Neuropsychologie* (red. Deelman e.a., 1997, Boom, Amsterdam), hoofdstuk 5, 'Aphasia and the neural basis of language', en hoofdstuk 6, 'Affective prosody and the aprosodias', in *Principles of Behavioral and Cognitive Neurology* (red. Mesulam MM, 2000, Oxford University Press, 2e ed) en ten slotte het recentelijk verschenen proefschrift *Diagnostiek en herstelmeting van taalproblemen na niet-aangeboren hersenletsel* (Utrecht 2001) van I.M.E. Heesbeen. Zie ook: *Words in Action: retrieval errors in aphasia. A topic for therapy* (Visch-Brink E, 1999, Academisch proefschrift, Erasmus Universiteit, Rotterdam).

Deel IIB is gewijd aan gedragsfenomenen die kunnen voorkomen als gevolg van NAH, maar die vaak niet meteen als zodanig zichtbaar en herkenbaar zijn. Dit zijn allereerst neuropsychiatrische stoornissen, persoonlijkheidsveranderingen en het onderzoek hiervan. Ook stress en de relatie met 'coping'-mechanismen en verwerkingsprocessen komen aan de orde. Tot slot wordt er aandacht geschonken aan de gevolgen van neuropsychologische stoornissen voor het functioneren in het dagelijkse leven met specifieke aandacht voor het belang en de rol van het sociale systeem waar de patiënt deel van uitmaakt.

7 Motorische en sensomotorische stoornissen

P.E. Vos, A.C.H. Geurts

7.1 INLEIDING

Als gevolg van niet-aangeboren hersenletsel (NAH) kunnen motorische stoornissen ontstaan in houding en beweging door inadequate aansturing van (houdings)-spieren of het optreden van onwillekeurige spieractiveringen. Voor het uitvoeren van normale motoriek is het nodig dat er een voortdurende interactie kan plaatsvinden tussen verschillende systemen in de hersenen, zoals de premotorische en supplementaire motorische cortex in de frontale kwab, de primair motorische schors, de postcentrale schors, de basale ganglia, de hersenstam en het cerebellum. Ook moeten deze systemen via efferente baansystemen kunnen communiceren met motorische systemen in het ruggenmerg. Voor het uitoefenen van normale motoriek is het verder nodig dat de hersenen voortdurend van (afferente) informatie worden voorzien over het bewegingsresultaat, zowel vanuit het lichaam (voornamelijk van huid en gewrichten door middel van positie- en bewegingszin) als vanuit de omgeving. Informatie uit de omgeving wordt via het visuele en auditieve systeem verkregen. Het vestibulaire systeem verwerkt informatie betreffende de positie en beweging van hoofd en lichaam in de ruimte, waarbij ook de zwaartekracht een rol speelt. Voor een goede willekeurige motoriek is derhalve een intact visueel systeem nodig en dienen de perifere zenuwen en spinale baansystemen (achterstrengen) intact te zijn om continue aanvoer van informatie te waarborgen. In de hersenen wordt de informatie van alle afferente systemen (propriocepsis, exterocepsis, vestibulair, auditief en visueel) geïntegreerd. Deze integratie vindt plaats op verschillende niveaus, waarbij de premotorische frontale schors waarschijnlijk het hoogste integratiecentrum is voor alle informatie. De premotorische cortex heeft belangrijke wederzijdse verbindingen met de basale ganglia. Vanuit de premotorische cortex vindt uiteindelijk activering plaats van het belangrijkste efferente baansysteem voor de willekeurige motoriek: de piramidebaan.

Hoewel de verschillende hersenstructuren die betrokken zijn bij de motoriek één geheel vormen, zal uit het bovenstaande duidelijk zijn dat zich na NAH een grote verscheidenheid aan motorische en sensorische stoornissen kan voordoen, afhankelijk van de plaats van de beschadiging. In dit hoofdstuk worden achtereenvolgens de belangrijkste baansystemen (zoals het piramidale en het extrapiramidale systeem) alsmede de meest relevante hersengebieden en de hiermee samenhangende sensomotorische stoornissen besproken.

Het is daarbij belangrijk de centrale structuren (hersenen en ruggenmerg) van de perifere (motorische voorhoorn, dorsale ganglia, zenuwen en spieren) te onderscheiden. Stoornissen van het houdings- en bewegingsapparaat kunnen immers ook het gevolg zijn van disfunctie of beschadiging van spinale en/of neuromusculaire structuren door onder andere trauma of langdurige immobiliteit. Aangezien de hersenen, het ruggenmerg, de zenuwen en spieren één integraal systeem van houding en beweging vormen, worden ook bijkomende bewegingsstoornissen ten gevolge van laesies in ruggenmerg, spier of zenuw in het kort besproken.

7.2 ANATOMIE EN PATHOFYSIOLOGIE

7.2.1 Afferente baansystemen: tractus spinothalamicus, fasciculus gracilis en fasciculus cuneatus

Voor het totstandkomen van normale motoriek en een snelle aanpassing aan veranderende interne (lichaam) en externe (omgeving) omstandigheden is continu informatie nodig over de stand van de gewrichten, over de spanning in spieren en pezen en over het grensvlak van het organisme met de omgeving, de huid. Deze informatie wordt opgewekt door middel van sensoren (receptoren) in huid, spieren en gewrichten. De sensibele kwaliteiten die op deze wijze worden waargenomen, kunnen worden onder-

scheiden in de vitale sensibiliteit (grove tastzin, pijn-
zin, temperatuurzin) en de gnostische sensibiliteit
(bewegingszin, positiezin, fijne tastzin, vibratiezin).
Na prikkeling van receptoren in een bepaald
lichaamssegment worden de impulsen via de perifere
zenuwen langs sensibele neuronen geleid (de celli-
chamen bevinden zich in ganglia van de dorsale wortels vlakbij het ruggenmerg). Van hieruit vindt enerzijds een mono- of polysynaptische schakeling plaats
op de motorische voorhoorncel (spinale reflexen),
anderzijds stijgt de vitale en gnostische informatie op
langs respectievelijk de vezels van de tractus spinothalamicus (voorzijstreng) en de achterstrengen van
het ruggenmerg (bestaande uit de fasciculus gracilis
en cuneatus) (figuur 7-1).

Na schakeling in het verlengde merg en de thalamus, eindigen de baansystemen in de sensibele
schors gelegen in de gyrus postcentralis. Letsels van
de thalamus resulteren in contralaterale sensibiliteitsstoornissen van alle sensibele kwaliteiten.

7.2.2 Efferente baansystemen: tractus corticospi-
nalis en tractus corticobulbaris (piramidebaan)

Het belangrijkste afdalende vezelbaansysteem voor
de willekeurige motoriek is de piramidebaan. De
piramidebaan wordt voor een belangrijk deel
gevormd door de vezels van de centraal motorische
neuronen in laag V van de primair motorische cortex
in de gyrus precentralis. Dit systeem bestaat uit de
tractus corticospinalis (voor skelet- en rompmuscula-
tuur) en de tractus corticobulbaris (voor de aange-
zichts-, mond- en keelspieren). De piramidebaan verloopt via de corona radiata, de capsula interna en de
pedunculus cerebri om onder het niveau van de pons
te kruisen in de decussatio pyramidalis. Een klein
deel van de vezels (circa 10%) verloopt echter onge-
kruist (figuur 7-2). De tractus corticospinalis, die
anterolateraal in het ruggenmerg is gelegen, eindigt
uiteindelijk op de motorische voorhoorncel. Van hieruit vindt via de motorische radices (ventrale wortels)

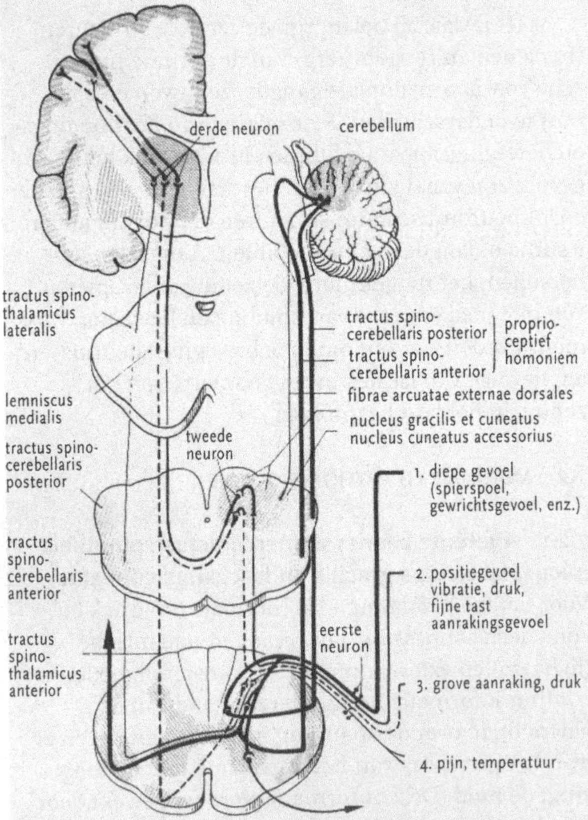

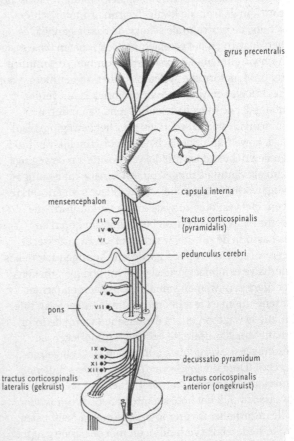

Figuur 7-1 Schematische weergave van de voornaamste sensibele baansystemen. Bron: Oosterhuis 1992.

Figuur 7-2 Schematische weergave van de piramidebaan zoals
die loopt van de primair motorische schors tot in het ruggenmerg. Bron: Hijdra e.a. 1994.

en de perifere zenuw verdere prikkelgeleiding plaats naar de neuromusculaire overgang en de spier waarin uiteindelijk een contractie (beweging) ontstaat ten gevolge van de elektromechanische koppeling. Het piramidale systeem is aldus gesuperponeerd op de spinaal verlopende reflexen. Het draagt samen met afdalende vezels vanuit andere hersenschorsgebieden (parapiramidale banen) bij tot een normale balans tussen activatie en inhibitie van de spinale reflexen.

7.2.3 Pathofysiologie: centrale versus perifere oorzaak

De belangrijkste en meest voorkomende stoornis na NAH is de parese. Zoals gezegd, is het in dit verband van belang centrale van perifere oorzaken te kunnen onderscheiden. Een perifere oorzaak van een parese wordt bijvoorbeeld gevonden in een beschadiging van het perifeer motorisch neuron of de perifere zenuw, terwijl een centrale oorzaak beschadiging van de piramidebaan (het centraal motorisch neuron) in de hersenen of het ruggenmerg reflecteert. De klinische verschijnselen zijn duidelijk verschillend. Bij disfunctie van het centraal motorisch neuron zijn de symptomen: spierzwakte gepaard gaande met verhoogde spiertonus, voornamelijk door het gelijktijdig aanspannen van de agonist en de antagonistische spier met plotseling tonusverlies van de antagonist tijdens bewegen (spasticiteit), en verhoogde spierrekkingsreflexen (spasticiteit), alsmede abnormale huidreflexen (pathologische reflexen). Een parese ten gevolge van een stoornis van het centraal motorisch neuron veroorzaakt in het algemeen weinig spieratrofie. Bij een parese door uitval van het perifeer motorisch neuron ontstaan heel andere symptomen: spierzwakte gaat in dat geval gepaard met verlaagde of normale spiertonus en verlaagde spierrekkingsreflexen, terwijl daarentegen de huidreflexen normaal zijn. Daarnaast is er uitgesproken spieratrofie. Tevens kunnen bij aandoeningen van het perifeer motorisch neuron (gelegen in de voorhoorn van het ruggenmerg) of de axonen hiervan, fasciculaties optreden (snelle, onwillekeurige samentrekkingen van spiervezels zonder bewegingsuitslag van de spier) (Vos e.a. 1996).

7.3 MOTORISCHE STOORNISSEN IN ACUUT STADIUM

7.3.1 Oorzaken

Bewegingen verlopen veelal automatisch, dat wil zeggen zonder dat deze bewuste aandacht vereisen. Toch is voor een normale motoriek wel degelijk een intact bewustzijn nodig. Zonder bewustzijn zouden geen (intentionele) bewegingen tot stand kunnen komen. Zelfs voor het uitvoeren van 'simpele' handelingen, zoals het handhaven van een verticale lichaamshouding, is continue hersen-, zenuw- en spieractiviteit nodig. Veel verworven hersenaandoeningen gaan gepaard met een (al dan niet tijdelijke) verstoring van het bewustzijn (onder andere trauma, subarachnoïdale bloeding, intracerebrale bloeding, herseninfarct, infecties, hypoxisch-ischemisch coma). Hierbij is per definitie ook de gevoeligheid voor prikkels uit de omgeving en het eigen lichaam verminderd. De motorische reacties van de bewusteloze patiënt in de acute fase zijn niet alleen indicatief voor de ernst van het letsel, maar ook vaak bepalend voor later in het chronische stadium optredende symptomen. Daarom worden nu eerst de mechanismen besproken die leiden tot het ontstaan van hersendisfunctie in de acute fase van NAH.

Stoornissen van het bewustzijn en de motoriek kennen vele oorzaken (tabel 7-1). Een veelvoorkomende oorzaak in het acute stadium van neurologische aandoeningen is herniatie (inklemming). Hierbij wordt door een ruimte-innemende laesie (bloeding, infarct, oedeem, abces, tumor of contusie) druk uitgeoefend op het omringende weefsel (Hacke 1994). Ten gevolge van deze drukverhoging kan directe schade aan neuronen en steunweefsel optreden, en door compressie van bloedvaten kan dit leiden tot onvoldoende doorbloeding (cerebrale perfusie) van hersenweefsel op afstand van de directe laesielocatie. Dit is in feite een vorm van ischemie. De hersenen zijn voor de energiebehoefte bijna volledig afhankelijk van de oxidatie van glucose, zodat een constante aanvoer van glucose en zuurstof via de bloedstroom noodzakelijk is. Komt de cerebrale bloeddoorstroming gedurende langere tijd beneden een drempelwaarde van 18 ml/100 gram/minuut, dan ontstaat ischemie (Jones e.a. 1988). Als een dergelijke situatie van korte duur is, kunnen de verschijnselen nog reversibel zijn, mits de onderliggende oorzaak tijdig kan worden behandeld. Bij patiënten met acute neurologische aandoeningen wordt de gezondheidsuitkomst sterk bepaald door het optreden van deze secundaire hersenschade ten gevolge van verstoring van de cerebrale circulatie.

Herniatie

Afhankelijk van de plaats van de laesie zijn verschillende patronen van inklemming te onderscheiden,

Tabel 7-1 Oorzaken voor sensomotorische stoornissen ten gevolge van niet-aangeboren hersenletsel

focale oorzaken[1]	meest frequente aandoeningen
vasculair	hersenbloeding (intracerebraal, hypertensief, arterioveneuze malformatie), subdurale bloeding, subarachnoïdale bloeding) herseninfarct (atherosclerose of cardiale embolieën, vasculitis)
ruimte-innemend proces	maligniteit (primair, metastase), abces
trauma	traumatisch schedel-hersenletsel (contusie, intracerebrale bloeding, subdurale bloeding, epidurale bloeding) status epilepticus (partieel, non-convulsief)
demyeliniserend/auto-immuun	multiple sclerose, systemische lupus erythematodes (SLE), vasculitis
systemische/gegeneraliseerde oorzaken	
vasculair	gegeneraliseerde ischemie (hypotensie, shock, cardiale ritmestoornissen) hypertensie (hypertensieve encefalopathie, (pre)eclampsie) veneuze sinustrombose subarachnoïdale bloeding
trauma	diffuus axonale schade
intracraniële afwijkingen	status epilepticus (secundair gegeneraliseerd) gedecompenseerde hydrocephalus
infecties van het centrale zenuwstelsel	meningitis, encefalitis, abces, ventriculitis
orgaanfalen/metabool	sepsis/multipel-orgaandisfunctiesyndroom (MODS) [3]hypo-/hyperglykemie, hypo-/hypernatriëmie, hypercalciëmie, porfyrie acute uremie (nierfalen) hyperammoniëmie (leverfalen)
toxisch	alcohol, drugs, metalen, koolmonoxide medicatie (benzodiazepinen, barbituraten, opiaten, anticholinergica; anti-epileptica, enzovoort)
endocrien	hypo-/hyperthyroïdie (schildklier) hypo-/hyperparathyroïdie (bijschildklier) hypocortisolicisme (hypofyse-bijnieras)
voeding	thiamine (Wernicke, Pellagra) niacine vitamine B_{12}
neurodegeneratief	Parkinson, multipele systeematrofie (MSA), amyotrofe laterale sclerose, autosomaal dominante cerebellaire ataxie (ADCA)[2]
diversen	hyperthermie (sepsis, pneumonie, oververhitting ('heat stroke'), maligne neurolepticasyndroom, malaria, Waterhouse-Friderichsen) hypothermie elektrocutie
psychiatrisch	psychogene bewustzijnsdaling catatonie

[1] focale oorzaken geven in het acute stadium alleen bewustzijnsverlaging als ze het gevolg zijn van zeer uitgebreide hemisferale beschadiging of bilaterale hersenstambeschadiging;

[2] geven in het algemeen geen bewustzijnsstoornissen;

[3] metabole stoornissen kunnen soms ook focale uitval geven.

met elk hun kenmerkende klinische verschijnselen (figuur 7-3). Inklemming is het gevolg van het feit dat de hersenen gecompartimentaliseerd zijn door twee plooien in het buitenste stugge hersenvlies (dura), namelijk de falx en het tentorium cerebelli. Er wordt een voorste, middelste en achterste schedelgroeve onderscheiden en een linker- en rechterhersenhelft die gedeeltelijk van elkaar gescheiden zijn door de falx cerebri. Horizontale herniatie waarbij de expanderende hemisfeer lateraal verschuift onder de vrije onderkant van de falx ten gevolge van frontale of pariëtale ruimte-innemende laesies (subfalcine herniatie), leidt tot compressie van de gyrus cinguli en het corpus callosum en van bloedvaten zoals de v. cerebri interna en de ipsilaterale a. cerebri anterior (a. pericallosa). Behalve bewustzijnsverlaging geeft dit echter weinig symptomen. Uncale inklemming wordt veroorzaakt door mediale verplaatsing van een ruimte-innemende laesie in de temporale kwab of grote hemisferale laesies die gepaard gaan met horizontale en verticale verplaatsing (figuur 7-3).

Deze vorm van inklemming wordt gekenmerkt door vroeg en laat optredende verschijnselen. De vroege symptomen omvatten de ipsilaterale wijde lichtstijve pupil als gevolg van druk op de n. oculomotorius, waarbij de oogmotoriek nog normaal kan zijn. Daarnaast zijn er contralaterale motorische stoornissen, met nog normale motorische reacties ipsilateraal van de laesie. De later optredende verschijnselen omvatten een volledig wijde lichtstijve pupil en tevens bilaterale motorische stoornissen in de vorm van strekkrampen beiderzijds. De ipsilaterale hemiparese ontstaat door compressie van de contralaterale piramidebaan (symptoom van Kernohan).

Bij centrale transtentoriële herniatie worden de supratentoriële hersenstructuren in verticale richting verplaatst naar de infratentoriële ruimte. Hierbij onderscheidt men een vroeg diëncefaal stadium, waarbij een verlaagd bewustzijn optreedt met kleine nog reactieve pupillen en normale oogbewegingen zonder hersenstamverschijnselen. De patiënt reageert op pijnlijke stimuli met buigen of lokaliseren. Onder lokaliseren verstaat men een beweging die de hand maakt in de richting van de plaats waar de pijnprikkel wordt gevoeld. Wel kunnen er al tekenen zijn van compressie van de piramidebaan in de vorm van pathologische voetzoolreflexen (teken van Babinski). In een later stadium is het bewustzijn sterker verlaagd en ontstaat beiderzijds pupilverwijding met afwezige of vertraagde lichtreacties. Ook treden na toediening van pijnlijke stimuli abnormale motorische reacties op passend bij decorticatie (abnormale flexie arm en extensie been) of decerebratie (extensie arm en been) (zie ook volgende paragraaf), en zijn er beiderzijds pathologische voetzoolreflexen. Treedt verdere verticale herniatie op, dan ontstaat beschadiging van het mesencephalon en het bovenste gedeelte van de pons. Hierbij zijn de pupillen middelwijd en vervormd en niet reactief. Bij nog verdere progressie ontstaan diabetes insipidus, temperatuurregulatie-

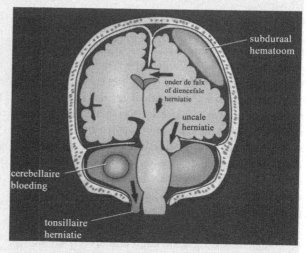

Figuur 7-3   Supratentoriële en infratentoriële herniatiepatronen. Bron: Wijdicks 1997.

stoornissen, tachypneu, abnormale oogbewegingen en spontane strekkrampen. Dit is een eindstadium dat snel tot de dood leidt. Bij ruimte-inname in het cerebellum door bloeding, tumor of oedeem kan tonsillaire inklemming in het achterhoofdsgat ontstaan met een vroeg optreden van stoornissen in de vasomotoriek en de ademhaling.

7.3.2 Centrale motorische stoornissen

Doordat de piramidebaan binnen de hersenen zo uitgestrekt verloopt, gaan acute neurologische aandoeningen bijna altijd gepaard met een functieverstoring van dit baansysteem. Uit de experimentele fysiologie van Sherrington is bekend dat, afhankelijk van de plaats van de beschadiging, karakteristieke motorische patronen kunnen ontstaan. Vroeger werd de term decorticatie gebruikt om de spontane of na prikkeling optredende flexiehypertonie van de armen (met langzame endorotatie van de onderarm) met flexie in pols en vingers en gelijktijdig optreden van extensiehypertonie van de benen met plantaire flexie van de voeten aan te duiden. Dergelijke motorische reacties zijn veelal het gevolg van uitgebreide (diffuse) corticale beschadiging. Bij dieper in de hersenen gelegen beschadiging ter hoogte van de hersenstam in de colliculi superiores en de tracti vestibulospinales kan decerebratierigiditeit optreden. De motorische reacties die hierbij spontaan of na pijnlijke stimuli ontstaan, zijn extensie en adductie van de armen (naar het lichaam toegedraaid) en hyperpronatie en gelijktijdig strekken van de benen met de voeten in maximale plantaire flexie. Tevens kan hierbij een kaakklem en hyperextensie van de nek (opisthotonus) optreden (Plum en Posner 1982). De motorische uitvalsverschijnselen vertonen dus een gradering waarbij decerebratie op een nog ernstiger toestand wijst dan decorticatie. Dit heeft ook te maken met de kans op overleving. Jennet en Teasdale vonden dat bij patiënten met ernstig traumatisch hersenletsel die in de acute fase buigreacties van de armen vertoonden, de kans op goed herstel 37% was, terwijl strekbewegingen van de armen geassocieerd waren met een aanzienlijk lagere kans op herstel, namelijk 10% (Jennett en Teasdale 1977).

In de acute fase na een NAH worden de motorische stoornissen eigenlijk altijd beschreven aan de hand van de motorische reacties van de Glasgow Coma Schaal (GCS). Deze schaal is ontwikkeld om de mate van bewustzijnsdaling semi-kwantitatief te bepalen (Teasdale en Jennett 1974). Door middel van de EMV-score worden de verbale reacties (V), de motorische reacties (M) en de reacties van de ogen ('eyes'; E) op aanspreken en na toediening van pijnprikkels bepaald. De som van de afzonderlijke onderdelen (maximaal 15) vormt de GCS-score. Behalve over het bewustzijn geven de motorische reacties ook een aanwijzing over de functieverstoring van de piramidebaan. Zo komt een motorscore 2 overeen met strekken (vroeger decerebratie genoemd) en een motorscore 3 met pathologisch buigen van de armen (decorticatie). De terminologie decerebratie en decorticatie wordt sinds de introductie van de GCS steeds minder gebruikt, omdat deze een minder goede beschrijving van de klinische verschijnselen geeft.

7.3.3 Perifeer veroorzaakte motorische stoornissen

Zoals reeds gesteld, kunnen na uitgebreid polytrauma of langdurige immobiliteit ook perifeer veroorzaakte motorische stoornissen optreden. Het is belangrijk perifere oorzaken van spierzwakte van centrale te onderscheiden, omdat de implicaties voor behandeling en revalidatie verschillen.

Critical illness polyneuropathie/myopathie
Gegeneraliseerde spierzwakte bij ernstig zieke patiënten opgenomen op de intensive care is vaak het gevolg van een 'critical illness neuropathie' of een farmacologische neuromusculaire blokkade. Hierbij gaat het om patiënten die op de intensive care zijn opgenomen en na een periode van coma weer een (bijna) normaal bewustzijn hebben, maar

met atrofie van spieren en uitgesproken spierzwakte (tetraplegie) en areflexie, terwijl het daarnaast niet goed lukt de patiënt te ontwennen van de beademing. De sensibele stoornissen zijn doorgaans veel minder uitgesproken. Hoewel tot op heden geen oorzakelijke therapie bestaat, kunnen de symptomen afnemen of zelfs verdwijnen na maanden. Vaker blijven echter restverschijnselen in de vorm van spierzwakte of contracturen bestaan. Deze gegeneraliseerde spierzwakte treedt frequent op, zowel bij ernstige neurologische als bij niet-neurologische aandoeningen die gepaard gaan met sepsis en multiorgaanfalen (Zochodne e.a. 1987). Met elektromyografisch (EMG) onderzoek kan worden aangetoond dat het om een (voornamelijk) axonale polyneuropathie of om een myopathie gaat.

Drukneuropathie
Ten gevolge van de katabole toestand waarin veel patiënten op de intensive care verkeren, en door de langdurige druk op de huid ten gevolge van de bedlegerigheid, kan compressie van perifere zenuwen optreden op voorkeursplaatsen zoals de n. ulnaris ter plaatse van de elleboog en de n. peroneus ter plaatse van de fibulakop. Hierdoor kan, ook zonder dat patiënten hiervoor een verhoogde gevoeligheid hebben, een drukneuropathie ontstaan met een parese en atrofie van spieren die door de desbetreffende zenuw worden geïnnerveerd. Ook kunnen sensibele verschijnselen voorkomen in de vorm van paresthesieën en verlies van sensibiliteit in het huidgebied dat behoort bij de zenuw. Het EMG toont in een dergelijke situatie segmentale demyelinisatie van de desbetreffende zenuw. Het beloop is meestal gunstig, hoewel ook hier restverschijnselen kunnen blijven bestaan.

Inactiviteitsatrofie
Inactiviteit resulteert in atrofie en zwakte van spieren. Dit is een algemeen verschijnsel bij langdurig zieke patiënten en is te herkennen aan het feit dat behalve atrofie en zwakte er geen andere afwijkingen bestaan bij neurologisch en aanvullend onderzoek. Het EMG laat in dergelijke situaties geen geleidingsstoornissen of abnormale spieractiepotentialen zien.

Spinaal veroorzaakte stoornissen
Differentiaaldiagnostisch moet bij gegeneraliseerde spierzwakte in het acute stadium van NAH ook worden gedacht aan een spinale oorzaak, omdat ten

gevolge van tumor, hypoxie/ischemie of trauma een myelopathie, spinale shock of dwarslaesie kan optreden. Hierbij zijn diverse klinische syndromen te onderkennen, zoals een incomplete of complete dwarslaesie, syndroom van Brown-Séquard, 'central cord lesion' en het spinalis anterior-syndroom (die hier verder niet worden besproken). In het initiële stadium van spinale shock zijn de reflexen vaak afwezig en bestaat er geen tonusverhoging, maar juist een verlaging van de spiertonus. In het chronische stadium zijn spinale oorzaken van een parese te onderscheiden van een intracerebrale oorzaak door de aanwezigheid van een tamelijk scherp begrensd sensibel of motorisch niveau en de bilaterale distributie van de uitvalsverschijnselen.

7.4 MOTORISCHE STOORNISSEN IN CHRONISCH STADIUM

De uitgebreide corticale representatie en het subcorticale verloop van de corticobulbaire en corticospinale baansystemen verklaren waarom patiënten ook in het chronische stadium van NAH zo vaak motorische stoornissen hebben. Het corticospinale systeem is evenwel niet het enige baansysteem. Voor de kliniek is daarom het onderscheid in een piramidaal en een extrapiramidaal of indirect systeem belangrijk. Het extrapiramidale systeem is overwegend subcorticaal frontaal gelegen en projecteert op de (pre)motorische schorsgebieden. Structuren die tot het extrapiramidale systeem worden gerekend, zijn delen van de thalamus en de basale ganglia (nucleus caudatus, globus pallidus, putamen, n. subthalamicus en substantia nigra). De symptomen van het directe motorische piramidale systeem verschillen van die van het indirecte extrapiramidale systeem (Haerer 1992).

7.4.1 Piramidaal syndroom

Het piramidaal syndroom wordt gekenmerkt door spierzwakte gepaard met verhoogde spiertonus (knipmesfenomeen bij passief bewegen) en verhoogde spierrekkingsreflexen (spasticiteit) alsmede abnormale huidreflexen (pathologische reflexen). Een piramidale parese veroorzaakt over het algemeen geen spieratrofie en geen fasciculaties. Welke spieren of spiergroepen het meest zijn aangedaan, is afhankelijk van de plaats waar de piramidebaan is beschadigd. De cortex is zodanig georganiseerd dat iedere dwarsgestreepte skeletspier wordt gerepresenteerd op een nauwkeurig omschreven plaats in de hersenschors. Zo zijn de centraal motorische neuronen van

spieren in de benen vooral gelegen aan de mediale zijde van de frontale cortex, terwijl de bovenste extremiteiten en de gelaatsspieren meer aan het laterale oppervlak van de cortex gelokaliseerd zijn. De spieren van mond en keel en distale extremiteiten worden aangestuurd vanuit een verhoudingsgewijs groot corticaal oppervlak. Voorts is op te merken dat zich op de cortex het grootste deel van de piramidebaan bevindt, en dat de vezels die de piramidebaan vormen, steeds verder convergeren tot een lange vezelbundel die in het ruggenmerg beiderzijds nog slechts een doorsnee heeft van minder dan een halve centimeter. Dit is een belangrijk klinisch gegeven, omdat hierdoor een kleine laesie ter hoogte van de hersenstam (bijvoorbeeld de pons) kan leiden tot een ernstige dubbelzijdige functiestoornis van de piramidebaan, terwijl eenzelfde functiestoornis ten gevolge van een corticale oorzaak alleen kan optreden als een groot gebied van beide hemisferen is uitgevallen. Omdat de piramidebaan kruist juist onder de pons, zal bij een linkszijdige aandoening van de piramidebaan boven de pons een rechtszijdige hemiparese ontstaan en andersom (figuur 7-1). Na grote corticale laesies, zoals een infarct of bloeding in het verzorgingsgebied van de a. cerebri media, ontstaat een hemiparese contralateraal van het infarct of de bloeding. Kleinere subcorticale laesies die zich ter plaatse van de capsula interna bevinden, kunnen ook een contralaterale hemiparese veroorzaken (figuur 7-1). Dubbelzijdige hemiparesen ontstaan veelal door laesies diep in de hersenen (tumor, bloeding, infarct of contusie in de achterste schedelgroeve).

Een piramidale parese kan zeer invaliderend zijn door de combinatie van spierzwakte en spasticiteit. Spasticiteit kan ook pijnlijk zijn. Behandeling van spasticiteit ten gevolge van een piramidale parese is moeilijk. Volstaan wordt hier met het feit dat het belangrijk is contracturen te voorkomen. Als de verhoging van de spiertonus zo ernstig is dat pijn of een functionele beperking optreedt, kan een symptomatische behandeling met centraal of perifeer aangrijpende spasmolytica (spiertonusbeïnvloedende farmaca) worden overwogen: bijvoorbeeld baclofen dat de spinale GABA-erge inhibitie versterkt. Een alternatief is dantroleen, een direct op de spier aangrijpend, spiertonusverlagend middel. Bedacht moet worden dat de verhoogde spiertonus in houdingsspieren juist een positieve rol kan spelen in het handhaven van de lichaamshouding tegen de zwaartekracht (zie ook hoofdstuk 17).

Is de piramidebaan aangedaan in het verloop van de tractus corticobulbaris, die de in de hersenstam ontspringende hersenzenuwen innerveert, dan ontstaan stoornissen in de motoriek van gelaat, mond, tong en keel. Hierbij kunnen spraak- en slikstoornissen ontstaan alsmede een gestoorde mimiek. De stoornissen die optreden ten gevolge van een supranucleaire beschadiging in de vezels naar de kernen van de 9e, 10e, 11e en 12e hersenzenuw (die de spieren van pharynx en larynx, de stembanden en de tong besturen), leiden tot een spastische spraak die pseudo-bulbaire dysartrie wordt genoemd. Hierbij bestaan er stoornissen in volume, articulatie en tempo van de spraak. Ook treden hierbij dikwijls dysfagie en verslikken op. Pseudo-bulbaire dysartrie en dysfagie zijn overigens het meest uitgesproken bij dubbelzijdige laesies. Eenzijdige uitval van de vezels naar de kern van de n. facialis resulteert in een centrale facialisparese, waarbij een scheef gelaat contralateraal aan de beschadiging ontstaat. Ook hierdoor kunnen eet-, slik- en spraakproblemen ontstaan. Vaak is het nog wel mogelijk het oog te sluiten, omdat de spieren betrokken bij de oogsluiting dubbelzijdig worden geïnnerveerd.

7.4.2 Extrapiramidale stoornissen

Intracerebrale bloedingen (ten gevolge van hypertensie of arterioveneuze vaatmisvormingen), tumoren of traumatische beschadiging ter hoogte van de basale ganglia kunnen resulteren in verscheidene typen extrapiramidale bewegingsstoornissen (Doder e.a. 1999; Turjanski e.a. 1997). Extrapiramidale stoornissen leiden evenals piramidale stoornissen tot een verhoogde spiertonus en daarmee samenhangende houdings- en bewegingsveranderingen, maar niet zozeer tot verlammingsverschijnselen. Zij kunnen echter wel degelijk ernstige functionele beperkingen veroorzaken. Symptomen die kunnen optreden ten gevolge van beschadiging van het extrapiramidale systeem, zijn: het syndroom van Parkinson, hypo- en bradykinesie, rigiditeit, tremor, dystonie en onwillekeurige bewegingen (chorea, athetose, hemiballisme en myoklonieën).

Syndroom van Parkinson

In de literatuur wordt schaars gerapporteerd over acuut gesloten traumatisch schedelhersenletsel als oorzaak voor het optreden van het syndroom van Parkinson. Het optreden van het syndroom van Parkinson na traumatische letsels van de basale ganglia

is dan ook zeldzaam. Dit is waarschijnlijk het gevolg van het feit dat verworven hersenletsel dat ernstig genoeg is om schade aan de basale ganglia te veroorzaken, meestal resulteert in het overlijden van de patiënt (Doder e.a. 1999; Bhatia en Marsden 1994). In een meta-analyse van 240 patiënten met focale laesies in de basale ganglia was in 6% van de gevallen een syndroom van Parkinson aanwezig (Bhatia en Marsden 1994). Beter bekend is het optreden van het syndroom van Parkinson als vorm van posttraumatische encefalopathie, bijvoorbeeld bij boksers. Het meest uitgesproken voorbeeld hiervan is misschien wel Mohammed Ali. Voorwaarde voor het stellen van de diagnose 'syndroom van Parkinson' na NAH is dat er sprake moet zijn van een adequaat trauma met gedocumenteerd bewustzijnsverlies. Wanneer de diagnose traumatisch hersenletsel is gesteld, moet er een nauwe tijdsrelatie bestaan tussen het optreden van de verschijnselen en het acute trauma (Doder e.a. 1999). Daarnaast dient er bij obductie of 'neuro-imaging' zichtbare schade te zijn aan het mesencephalon (Factor e.a. 1988).

Bij extrapiramidale stoornissen is de spiertonus bijna altijd verhoogd. In tegenstelling tot spasticiteit is de tonus verhoogd gedurende het gehele bewegingstraject (rigiditeit). Dit is vooral merkbaar bij het passief bewegen als stijfheid of als intermitterende kortdurende schokkende bewegingen (respectievelijk loden-pijp- en tandradfenomeen).

Andere kenmerkende symptomen zijn spaarzaamheid en traagheid van bewegen, respectievelijk hypo- en bradykinesie en tremor. Klinisch is het syndroom van Parkinson niet goed te onderscheiden van de 'ziekte van Parkinson'. Kenmerkend voor het Parkinson-syndroom na verworven hersenletsel is dat het veelal optreedt op jongere leeftijd, een trager beloop kent dan de ziekte van Parkinson en niet reageert op dopaminerge therapie (Doder e.a. 1999).

Tremor

Tremor wordt gedefinieerd als een ritmische, onwillekeurige oscillerende beweging van een lichaamsdeel en kan ook als relatief geïsoleerd symptoom van NAH voorkomen. Tremor kan optreden in rust (rusttremor), tijdens willekeurige contractie van spieren (intentietremor) of tijdens het handhaven van een bepaalde positie tegen de zwaartekracht (houdingstremor) (Deuschl e.a. 1998). Na traumatisch hersenletsel treden vooral bij jongere patiënten die ernstig hersenletsel hebben opgelopen, nogal eens eenzijdige tremoren en (hemi)dystonie op (Krauss e.a. 1994). Medicamenteuze therapie (bijvoorbeeld met bètablokkers of anticholinergica) heeft vaak onvoldoende resultaat. Krauss beschreef een serie van 35 patiënten met een gemiddelde leeftijd van 11,1 jaar ten tijde van het ongeval die gemiddeld 7,3 jaar later stereotactisch werden behandeld voor laat optredende posttraumatische tremor. Hij vond bij een follow-up van 10,5 jaar een blijvend gunstig resultaat in 88% van de gevallen (Krauss e.a. 1992).

Dystonie

Dystonie is een bewegingsstoornis die gepaard gaat met onwillekeurig aangehouden spiercontracties die resulteren in een abnormale verkorting van rompspieren (axiale dystonie), van spiergroepen die behoren bij een extremiteit (focale dystonie) of van spiergroepen in een lichaamshelft (hemidystonie) (Lee e.a. 1994a). Kenmerkend is dat de abnormale tonus en houding verdwijnen tijdens de slaap. Dystonie is bijna altijd van centrale oorsprong, samenhangend met beschadiging van subcorticale structuren zoals de n. caudatus, n. lentiformis (putamen en globus pallidus) of de thalamus. Dystonie kan acuut ontstaan na blootstelling aan toxinen, zoals mangaan en koolmonoxide of neuroleticagebruik. Andere oorzaken zijn tumor, arterioveneuze vaatmisvormingen, bloeding of infarct en traumatisch hersenletsel (Jancovic 1994). Na het optreden van ernstig traumatisch hersenletsel kan het maanden tot jaren duren voordat de dystonie ontstaat (Lee e.a. 1994b). Na perifeer zenuwletsel wordt zelden een dystonie gezien (Jankovic 1994). Als ook een piramidale parese aanwezig is, kan de expressie van de dystonie gemaskeerd worden (Jankovic 1994). Bij verdwijnen van de hemiparese kan een dystonie dus vertraagd zichtbaar worden. Medicamenteuze behandeling is de eerste keuze. Echter, therapie met dopamineagonisten, zoals levodopa, anticholinergica zoals trihexyfenidyl, baclofen of benzodiazepinen leidt vaak tot teleurstellende resultaten. Bij focale dystonie is de behandeling met intramusculaire toediening van botulinetoxine een optie. Stereotactische thalamotomie wordt toegepast wanneer alle andere behandelingen hebben gefaald.

7.4.3 Cerebellair veroorzaakte motorische stoornissen

Het cerebellum ontvangt afferente informatie van alle sensorische modaliteiten en heeft ongekruiste en dubbelzijdige verbindingen met zowel de motorische cortex als het ruggenmerg. Het cerebellum speelt een belangrijke rol bij de coördinatie van houding en beweging. Er is echter nogal wat discussie over de precieze rol van het cerebellum bij bewegingssturing (zie bijvoorbeeld Robinson 1995 en Ivry 1996). Daarnaast is er evidentie dat het cerebellum van belang is bij het leren van bewegingen. Vanuit klinisch oogpunt is een grillige ongecontroleerde motoriek (ataxie) de meest opvallende stoornis die optreedt na beschadiging. Dit leidt tot problemen met het evenwicht en de fijne motoriek. Specifieke cerebellaire symptomen zijn: hypotonie, dysmetrie (moeite om de snelheid en kracht van een beweging af te stemmen op de afstand tot en de eigenschappen van een object), intentietremor (bij het naderen van het doel ontstaat een alternerende hypermetrie), dysdiadochokinese (een onvermogen tot snel alternerende bewegingen), 'rebound'-fenomeen (bij een beweging tegen weerstand ontstaat na het plotseling wegvallen van die weerstand een overmatige bewegingsuitslag door te trage activering van de antagonist), gangataxie (breed-basisch looppatroon en evenwichtsstoornissen met valneiging) en cerebellaire dysartrie (gestoorde articulatie en volume van de spraak). Bij laesies van het vestibulocerebellum kunnen ook oogbewegingsstoornissen optreden. Het betreft hier vooral nystagmus en het optreden van saccadische (schokkerig verlopende) oogbewegingen. Cerebellaire stoornissen kunnen worden veroorzaakt door contusies, tumor, bloeding, infarct, infecties of intoxicatie (alcohol of anti-epileptica).

7.4.4 Hersenstamverschijnselen

De hersenstam bevat de kernen van de hersenzenuwen en de verbindingen daartussen, waardoor gecoördineerd (geconjugeerd) verticaal en horizontaal blikken mogelijk is. Ook de formatio reticularis bevindt zich hier. Deze structuur is onder andere betrokken bij de regulatie van het bewustzijn, de spiertonus en de lichaamshouding. Ernstige beschadiging van de hersenstam zal snel resulteren in een bewustzijnsdaling. Kleinere afwijkingen van de diverse hersenzenuwkernen kunnen leiden tot meer specifieke stoornissen in de oogmotoriek, de pupilreacties en in de motoriek van het gelaat, mond, tong en keel. Hierbij kunnen spraak- en slikstoornissen ontstaan en een gestoorde mimiek. De stoornissen die optreden ten gevolge van een nucleaire (beschadiging ter plaatse van hersenzenuwkernen) stoornis van de 9e, 10e, 11e en 12e hersenzenuw resulteren in een bulbaire dysartrie. Hierbij is sprake van een slappe, zachte spraak met nasaliteit van de stem en een traag tempo. Ook treedt hierbij vaak een ernstige dysfagie op (met kans op verslikken). Eenzijdige uitval van de kern van de n. facialis resulteert in een perifere facialisparese, waarbij een scheef gelaat ipsilateraal aan de beschadiging bestaat. Een complicerende factor hierbij is dat het onmogelijk is geworden het oog te sluiten, zodat een vergrote kans op corneabeschadiging, uitdroging en infecties bestaat.

Oogbewegingsstoornissen worden frequent gezien in de acute fase van traumatisch hersenletsel. Het betreft stoornissen in de geconjugeerde oogmotoriek ten gevolge van coma of tijdelijke disfunctie van blikcentra in de frontale kwabben of in de hersenstam. Dubbelzien is een frequent symptoom bij NAH bij patiënten die herstellen van trauma. Het kan ook het gevolg zijn van beschadiging van de orbita ten gevolge van minimale dislocatie van de oogbol, of mechanische beperking van oogbolmotoriek door zwelling en hematoom. De 6e hersenzenuw is vanwege zijn lange intracerebrale verloop gevoelig voor intracraniële drukverhoging. Hierbij ontstaat dubbelzien door een ipsilaterale parese van de m. rectus externus die normaal het oog naar lateraal beweegt.

Druk op de n. oculomotorius leidt in eerste instantie tot stoornissen in de pupilmotoriek met een wijde pupil aan de aangedane zijde die niet op licht reageert. Bij toenemende druk of beschadiging kunnen ook ipsilaterale oogbewegingsstoornissen ontstaan.

7.5 SENSORISCHE STOORNISSEN

Stoornissen in de zintuiglijke waarneming worden vooral veel gezien na traumatisch hersenletsel, tumoren en specifieke vasculaire syndromen (bijvoorbeeld apoplexie van de hypofyse of een occipito-pariëtaal gelokaliseerde bloeding of infarct). Deze sensorische stoornissen dienen te worden onderscheiden van meer gegeneraliseerde stoornissen van de somatosensoriek, omdat het in het eerste geval specifieke zintuigsystemen betreft.

7.5.1 Reukstoornissen

Permanent verlies van reuk en smaak (anosmie) komt voor bij ongeveer 5% van de patiënten die met traumatisch hersenletsel in het ziekenhuis worden opgenomen. De kans hierop is groter als er tekenen zijn van een schedelbasisfractuur (onder andere liquorroe uit het oor of uit de neus, brilhematoom, 'battle sign'), vooral als er een fractuur van de voorste

schedelgroeve is en/of wanneer er sprake was van bewustzijnsverlies. Echter, anosmie kan ook optreden na een relatief licht trauma zonder bewustzijnsverlies. Anosmie na trauma is meestal irreversibel. De pathogenese is waarschijnlijk een beschadiging van de bulbus olfactorius en de fila terminales ter plaatse van de lamina cribosa ten gevolge van acceleratie en deceleratie van de frontale kwab over de schedelbasis in de voorste schedelgroeve. De gevolgen van anosmie moeten niet worden onderschat. De ervaren kwaliteit van leven kan er ernstig door worden aangetast. Ook frontaal gelokaliseerde tumoren (bijvoorbeeld meningeoom voorste schedelgroeve) kunnen door directe compressie of ingroei uitval van reuk en smaak veroorzaken.

7.5.2 Visuele stoornissen

Visuele stoornissen kunnen het gevolg zijn van iedere beschadiging vanaf het oog tot en met de occipitale kwab. Penetrerend letsel met direct aangezichtsletsel waarbij de n. opticus beklemd raakt in fracturen van de orbita, is waarschijnlijk de meest voorkomende oorzaak. Vaak echter is geen fractuur direct in de buurt van de n. opticus zichtbaar, maar is er een fractuur van de orbita of de voorste schedelgroeve. Ook bij stomp trauma is beschadiging van de n. opticus meer waarschijnlijk dan beschadiging van het intracerebrale visuele systeem. In een dergelijke situatie is er veelal sprake van een monoculaire blindheid met direct optreden van een wijde pupil. Letsel van de visuele baansystemen binnen de hersenen ter plaatse van het chiasma opticum of de radiatio optica veroorzaken bilaterale gezichtsvelduitval (bijvoorbeeld als gevolg van traumatisch hersenletsel of een bloeding of infarct in de hypofyse). Bij een laesie achter het chiasma opticum betreft het vaak uitval van één zijde van het gezichtsveld contralateraal van de laesie (hemianopsie). Beschadiging van de calcarine cortex ten gevolge van 'coup-contre-coup'-letsels kan corticale blindheid veroorzaken.

7.5.3 Auditieve stoornissen

Gehoorverlies en vestibulaire stoornissen (nystagmus en duizeligheid) kunnen ontstaan door dwarse fracturen van de schedelbasis ter plaatse van het os petrosum. Tijdelijke geleidingsdoofheid na trauma kan ontstaan ten gevolge van beschadiging van de uitwendige gehoorgang, een hematotympanum of laceratie van het trommelvlies. In het algemeen is gehoorverlies een minder frequente klacht na NAH, waarschijnlijk samenhangend met de bilaterale organisatie van de centrale verwerkingssystemen. Uiteraard moet men vooral bij oudere mensen om andere redenen bedacht zijn op gehoorstoornissen.

7.5.4 Somatosensorische stoornissen

Aandoeningen van het somatosensorische systeem kunnen uitvals- en/of prikkelingsverschijnselen veroorzaken. Prikkelingsverschijnselen kunnen optreden in de vorm van spontane paresthesieën (hinderlijke prikkelingen of tintelingen in een huidgebied), maar ook als overmatige gevoeligheid bij aanraking (hyperesthesie) of bij pijnprikkels (hyperpathie). Soms kan gewone aanraking ook pijnlijk zijn (allodynie). Uitvalsverschijnselen doen zich voor als een verminderde gevoeligheid in een bepaald lichaamssegment (hypesthesie) of zelfs als een volledige afwezigheid van sensibiliteit (anesthesie). Stoornissen in de sensibiliteit kunnen evenals de motorische stoornissen zowel een perifere als een centrale oorzaak hebben. Dit onderscheid is bij klinisch-neurologisch onderzoek echter niet altijd gemakkelijk te maken op grond van een combinatie van de motorische en sensibele symptomen. Bij een spinale oorzaak, bijvoorbeeld ten gevolge van een complete dwarslaesie, geldt in het algemeen een scherpe sensibiliteitsgrens. Bij meer perifere lokalisatie van de stoornissen (zoals in de dorsale wortels of de perifere zenuw) is het vaak mogelijk een uitvalspatroon te vinden op basis van de innervatie vanuit een bepaald ruggenmergssegment of conform de innervatie van een perifere zenuw. Bij een cerebrale oorzaak is er vaak geen sprake van een duidelijk afgrensbaar sensibel uitvalspatroon, afhankelijk van de aard en plaats van de laesie. In het bijzonder bij centrale oorzaken moet men rekening houden met stoornissen in de dieptesensibiliteit. Deze kunnen zich voordoen zelfs als de oppervlakkige gnostische sensibiliteit intact lijkt. Juist deze vorm van sensibiliteitsstoornis heeft grote consequenties voor het bewegingsvermogen (zie hoofdstuk 17). Daarom kan het bij klinisch-neurologisch onderzoek soms belangrijk zijn zorgvuldig de positie- en bewegingszin te testen, ook als er geen evidente parese is.

7.5.5 Pijn

De zogenoemde centrale (na cerebrovasculair accident; post-CVA) pijn ontstaat soms weken tot maanden na een beroerte en gaat gepaard met stoornissen in de huidsensibiliteit, een pijnlijk gevoel bij normale aanraking (allodynie), heftige spontane pijn en een verlaagde pijndrempel (hyperpathie). Deze aandoening, die relatief vaak bij jonge patiënten optreedt, werd aanvankelijk beschreven als 'syndrome thalamique', maar is waarschijnlijk veel vaker het gevolg van beschadiging buiten de thalamus in de pariëtale cortex of witte stof. Pijn bij NAH is vaker een indirect gevolg van abnormale houding en druk op predilectieplaatsen (decubitus), bijvoorbeeld bij de bedlegerige patiënt. Pijn kan ook het gevolg zijn van spasticiteit (zie hoofdstuk 17).

7.5.6 Hogere waarnemingsstoornissen

Beschadiging van de sensibele pariëtale schors kan resulteren in opvallende afwijkingen (hogere waarnemingsstoornissen) zoals astereognosis (onvermogen om voorwerpen op de tast zonder tussenkomst van het visuele systeem te herkennen) en tactiele of visuele extinctie (het verminderd of niet waarnemen van tactiele of visuele stimuli aan de aangedane zijde bij gelijktijdig bilaterale stimulatie). Soms is de verwaarlozing van de (meestal ook paretische) lichaamshelft zo ernstig dat de patiënt deze traumatiseert ('hemineglect') of zelfs de sensomotorische uitval volledig miskent (anosognosie).

7.6 AANVULLENDE DIAGNOSTIEK

7.6.1 Beeldvormend onderzoek

Patiënten met NAH zoals tumor, traumatisch hersenletsel, een subarachnoïdale bloeding of een CVA worden bijna altijd op de afdeling Spoedeisende Hulp gezien vanwege acute neurologische verschijnselen met bedreiging van vitale functies. Na opvang en eventueel hemodynamische en ventilatoire stabilisatie wordt als een van de eerste diagnostische procedures een computertomografische (CT) scan van de hersenen gemaakt. Vanwege de snelheid waarmee een CT-scan kan worden gemaakt (minuten) en de sensitiviteit om corticale en subcorticale intracerebrale laesies aan te tonen, is deze techniek het belangrijkste hulpmiddel in de beeldvormende aanvullende diagnostiek. De CT-scan geeft informatie over de intracraniële structuren en over de aard en de lokalisatie van het letsel. Oedeem en infarct zijn op de CT-scan goed zichtbaar als hypodense afwijking. Ook bloeding en tumor (na toediening van contrast) is met CT doorgaans goed zichtbaar als hyperdense afwijking, zelfs in de regio van de hersenstam. Voor het aantonen van subtiele afwijkingen in gebieden diep in de hersenstam/achterste schedelgroeve is CT minder geschikt, omdat de sensitiviteit hier veel geringer is ten gevolge van verstrooiing van stralen door de aanwezigheid van ossale structuren. Bij twijfel zal dan 'magnetic resonance imaging' (magnetische resonantie; MRI) worden verricht. Voor de verschillende ziektebeelden worden verschillende CT-classificaties gebruikt om de afwijkingen te beschrijven. Het toedienen van intraveneus contrast kan een hulpmiddel zijn bij het stellen van de diagnose. Met name tumoren en abcessen kunnen zo beter zichtbaar worden gemaakt. Deze ruimte-innemende laesies kleuren aan, omdat door verstoring van de bloed-hersenbarrière contrast uit de bloedbaan naar de laesie lekt. Het contrast laat minder röntgenstralen door en is als een hyperdense afwijking te zien op de CT.

Met CT-angiografie is het soms mogelijk in de acute fase van een subarachnoïdale bloeding een aneurysma aan te tonen.

Vasculaire afwijkingen

- Intracerebrale bloedingen kunnen eenvoudig zichtbaar worden gemaakt met een CT-scan en zijn te zien als hyperdense afwijkingen. Hypertensieve bloedingen geven vaak een typisch patroon met bloed in het gebied van de basale ganglia. Dit geldt ook voor lobaire (grote corticale) bloedingen in (een gedeelte van) de hersenkwabben.
- Het herseninfarct is zichtbaar als hypodense laesie in het verzorgingsgebied van een van de cerebrale arteriën of na problemen met de systemische circulatie op de scheiding van het verzorgingsgebied van twee cerebrale arteriën (waterscheidingsinfarct). Lacunaire infarcten zijn kleine circumscripte hypodense afwijkingen op predilectieplaatsen, bijvoorbeeld ter plaatse van de capsula interna.
- Verdenking van een subarachnoïdale bloeding (SAB) is een spoedindicatie voor een CT-scan (figuur 7-4a). Het patroon van de bloeding kan informatie geven over de plaats waar het gebarsten aneurysma zich bevindt, hetgeen belangrijke consequenties voor de behandeling kan hebben (Van Gijn en Van Dongen 1982). Asymmetrische extravasatie van bloed met het centrum van de bloeding in de suprasellaire cisternen wordt gezien bij een aneurysma van de a. carotis interna. Bloed in het laterale gedeelte van de fissuur van Sylvius wordt vooral gezien bij een aneurysma van de a. cerebri media, en bloed in de basale

gedeelten van de frontale interhemisferische fissuur, vooral bij een aneurysma van de a. communicans anterior. Na een bloeding ten gevolge van een a. basilaris-aneurysma bevindt het centrum van de bloeding zich meestal in de fossa interpeduncularis (Vermeulen 1996). De gouden standaard voor het aantonen van intracraniële aneurysma's is evenwel de cerebrale angiografie. Dit invasieve onderzoek is echter niet geheel zonder risico. Magnetische-resonantieangiografie (MRA) is daarentegen een risicoloos onderzoek, waarmee tegenwoordig steeds nauwkeuriger een intracerebraal aneurysma kan worden aangetoond.

Traumatische afwijkingen

De afwijkingen op een CT-scan na het optreden van trauma kunnen zeer divers zijn. Intracerebrale afwijkingen zoals contusiehaarden kunnen hyperdens, hypodens of laesies met gemengde dichtheid zijn. Ook de traumatische extracerebrale bloedingen (subduraal of epiduraal) vertonen een kenmerkend beeld.

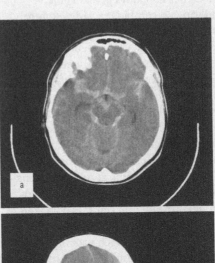

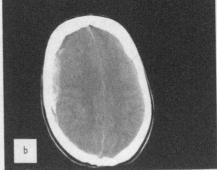

Figuur 7-4   (a) Voorbeeld van een CT-scan van een patiënt met een subarachnoïdale bloeding (naar later bleek uit een a. cerebri-media-aneurysma links). (b) CT-scan van een patiënt met een traumatische subdurale bloeding rechts pariëtaal.

De subdurale bloeding is zichtbaar langs de convexiteit (figuur 7-4b). De epidurale bloeding is (meestal ter plaats van de a. meningea media) zichtbaar als een bolvormige scherp begrensde hyperdensiteit die doorloopt tot het bot.

De CT-scan geeft informatie over de aard en de lokalisatie van het hersenletsel. Een MRI is gevoeliger, maar het maken van een MRI-scan kost meer tijd en is technisch moeilijker bij een patiënt met acuut traumatisch hersenletsel. Bovendien is de meerwaarde van de MRI-scan in de acute situatie klein.

In 1991 ontwikkelden Marshall e.a. ten behoeve van de Trauma Coma Data Bank (TCDB) een methode om de CT-beelden van patiënten met ernstig traumatisch schedel-hersenletsel te classificeren (Marshall e.a. 1992). Bij deze classificatie wordt gelet op de aan- of afwezigheid van de liquorruimtes aan de schedelbasis (de basale cisternen), op de aanwezigheid van contusiehaarden of bloedingen en het volume hiervan, alsook op de mate van verplaatsing van de mediane structuren ten gevolge van de aanwezige afwijkingen. Door deze drie factoren te combineren kan een onderverdeling worden gemaakt in zes categorieën. Categorie 1 betekent dat er op de CT-scan volstrekt geen intracraniële afwijkingen zichtbaar zijn. Categorie 2-4 toont een toenemende ernst van de diffuse afwijkingen. Categorie 5 is iedere neurochirurgische ontlaste ruimte-innemende laesie, en categorie 6 betreft intracraniële bloedingen met een volume groter dan 25 ml die niet neurochirurgisch ontlast zijn.

Het volume van laesies kan hierbij eenvoudig handmatig worden bepaald volgens een bepaalde formule die nauwkeurige schatting van het werkelijke volume mogelijk maakt (Pasqualin e.a. 1991, Vos e.a. 2000b). De TCDB-classificatie is eenvoudig toe te passen en vertoont een hoge mate van overeenkomst tussen clinici van verschillende disciplines (Vos e.a. 2000b). Het belang van de TCDB-classificatie is gelegen in het feit dat de verschillende categorieën correleren met de gezondheidsuitkomst van de patiënten na ontslag uit het ziekenhuis (Marshall e.a. 1992; Vos e.a. 2000b).

Net als bij de aneurysmatische subarachnoïdale bloeding kan ook na traumatisch hersenletsel bloed aanwezig zijn in de subarachnoïdale ruimten (Kakarieka 1997). Op de CT-scan kan het onderscheid tussen traumatisch en aneurysmatisch subarachnoïdaal bloed soms moeilijk zijn, speciaal als het niet duidelijk is of de patiënt primair een trauma heeft ondergaan of een trauma van het hoofd heeft opgelopen

door een primaire subarachnoïdale bloeding. Hierdoor wordt bij patiënten een bloeding door een aneurysma nog wel eens gemist als er tevens een trauma in de ziektegeschiedenis aanwezig is (Vos e.a. 2000a). Na traumatisch schedelhersenletsel is de verdeling van bloed meestal diffuus oppervlakkig in de sulci aan de convexiteit in de nabijheid van een schedelfractuur of een intracerebrale contusie (Kakarieka 1997).

7.6.2 Elektrofysiologisch onderzoek

Het elektrofysiologisch onderzoek bestaat uit elektromyografisch (EMG) en 'evoked potential' (EP) onderzoek. Het EMG is een functieonderzoek waarbij de elektrische activiteit van de zenuwbanen en spieren wordt gemeten. Het EMG is bij uitstek geschikt om een polyneuropathie als oorzaak van sensibele stoornissen aan te tonen. Centrale oorzaken worden het meest met behulp van een CT-scan vastgesteld. Om de functionaliteit van het somatosensibele systeem te onderzoeken kan ook het EP-onderzoek nuttig zijn. Hierbij kan de plaats van een afwijking binnen het sensibele systeem met een zekere waarschijnlijkheid tussen zenuw, plexus, ruggenmerg en cortex worden vastgesteld. Het EP-onderzoek registreert de reacties die in de hersenen optreden na prikkeling van zintuigen. Er zijn verschillende soorten EP-onderzoek, namelijk de reacties op lichtprikkels (VEP genoemd), de reacties op gevoelsprikkels (SEP) of de reactie op geluidsprikkels (BAEP).

7.7 CONCLUSIE

In dit hoofdstuk zijn diverse motorische en sensorische stoornissen besproken die het gevolg kunnen zijn van NAH. De acute en chronische sensomotorische stoornissen na NAH zijn op basis van klinisch-neurologisch onderzoek doorgaans goed te herkennen. Echter, onder eenzelfde functiestoornis (bijvoorbeeld parese) kunnen verschillende oorzaken schuilgaan die verschillende behandelingen behoeven. NAH leidt zeer frequent tot blijvende (functionele) beperkingen, hoewel vaak over een langere periode een vorm van spontaan herstel optreedt, zowel op het gebied van de primaire stoornissen als de hieruit voortkomende beperkingen. Ook in de acute fase van NAH is het tegenwoordig in toenemende mate mogelijk het beloop medicamenteus of chirurgisch in gunstige zin te beïnvloeden. Uiteraard heeft dit ook een gunstige invloed op de mortaliteit, de morbiditeit en de functionele gevolgen op de langere termijn.

Literatuur

Bhatia KP, Marsden CD. The behavioural and motor consequences of focal lesions of the basal ganglia in man. Brain 1994;117:859-76.

Bowsher D. The management of central post-stroke pain. Postgrad Med J 1995;71:598-604.

Deuschl G, Bain P, Brin M, Ad Hoc Scientific Committee. Consensus statement of the movement disorder society on tremor. Mov Disord 1998;13(suppl 3):2-23.

Doder M, Jahanshahi M, Turjanski N, e.a. Parkinson's syndrome after closed head injury: a single case report. J Neurol Neurosurg Psychiatry 1999;66:380-5.

Drake J. Report of World Federation of Neurological Surgeons Committee on a universal subarachnoid hemorrhage grading scale. J Neurosurg 1988;68:985-6.

Factor SA, Sanchez-Ramos J, Weiner JW. Trauma as an etiology of parkinsonism: a historical review of the concept. Mov Disord 1988;3:30-6.

Gijn J van, Dongen KJ van. The time course of aneurysmal haemorrhage on computed tomograms. Clin Neurol Neurosurg 1982;82:11-24.

Greene KA, Marciano FF, Dickman CA, e.a. Anterior communicating artery aneurysm paraparesis syndrome: clinical manifestations and pathologic correlates. Neurology 1995;45:45-50.

Hacke W (ed). Neurocritical care. Heidelberg: Springer Verlag, 1994:1-1044.

Haerer AF. De Jong's The neurologic examination. 5th ed. Philadelphia: J.B. Lippincott Company 1992:1-844.

Hijdra A, Koudstaal PJ, Roos AC (red). Neurologie. Utrecht: Bunge, 1994.

Ivry RB. The representation of temporal information in perception and motor control. Curr Opin Neurobiol 1996;6:851-7.

Jankovic J. Post-traumatic movement disorders: central and peripheral mechanisms. Neurology 1994;44:2006-14.

Jenett WB, Teasdale GM. Aspects of coma after severe head injury. Lancet 1977;1:878-881.

Jones TH, Morawetz RB, Crowell RM, e.a. Thresholds of focal cerebral ischemia in awake monkeys. J Neurosurg 1988;54:773-82.

Kakarieka A. Review on traumatic subarachnoid hemorrhage. Neurol Res 1997;19:230-2.

Krauss JM, Mohadjer M, Braus DF, e.a. Dystonia following head trauma: a report of nine patients and review of the literature. Mov Disord 1992;7:263-72.

Krauss JM, Mohadjer M, Nobbe F, e.a. The treatment of posttraumatic tremor by stereotactic surgery: symptomatic and functional outcome in a series of 35 patients. J Neurosurg 1994;80:810-9.

Lee MS, Marsden CD. Movement disorders following lesions of the thalamus or subthalamic region. Mov Disord 1994;9:493-507.

Lee MS, Rinne JO, Ceballos-Baumann A, e.a. Dystonia after head trauma. Neurology 1994;44:1374-8.

Marshall LF, Marshall SB, Klauber MR, e.a. The diagnosis of head injury requires a classification based on computed axial tomography. J Neurotrauma 1992;9(suppl 1):S287-92.

Oosterhuis HJGH. Klinische neurologie. 11e, herziene druk. Houten: Bohn Stafleu Van Loghum, 1992.

Pasqualin A, Barone G, Cioffi F, e.a. The relevance of anatomic and hemodynamic factors to classification of cerebral arterovenous malformations. Neurosurgery 1991;28:370-9.

Penfield W, Rasmussen T. The cerebral cortex. New York: Macmillan Company, 1950.

Plum F, Posner JB. The diagnosis of stupor and coma. 3rd ed. Philadelphia: FA Davis Company, 1982.

Robinson FR. Role of the cerebellum in movement control and adaptation. Curr Opin Neurobiol 1995;5:755-62.

Teasdale GM, Jennett B. Assessment of coma and impaired consciousness. Lancet 1974;2:81-4.

Turjanski N, Pentland B, Lees AJ, e.a. Parkinsonism associated with acute intracranial hematomas: an [18F] dopa positron emission tomography study. Mov Disord 1997;12:1035-8.

Vermeulen M. Subarachnoid haemorrhage: diagnosis and treatment. J Neurol 1996;243:496-501.

Vos PE, Beems T, Thijssen HOM, e.a. Mass volume measurement in severe head injury. J Neurol Neurosurg Psychiatry 2000b;69:406-7.

Vos PE, Voskuilen van, Beems AC, e.a. Evaluation of the trauma coma data bank CT-classification for traumatic brain injury. J Neurotrauma 2001;18:649-55.

Vos PE, Wokke JH. Spierkrampen en fasciculaties zijn niet altijd omineus: het spierkramp-fasciculatiesyndroom. Ned Tijdschr Geneeskd 1996; 140:1655-8.

Vos PE, Zwienenberg M, O'Hannian, e.a. Subarachnoid haemorrhage following rupture of an ophthalmic artery aneurysm presenting as traumatic brain injury. Clin Neurol Neurosurg 2000a; 102:29-32.

Warrenburg B van de, Vos PE, Merx H, e.a. Paroxysmal leg weakness and hearing loss in a patient with subarachnoid hemorrhage. Eur Neurol 2000;44:186-7.

Wijdicks EFM, Diringer M, Bolton CF e.a. Continuum Critical Care, Neurology 1997;3 (themanummer).

Zochodne DW, Bolton CF, Wells GA, e.a. Critical illness polyneuropathy: a complication of sepsis and multiple organ failure. Brain 1987;110:819-42.

8 Epilepsie

A.P. Aldenkamp, A. Martins da Silva, H. Meinardi

8.1 POSTTRAUMATISCHE EPILEPSIE

Epilepsie kenmerkt zich door het spontaan optreden van een plotselinge overmatige productie van actie-potentialen door hersencellen waardoor, meestal kort-durend, stoornissen in de hersenfuncties ontstaan, afhankelijk van het hersengebied of de hersengebie-den waar zich deze overmatige ontladingen voor-doen. Bij posttraumatische epilepsie gaat het om een vorm van epilepsie die het gevolg is van verworven hersenletsel. Dat er sprake is van posttraumatische epilepsie (PTE) betekent dat eerst lege artis epilepsie is vastgesteld op basis van de aanvalsbeschrijving, even-tueel bevestigd door het registreren van overmatige hersencelontladingen met een elektro-encefalogram (EEG). Het betekent voorts dat er een samenhang vast-gesteld is of aannemelijk is met een doorgemaakt hersenletsel. Behalve door de voorgeschiedenis kan dit worden aangetoond doordat de hersengebieden waar restverschijnselen van het letsel te vinden zijn (vast te stellen via bijvoorbeeld beeldvormende tech-nieken of neurologische uitvalsverschijnselen) en de gebieden waar de overmatige ontladingen van her-sencellen beginnen, met elkaar in relatie staan.

De epilepsieën worden in twee hoofdklassen ingedeeld. Ten eerste zijn er de gegeneraliseerde epi-lepsieën, waarbij de spontaan optredende aanvallen van meet af aan gepaard gaan met overmatige ontla-dingen van hersencellen in alle hersengebieden. Ten tweede zijn er de partiële epilepsieën, waarbij de overmatige ontladingen plaatselijk in de hersenen beginnen (dus uitgaande van een focus of epilepti-sche haard), waarna eventueel een uitbreiding kan volgen over alle gebieden. Behalve bij een diffuse her-senbeschadiging zal een hersenletsel gewoonlijk een partiële epilepsie veroorzaken.

8.2 EPIDEMIOLOGIE

Hersenletsel veroorzaakt bij circa 12% van de getroffenen epilepsie. Er is echter een variatiebreedte van 7-25%, die samenhangt met de ernst en de aard van het hersenletsel (de kans op epilepsie neemt aan-zienlijk toe als sprake is van een openschedelletsel).

Er dient onderscheid te worden gemaakt tussen epilepsie en epileptische aanvallen. Epilepsie wordt gekenmerkt door spontaan optredende epileptische aanvallen. Epileptische aanvallen zijn functiestoornis-sen van de hersenen die behalve door epilepsie door allerlei andere oorzaken kunnen optreden, bijvoor-beeld door hypoglykemie, door elektroshock en ook door hersenletsel in de acute fase.

Wanneer hier wordt gesteld dat bij 12% van de getroffenen epilepsie voorkomt, dan wordt daarmee het ziektebeeld bedoeld waarbij de aanvallen spon-taan en onverwacht optreden, ook nadat van het letsel hooguit een litteken is overgebleven. De diagnose epilepsie blijft gehandhaafd, ook al zijn er dankzij het dagelijks innemen van medicamenten geen aanvallen meer. Pas nadat iemand met epilepsie twee jaar zon-der gebruik van medicamenten geen aanvallen meer heeft gehad, is er geen sprake meer van epilepsie.

In de periode direct na het hersenletsel komen ook vaak epileptische aanvallen voor. Deze zijn echter een direct gevolg van de acute stoornis in het functio-neren van de hersenen en zullen zich in de regel na het herstel van het letsel niet meer voordoen, dit in tegenstelling tot de aanvallen van een door het letsel veroorzaakte epilepsie. Bij het optreden van de hier beschreven reactieve aanvallen mag men nog niet zeggen dat de patiënt aan epilepsie lijdt, anders zou de hierboven genoemde frequentie van epilepsie bij hersenletsel veel hoger zijn geweest. Het is overigens niet bekend of het optreden van deze reactieve aan-vallen nog nadelige gevolgen heeft voor de restitutio ad integram. Er is een analyse gemaakt van voorhan-den zijnde gegevens gebaseerd op onderzoek met oorlogsveteranen (uit respectievelijk de Koreaanse Oorlog; Caveness 1974, en de Vietnam Oorlog; Sala-zar e.a. 1985), alsmede andere groepen na een ernstig hersenletsel (meestal verkeersslachtoffers, Feeney en Walker 1979, Martins da Silva 1990 en 1992). Uit deze analyse blijkt dat de helft van de incidentie van PTE pas optreedt tussen vier maanden en een jaar na een ongeval met hersenletsel te hebben doorgemaakt, terwijl er tot tien jaar na het ongeval nog voor het eerst epilepsie kan optreden waarvan een verband met het ongeval aannemelijk is.

8.3 PATHOLOGIE

Over het algemeen wordt ervan uitgegaan dat voor het krijgen van epilepsie enige genetische predispositie vereist is. Dit zou kunnen verklaren waarom niet iedereen die hersenletsel oploopt, later met epilepsie te maken krijgt. Daar staat tegenover dat de frequentie waarmee epilepsie bij familieleden van lijders aan PTE voorkomt, nauwelijks verschilt van de prevalentie van epilepsie onder de bevolking (Schaumann e.a. 1994). Majkowski (1990a,b) meent echter dat er wel degelijk een samenhang is met het voorkomen van epilepsie onder verwanten. Behalve erfelijke factoren zullen er ongetwijfeld nog andere en misschien wel belangrijkere oorzaken zijn waarom de een na een hersenletsel wél en een ander geen PTE krijgt. Dit zijn factoren zoals het vrijkomen in het hersenparenchym (en onvoldoende door macrofagen opruimen) van het haem uit kapotte rode bloedlichaampjes en mogelijk vooral van daaraan gekoppelde ferro-ionen, verscheuring van de hersenvliezen, littekenretractie, en ten slotte de uitgebreidheid en anatomische locatie van de hersenbeschadiging. Vrijgekomen bloed zou aan het begin staan van een reeks schadelijke ontwikkelingen, zoals het vormen van vrije radicalen. Hierdoor kan peroxidatie van lipiden in de neuronale membranen worden veroorzaakt, maar kan ook de productie van stoffen die betrokken zijn bij het regelen van de functie van hersencellen worden gewijzigd (Willmore 1990). Van het uitvoerig onderzochte hippocampusletsel is bekend dat niet alleen weefselverlies, maar ook het ontstaan van nieuwe verbindingen ('sprouting') betrokken is bij het plotseling optreden van overmatige ontladingen van neuronen.

8.4 INDICATOREN VOOR KANS OP PTE

Bij volwassenen wordt, zoals boven vermeld, de kans op PTE bepaald door de aanwezigheid van een duidelijke beschadiging van het hersenparenchym, intracerebrale bloedingen, maar ook door de aanwezigheid van posttraumatische amnesie ongeacht of deze slechts enkele uren of langer dan een dag overspant.

Ook het aanblijven van een organisch psychosyndroom is een aanwijzing voor een verhoogde kans op PTE (Wessely 1979). Bij kinderen is het voorkomen van acute epileptische aanvallen in samenhang met het letsel een aanwijzing dat er kans is op epilepsie in de toekomst, ongeacht de aan- of afwezigheid van aantoonbare hersenbeschadiging (De Santis e.a. 1992). Bij volwassenen geldt een verband met acute epileptische aanvallen alleen voor relatief vroeg (voor het derde jaar posttraumatisch) optredende epilepsie (Weiss e.a. 1986). Bij kinderen lijkt, na de vrij kort na het ongeval optredende epilepsie, een tweede golf tussen het vierde en zevende jaar na het trauma voor te komen (Kieslich en Jacobi 1995; Jacobi 1992).

Over de voorspellende waarde van het EEG was men aanvankelijk niet optimistisch (Jennett en Van de Sande 1975). Kieslich en Jacobi (1995) menen dat bij kinderen het persisteren van EEG-afwijkingen wel degelijk een aanwijzing is dat op den duur epilepsie zal ontstaan. Jabbari e.a. (1986) zien in een verslechtering van het EEG een duidelijke aanwijzing dat zich complicaties zullen voordoen (zie ook Wohlrab e.a. 1997).

8.5 PREVENTIE, BEHANDELING EN PROGNOSE

De opvatting dat de toediening van anti-epileptica na een hersenletsel het optreden van epilepsie zou kunnen voorkomen, is nog altijd controversieel. Vooral het gebruik van fenytoïne heeft voorstanders gehad en wordt in een aantal chirurgische klinieken toegepast om postoperatieve epilepsie te voorkomen (Young e.a. 1975 en 1979; Glotzner 1976; De Santis e.a. 1979; Wohns en Wyler 1979; Servit en Musil 1981; Pechadre e.a. 1991).

Salazer e.a. (1985) bestrijden dat preventie mogelijk is. Treiman (1993) stelt zich op het standpunt dat toepassing van anti-epileptica pas zin heeft wanneer er sprake is van epilepsie. Onlangs ontwikkelde zogenoemde neuronenbeschermers ('neuroprotective drugs'), die werkzaam zijn door het blokkeren van overmatige calciuminstroom of door het wegvangen van vrije radicalen dan wel het blokkeren van NMDA-receptoren, zouden de uitkomst van een cerebraal trauma gunstig beïnvloeden. Of daarmee ook het optreden van epilepsie wordt voorkomen, is echter nog niet duidelijk (Bullock e.a. 1992; Dakin en Weaver 1993).

Is er eenmaal sprake van PTE, dan wordt deze met de gebruikelijke middelen tegen partiële epilepsie behandeld. De leeftijd waarop het hersenletsel is opgetreden, speelt bij de prognose een belangrijke rol. Indien sprake is van hersenletsel tijdens de geboorte, is de kans dat dit wordt gevolgd door een moeilijk te behandelen epilepsie aanzienlijk. Bij circa 40% van de patiënten voor wie een langdurige opname in een epilepsiecentrum nodig is, is de epilepsie ontstaan als gevolg van een perinatale hersenbeschadiging (Meinardi en Pachlatko 1990). Indien de PTE na de kleuterleeftijd is ontstaan, zijn de aanvallen beter met medicijnen te onderdrukken. Ondanks deze relatief gunstige reactie op behandeling blijkt ook in deze groep de epilepsie allerlei gevolgen te hebben op sociaal terrein en het persoonlijk functioneren, waardoor de kwaliteit van het leven aanzienlijk kan worden aangetast. Om een voorbeeld te geven: indien iemand aan epilepsie lijdt, wordt de bevoegdheid tot het besturen van een personenauto ontzegd tot een jaar na de laatste aanval. Het grootrijbewijs wordt zelfs ontzegd totdat er vijf jaar lang zonder medicijngebruik geen aanvallen meer zijn opgetreden, en op het elektro-encefalogram – nadat dit standaard, tijdens slaap en na nachtslaapdeprivatie is opgenomen – geen afwijkingen 'in epileptische zin' meer worden gezien.

Verder is het mogelijk dat weliswaar de aanvallen goed op medicamenten reageren en niet meer optreden, maar dat de daarvoor benodigde hoeveelheid medicijnen bijwerkingen tot gevolg heeft, waardoor de prijs voor het wegblijven van aanvallen een aanzienlijke reductie in de ontplooiing van de persoonlijke capaciteiten is.

Een weinig vermeld aspect van PTE dat ongetwijfeld ook zijn repercussies op het welbevinden van de betrokkene heeft, is dat jaren na afhandeling van de verzekeringstechnische aspecten van een ongeval plotseling een nieuwe handicap ten gevolge van een ondergaan letsel tevoorschijn komt.

8.6   NEUROPSYCHOLOGISCHE EFFECTEN EN CONSEQUENTIES VOOR REVALIDATIE

Een essentiële vraag bij patiënten met PTE is of er sprake is van een specifiek effect van de epilepsie naast het effect van het hersenletsel op het functioneren, en in welke mate neuropsychologische stoornissen het gevolg zijn van de epileptische aanvallen dan wel van het hersenletsel. De literatuur laat de volgende gegevens zien. Walker en Blumer (1989) constateren een verhoogd percentage mentale en intellectuele achteruitgang bij patiënten met PTE, overigens in een studie waarin niet werd gecontroleerd voor ernst van

het hersenletsel. Neyens e.a. (1999) konden geen verlies van intelligentie constateren bij kinderen die werden gevolgd na het debuut van PTE. Dikmen en Reitan (1978) onderzochten deze vraagstellingen door het neuropsychologisch profiel van twee zorgvuldig gematchte groepen patiënten met PTE te onderzoeken: een groep patiënten met en een groep zonder focale neurologische uitval (in de vorm van uitval bij beeldvormend onderzoek of paresen). Bij de groep met neurologische uitval was dit gerelateerd aan het doorgemaakte hersenletsel, en bij beide groepen was de epilepsie begonnen na het hersenletsel. Beide groepen toonden een verlaagde intelligentie ('Wechsler full-scale IQ') ten opzichte van het ingeschatte premorbide niveau en een globaal patroon van stoornissen op de Halstead Neuropsychologische Batterij. De stoornissen waren weliswaar ernstiger bij patiënten met focale neurologische uitval, maar de verschillen waren niet significant. In ieder geval konden de onderzoekers ook in deze studie geen extra effect aantonen van de epileptische aanvallen. Asikainen e.a. (1999) rapporteerden vergelijkbare gegevens, waarbij zij als maat de reïntegratie in het arbeidsproces hanteerden. Ook hierbij blijkt PTE niet een extra risicofactor te vormen naast de beperkingen van het cerebraal trauma. In ieder geval lijkt het hebben van epileptische aanvallen geen ander type neuropsychologische uitval te veroorzaken; ook zijn de stoornissen niet ernstiger van aard. Veeleer lijkt het erop dat PTE frequenter debuteert bij patiënten met een ernstig hersenletsel (en zeker bij open hersenletsel) dan bij licht hersenletsel, waardoor ook de kans toeneemt dat sprake is van ernstiger neuropsychologische uitval. Indien wordt gecontroleerd voor de ernst van hersenletsel, is er geen verschil tussen patiënten met en zonder epileptische aanvallen. Hierop aansluitend wordt ook geen verbetering van functioneringsniveau geconstateerd als patiënten met PTE aanvalsvrij worden (Emilien en Waltregny 1996).

Haltiner e.a. (1996) menen dat het ontbreken van een verband tussen PTE en de cognitieve belemmeringen duidelijk moet worden uitgesproken, omdat in de praktijk, vooral door patiënten en hun partners, vaak ten onrechte de cognitieve belemmeringen worden gezien als een gevolg van de epilepsie.

In het verlengde hiervan komt uit enkele studies naar voren dat het optreden van epilepsie na een hersenletsel de revalidatie kan compliceren (Armstrong e.a. 1980; Askenasy en Rahmani 1987). Een van de redenen hiervoor is dat de aanpassing aan de handi-

cap bij patiënten met neurologische uitval wordt ver-
hinderd, aangezien patiënten en hun familie verwachten dat bij adequate behandeling van de epileptische aanvallen ook de neurologische uitval zal
verdwijnen. Waarschijnlijk is dit proces ook de oorzaak voor de bevinding van Armstrong e.a. (1990) die
het revalidatieproces van twee groepen patiënten na
hersenletsel volgden: een groep mét en een groep
zonder PTE. Hoewel beide groepen vergelijkbaar
waren op ieder gebied (dus ook de aard en ernst van
hersenletsel) en het revalidatieproces vergelijkbaar
verliep, bleek de PTE-groep een lager eindniveau te
bereiken en aanmerkelijk meer nazorg nodig te hebben.

Verder valt op dat in de groep patiënten met ernstige neurologische uitval én PTE gedragsproblemen
een dominante factor vormen die specifieke aandacht
vergt. Ook worden slaapstoornissen vaak onvoldoende of te laat onderkend.

8.7 CONCLUSIE

Hoewel posttraumatische epilepsie niet als aparte
categorie in de 'Internationale Classificatie van Epi-
lepsieën en Epileptische Syndromen en verwante
aandoeningen' is opgenomen, is er wel degelijk
reden deze vorm van epilepsie te onderscheiden, al
was het maar omdat benoemen leidt tot leren kennen. In ieder geval kan men concluderen dat PTE een
veelvoorkomend resteffect is van verworven hersenletsel met een incidentie van 7 tot 25%, afhankelijk
van de ernst en aard van het letsel en een groot aantal
bijkomende factoren, waaronder ook de genetische
predispositie.

Opvallend is dat het debuut van de epileptische
aanvallen vaak jaren na het letsel ligt, zodat het soms
lastig is – voor behandelaars en voor de patiënt zelf –
het verband te leggen. De in het latere leven verworven PTE is in de regel goed behandelbaar, en er zijn
geen aanwijzingen dat de epileptische aanvallen leiden tot specifieke of ernstiger neuropsychologische
stoornissen dan reeds veroorzaakt door het hersenletsel. Toch ziet men in het revalidatieproces dat bij veel
patiënten de epilepsie in hun beleving een dominante rol speelt. Soms leidt dit ertoe dat men de onte-
rechte hoop heeft dat succesvolle behandeling van de
epileptische aanvallen leidt tot volledig herstel van de
neuropsychologische gevolgen van het letsel. Hierboven is al aangegeven dat deze hoop onterecht is,
omdat in de regel de neuropsychologische beperkingen voortkomen uit het verworven hersenletsel en de

epilepsie als zodanig geen extra belemmeringen oplevert. Waarschijnlijk draagt deze verwarring ertoe bij
dat letselslachtoffers die bovendien met PTE te maken
krijgen, aanmerkelijk in kwaliteit van het leven kunnen inboeten. Ook valt te concluderen dat in feite nog
te weinig gericht onderzoek is gedaan naar de wijze
waarop deze complicatie het best kan worden aangepakt om te zorgen dat de schade met name op sociaal
en psychologisch gebied zo gering mogelijk blijft. In
ieder geval is het van belang aandacht te besteden
aan de PTE in het revalidatieproces door middel van
gerichte voorlichting en begeleiding. De gespecialiseerde epilepsiezorg uitgaande van de Epilepsiecen-
tra kan hieraan een bijdrage leveren.

Literatuur

Armstrong KK, Sahgal V, Bloch KJ, e.a. Rehabilitation
outcomes in patients with posttraumatic epilepsy.
Arch Phys Med Rehabil 1990;71:156-60.

Asikainen I, Kaste M, Sarna S. Early and late posttraumatic seizures in traumatic brain injury rehabilitation patients: brain injury factors causing late
seizures and influence of seizures on long-term
outcome. Epilepsia 1999;40:584-9.

Askenasy JJ, Rahmani L. Neuropsycho-social rehabilitation of head injury. Am J Phys Med 1987;66:315-27.

Bullock R, Kuroda Y, Teasdale GM, e.a. Prevention of
posttraumatic excitotoxic brain damage with
NMDA antagonist drugs: a new strategy for the
nineties. In: Martins da Silva M, Rocha Melo A,
Loew P (eds). Neurotraumatology: progress and
perspectives. Acta Neurochir Suppl (Wien)
1992;55:49-55.

Caveness WF. Etiological and provocative factors:
trauma. In: Vinken PJ, Bruyn GW (eds). The epi-
lepsies. Handbook of clinical neurology, Vol 15.
Amsterdam: North-Holland Publishing Company
1974:274-94.

Dakin KA, Weaver DF. Mechanisms of posttraumatic
seizures: a quantum pharmacological analysis of
the molecular properties of an epileptogenic focus
following iron-induced membrane peroxidation.
Seizure 1993;2:21-33.

Dikmen S, Reitan RM. Neuropsychological performance in posttraumatic epilepsy. Epilepsia
1978;19:177-83.

Emilien G, Waltregny A. Traumatic brain injury, cognitive and emotional dysfunction; impact of clinical neuropsychology research. Acta Neurol Belg
1996;96:89-101.

Feeney DM, Walker AE. The prediction of post-traumatic epilepsy. A mathematical approach. Arch Neurol 1979;36:8-12.

Glotzner FL. Posttraumatische epilepsie; Klinik und elektrophysiologische Grundlagen. Fortschr Med 1976;94:1027-31.

Haltiner AM, Temkin NR, Winn HR, e.a. The impact of posttraumatic seizures on 1-year neuropsychological and psychosocial outcome of head injury. J Int Neuropsychol Soc 1996;2:494-504.

Jabbari B, Vengrow MI, Salazar AM, e.a. Clinical and radiological correlates of EEG in the late phase of head injury: a study of 515 Vietnam veterans. Electroencephalog Clin Neurophysiol 1986;64:285-93.

Jacobi A. Epilepsy and the quality of everyday life: findings from a study of people with well-controlled epilepsy. Soc Sci Med 1992;34:657-66.

Jennett B, Sande J van de. EEG prediction of posttraumatic epilepsy. Epilepsia 1975;16:251-6.

Kieslich M, Jacobi G. Incidence and risk factors of posttraumatic epilepsy in childhood. Lancet 1995;345:187.

Majkowski J. Posttraumatic epilepsy. In: Dam M, Gram L (eds). Comprehensive epileptology. New York: Raven Press 1990a:281-8.

Majkowski J. Posttraumatic epilepsy. Risk factors, familial susceptibility and pharmacological prophylaxis. In: Canger R, Angeleri F, Penry JK (eds). Advances in epileptology. New York: Raven Press 1990b:323-9.

Martins da Silva A, Nunes B, Vaz AR, e.a. Posttraumatic epilepsy in civilians: clinical and electroencephalographic studies. Acta Neurochir Suppl (Wien) 1992;55:56-63.

Martins da Silva A, Vaz AR, Ribeiro I, e.a. Controversies in posttraumatic epilepsy. Acta Neurochir Suppl 1990;50:48-51.

Meinardi, HM, Pachlatko C. Special centres for epilepsy. In: Dam M, Gram L (eds). Comprehensive epileptology. New York: Raven Press, 1990:769-79.

Neyens LGJ, Aldenkamp AP, Meinardi H. Prospective follow-up of intellectual development in children with a recent onset of epilepsy. Epilepsy Res 1999;34:85-90.

Pechadre JC, Lauxerois M, Colnet G, e.a. Prévention de l'épilepsie post-traumatique tardive par phenytoine dans les traumatismes craniens graves. Suive durant 2 ans. Press Méd 1991;20:841-5.

Salazar AM, Jabbari B, Vance SC, e.a. Epilepsy after penetrating head injury. Clinical correlates: a report of the Vietnam Head Injury Study. Neurology 1985;35:1406-14.

Santis A de, Marossero F, Pagni CA, e.a. Long-term prognosis of early epilepsy in juvenile head-injured patients. J Neurol Sci 1979;23:105-8.

Santis A de, Sganzerla E, Sapgnoli D, e.a. Risk factors for late posttraumatic epilepsy. In: Martins da Silva M, Rocha Melo A, Loew P (eds). Neurotraumatology: progress and perspectives. Acta Neurochir Suppl (Wien) 1992;55:64-7.

Schaumann BA, Annegers JF, Johnson SB, e.a. Family history of seizures in posttraumatic and alcohol-associated seizure disorders. Epilepsia 1994;35:48-52.

Servit Z, Musil F. Prophylactic treatment of posttraumatic epilepsy: results of a one-term follow-up in Czechoslovakia. Epilepsia 1981;22:315-20.

Treiman DM. Current treatment strategies in selected situations in epilepsy. Epilepsia 1993;34(suppl 5):S17-23.

Walker AE, Blumer D. The fate of World War II veterans with posttraumatic seizures. Arch Neurol 1989;46:23-6.

Weiss GH, Salazar AM, Vance SC, e.a. Predicting posttraumatic epilepsy in penetrating head injury. Arch Neurol 1986;43:771-3.

Wessely P. The significance of combined risk factors for the incidence of posttraumatic early fits and epilepsy. Zentralbl Neurochir 1979;40:51-8.

Willmore LJ. Posttraumatic epilepsy: cellular mechanisms and implications for treatment. Epilepsia 1990;31(suppl 3):S67-73.

Wohlrab G, Schmitt B, Boltshauser E. Benign focal epileptiform discharges in children after severe head trauma: prognostic value and clinical course. Epilepsia 1997;38:275-8.

Wohns, RN, Wyler AR. Prophylactic phenytoin in severe head injuries. J Neurosurg 1979;51:507-9.

Young B, Rapp RP, Brooks WH, e.a. Posttraumatic epilepsy prophylaxis. Epilepsia 1979;20:671-81.

Young B, Rapp RP, Perrier D, e.a. Early posttraumatic epilepsy prophylaxis. Surg Neurol 1975;4:339-42.

Deel IIA
Stoornissen in de relatie tussen hersenen en gedrag

Deel IIA is gewijd aan stoornissen in de relatie tussen hersenen en cognitieve functies ten gevolge van niet-aangeboren hersenletsel (NAH). Zoals al toegelicht in de inleiding van deel II, ontbreekt een hoofdstuk over taal en andere aspecten van communicatie.

De verschillende aspecten van aandacht en tempo en relaties daartussen vormen het onderwerp van hoofdstuk 9. Speciale aandacht gaat uit naar de snelheid van informatieverwerking en verschillende controleprocessen. Net als in de hierna volgende hoofdstukken komen verschillende neuropsychologische instrumenten aan de orde waarmee tempo en aandacht kunnen worden gemeten. In hoofdstuk 10 worden de werking van het geheugen, de verschillende vormen van geheugen en relaties met cerebrale structuren kort toegelicht. Verschillende neuropsychologische onderzoeksinstrumenten worden vermeld, evenals onderzoeksbevindingen bij verschillende vormen van NAH.

Executieve stoornissen staan sterk in de belangstelling. De meeste patiënten met NAH ondervinden problemen in het anticiperen op de gevolgen van handelingen, het plannen en programmeren en uitvoeren ervan, maar ook bij het controleren van de verrichte handelingen. In hoofdstuk 11 worden deze gedragsstoornissen en verklaringen hiervoor toegelicht, aangevuld met neuropsychologische onderzoeksmethoden en verklaringsmodellen.

Een toenemend aantal NAH-patiënten heeft meer of minder opvallende stoornissen in de visuele waarneming die tot forse problemen in het dagelijkse functioneren kunnen leiden. In hoofdstuk 12 komen gezichtsveldproblemen of duidelijke uitval van (delen van) het gezichtsveld aan de orde en worden ook stoornissen in de visueel-ruimtelijke oriëntatie en visuospatiële functies besproken.

9 Tempo en aandacht

A.H. van Zomeren, J.M. Spikman

9.1 INLEIDING

Van de twee begrippen die de titel van dit hoofdstuk vormen, behoeft het eerste – *tempo* –geen toelichting. Het tweede wel: *aandacht* is een centraal, maar slecht gedefinieerd begrip in de psychologische functieleer. Hier wordt onder aandacht verstaan: een gerichte informatieverwerking. Daarbij kan het individu op een aspect van de buitenwereld gericht zijn, maar ook op zijn eigen binnenwereld, bijvoorbeeld wanneer hij zoekt naar details in de herinnering van een vakantie. Aandacht heeft twee dimensies, namelijk selectiviteit en intensiteit. Het begrip *concentratie*, dat in het dagelijkse spraakgebruik heel gangbaar is, combineert die twee dimensies. Wie geconcentreerd een taak uitvoert, is zowel in hoge mate selectief als intensief bezig.

De aandachtstekorten van mensen met hersenbeschadigingen zijn vanaf 1970 door diverse onderzoekers bestudeerd, waarbij werd gekeken naar aspecten zoals gerichte, verdeelde en volgehouden aandacht (zie voor een overzicht Van Zomeren en Brouwer 1994). Uit factoranalytische studies is echter gebleken dat deze aspecten niet worden teruggevonden in scores van patiënten of gezonde proefpersonen op aandachtstests. Factoranalyse suggereert daarentegen wel een tweedeling met een empirische basis, namelijk het onderscheid tussen snelheid van informatieverwerking enerzijds en controleprocessen anderzijds. Deze reductie tot 'speed and control' maakt de discussie een stuk gemakkelijker en lijkt onder andere heel geschikt voor de typering van aandachtstekorten bij mensen met traumatisch hersenletsel. Ook sluit de tweedeling aan bij recente ontwikkelingen in de cognitieve neuropsychologie, waar theoretische modellen steeds meer nadruk zijn gaan leggen op processen die de aandacht reguleren en controleren, dat wil zeggen op 'supervisory attentional control' (Shallice 1988; Spikman e.a. 2000). Tevens wordt het nu mogelijk de controle van de aandacht op te vatten

als een deelaspect van de executieve functies, waarin planning en regulatie immers centraal staan.

Bij het hanteren van de empirisch gefundeerde tweedeling moet men zich wel realiseren dat de twee concepten niet volledig onafhankelijk zijn. Zo is het denkbaar dat een vertraging van de informatieverwerking ertoe leidt dat tijdens bepaalde taken de controleprocessen veranderen. In de tweede plaats mag niet worden vergeten dat controle ook tijd kost en dat dus ook controleprocessen langer zullen duren bij een vertraagde informatieverwerking.

De aard van de vereiste controle wordt sterk bepaald door karakteristieken van een taak, maar ook door de ervaring of routine die men met die taak heeft. In steeds terugkomende taken in het dagelijkse leven is de vereiste controle vaak minimaal; deze komt dan alleen neer op het bewaken van de balans tussen tempo van werken en nauwkeurigheid ('speed/accuracy trade-off'). Introspectief ervaart men deze controle als 'terloops' en weinig inspanning vragend. Heel anders wordt het bij een nieuwe taak waarbij men nog moet zoeken naar de juiste aanpak of waarbij men de taak zodanig moet inrichten dat men de tijdsdruk optimaal kan hanteren. Iedereen die een rijbewijs heeft, zal zich herinneren dat de eerste rijles buitengewoon inspannend was en dat sturen en schakelen toen nog zeer veel bewuste controle vereisten.

9.2 SNELHEID VAN INFORMATIEVERWERKING

Beschadiging van de hersenen leidt zeer vaak tot traagheid in denken en handelen. Wanneer deze al voor de klinische blik zichtbaar is, spreekt men van bradyfrenie of bradykinesie. Meting van de mentale traagheid behoort tot de oudste vormen van neuropsychologie: al in de tweede helft van de 19e eeuw mat men, met eenvoudige maar vindingrijke apparaten, verlengde reactietijden bij patiënten met hersenletsels. De vertraging is een aspecifiek gegeven dat bij talloze hersenaandoeningen zichtbaar wordt. Een handboek als dat van Lezak noemt bijvoorbeeld: epilepsie, dementie, trauma, alcohol, drugs, veroudering en depressie.

Wanneer men zich beperkt tot mentale traagheid, veroorzaakt door niet-aangeboren hersenletsel (NAH) bij volwassenen, dan valt op dat dit onderwerp uitvoerig bestudeerd is bij mensen met traumatisch hersenletsel, maar veel minder bij patiënten met een cerebrovasculair accident (CVA) of een tumor. In studies van CVA-patiënten ging de belangstelling vooral uit naar specifieke cognitieve stoornissen, zoals 'neglect' (zie hoofdstuk 12), afasie en apraxie. In de vroege literatuur over cognitieve effecten van ruimteinnemende processen komen enkele onderzoeken met reactietijdmetingen voor die aanzienlijke vertragingen beschrijven. In dit hoofdstuk ligt de nadruk op aandachtstekorten als gevolg van traumatisch letsel, maar veel van hetgeen daarover wordt gemeld, is ook van toepassing op patiënten met CVA's, tumoren, restbeelden na cerebrale anoxie, encefalitis, enzovoort. Mentale traagheid kan in al deze categorieën een rol spelen, en verzwakte controleprocessen kunnen zich ook voordoen na CVA's en tumoren, vooral bij frontaal gelegen aandoeningen.

Patiënten met traumatisch hersenletsel klagen zelf over mentale traagheid. Ze melden bijvoorbeeld dat ze de ondertiteling van de televisie niet meer kunnen bijhouden of dat gesprekken hen al gauw te snel gaan. Ook uit de observaties van beroepsmensen zoals logopedisten en ergotherapeuten blijkt dat mentale traagheid een opvallend fenomeen is. Ponsford en Kinsella (1991) toonden aan dat deze traagheid zelfs de meest frequent geobserveerde aandachtsstoornis is bij patiënten met zeer zware hersenletsels die in een revalidatiecentrum verbleven.

Wat empirische metingen betreft heeft de traagheid een, voor de neuropsychologie, lange voorgeschiedenis. Ruesch toonde al in 1944 aan dat de visuele reactietijd verlengd is na traumatisch hersenletsel. Dit werd in 1961 bevestigd door Norrman en Svahn bij een groep chronische patiënten, dat wil zeggen patiënten die hun letsel ten minste twee jaar eerder hadden opgelopen. Latere onderzoekers hebben de mentale traagheid met een veelheid van taken aangetoond: reactietijdmetingen, meting van leessnelheid en snelheid van kleuren benoemen in de Stroop-test en het gebruik van onderdelen uit de Wechsler Adult Intelligence Scale (WAIS) met een tijdslimiet, zoals Substitutie. Voor de Nederlandse situatie is herhaaldelijk gevonden dat patiënten met traumatisch hersenletsel door hun traagheid beneden hun eigen intellectuele niveau scoren bij de temposubtests Cijferen en Woordopnoemen uit de Groninger Intelligentie Test. Ook de Bourdon wordt door patiënten die herstellende zijn van een contusio cerebri met een significant verlengde regeltijd afgewerkt: een controlegroep haalde een regeltijd van gemiddeld 12,8 seconden en de contusiegroep van 15,6 seconden, bij een vergelijkbare nauwkeurigheid van werken (Van Zomeren en Brouwer 1994).

Casus 1

Mevrouw H.A. was een 24-jarige lerares op een school voor het voorbereidend beroepsonderwijs (VBO). Het lesgeven kostte haar weinig moeite, hoewel de kinderen in de klas erg druk en veeleisend waren. Ze vertelt dat ze altijd iemand was die weinig planning en voorbereiding nodig had, en die snel en flexibel in een gegeven situatie kon handelen.

Toen zij op een ochtend op weg naar haar school was, kreeg ze een verkeersongeval, waarbij ze een ernstige contusio cerebri opliep met een posttraumatische amnesie die drie weken duurde. Na dit ongeval merkte ze dat ze veel trager was geworden, slechter met tijdsdruk kon omgaan en moeite had haar aandacht te verdelen in drukke situaties. De trage informatieverwerking kwam ook bij neuropsychologisch onderzoek duidelijk naar voren, evenals problemen met het verdelen van de aandacht.

Toen ze een halfjaar na het ongeval op therapeutische basis haar werk hervatte, lukte het haar niet meer in de drukke klas zowel haar les te verzorgen als de kinderen in de gaten te houden. Naarmate de les vorderde, raakte ze meer en meer geïrriteerd en viel ze woedend uit naar leerlingen die even zaten te praten. Uiteindelijk besloot ze te stoppen met lesgeven en ander werk te zoeken.

Deze mentale traagheid heeft grote gevolgen voor het dagelijkse functioneren. In het bijzonder komt de aandachtsverdeling onder druk te staan. In het dagelijkse leven moet men zijn verwerkingscapaciteit heel vaak over diverse subtaken verdelen, bijvoorbeeld wanneer men moet luisteren naar een docent, moet lezen wat hij projecteert of op het bord schrijft en ondertussen zelf aantekeningen moet maken. Wanneer deze deelprocessen vertraagd verlopen, komt de betrokkene in tijdnood en zal hij erover klagen 'dat hij geen twee dingen meer tegelijk kan doen'. Dit is inderdaad een zeer veel gehoorde klacht van patiënten, maar ook was het een frequente observatie van beroepsmensen in het onderzoek door Ponsford en Kinsella (1991). Theoretisch past dit door traagheid veroorzaakte aandachtsprobleem uitstekend in het model van de informatieverwerking dat Shiffrin en Schneider in 1977 publiceerden: wanneer de capaciteit van de relatief trage, seriële gecontroleerde verwerking wordt overschreden, ontstaan er 'divided attention deficits'.

De cognitieve psychologie onderscheidt opeenvolgende *stadia in de informatieverwerking*. Bekend is bijvoorbeeld de indeling van Sternberg in stimuluscodering, vergelijking met geheugeninhoud, beslissing, responsselectie en responsuitvoering. Diverse onderzoekers hebben getracht de traagheid na hersenletsel in bepaalde stadia te lokaliseren. Er zijn in elk geval aanwijzingen dat vroege stadia, dat wil zeggen aan de inputzijde van het systeem, al vertraging te zien geven. Zo demonstreerde de eerdergenoemde Ruesch dat contusiepatiënten langere aanbiedingstijden nodig hebben om in een tachistoscoop stimuli te kunnen herkennen. Verder is ook met 'event-related potentials' aangetoond dat stimulusidentificatie langer duurt na contusio cerebri (Van der Naalt 2000). Echter, het zoeken naar specifiek vertraagde stadia heeft geen duidelijk antwoord opgeleverd: eerder lijkt het alsof alle stadia tussen S en R (stimulus en respons) vertraagd kunnen zijn, of het nu om stimulusidentificatie, beslissing of uitvoeren van een respons gaat. Wel is de traagheid in latere stadia meestal opvallender dan in de vroege. Brouwer voerde een meta-analyse uit over reactietijdstudies bij traumatisch hersenletsel (Van Zomeren en Brouwer 1994) en toonde daarmee aan dat welke experimentele manipulatie ook werd toegepast, de gevonden reactietijd voor de patiëntengroep altijd ongeveer 40% boven de reactietijd van de controlegroep lag.

Ook heeft men onderzocht of de posttraumatische traagheid zich meer in de *automatische* of meer in *de gecontroleerde verwerking* van informatie voordoet. Het onderscheid tussen automatische, nietbewuste verwerking en bewuste verwerking was al vrij oud in de psychologie, maar werd sterk benadrukt door Shiffrin en Schneider (1977). De automatische verwerking verloopt in hun model parallel en is van onbeperkte capaciteit, terwijl de bewuste verwerking serieel is en een beperkte capaciteit heeft. Pogingen om de posttraumatische traagheid in het automatische of bewuste domein te lokaliseren hebben echter, evenals de stadiabenadering, weinig opgeleverd. Ook sterk geautomatiseerde processen, zoals het lezen van eenvoudige woorden (Stroop), verlopen vertraagd na een contusio cerebri.

Achteraf kan men stellen dat deze uitkomsten voorspelbaar waren: waarom zou een diffuus letsel van de hersenen zich storen aan psychologische stadia of tweedelingen? Die stadia en tweedelingen mogen bruikbaar zijn bij analyse op gedragsniveau, maar daarmee zijn het nog geen fysiologische of anatomische entiteiten die selectief kunnen worden getroffen door een letsel.

Een alternatieve, op het eerste gezicht aantrekkelijke verklaring wordt gegeven door *connectionistische modellen*. Wanneer men het informatieverwerkende systeem opvat als een uitgebreid netwerk, opgebouwd uit miljoenen neuronen en hun verbindingen, dan valt te beredeneren dat een diffuus verlies van die elementen of hun verbindingen stoornissen moet opleveren die ons op het klinische vlak zeer vertrouwd zijn: het systeem wordt trager, en informatie die opgeslagen ligt in patronen van elementen is minder gemakkelijk te activeren, dat wil zeggen: herinnering en herkenning kunnen falen of trager verlopen. Ook zal een diffuus beschadigd systeem zwakkere responsen leveren, omdat de responspatronen eveneens gehavend zijn.

Een dergelijk connectionistisch model spreekt aan, omdat het recht lijkt te doen aan zowel het menselijk zenuwstelsel als aan geobserveerde pathologie. Echter, een groot nadeel van het model is dat het niet erg specifiek is en in feite dezelfde 'stoornissen' voorspelt bij Alzheimer, traumatisch hersenletsel of cerebrale schade door hypoxie bij hartstilstand. Ook laat het model geen specifieke predicties toe over, bijvoorbeeld, verschillende soorten amnesie.

De traagheid van de informatieverwerking vertoont gewoonlijk een zekere mate van *herstel*. Dit is in enkele longitudinale studies aangetoond. De traagheid is tijdelijk na lichte hersenletsels (commotio cerebri), dat wil zeggen, deze verdwijnt na 'mild head injury' binnen één tot drie maanden. Bij iets zwaardere letsels, dat wil zeggen een lichte contusio cerebri, kan het herstel een halfjaar duren. Na ernstige contusio cerebri, dat wil zeggen letsels met een post-traumatische amnesie van ten minste een week, is er vaak een blijvende mentale traagheid. Weliswaar treedt er in de eerste zes maanden na het ongeval enig herstel op, maar gewoonlijk vlakt de curve daarna af met als resultaat een permanente traagheid in de informatieverwerking. Overigens houdt niet iedere verschuiving in scores een echt herstel van functie in: er moet ook rekening worden gehouden met her-test-effecten (figuur 9-1).

De *diagnostiek* van de mentale traagheid is betrekkelijk eenvoudig: een stopwatch volstaat, mits men taken gebruikt met goede normtabellen. Vooral met het vertragende effect van stijgende leeftijd moet altijd rekening worden gehouden. Dit kan door gebruik te maken van leeftijdsgebonden normen. Meting van de reactiesnelheid in milliseconden of honderdsten van seconden is uiteraard te verkiezen, mits men ook in dit domein over normen beschikt die met leeftijd rekening houden. Tegenwoordig zijn er voldoende programma's beschikbaar om reactietijden met een computer te meten. Mocht dit hulpmiddel ontbreken, dan kan de psycholoog terugvallen op meer gangbare tempotests zoals de Stroop Kleur-

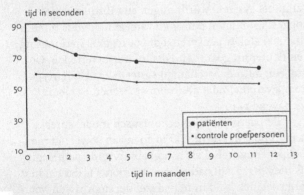

tijd in seconden

Figuur 9-1 Herstel en hertest-effect. Deze curven geven het verloop aan van de tijdsscores op de Trailmaking B, een visuele zoektaak die het werkgeheugen belast en enige flexibiliteit vraagt. De bovenste curve is afkomstig van een groep van 60 contusiepatiënten met een gemiddelde PTA-duur van circa 10 dagen, de onderste curve van 60 controlepersonen. Over de eerste zes maanden geven de patiënten een duidelijk herstel te zien, maar uiteindelijk blijven ze als groep gemiddeld 11 seconden trager dan de controleproefpersonen. In de scores van de controlegroep valt een licht hertest-effect te zien, zodat de verbetering in de patiëntenscores niet uitsluitend als een hersteleffect mag worden opgevat.

woordentest, de Trailmaking, de Bourdon en de Substitutie van de WAIS. Een bijzondere positie wordt ingenomen door de Paced Auditory Serial Addition Task (PASAT) van Gronwall en Sampson (1974). Deze test meet verwerkingscapaciteit door stimuli in een bepaald tempo aan te bieden. Terwijl in alle eerdergenoemde tests de onderzochte zelf zijn tempo bepaalt, wordt in de PASAT het tempo door de proefleider bepaald – en bovendien stapsgewijs opgevoerd. De test bestaat namelijk uit enkele series van 60 cijfers die via een geluidsbandje ten gehore worden gebracht. De proefpersoon moet steeds het laatstgehoorde cijfer bij het voorgaande optellen en hardop antwoorden. Een voorbeeld:

stimulus 5   3   6   2   1
respons   –   8   9   8   3

De cijferreeksen worden met een steeds korter inter-stimulusinterval (ISI) aangeboden. Op onze afdeling gebruiken we ISI's die lopen van 3,2 naar 1,6 seconden, met stappen van 0,4 seconden. Door deze toenemende tijdsdruk gaat iedere onderzochte fouten maken, maar daardoor is de taak juist geschikt om tekorten bij contusiepatiënten aan te tonen.

De hierboven beschreven aandachtstests hebben enige predictieve waarde. Scores op de PASAT, enkele maanden na het letsel, correleren significant met werkhervatting op de lange termijn (Brooks e.a. 1987). Hetzelfde geldt voor de prestaties op de subtest Kleurwoorden van de Stroop-test (Spikman e.a. 1999). Visuele keuzereactietijden in de eerste maanden na het letsel hangen eveneens samen met werkhervatting, maar ook met de klinische 'outcome' na een jaar (Spikman e.a. 1999). Reactietijden in het laboratorium correleren met diverse operationele aspecten van het autorijden, zoals tempo van schakelen en de tijd die benodigd is om een verkeerssituatie te beoordelen. Ook de Trailmaking heeft enige voorspellende waarde wat betreft rijgeschiktheid na hersenletsel (Withaar 2000).

Tot slot van dit onderwerp nog twee opmerkingen. De eerste houdt een waarschuwing in: in psychologische rapporten wordt tegenwoordig erg gemakkelijk over een 'vertraging van de informatieverwerking' gesproken, mogelijk omdat deze formulering quasi-exact en dus overtuigend klinkt. Echter, de psycholoog moet altijd beseffen dat hij uiteindelijk de snelheid van responderen meet, dus niet zuiver de tijd die nodig is voor informatieverwerking. Snelheid van responderen wordt door meer factoren bepaald dan alleen verwerkingssnelheid: een motorisch defect of een dysartrie bij de Kleurwoordentest kan lange responstijden opleveren, terwijl de informatieverwerking een normale snelheid heeft. Berucht is verder de storende rol van een geringe motivatie om goed te presteren: wie verveeld achter een reactietijdmeter hangt, zal altijd lange tijden halen, ook al is de informatieverwerking perfect.

Ten tweede: meetbare traagheid is een stoornis die niet automatisch tot handicap leidt. Het hangt van de taakeisen af of in een bepaalde situatie van een handicap sprake is. In sommige taken is namelijk compensatie voor traagheid mogelijk (zie paragraaf 9.4).

9.3 EXECUTIEVE ASPECTEN VAN AANDACHT: 'SUPERVISORY ATTENTIONAL CONTROL'

Zowel Luria (1973) als Lezak (1982) hebben de executieve functies centraal gesteld in hun beschrijvingen van mensen met hersenletsel. Ze doelen met deze term op het vermogen om doelen te stellen, plannen te maken, actie te ondernemen en het eigen gedrag te evalueren en reguleren. Aangezien de executieve functies uitvoerig worden behandeld in hoofdstuk 11, beperken we ons hier tot executieve aspecten van de aandacht, met andere woorden tot regulatie van de aandacht. Patiënten die herstellende zijn van een contusio cerebri uiten inderdaad klachten die suggereren dat ook hogere aspecten van de aandacht verstoord zijn: onder andere melden ze vaak dat ze nu minder overzicht hebben in complexe zaken en dat ze moeite hebben met interrupties die hen dwingen om te schakelen. Ook komt het voor dat ze irrelevante responsen slecht kunnen onderdrukken (zie ter illustratie casus 2 en 3).

Casus 2
Dhr. T.M. is een 49-jarige hoofdadministrateur die van een ladder viel toen hij thuis een dakgoot schoonmaakte. Hij liep een middelzware contusio cerebri op, met een posttraumatische amnesie van vijf dagen. Toen hij na ruim een halfjaar zijn werk geleidelijk hervatte, merkte hij dat hij in zijn functie geen overzicht meer had, hij vond het moeilijk zijn taken in te delen en prioriteiten te stellen. Als er tijdens een vergadering te veel uiteenlopende visies aan de orde kwamen, raakte hij de kluts kwijt en kon het zweet hem uitbreken.

Casus 3
Dhr. J.B. is een 52-jarige monteur die na een ischemisch CVA rechts pariëtotemporaal gerevalideerd wordt. Hij geeft aan dat hij snel vermoeid is en niet meer tegen drukte om hem heen kan. Verder heeft hij er problemen mee in de thuissituatie zijn dag in te delen: hij zegt er doodmoe van te worden dat hij aan verschillende klussen tegelijk begint en niets afmaakt. Wanneer hij ergens mee bezig is, schiet hem iets anders door het hoofd wat hij nog moet doen en daarmee gaat hij dan onmiddellijk aan de slag, het vorige klusje latend voor wat het was.

In het contact valt eveneens op dat hij moeite heeft de draad van zijn verhaal vast te houden en dat hij steeds weer een ander gedachtespoor volgt. Bij het testonderzoek valt zijn te snelle en te weinig gestructureerde aanpak van taken op. Op specifieke tests voor het richten van de aandacht onder sterke afleiding presteert hij zeer zwak, terwijl zijn basale tempo van informatieverwerking niet afwijkend is.

Sinds 1990 verschijnen er publicaties die onderzoek naar executieve functies bij contusiepatiënten beschrijven. Een methodologisch probleem in deze research is dat men voor de basale mentale traagheid moet compenseren, via onderzoeksopzet en statistiek, om valide uitspraken te kunnen doen over de hogere aandachtsaspecten (Spikman e.a. 1999).

Een belangrijk executief aspect is de *inhibitie*, het vermogen om irrelevante responsen te onderdrukken. Veltman e.a. (1996) bestudeerden dit aspect bij patiënten die in hun tweede kwartaal na een zware contusio cerebri waren, met een gemiddelde duur van de posttraumatische amnesie (PTA) van 24 dagen. Inhibitie werd onderzocht met een visuele reactietijdtaak, waarin responsinterferentie werd uitgelokt. Het ging om de zogenoemde 'Distractieversie' van de reactietijdmeting. Hierbij ging naast het lampje waarop moest worden gereageerd, tevens een irrelevant lampje branden. Aangezien de lampjes identiek zijn, afgezien van hun positie, roepen ze beide een responsneiging op, waarvan er één moet worden onderdrukt. Hierdoor wordt de reactietijd fors verlengd, zowel bij controleproefpersonen als bij patiënten. Echter, Veltman e.a. constateerden dat de patiënten geen extra hinder van de distractie ondervonden, met andere woorden hun responsinhibitie was niet abnormaal. Deze bevinding sluit aan bij onderzoeksresultaten die met de Stroop Kleurwoordentest verkregen zijn. Ook de Stroop Kleurwoordenkaart vereist inhibitie, en wel van een overgetrainde leesrespons. Een groot aantal onderzoeken bij traumapatiënten heeft aangetoond dat deze weliswaar traag presteren op de Stroop, maar geen bijzondere hinder ondervinden van de responsinterferentie die door de woordbetekenis wordt geprovoceerd.

Inhibitie is tevens met een originele methode onderzocht door Robertson e.a. (1997). Deze auteurs ontwierpen de Sustained Attention for Response Test (SART), een taak die probeert de proefpersoon te verleiden tot automatisch reageren. Op een beeldscherm verschijnt een willekeurige serie cijfers van 0 tot 9, ongeveer een cijfer per seconde. Van de proefpersoon wordt verwacht dat hij via de spatiebalk van een toetsenbord reageert op alle cijfers behalve de 3. Het monotone karakter van de taak, in combinatie met het vaste inter-stimulusinterval, leidt ertoe dat de respons snel automatisch wordt, zodat onvermijdelijk het moment komt waarop de proefpersoon een fout maakt, dat wil zeggen toch op een 3 reageert (de titel van de eerste publicatie over de SART begon dan ook met de uitroep 'Oeps!'). De proefpersoon moet zich echter blijven verzetten tegen zijn eigen neiging om automatisch te reageren, hij moet zichzelf dwingen te blijven verifiëren of de stimulus toch niet een 3 is. Daarbij moet hij dus als het ware steeds 'de voet bij de rem houden'. Interessant is dat een fout wordt voorspeld door de reactietijden op de stimuli die aan de 3 voorafgaan: deze zijn namelijk sneller dan het gemiddelde van de betrokken proefpersoon, hetgeen inderdaad op automatisering en het verzwakken van de controle kan wijzen. Robertson e.a. vonden dat contusiepatiënten, ongeveer een jaar na hun ongeval, significant meer fouten maakten. Hun vermogen tot responsinhibitie in een taaksituatie die automatisme uitlokt, was dus verzwakt.

Flexibiliteit lijkt op het eerste gezicht een eenduidig begrip, dat verwijst naar omschakelen en aanpassen. Toch is het nodig het begrip via een onderverdeling te preciseren; met Engelse termen kan men spreken over drie vormen van flexibiliteit:

- 'stimulus-driven';
- 'memory-driven';
- 'strategy-driven'.

Met de eerste term wordt gedoeld op flexibiliteit die weinig controle van de onderzochte zelf vereist, doordat de stimuli hem voortdurend vertellen wat hij moet doen. De term memory-driven houdt in dat de flexibiliteit wordt geleid door informatie die men in het werkgeheugen actief houdt. Strategy-driven ten slotte is de hoogste vorm van flexibiliteit, gedreven door eigen inzichten en prioriteiten van de proefpersoon.

Stimulus-driven flexibiliteit is vermoedelijk intact na traumatisch hersenletsel. Wij leiden dit af uit het feit dat diverse series contusiepatiënten in ons laboratorium nooit moeite hadden met een dubbeltaak van de reactietijdmeting. Tijdens deze taak reageert men met de hand op lampjes en met de voet op een geluidssignaal. Licht en geluid overlappen elkaar nooit in de tijd, met andere woorden de proefpersoon wordt geconfronteerd met ofwel een lampje ofwel een toon, en in beide gevallen is het duidelijk wat hem te doen staat. Bovendien zijn de twee reacties geheel gescheiden in het informatieverwerkende systeem: zowel inputkanalen als outputkanalen zijn gescheiden (oog/oor, hand/voet). Uiteraard reageren patiënten trager dan controlepersonen, zowel op de lampjes als op de toon. Dit blijkt al wanneer men de twee subtaken apart afneemt. Echter, combinatie van de twee taken tot een dubbeltaak leidt niet tot extra traagheid bij de patiënten, zodat men moet concluderen dat deze elementaire vorm van flexibiliteit ongestoord is (Veltman e.a. 1996, Spikman e.a. 1996).

Flexibiliteit op een hoger niveau werd door Veltman e.a. (1996) op twee manieren onderzocht. Haar beide taken kan men opvatten als zijnde gericht op memory-driven flexibiliteit. De eerste benadering maakte gebruik van een gangbare test, de Trailmaking B. Deze test meet flexibiliteit doordat de proefpersoon voortdurend moet wisselen tussen twee reeksen die hij in zijn werkgeheugen actief houdt (alfabet en cijferreeks), zodat hij cirkels in deze volgorde met een potloodlijn verbindt: 1 – A – 2 – B – 3 – C – 4 – D, enzovoort. De prestatie van de proefpersonen wordt via variantieanalyse gerelateerd aan hun prestaties op de meer eenvoudige A-vorm van de test (1 – 2 – 3 – 4, enzovoort), die visuomotorisch dezelfde eisen stelt als de B-vorm. Het bleek dat de contusiepatiënten als groep geen bijzondere moeite met de B-vorm hadden: de verhouding tussen hun tijden op de A-vorm en de B-vorm lag op hetzelfde niveau als in de controlegroep. Ditzelfde effect is ook door Spikman e.a. (1996) en door Withaar (2000) gevonden in nieuwe series contusiepatiënten. Echter, in het onderzoek door Veltman e.a. viel wel op dat er alleen door patiënten fouten werden gemaakt in de B-vorm. Drie patiënten, allen met relatief ernstige letsels, maakten fouten in het afwisselen van de letters en cijfers.

De tweede benadering maakte gebruik van een eenvoudige rijsimulator, waarin de proefpersonen leerden hun auto op koers te houden ondanks het storende effect van een elektronische 'zijwind'. Voor iedere proefpersoon werden twee zijwindkrachten vastgesteld, namelijk een zijwind die hij kon hanteren bij een gesimuleerde snelheid van 50 km/uur (zijwind A) en een zijwind die hij kon hanteren bij een snelheid van 100 km/uur (zijwind B). Op deze manier werden de zijwindfactoren dus individueel aangepast, aan patiënten en controlepersonen. Zoals te verwachten viel, haalden de patiënten lagere zijwindfactoren dan de controlepersonen. Vervolgens werd de flexibiliteit van de proefpersonen gemeten in een fase waarin zijwind A en zijwind B elkaar onvoorspelbaar afwisselden. Het ging hier dus om aanpassing aan een voortdurend veranderende factor. Het bleek dat flexibiliteit in deze zin inderdaad was afgenomen in de contusiegroep.

Met de Modified Card Sorting Test van Nelson wordt eveneens een beroep gedaan op het vermogen om flexibel om te schakelen, terwijl deze test geen tijdsdruk kent en tragere informatieverwerking in principe geen rol speelt. De patiënt sorteert stimuli volgens een zelf te vinden principe, en na een aantal goede responsen geeft de proefleider de instructie nu een andere sorteercategorie te kiezen. De patiënt moet zelf omschakelen naar een nieuwe categorie en weet pas of deze correct is na feedback van de proefleider. Spikman e.a. (1996) vonden dat contusiepatiënten, een maand na oplopen van het letsel, significant meer perseveratiefouten maakten dan gezonde controlepersonen. Ze waren dus minder goed in staat flexibel om te schakelen, zelfs na een duidelijke externe aanwijzing om dit te doen. Het verschil tussen de groepen was echter verdwenen bij een herhaling van de test een jaar na het ongeval.

Een zeer belangrijk executief aspect ten slotte is de *controle van aandachtsverdeling*. Essentieel is hier de vraag of de problemen die patiënten in hun dagelijks leven ondervinden, geheel verklaarbaar zijn uit hun mentale traagheid, dan wel of er bovendien defecten zijn in de controleprocessen. Spikman e.a. (1996) toonden aan dat de zwakke prestaties van contusiepatiënten op een aantal verdeelde-aandachtsta-

ken, waaronder de PASAT, inderdaad volledig verklaarbaar waren uit traagheid. Andere onderzoekers daarentegen vonden wel zekere tekorten in hogere processen. Azouvi e.a. (1996) onderzochten aandachtsverdeling bij contusiepatiënten in het eerste jaar na hun ongeval. Deze proefpersonen moesten willekeurige series letters produceren, waarin geen alfabetische sequenties, bekende acroniemen of bestaande woorden mochten voorkomen (dus geen d-e-f, k-l-m of b-a-l). Deze taak werd gecombineerd met een soort Stroop-paradigma, waarin de proefpersonen met de hand op een groene of rode knop moesten reageren op gekleurde woorden op een beeldscherm. Azouvi e.a. gebruikten een maat voor de snelheid van informatieverwerking als covariant in hun statistische analyse. Zij constateerden dat de willekeurige productie bij patiënten slechter was dan in een controlegroep, ondanks de correctie voor mentale traagheid. Hun conclusie luidde dan ook 'that there is at least some degree of impairment in supervisory strategies in addition to, but independent of, slowed processing'.

Onlangs werd deze conclusie ondersteund door Leclerq e.a. (2000), die eveneens een dubbeltaak aan contusiepatiënten aanboden: willekeurige productie van letters in combinatie met een eenvoudige visuele reactietaak (een vierkantje op een computerscherm als stimulus). De onderzoekers vonden dat de reactietijd bij de patiënten toenam met 64% wanneer het reageren gecombineerd moest worden met de letterproductie. Bij controlepersonen was de toename in de reactietijd slechts 36%. Aangezien het tempo in de letterproductie door de proefpersonen zelf mocht worden bepaald, leek het erop dat de patiënten toch meer problemen hadden dan alleen maar een traagheid in hun verwerking. Om de discrepantie met eerdere, negatieve bevindingen te verklaren wijzen Leclerq e.a. op de mogelijke rol van de factor 'ernst van het letsel'. Hun onderzoek richtte zich namelijk op zeer zwaar beschadigde patiënten, met een gemiddelde PTA-duur van 70 dagen. De auteurs verwijzen naar Veltman e.a. (1996), die immers op grond van bevindingen met de Trailmaking ook al vermoedden dat executieve aandachtsproblemen alleen bij de patiënten met de zwaarste contusie bestaan.

Kortom, er bestaat enig bewijsmateriaal voor tekorten in de executieve aspecten van de aandacht na ernstig traumatisch hersenletsel. Niettemin is het opvallend, wanneer men de literatuur probeert te overzien, dat de basale mentale traagheid heel gemakkelijk aantoonbaar is, maar dat de tekorten in de hogere aspecten moeilijk grijpbaar zijn. Men lette in dit verband op de voorzichtige formulering van Azouvi: '... at least some degree of impairment'. Dit probleem treedt opvallend aan het licht in veel studies die zich op executieve functies richten. In een iets ruimer verband past het in een discrepantie die veel clinici bekend zal zijn: mensen met zwaar hersenletsel doen het in de testsituatie vaak beter dan in het dagelijkse leven. Dat wil zeggen, patiënten die in de testkamer de Tower of London en de Wisconsin Card Sorting Test probleemloos afwerken, blijken in praktische alledaagse situaties toch een gebrek aan planning of een neiging tot rigide, stereotiep reageren te hebben. Het sterke vermoeden bestaat dat de gangbare neuropsychologische tests voor planning, flexibiliteit en dergelijke te veel structuur bieden en dat eventuele tekorten van de proefpersonen worden gemaskeerd door het feit dat de proefleider, zoals zijn naam al aangeeft, de proef leidt. Men heeft in dit verband wel gesteld dat de onderzoeker onbedoeld fungeert als de frontale kwab van de patiënt. Voor een goed inzicht in de eventuele problemen in hogere aandachtsaspecten is het dus zaak te analyseren wat een patiënt zelf kan inbrengen als het gaat om het leven en werken met cognitieve defecten veroorzaakt door NAH. In concreto is de centrale vraag: hoe gaat een patiënt om met zijn traagheid en afgenomen flexibiliteit in situaties die niet door anderen voor hem worden gestructureerd?

9.4 COMPENSATIE VAN TRAAGHEID

In het eerste deel van dit hoofdstuk werd betoogd dat mentale traagheid een zeer opvallend symptoom is na traumatisch hersenletsel, dat onder meer resulteert in problemen met de aandachtsverdeling (divided attention deficits). Echter, tevens werd opgemerkt dat traagheid niet tijdens alle taken en niet bij alle patiënten tot een handicap hoeft te leiden: sommigen zijn in staat om in bepaalde taken te compenseren. Het zal duidelijk zijn dat deze compensatie alleen mogelijk is wanneer executieve aspecten intact zijn. Anders gesteld: 'Cognitieve tekorten op lager niveau zullen het hersenbeschadigde individu alleen hinderen als hij executieve vaardigheden mist of wanneer de situatie het onmogelijk maakt die vaardigheden toe te passen' (Spikman e.a. 2000). Om het presteren te kunnen verklaren is het dus nodig zowel naar de taaksituatie als naar het individu te kijken.

Twee essentiële aspecten van taken zijn: tijds-

druk en controlebehoefte. Wat *tijdsdruk* betreft is het onderscheid essentieel tussen 'paced' en 'self-paced', dat wil zeggen: wordt het werktempo van buitenaf opgelegd of kan de patiënt zijn eigen tempo kiezen? Als het tempo van buitenaf wordt opgelegd, zal de mentaal trage patiënt onvermijdelijk fouten maken, tenzij hij een strategie vindt om de beperkte tijd anders te gebruiken. Een dergelijke strategie zou bijvoorbeeld kunnen bestaan uit het verwaarlozen van een subtaak, dus inperking tot het deel van de taak dat men de hoogste prioriteit toekent. In de praktijk van een werksituatie zal dit echter niet altijd worden toegestaan.

Wanneer de patiënt wel zijn eigen tempo kan kiezen (self-paced), zal hij er vaak in slagen een taak op een normaal niveau uit te voeren. Vooral wanneer de controleprocessen eenvoudig zijn, geeft een lichte tempodaling al veel ruimte voor handhaving van de kwaliteit. In taken die vertrouwd zijn, komt de controle vaak neer op slechts één aspect: het bewaken van de balans tussen snelheid en nauwkeurigheid (speed/accuracy trade-off). We noemden al eerder dat contusiepatiënten de Bourdon even nauwkeurig konden doen als een controlegroep, hoewel hun gemiddelde regeltijd 2,8 seconden hoger lag (Van Zomeren en Brouwer 1994). Blijkbaar waren de detectie van doelgroepjes, het doorstrepen ervan en de controle op die twee aspecten allemaal vertraagd maar kwalitatief in orde.

Zelfs tijdens taken die wel hoge eisen stellen aan controleprocessen, kan een zelfgekozen tempodaling grote compensatiewaarde hebben. Zo is het bekend dat oudere automobilisten ondanks hun langere reactietijden geen slechte automobilisten zijn (Brouwer 2001). Dit is deels te verklaren uit het feit dat ouderen gewoonlijk langzamer rijden dan andere weggebruikers, hetgeen hen meer tijd geeft verkeerssituaties waar te nemen en te beoordelen. Hun trage rijstijl ontstaat zeer geleidelijk bij stijgende leeftijd, als een onbewuste compensatie voor een leeftijdgebonden vertraging in informatieverwerking en controleprocessen. Onderzoek van de rijgeschiktheid van contusiepatiënten (Van Zomeren e.a. 1988) suggereerde dat deze categorie weggebruikers eveneens goede automobilisten kan bevatten: sommige mensen met hersenletsel weten met een verstandige, rustige rijstijl te compenseren voor hun cognitieve en motorische beperkingen.

Het bovenstaande voorbeeld maakt al duidelijk dat zelfs taken met een complexe *structuur* ruimte bieden voor compensatie. Onder structuur vatten we aspecten zoals: aantal deeltaken, afgrenzing van deeltaken, inhoud van deeltaken, prioriteiten. De inhoud van taken bepaalt welke eisen er zullen worden gesteld aan cognitie en motoriek. Onderzoek met diverse aandachtstests suggereert dat taken die meer bewuste controle vereisen, tegelijk ook meer ruimte bieden om voor traagheid te compenseren. Spikman e.a. (2000) deden longitudinaal onderzoek naar het herstel van aandachtstekorten. Twee en vijf jaar na een contusio cerebri bleken groepsgemiddelden op de PASAT en Stroop genormaliseerd te zijn, terwijl met visuele reactietijdmeting nog steeds een zekere traagheid aantoonbaar was. De verklaring hiervoor is mogelijk dat de traagheid via reactietijden meer 'netto' wordt gemeten, terwijl diezelfde traagheid gemaskeerd kan worden in cognitief meer complexe taken. Dit werpt overigens de vraag op of het herstel dat zichtbaar was in de verbeterde scores op de Stroop en PASAT, niet grotendeels als een leereffect moet worden gezien: het kan zijn dat de patiënten in de loop van enkele jaren hebben leren compenseren, een effect dat los kan staan van cerebraal herstel in fysiologische zin.

Sprekende over een individu met hersenletsel kan men stellen dat het omgaan met tijdsdruk en het profiteren van structuur afhankelijk zijn van inzicht en overzicht. Met *inzicht* doelen we op hetgeen in de Engelstalige literatuur 'awareness' heet, met andere woorden, ziekte-inzicht of besef van eigen tekorten. Met *overzicht* doelen we op het vermogen om alle deeltaken van een taaksituatie in hun onderlinge verhoudingen te overzien, inclusief hun prioriteiten en de consequenties van eventuele fouten in deeltaken. Iedereen met een veelzijdige, drukke baan heeft permanent een globaal overzicht van dingen die beslist gebeuren moeten, dingen die even kunnen wachten en zaken die op de lange termijn nog eens aan de orde moeten komen. Alleen op basis van een dergelijk overzicht kan men tot planning en strategie komen.

Inzicht, overzicht, planning en strategie behoren tot de executieve functies. Deze worden gewoonlijk gerelateerd aan de prefrontale cortex. Er is echter nog niet veel onderzoek verricht naar frontale schade en executieve functies bij mensen met traumatisch hersenletsel. Noch met de Tower of London, noch met de Wisconsin Card Sorting Test is het gelukt significante groepsverschillen te vinden tussen respectievelijk patiënten en controlepersonen of tussen patiënten

met en zonder frontale laesies. Spikman e.a. (2000) onderzocht het executieve functioneren van een groep contusiepatiënten met een viertal taken die, vergeleken met traditionele neuropsychologische tests, weinig structuur bieden. Patiënten werden enkele jaren na hun ongeval getest met de Ecologische Planning Taak, de Modified Tinker Toy Test, de Spatial Learning Task with self-set subgoals en de Executive Route Finding Task. Deze laatste 'test' komt neer op het observeren en scoren van het zoekgedrag van patiënten wanneer ze hun weg trachten te vinden door een onbekend deel van het Academisch Ziekenhuis Groningen. Deze Route Finding Task was de enige test die differentieerde tussen contusiepatiënten met en zonder frontale laesies. Spikman e.a. concluderen dat contusiepatiënten met frontale schade een disexecutief probleem hebben, in die zin dat ze meer afhankelijk zijn van 'cues' uit de buitenwereld. Ook viel op dat de patiënten met frontaal letsel minder adequaat naar informatie zochten en meer moeite hadden hun fouten te ontdekken en te corrigeren.

Het bovenstaande houdt dus in dat contusiepatiënten met frontale schade zwakker presteerden, althans op een executieve taak, dan de overige patiënten. De vraag is wat dit betekent voor de executieve aspecten van de aandacht: mogen we, bijvoorbeeld, vanuit deze bevinding generaliseren en veronderstellen dat de patiënten met frontale schade minder overzicht hebben in complexe taken? Het is verleidelijk een dergelijk verband te veronderstellen, maar andere bevindingen van Spikman e.a. manen tot voorzichtigheid. Het onderscheid tussen patiënten met frontale en niet-frontale letsels had namelijk geen gevolgen bij traditionele aandachtstests zoals de PASAT, Trailmaking en Stroop. Natuurlijk kan men stellen dat deze tests te veel structuur bieden en dat taken uit het dagelijkse leven veel hogere eisen stellen aan overzicht, planning en strategie. Het blijft dus denkbaar dat contusiepatiënten met frontale schade juist in dergelijke vrije situaties vastlopen en afhankelijk worden van cues uit de buitenwereld.

9.5 CONCLUSIE

Aandachtsproblemen na hersenbeschadigingen worden hier besproken in termen van 'speed and control'. Een basaal probleem bij veel patiënten met een cerebrale aandoening is mentale traagheid. In het geval van traumatische beschadiging is deze tijdelijk na lichte letsels en blijvend na zwaardere letsels. De traagheid leidt tot problemen wanneer er veel informatie verwerkt moet worden. Patiënten melden zelf vaak dat ze geen twee dingen tegelijk kunnen doen, met andere woorden, er is sprake van tekorten in de verdeelde aandacht. De mentale traagheid heeft daardoor belangrijke consequenties voor dagelijkse taakuitoefeningen, zoals autorijden, werken en vergaderen.

De klachten van patiënten en observatie van hun gedrag suggereren dat er ook tekorten kunnen bestaan in de executieve aspecten van de aandacht, zoals inhibitie, flexibiliteit en controle over aandachtsverdeling. Deze hogere aspecten van de aandacht laten zich echter veel minder gemakkelijk testen: onder andere vereisen ze een methodologie waarbij voor de basale traagheid wordt gecontroleerd door statistische bewerking en door het gebruik van diverse varianten van dezelfde test. Er is enig bewijs dat de responsinhibitie verzwakt kan zijn tijdens een eentonige taak die automatisering van een eenvoudige respons uitlokt. Ook de flexibiliteit kan verzwakt zijn, bij patiënten met ernstige letsels en tijdens taken die het werkgeheugen aanspreken. Ten slotte is er de controle over aandachtsverdeling: alleen bij patiënten met zeer ernstige letsels is gevonden dat ze disproportioneel moeite hebben met dubbeltaken.

Voor het uiteindelijke functioneren van iemand met verworven hersenletsel is het van groot belang dat er voor de mentale traagheid ten dele kan worden gecompenseerd. In hoeverre compensatie haalbaar is, wordt bepaald door kenmerken van de taak en van het individu. Belangrijke taakkenmerken zijn tijdsdruk en structuur, dat wil zeggen aantal subtaken, relaties daartussen, prioriteiten, enzovoort. Compensatie is tevens sterk afhankelijk van het executieve functioneren: alleen wanneer dit intact is, kan de taakuitvoering door de patiënt zodanig gewijzigd worden dat het nadelige effect van traagheid wordt geminimaliseerd. Deze aanpassing veronderstelt echter inzicht en overzicht, dat wil zeggen de betrokkene moet zich bewust zijn van zijn tekort en overzicht hebben van deeltaken en prioriteiten. Hoewel de executieve aspecten van de aandacht bij contusiepatiënten nog lang niet volledig onderzocht zijn, is het aannemelijk dat vooral individuen met frontale beschadigingen meer behoefte hebben aan structuur en externe cues.

Literatuur

Azouvi P, Jokic C, Linden M van der, e.a. Working memory and supervisory control after severe closed head injury. A study of dual task performance and random generation. J Clin Exp Neuropsychol 1996;18:317-37.

Brooks DN, McKinlay W, Symington C, e.a. Return to work within the first seven years of severe head injury. Brain Inj 1987;1:5-19.

Brouwer WH. Oudere automobilisten: sterke en zwakke punten. Geriatrie Informatorium 2001;E4005:44-6.

Gronwall D, Sampson H. The psychological effects of concussion. Auckland: Auckland University Press, 1974.

Leclercq M, Couillet J, Azouvi P, e.a. Dual task performance after severe diffuse traumatic brain injury or vascular prefrontal damage. J Clin Exp Neuropsychol 2000;22:339-50.

Lezak MD. The problems of assessing executive functions. Int J Psychol 1982;17:281-97.

Luria AR. The working Brain. London, Penguin Press, 1973.

Naalt J van der. Outcome of mild to moderate severe head injury [thesis]. Groningen: Universiteit Groningen, 2000.

Ponsford J, Kinsella G. The use of a rating scale of attentional behaviour. Neuropsycholog Rehabil 1991;1:241-57.

Robertson IH, Manly T, Andrade J, e.a. Oops! Performance correlates of everyday attentional failures in traumatic brain injured and normal subjects. Neuropsychologia 1997;35:747-58.

Shallice T. From neuropsychology to mental structure. Cambridge, England: Cambridge University Press, 1988.

Shiffrin RM, Schneider W. Controlled and automatic human information processing: perceptual learning, automatic attending and a general theory. Psychol Rev 1977;84:127-90.

Spikman JM, Deelman BG, Zomeren AH van. Executive functioning, attention and frontal lesions in patients with chronic CHI. J Clin Exp Neuropsychol 2000;22:325-38.

Spikman JM, Timmerman ME, Zomeren AH van, e.a. Recovery versus retest effect in attention after closed head injury. J Clin Exp Neuropsychol 1999;21:585-605.

Spikman JM, Zomeren AH van, Deelman BG. Deficits of attention after closed head injury: slowness only? J Clin Exp Neuropsychol 1996;18:755-67.

Veltman JC, Brouwer WH, Zomeren AH van, e.a. Central executive aspects of attention in subacute severe and very severe closed head-injury patients: planning, inhibition, flexibility and divided attention. Neuropsychology 1996;10:1-11.

Withaar FK. Divided attention and driving: the effects of ageing and brain injury [thesis]. Groningen: Universiteit Groningen, 2000.

Zomeren AH van, Brouwer WH, Rothengatter JA, e.a. Fitness to drive a car after recovery from severe head injury. Arch Phys Med Rehabil 1988;69:90-6.

Zomeren AH van, Brouwer WH. Clinical neuropsychology of attention. New York: Oxford University Press, 1994.

10 Geheugenstoornissen

M. Jelicic, J. Dijkstra

10.1 INLEIDING

Het geheugen is een complexe cognitieve vaardigheid. Informatie moet worden verwerkt (encoderen), worden vastgelegd (consolideren) en uiteindelijk worden herinnerd (opdiepen). Verschillende hersengebieden spelen een rol bij de afzonderlijke geheugenprocessen. Dit is volgens Kapur (1994) de belangrijkste reden waarom niet-aangeboren hersenletsel (NAH) bij volwassenen vaak tot geheugenstoornissen leidt. Deze stoornissen, hoewel niet altijd even ernstig, kunnen het dagelijkse functioneren van de betrokkene in ernstige mate belemmeren. De volgende autobiografische casus is in dit opzicht illustratief.

Casus

Malcolm Meltzer, een klinisch psycholoog, lag zes weken in coma als gevolg van zuurstoftekort in de hersenen na een hartstilstand. Na ontwaken uit de coma werd duidelijk dat hij een geheugenstoornis had opgelopen. Meltzer wist nog wie hij was en herkende bepaalde familieleden. Echter, sommige goede vrienden waren hem onbekend en hij had de indruk dat hij 33 jaar in plaats van 44 jaar oud was. Meltzer dacht aanvankelijk ook dat hij twee kinderen had, terwijl hij er maar een had. Sommige vaardigheden, zoals het bedienen van elektronische apparatuur en het strikken van een stropdas, was hij kwijt. Meltzer was ook niet meer in staat zijn weg te vinden in een voorheen bekende omgeving. Televisieprogramma's waren door zijn geheugenproblemen moeilijk te volgen, het lezen van de krant was een zwaar karwei. Bridge, eens de grote hobby van Meltzer, werd een onmogelijk spel. Bang om de weg kwijt te raken, durfde Meltzer zijn huis niet meer te verlaten. Sociale gelegenheden ging hij eveneens uit de weg, uit angst conversaties niet goed te kunnen volgen (Meltzer 1983).

Geheugenstoornissen ten gevolge van NAH staan centraal in dit hoofdstuk. Eerst worden de werking en het neuroanatomische substraat van het geheugen behandeld. Daarna komt het meten van geheugenfuncties in de klinische praktijk aan de orde. Ten slotte wordt ingegaan op het effect van verschillende typen NAH op het geheugen.

10.2 WERKING VAN HET GEHEUGEN

Prikkels komen via de zintuigen binnen en worden door selectieve aandacht tijdelijk actief gehouden in het werkgeheugen. Het werkgeheugen bestaat uit drie subsystemen, een centraal regulerend systeem en twee slaafsystemen, en is verantwoordelijk voor het bewerken en transformeren van de geactiveerde informatie (Baddeley 1998). Eén slaafsysteem is de 'fonologische lus' waarin auditieve informatie wordt vastgehouden door het te laten circuleren. Daarnaast is er het 'visuospatiële schetsblok', nodig voor het vasthouden en manipuleren van visuele informatie. De 'central executive' verdeelt de aandacht en zorgt voor bewuste planning en controle van acties. Interferentie en verzwakking van het geheugenspoor zorgen ervoor dat informatie in het werkgeheugen plaatsmaakt voor andere informatie.

Het werkgeheugen heeft een beperkte capaciteit. Door semantische verwerking van stimuli kan informatie echter terechtkomen in het langetermijngeheugen (Craik en Lockhart 1972). Dat is een vorm van geheugen met een zeer grote capaciteit. De laatste twee decennia is duidelijk geworden dat het langetermijngeheugen kan worden onderverdeeld in een aantal geheugensystemen (Schacter en Tulving 1994). Er bestaat geen consensus over de indeling van deze geheugenvorm: in de literatuur kunnen diverse taxonomieën worden gevonden, waarbij dan ook vaak verschillende termen worden gebruikt. Een redelijk gangbare indeling van het langetermijngeheugen is die van Squire (1992). Hij maakt allereerst onderscheid tussen declaratief en procedureel geheugen. Bewust toegankelijk geheugen wordt declaratief genoemd, niet-bewust geheugen procedureel.

Het declaratieve geheugen bestaat uit twee componenten: episodisch en semantisch geheugen. Het episodische geheugen bevat persoonlijke, aan tijd en plaats gebonden, herinneringen. Een voorbeeld hiervan is dat iemand zich herinnert dat hij vanochtend op het werk een boek over cognitieve veroudering ter recensie heeft ontvangen. Semantisch geheugen bevat feitenkennis en is niet aan tijd en plaats gebonden. Weten dat Ottawa de hoofdstad is van Canada, is hiervan een voorbeeld. Voor de meeste mensen is het onduidelijk waar en wanneer deze kennis is vergaard.

Het procedurele geheugen kan worden onderverdeeld in 'priming', motorische vaardigheden (zoals schaatsen en fietsen) en conditionering. Het begrip priming behoeft enige uitleg. Priming komt tot uiting door een verbetering in testprestatie als gevolg van eerdere ervaring, ook al kan de ervaring zelf niet meer worden herinnerd (Schacter 1996). Een voorbeeld van een priming-taak is de woordstam-aanvultaak. In de leerfase krijgt een proefpersoon of patiënt een lijst met woorden, waaronder bijvoorbeeld 'winter', aangeboden. In de testfase krijgt hij een reeks met woordstammen voorgelegd met het verzoek deze stammen aan te vullen tot gehele woorden. Sommige van deze stammen corresponderen met de stimuluswoorden (de proefpersoon wordt hier niet van op de hoogte gesteld). Er is sprake van priming als de cruciale stammen vaker worden aangevuld tot de stimuluswoorden ('winter' in plaats van 'winkel' of 'winnaar') dan op basis van kans kan worden aangenomen.

10.3 NEUROANATOMIE VAN HET GEHEUGEN

Uit cognitief-psychologisch onderzoek bij patiënten met bepaalde hersenbeschadigingen en uit studies met beeldvormende technieken bij gezonde proefpersonen blijkt dat de verschillende geheugenvormen ieder hun eigen specifieke neurale substraat hebben (Gabrieli 1998; Markowitsch 2000).

Veel van wat men weet over de neuroanatomie van het geheugen is afkomstig van research bij patiënten met welomschreven hersenbeschadigingen, zoals de beroemde patiënt H.M. (Parkin 1996). In het begin van de jaren vijftig werd vanwege epilepsie een groot deel van zijn hippocampus chirurgisch verwijderd. De hippocampus maakt deel uit van het onder de hersenschors gelegen limbische systeem.

De operatie had dramatische gevolgen: H.M. was niet meer in staat nieuwe declaratieve informatie te leren. Echter, zijn procedurele geheugen was niet aangetast. Zo hebben onderzoekers H.M. nieuwe motorische vaardigheden kunnen bijbrengen en deed hij op priming-taken niet onder voor controlepersonen. Op deze wijze werd duidelijk dat de hippocampus een belangrijke rol speelt bij het episodische geheugen.

Ongeveer 30 jaar na H.M.'s operatie heeft men nieuwe methoden ontwikkeld om de cerebrale bloeddoorstroming te meten. Met behulp van deze technieken, onder andere positronemissietomografie (PET) en 'functional magnetic resonance imaging' (fMRI), kan worden vastgesteld welke hersengebieden het meeste bloed krijgen en dus extra actief zijn tijdens het uitvoeren van een cognitieve taak (Raichle 1994). Toepassing van deze beeldvormende methoden heeft vele nieuwe inzichten over het neurale substraat van het geheugen opgeleverd. Zo bleek uit Canadees PET-onderzoek dat, naast de hippocampus, ook de prefrontale hersenschors belangrijk is voor het episodische geheugen (Tulving e.a. 1994). De linker frontale kwab was extra actief tijdens het encoderen en opslaan van informatie, de rechter frontale kwab bij het opdiepen van informatie uit het episodische geheugen.

Zoals eerder vermeld, heeft elke geheugenvorm een aparte neuroanatomische basis (Gabrieli 1998; Markowitsch 2000). Het werkgeheugen, met name de 'central executive', doet een beroep op het dorsolaterale deel van de frontale kwab. Het limbische systeem, met name de hippocampus, de thalamus en de prefrontale schors, zijn betrokken bij het episodische geheugen. De linker frontale kwab speelt een rol bij het encoderen van informatie, terwijl de hippocampus belangrijk is voor de opslag van informatie. Het opdiepen van informatie komt voornamelijk tot stand door de hippocampus en de rechter prefrontale schors. Het semantische geheugen doet vooral een beroep op de (laterale) temporale hersenschors. De occipitale schors is betrokken bij (visuele) priming, terwijl het striatum belangrijk is voor motorische vaardigheden. De amygdala speelt een belangrijke rol bij conditioneren.

10.4 METEN VAN GEHEUGENFUNCTIES IN DE KLINISCHE PRAKTIJK

Het functioneren van het geheugen kan zowel op een subjectieve als een objectieve manier worden bestudeerd. Subjectieve informatie wordt verkregen door de klachten die de patiënt zelf rapporteert en door (heteroanamnestische) informatie die wordt verstrekt door de partner, kinderen of iemand anders die de patiënt goed kent (intersubjectief). Deze subjectieve informatie gaat vaak over veranderingen (verslechtering) in het functioneren van het geheugen ten opzichte van een voorafgaande periode (premorbide functioneren). Subjectieve informatie over het geheugen wordt verkregen door de patiënt of partner vragen te stellen over het functioneren van het geheugen of door vragenlijsten in te vullen waarin wordt gevraagd naar het functioneren van het geheugen. Een voorbeeld van een vragenlijst die door de patiënt zelf wordt ingevuld, is de Metamemory in Adulthood (MIA; Ponds en Jolles 1996). Een voorbeeld van een vragenlijst die door de partner wordt ingevuld, is de verkorte Informantvragenlijst over cognitieve achteruitgang bij ouderen (IQCODE-N; De Jonghe e.a. 1997). Daarnaast kunnen meer objectieve gegevens worden verkregen met behulp van geheugentests. Kritiek op de meest gebruikte geheugentests is dat ze weinig overeenkomst vertonen met de geheugenklachten zoals die in het dagelijkse leven door de patiënt worden ervaren (niet ecologisch valide) en kunstmatig van karakter zijn. Daarnaast is er bij een geheugentest sprake van een momentopname en kan geen uitspraak worden gedaan over verandering ten opzichte van eerder functioneren (tenzij er sprake is van een herhalingsonderzoek). Verder is de variatie in prestaties op geheugentests bij gezonde mensen al groot en kan het lastig zijn een uitspraak te doen over een al dan niet afwijkende prestatie. Prestaties op geheugentests worden meestal vergeleken met normscores verkregen vanuit een normale populatie die wat betreft leeftijd, geslacht en eventueel opleiding overeenkomt met die van de patiënt.

Bij het interpreteren van de prestaties op geheugentests moet rekening worden gehouden met een aantal factoren waardoor de prestatie beïnvloed kan zijn (Lezak 1995). Ten eerste moet erop worden gelet dat de visus en het gehoor van de patiënt voldoende zijn om de resultaten betrouwbaar te kunnen interpreteren. Ten tweede kan de geheugenprestatie negatief worden beïnvloed door bijvoorbeeld een beperkte aandacht en concentratie. Met het geheugen op zich hoeft dan niets mis te zijn, maar door een zwakke aandacht en concentratie wordt er toch slecht gepresteerd. Verder wordt de prestatie beïnvloed door bijvoorbeeld vermoeidheid, gespannenheid, somberheid, pijn, mate van interesse en motivatie, enzovoort.

De laatste jaren zijn er enkele meer ecologisch valide taken ontwikkeld die zoveel mogelijk geheugenklachten zoals die in het dagelijks leven voorkomen proberen te benaderen (onthouden van boodschappen, naam-gezichtassociaties, nieuwsberichten en dergelijke). De prestaties op ecologisch meer valide taken blijken echter sterk samen te hangen met prestaties op meer traditionele laboratoriumtests (Berg 1993). Subjectieve informatie over het geheugen komt echter lang niet altijd overeen met de objectieve testprestaties. Ook komt het functioneren van het geheugen zoals dat door de patiënt wordt ervaren, lang niet altijd overeen met hoe de partner of andere verzorger dit ervaart. De discrepantie tussen de verschillende manieren waarop informatie over het geheugen wordt verkregen, is voor de diagnostiek zeer belangrijk.

In tabel 10-1 wordt een korte opsomming en beschrijving gegeven van de in Nederland meest gebruikte geheugentests. Voor een volledig overzicht van wat er op dit gebied beschikbaar is, wordt verwezen naar Lezak (1995) of Bouma e.a. (1996). Voor een oordeel over de kwaliteit van de tests, zoals normering, betrouwbaarheid en validiteit, kunnen de twee naslagwerken van de Commissie Test Aangelegenheden Nederland (COTAN; Evers e.a. 2000a, 2000b) worden geraadpleegd. In de tabel wordt onderscheid gemaakt tussen instrumenten die het kortetermijn(werk)geheugen en langetermijngeheugen meten. Binnen het langetermijngeheugen wordt onderscheid gemaakt tussen episodische en semantische geheugentests. Op basis van Bouma e.a. (1996) en Evers (2000a) werd gekozen voor de genoemde instrumenten. Afhankelijk van de vraagstelling bepaalt men in de klinische praktijk welke tests worden gebruikt, bijvoorbeeld het evalueren van een geheugentraining, het vaststellen van een diagnose of het in kaart brengen van de zwakke en sterke kanten van het geheugen.

10.5 TYPEN NIET-AANGEBOREN HERSENLETSEL EN GEHEUGENSTOORNISSEN

De ernst van de geheugenstoornissen na NAH is vooral afhankelijk van plaats en grootte van de hersenschade (Kapur 1994; Parkin 1997). Zowel anterograde amnesie (het onvermogen nieuwe episodische informatie te leren) als retrograde amnesie (het verloren gaan van informatie opgeslagen vóór de hersenschade) kunnen zich voordoen. Bij beschadigingen van het limbische systeem (met name de hippocampus) of het dience-

Tabel 10-1   Geheugentests

Kortetermijn(werk)geheugen
auditief verbaal geheugen
Cijferreeksen Leren (WAIS-RNI, WIS, WMS)[2]
visueel non-verbaal geheugen
Benton Visual Retention Test
Visual Memory Span (onderdeel van de WMS(-R))

Langetermijngeheugen
Declaratief (bewust) geheugen
Episodisch (persoons-, plaats-, tijdsgebonden):
auditief verbaal geheugen
onderdelen van Rivermead Behavioural Memory Test[1,8]
Verbale Leer en Geheugen Test (VLGT)[1,2,3,5,6,7,8]
15-Woorden test, versie A en B[2,3,5]
auditief non-verbaal geheugen
visueel verbaal geheugen
onderdelen van Rivermead Behavioural Memory Test[1,8]
Recognition Memory Test for Words[3]
visueel non-verbaal geheugen
onderdelen van Rivermead Behavioural Memory Test
Recognition Memory Test for Faces[3]
Complexe Figuur Test (CFT)
Benton Visual Retention Test
prospectief geheugen
onderdelen van Rivermead Behavioural Memory Test[1,8]
Semantisch (niet persoons-, plaats-, tijdsgebonden):
auditief verbaal geheugen
geen Nederlandse test beschikbaar
auditief non-verbaal geheugen
geen Nederlandse test beschikbaar
visueel verbaal geheugen
benoemen van voorwerpen of afbeeldingen (SAN)
auditief verbaal geheugen
categoriegebonden woordproductie- of 'fluency'-taken (GIT)
Procedureel (onbewust) geheugen
geen Nederlandse test beschikbaar
'priming'
motorische vaardigheden (zoals schaatsen en fietsen)
conditionering

[1] ecologisch valide
[2] goede test-hertestbetrouwbaarheid
[3] interne consistentie
[4] sensitiviteit
[5] goede begripsvaliditeit
[6] goed onderscheidend vermogen (organisch versus normaal)
[7] Nederlandse normen
[8] parallelvormen

phalon (vooral de thalamus) is vaak sprake van zeer ernstige geheugenproblemen. Bij frontale aandoeningen worden meestal minder ernstige geheugenstoornissen geobserveerd. De meest voorkomende vormen van NAH hebben vooral gevolgen voor het episodische en in mindere mate het semantische geheugen. Het procedurele geheugen lijkt vrij goed bestand tegen de meeste vormen van NAH (Gordon 1997). Hierna zal het effect van verschillende typen NAH op het geheugen worden besproken.

10.5.1   Cerebrovasculaire stoornissen

De plaats van het cerebrovasculair accident (CVA) is belangrijk voor het al dan niet optreden van geheugenstoornissen. Naast plaats zijn de grootte en diepte van de beschadiging belangrijk. Verder moet rekening worden gehouden met individuele verschillen in cerebrovasculaire topografie en met het type CVA: ischemische schade (infarct) of een bloeding. Dit laatste is van belang voor de behandeling en prognose. Geheugenproblemen bij CVA kunnen op een aantal manieren worden bekeken: vanuit het arteriële systeem in de hersenen, vanuit beschadigingen aan specifieke anatomische structuren en vanuit episodische (tijdelijke) cerebrovasculaire stoornissen.

10.5.2   Arterieel gedefinieerde beschadigingen
A. cerebri anterior

Schade aan de a. cerebri anterior kan leiden tot stoornissen in het langetermijngeheugen (Kapur 1994; Parkin en Leng 1993). Confabulaties (het herinneren van voorvallen die niet hebben plaatsgevonden) komen voor en het actief opdiepen van informatie uit het geheugen is doorgaans sterker aangetast dan de (passieve) herkenning.

A. cerebri media

Geheugenproblemen bij beschadigingen van de a. cerebri media zijn vaak secundair aan acute verwardheidstoestand en lijken in het algemeen van voorbijgaande aard te zijn. Geheugenstoornissen kunnen echter prominent aanwezig blijven. Problemen met het verwerken, opslaan en reproduceren van visueel-ruimtelijke informatie worden vaak gezien na een dergelijk infarct of bloeding in de rechterhersenhelft (Kapelle en De Haan 1997; Kapur 1994).

A. cerebri posterior en a. vertebralis

Bij beschadiging van de a. cerebri posterior variëren de geheugenstoornissen van lichte focale geheugenproblemen tot significante anterograde en retrograde amnesie (Kapur 1994). Stoornissen van het kortetermijngeheugen voor kleurinformatie komen voor na linkszijdige pathologie en gestoorde herkenning van onbekende gezichten na schade rechts. Waarschijnlijk is bilaterale schade nodig voor het ontstaan van ernstige problemen in het geheugen. Stoornissen in het leren van nieuwe informatie worden regelmatig gevonden bij beschadigingen van de a. vertebralis (Kapur 1994). In het algemeen zijn de geheugenproblemen minder ernstig dan bij schade aan de a. cerebri posterior.

10.5.3 Anatomisch gedefinieerde beschadigingen
Focale corticale beschadiging
Geheugenproblemen komen in de regel overeen met inter- en intrahemisferische specialisatie van functies. Met andere woorden: links- en rechtszijdige vasculaire beschadigingen resulteren respectievelijk in verbale of visuospatiële geheugenstoornissen, waarbij schade aan de rechter pariëtale kwab of temporale kwab en hippocampus het meest wordt geassocieerd met langdurige geheugenstoornissen (Kapur 1994). Er is soms sprake van desoriëntatie na acute rechter pariëtale of parieto-occipitale vasculaire beschadigingen (komt grotendeels overeen met schade aan de a. cerebri media). Schade aan de rechter frontale kwab kan desoriëntatie in tijd en plaats, misidentificatie van bekende mensen, en reduplicatieve paramnesia (bijvoorbeeld het eigen huis niet herkennen en volhouden dat er twee dezelfde huizen in dezelfde straat zijn) tot gevolg hebben.

Focale subcorticale beschadigingen
Er is veel onderzoek gedaan naar het effect van unilaterale of bilaterale infarcten van de thalamus op het geheugen (Van der Werf e.a. 2000). In de meeste gevallen resulteren linker thalamische, rechter thalamische en bilaterale thalamische beschadigingen respectievelijk in verbale, visuospatiële en gegeneraliseerde problemen in het langetermijngeheugen. Bij bilaterale schade is, naast het actief ophalen uit het geheugen, ook de recognitie aangetast. Beschadiging van het limbische systeem, in het bijzonder de hippocampus en parahippocampale gyri, heeft meestal ernstige geheugenstoornissen tot gevolg (Parkin en Leng 1993).

10.5.4 Tijdelijke cerebrovasculaire stoornissen en gerelateerde stoornissen
Tijdelijke stoornissen in de a. cerebri posterior en a. vertebralis kunnen 'transient global amnesia' tot gevolg hebben (Pantoni e.a. 2000). Patiënten zijn naderhand niet in staat zich te herinneren wat er gedurende de tijdelijke doorbloedingsstoornis heeft plaatsgevonden. Opmerkelijk is dat zij gedurende deze periode wel vaak alert zijn, reageren op verbale instructies en complexe motorische vaardigheden kunnen uitvoeren.

10.5.5 Cerebrale tumoren
Hersentumoren kunnen, afhankelijk van de locatie van de tumor, geheugenproblemen tot gevolg hebben (Kapur 1994). Met name temporale, maar soms ook frontale tumoren gaan gepaard met ernstige geheugenproblemen. Na verwijdering van het gezwel wordt verbetering van het geheugen gerapporteerd, maar in enkele gevallen blijven de geheugenstoornissen bestaan. Dit heeft mogelijk te maken met de hoeveelheid normaal (gezond) weefsel dat wordt verwijderd tijdens de operatie of wordt vernietigd door postoperatieve radiotherapie. Subcorticale tumoren kunnen leiden tot geheugenstoornissen door een direct effect op structuren in het limbische systeem of de thalamus of door factoren zoals verwijding van de ventrikels, toegenomen intracraniële druk, enzovoort.

10.5.6 Schedel-hersenletsel
Open (penetrerend)
Stoornissen in het langetermijngeheugen kunnen, wederom afhankelijk van de locatie van de beschadiging, voorkomen bij open schedelletsel (Kapur 1994). Geheugenproblemen komen echter zelden geïsoleerd voor (andere cognitieve functies zijn eveneens aangetast) en zijn bijna nooit ernstig van aard.

Gesloten
Amnesieën zijn het kenmerk van traumatisch hersenletsel (Richardson 2000). Als er geen sprake is van amnesie, kan de diagnose commotio cerebri of contusio cerebri niet worden gesteld. Bij gesloten hersenletsel is vaak sprake van retrograde en anterograde amnesie. De cognitieve klachten van contusiepatiënten 12 maanden na het ongeval betreffen met name vergeetachtigheid en verhoogde vermoeibaarheid. Hoewel de patiënt en zijn omgeving vooral klagen over problemen met het kortetermijngeheugen, lijkt deze voorstelling van zaken te eenvoudig. Uit onderzoek blijkt dat meerdere aspecten van het geheugen gestoord zijn. Het aanleren van zowel verbale als nonverbale informatie is gestoord. Dit wordt zichtbaar in episodische geheugentaken. Het werkgeheugen is

soms aangetast (Azouvi e.a. 1996). Vrijwel normale prestaties worden echter geleverd op semantische en procedurele geheugentaken. Naast geheugenstoornissen is er bij gesloten hersenletsel vaak ook sprake van aandachtstekorten; patiënten kunnen zich niet lang concentreren op iets, zij zijn door mentale inspanning snel vermoeid, kampen met mentale traagheid en hebben moeite om aandacht over twee taken te verdelen. Theoretisch is het voorstelbaar dat de geheugenstoornissen verklaard kunnen worden door de aandachtsproblemen of in ieder geval niet los van elkaar staan. Dit wordt echter niet door onderzoek bevestigd.

10.5.7   Whiplash

Patiënten met whiplash presteren slechter op aandacht- en concentratietests en in mindere mate ook slechter op geheugentests dan 'normale proefpersonen' (Van Zomeren en Saan 1997). Er is echter geen hard bewijs dat er sprake is van een hersenbeschadiging. Derhalve moet rekening worden gehouden met andere factoren die de verslechterde prestatie kunnen verklaren (of hier in ieder geval een rol bij spelen), zoals pijn, slaaptekort, depressie, medicatie, aggravatie, afwijkingen aan de wervelkolom, zelfbescherming en winstbejag. Voor uitgebreidere informatie over whiplash wordt verwezen naar hoofdstuk 20.

10.5.8   Infecties van de hersenen

Besmetting met het herpes-simplex-virus kan encefalitis veroorzaken. Afhankelijk van de delen van de hersenen die zijn aangetast, kan deze aandoening leiden tot geheugenstoornissen (Parkin en Leng 1993). Patiënten die de herseninfectie overleven, hebben dikwijls last van ernstige anterograde en retrograde amnesie. Naast het episodische geheugen is soms ook het semantische geheugen aangetast. Het procedurele geheugen blijft meestal bewaard. Geheugenproblemen worden eveneens gevonden bij mensen die geïnfecteerd zijn met het 'human immunodefiency virus' (HIV). HIV leidt, in de symptomatische fase, tot problemen met het episodische geheugen (White e.a. 1997). Het actief opdiepen uit het geheugen, gemeten met vrije reproductietaken, is sterker aangetast dan de herkenning van stimuli. Het semantisch geheugen is bij HIV-infectie relatief ongestoord. Wel worden doorgaans werkgeheugenstoornissen gevonden (Farinpour e.a. 2000).

10.5.9   Epilepsie

Geheugenproblemen komen voor bij epilepsie met de temporale kwab als haard (Thompson en Trimble 1996). Bij linkerpathologie is sprake van verbale geheugenstoornissen, bij rechterpathologie van stoornissen in het non-verbale geheugen. Bij andere vormen van epilepsie worden soms ook geheugenproblemen gevonden. Er zijn aanwijzingen dat deze problemen teweeg worden gebracht door bepaalde anti-epileptica (Perrine 1999).

10.5.10   Syndroom van Korsakoff

Een langdurig tekort aan thiamine kan leiden tot het syndroom van Korsakoff (Kopelman 1995; Parkin en Leng 1993). Deze aandoening komt vooral voor onder chronische alcoholisten met een eenzijdig dieet. De acute fase, men spreekt dan van een Wernicke-Korsakoff-syndroom, wordt gekenmerkt door verwarring, oftalmoplegie, nystagmus en ataxie. Na behandeling met thiamine nemen deze symptomen af, maar komen vaak ernstige geheugenproblemen aan het licht. Deze worden in verband gebracht met beschadiging van het limbische systeem, met name de corpora mamillaria. Korsakoff-patiënten hebben ernstige retrograde en anterograde amnesie. Het werkgeheugen is soms gestoord (dit wordt meestal toegeschreven aan frontalekwabpathologie veroorzaakt door alcoholmisbruik). Patiënten lijdend aan het syndroom van Korsakoff behalen in de regel normale prestaties op semantische en procedurele geheugentaken.

10.5.11   Neurotoxiciteit

Chronische blootstelling aan organische oplosmiddelen, zware metalen en pesticiden kan geheugenproblemen veroorzaken (Ganzevles en Houx 1997; Hartman 1995; zie ook hoofdstuk 4). Het gaat dan vooral om stoornissen in het leren van nieuwe episodische informatie. Soms is ook het werkgeheugen aangetast. De ernst van de geheugenproblemen lijkt afhankelijk te zijn van de mate van blootstelling aan de toxische stoffen. Chronisch misbruik van alcohol kan eveneens leiden tot stoornissen in het episodische geheugen (Ganzevles en Houx 1997; Kapur 1994). Doorgaans is alleen het actief opdiepen van informatie uit het geheugen aangetast (Tracy en Bates 1999). Chronische alcoholisten behalen meestal een normale prestatie op taken die geen beroep doen op een actief zoekproces in het geheugen. Het werkgeheugen is daarentegen vaak wel aangetast bij langdurig misbruik van alcohol. Aangetekend dient te worden dat in een aantal studies geen evidentie is gevonden voor verminderde geheugenprestaties bij chronische alcoholisten (Krabbendam e.a. 2000).

10.5.12 Lichamelijke ziekten

Geheugenproblemen worden regelmatig gerapporteerd bij lichamelijke ziekten die het centrale zenuwstelsel beïnvloeden. In de casus aan het begin van dit hoofdstuk werd een patiënt beschreven met geheugenstoornissen als gevolg van zuurstoftekort veroorzaakt door een hartstilstand (Meltzer 1983). In een studie van Wilson (1996) werd gevonden dat ernstige hypoxie vaak gepaard gaat met geheugenproblemen. Meestal is het episodische geheugen aangetast, maar soms is er eveneens sprake van een verminderd semantisch geheugen. Geheugenstoornissen worden overigens ook gevonden bij bepaalde longaandoeningen en diabetes. Stuss e.a. (1997) deden onderzoek naar het cognitieve functioneren van patiënten met 'chronic obstructive pulmonary disease' (COPD) en vonden dat deze patiënten slecht presteerden op episodische geheugentaken en complexe aandachtstaken. Andere neuropsychologische functies, zoals basale aandacht, taal en ruimtelijke vermogens, waren niet aangetast. Volgens de onderzoekers lag schade aan het limbische systeem ten grondslag aan de geheugenproblemen van de longpatiënten. Het cognitieve functioneren van diabetespatiënten werd onderzocht door Biessels (1997). De patiënten waren relatief gezond: geen van hen had ooit een zware hypoglykemische periode meegemaakt. Desondanks vond Biessels stoornissen in het episodische en werkgeheugen bij de diabetespatiënten (aandacht en de psychomotorische functies waren normaal).

10.6 CONCLUSIE

Patiënten met NAH kampen vaak met geheugenproblemen. De ernst van de problemen is afhankelijk van de locatie en grootte van de hersenschade. Beschadigingen van het limbische systeem en het diencephalon kunnen ernstige geheugenstoornissen veroorzaken; schade aan de frontale kwabben resulteert meestal in lichte geheugenproblemen. Hoewel meestal het episodisch geheugen is aangetast, komen stoornissen in het semantisch geheugen ook voor. In de regel heeft NAH geen effect op het procedurele geheugen. Subjectieve klachten over het geheugen kunnen met behulp van neuropsychologische tests worden geobjectiveerd. Aan de hand van deze testprestaties kunnen adviezen worden gegeven aan de patiënt en zijn omgeving: wat is er mis met het geheugen van de patiënt en hoe kan hier het best mee worden omgegaan?

Literatuur

Azouvi P, Jokic C, Linden M van der, e.a. Working memory and supervisory control after severe closed-head injury. A study of dual task performance and random generation. J Clin Exp Neuropsychol 1996;18:317-37.

Baddeley AD. Recent developments in working memory. Curr Opin Neurobiol 1998;8:234-38.

Berg IJ. Memory rehabilitation for closed-head injured patients [thesis]. Groningen: Universiteit Groningen, 1993.

Biessels GJ. Cerebral function in diabetes mellitus [thesis]. Utrecht: Universiteit Utrecht, 1997.

Bouma A, Mulder J, Lindeboom J. Neuropsychologische diagnostiek: handboek. Lisse: Swets & Zeitlinger, 1996.

Craik FIM, Lockhart RS. Levels of processing: a framework for memory research. J Verbal Learning Verbal Behav 1972;11:671-84.

Evers A, Vliet-Mulder JC van, Groot CJ. Documentatie van tests en testresearch in Nederland: deel 1. Testbeschrijvingen. Assen: Van Gorcum, 2000a.

Evers A, Vliet-Mulder JC van, Groot CJ. Documentatie van tests en testresearch in Nederland: deel 2. Testresearch. Assen: Van Gorcum, 2000b.

Farinpour R, Martin EM, Seidenberg M, e.a. Verbal working memory in HIV-seropositive drug users. J Int Neuropsychol Soc 2000;6:548-55.

Gabrieli JDE. Cognitive neuroscience of human memory. Ann Rev Neurosci 1998;49:87-116.

Ganzevles P, Houx P. Neurotoxiciteit: effecten van langdurige blootstelling aan chemische stoffen. In: Deelman B, Eling P, Haan E de, e.a. (red.). Klinische neuropsychologie. Amsterdam: Boom, 1997.

Gordon B. Neuropsychology and advances in memory function. Curr Opin Neurol 1997;10:306-12.

Hartman DE. Neuropsychological toxicology. Identification and assessment of human neurotoxic syndromes. 2nd ed. New York: Plenum Press, 1995.

Jonghe JFM de, Schmand B, Ooms ME, e.a. Verkorte Informantvragenlijst over cognitieve achteruitgang bij ouderen. Tijdschrift voor Gerontologie en Geriatrie 1997;28:224-9.

Kapelle J, Haan E de. Infarcten en bloedingen in de hersenen. In: Deelman B, Eling P, Haan E de, e.a. (red). Klinische neuropsychologie. Amsterdam: Boom, 1997.

Kapur N. Memory disorders in clinical practice. Hove: Lawrence Erlbaum, 1994.

Kopelman MD. The Korsakoff syndrome. Br J Psychiatry 1995;166:154-73.

Krabbendam L, Visser PJ, Derix MMA, e.a. Normal cognitive performance in patients with chronic alcoholism in contrast to patients with Korsakoff's syndrome. J Neuropsychiatry Clin Neurosci 2000;12:44-50.

Lezak MD. Neuropsychological assessment. 3rd ed. New York: Oxford University Press, 1995.

Markowitsch HJ. The anatomical bases of memory. In: Gazzaniga MS (ed). The new cognitive neurosciences. Cambridge, MA: MIT Press, 2000.

Meltzer ML. Poor memory: a case report. J Clin Psychol 1983;39:3-10.

Pantoni L, Lamassa M, Inzitari D. Transient global amnesia: a review emphasizing pathogenic aspects. Acta Neurol Scand 2000;102:275-83.

Parkin AJ. H.M.: the medial temporal lobes and memory. In: Code C, Wallesch CW, Joanette Y, e.a. (ed). Classic cases in neuropsychology. Hove: Psychology Press, 1996.

Parkin AJ. Memory and amnesia: an introduction. Oxford: Blackwell Scientific Publishers, 1997.

Parkin AJ, Leng NRC. Neuropsychology of the amnesic syndrome. Hove: Lawrence Erlbaum, 1993.

Perrine K. Cognitive deficits in epilepsy and contribution to psychopathology. Neurology 1999;53(suppl 2):S39-48.

Ponds RWHM, Jolles J. The abridged Dutch Metamemory in Adulthood (MIA) questionnaire: structure, and effects of age, sex, and education. Psychol Aging 1996;11:324-32.

Raichle ME. Images of the mind: studies with modern imaging techniques. Ann Rev Psychol 1994;45:333-56.

Richardson JTE. Clinical and neuropsychological aspects of closed head injury. 2nd ed. Hove: Psychology Press, 2000.

Schacter DL. Searching for memory: the brain, the mind, and the past. New York: Basic Books, 1996.

Schacter DL, Tulving E. Memory systems 1994. Cambridge, MA: MIT Press, 1994.

Squire LR. Declarative and nondeclarative memory: multiple brain systems supporting learning and memory. J Cogn Neurosci 1992;4:232-43.

Stuss DT, Peterkin I, Guzman DA, e.a. Chronic obstructive pulmonary disease: effects of hypoxia on neurological and neuropsychological measures. J Clin Exp Neuropsychol 1997;19:515-24.

Thompson PJ, Trimble MR. Neuropsychological aspects of epilepsy. In: Grant I, Adams KM (ed). Neuropsychological assessment of neuropsychiatric disorders, 2nd ed. New York: Oxford University Press, 1996.

Tracy JL, Bates ME. The selective effects of alcohol on automatic and effortful memory processes. Neuropsychology 1999;13:282-90.

Tulving E, Kapur S, Craik FIM, e.a. Hemispheric encoding/retrieval asymmetry in episodic memory: positron emission tomography findings. Proceedings of the National Academy of Sciences USA 1994;91:2016-20.

Werf YD van der, Witter MP, Uylings HBM, e.a. Neuropsychology of infarctions in the thalamus: a review. Neuropsychologia 2000;38:613-27.

White DA, Taylor MJ, Butters N, e.a. Memory for verbal information in individuals with HIV-dementia complex. J Clin Exp Neuropsychol 1997;19:357-66.

Wilson BA. Cognitive functioning of adult survivors of cerebral hypoxia. Brain Inj 1996;10:863-74.

Zomeren E van, Saan R. Whiplash. In: Deelman B, Eling P, Haan E de, e.a. (red). Klinische neuropsychologie. Amsterdam: Boom, 1997.

11 Executieve functies

L. Fasotti

11.1 INLEIDING

De benaming 'executieve functies' heeft betrekking op de controle over cognitieve processen. Van de meeste cognitieve processen zijn de samenstelling en de subcomponenten bekend, is grofweg bekend hoe ze functioneren en kan men aangeven hoe ze georganiseerd zijn. Van het geheugen bijvoorbeeld weet men dat het structureel is samengesteld uit meerdere registers (sensorisch geheugen, werkgeheugen, langetermijngeheugen), dat er meerdere onafhankelijke geheugensystemen bestaan, zoals het verbale en non-verbale geheugen of het episodische en het semantische geheugen, hoe informatie van het ene register naar het andere wordt overgebracht, en zijn er meerdere hypothesen over hoe informatie uiteindelijk wordt vergeten. Daarentegen is het nog steeds onduidelijk waarom op een bepaald moment een aantal cognitieve functies in één bepaalde configuratie en niet in een andere wordt ingezet (Monsell 1996). Anders uitgedrukt: wie controleert cognitieve processen en hoe worden ze door deze hypothetische instantie georganiseerd? Het antwoord op deze vraag is tegelijkertijd het antwoord op de vraag wat executieve functies zijn. Op deze vraag zijn meerdere antwoorden mogelijk, zoals duidelijk zal worden uit het vervolg van dit hoofdstuk.

Ook over de lokalisatie van executieve functies in de hersenen bestaat geen algehele zekerheid. Men is het erover eens dat letsels in de prefrontale delen van de hersenen een 'disexecutief syndroom' kunnen veroorzaken. Gedurende lange tijd heeft men het syndroom dan ook maar gemakshalve 'frontaal syndroom' genoemd. Er zijn echter twee problemen met het concept frontaal syndroom. Om te beginnen lijkt het adequater een syndroom te karakteriseren aan de hand van een aantal symptomen dan aan de hand van een anatomische locatie in het brein. Een fundamentelere tegenwerping is echter dat letsels die redelijk ver verwijderd zijn van de frontale cortex, ook 'disexecutieve problemen' kunnen veroorzaken (Mesulam 1990; Duffy en Campbell 1994).

De etiologie van het disexecutieve syndroom kan zeer divers zijn. Zo is het sinds langere tijd bekend dat bij traumatische hersenletsels, ongeacht de locatie van het trauma, de meest kwetsbare delen van de cortex de prefrontale en temporele schorsgebieden zijn. Experimentele studies hebben uitgewezen dat deze kwetsbaarheid van frontale en temporele schorsgebieden in verband staat met het gewelfde en onregelmatige beenoppervlak van de binnenkant van de schedel waartegen deze hersengebieden botsen tijdens een schedeltrauma. Een van de gevolgen van dit verhoogde beschadigingsrisico is dat traumapatiënten zeer vaak disexecutieve problemen vertonen. Ernstige hersentrauma's veroorzaken niet alleen corticale schade, maar ook diffuse axonale beschadigingen, waardoor frontosubcorticale verbindingen met andere hersengebieden worden onderbroken. Deze subcorticale beschadigingen dragen ook in ruime mate bij tot de disexecutieve symptomen van traumapatiënten.

Een andere veelvoorkomende oorzaak van disexecutieve problemen zijn frontale tumoren. Deze zijn soms moeilijk op te sporen, omdat de klinische verschijnselen misleidend kunnen zijn, vooral wanneer het traag groeiende neoplasmen betreft. Patiënten presenteren zich dan vaker met vage klachten en kunnen gedurende langere tijd met verkeerde psychiatrische diagnosen worden geconfronteerd (Geschwind 1975, Stuss en Benson 1986). Hersentumoren respecteren zelden neuroanatomische grenzen, en hun effecten kunnen sterk worden beïnvloed door secundaire neuropathologische gevolgen (bijvoorbeeld een verhoogde hersendruk of circulatiestoornissen van bloed en liquor). Ondanks deze mogelijke bronnen van 'vervuiling' is veel onderzoek naar disexecutieve problemen gebaseerd op de beschrijvingen van dergelijke ziektebeelden.

Ook degeneratieve aandoeningen, zoals Alzheimer-dementie of de ziekte van Huntington, veroorzaken, vooral in latere stadia, veel disexecutieve problemen. Toxische encefalopathieën door alcoholmisbruik of door langdurige blootstelling aan neurotoxische stoffen (bijvoorbeeld oplosmiddelen) kunnen dezelfde gevolgen hebben.

Bij cerebrovasculaire accidenten ten slotte, zijn de rupturen van aneurysma's van de a. communicans anterior zeldzame maar duidelijke bronnen van executief disfunctioneren. Het merendeel van de CVA's betreft echter ischemische infarcten. Deze kunnen de frontale vertakkingen van de a. cerebri media treffen, waardoor (vooral) dorsolaterale frontale gebieden worden beschadigd met ernstige executieve problemen als gevolg.

11.2   DISEXECUTIEF SYNDROOM

11.2.1   Cognitieve veranderingen

Zoals gezegd, zijn executieve functies vanwege hun kwalitatieve karakter moeilijker te definiëren dan andere psychologische processen. Luria (1966), een pionier op dit gebied, dacht dat executieve functies verantwoordelijk waren voor het programmeren, reguleren en controleren van gedrag. Hij baseerde zijn ideeën over (dis)executief functioneren op de observatie van het gedrag van patiënten met letsels van prefrontale gebieden.

Een typisch voorbeeld van dit gedrag is de constructie van een zogenoemde Link-kubus. De patiënt krijgt 27 kleine houten kubusjes waarmee hij één grote kubus uit één kleur (bijvoorbeeld geel) moet bouwen. De zijden van de kleine kubussen zijn op verschillende manieren gekleurd: sommige hebben één gele zijde, andere twee, nog andere drie, sommige helemaal geen. Gezonde proefpersonen bouwen een dergelijke kubus in twee fasen op: (1) eerst worden de taakvereisten onderzocht en worden de benodigde kubussen geselecteerd. Met deze kubussen wordt een handelingsplan bedacht. (2) Vervolgens worden de kubussen in overeenstemming met dit plan opgebouwd tot een grotere kubus. Patiënten met frontale hersenletsels gaan anders te werk: zij slaan de eerste fase van het oplossingsproces volledig over en beginnen onmiddellijk na de instructie met de daadwerkelijke opbouw van de kubus. De diverse onderdelen worden snel verzameld, maar het einddoel wordt vanzelfsprekend niet gehaald. Na enkele mislukte pogingen wordt de uitvoering van de taak

opgegeven of foutief afgemaakt. Volgens Luria wordt de programmering van een oplossing bij deze patiënten vervangen door een reeks impulsieve, fragmentarische handelingen. Bovendien heeft het feit dat de kubussen diverse gekleurde zijden hebben, geen regulerende invloed op het sorteergedrag van de patiënten. Ten slotte controleren zij achteraf slechts zeer summier of de opgebouwde kubus overeenkomt met de voorbeeldkubus.

Luria (1966) heeft veel taken beschreven waarin patiënten met prefrontale beschadigingen disexecutief gedrag vertonen, zoals het classificeren van voorwerpen, de uitvoering van constructieve opdrachten, de oplossing van redactiesommen, het verklaren van spreekwoorden en de interpretatie van geschreven teksten. Al deze taken hebben een gemeenschappelijk kenmerk: om ze op te lossen of uit te voeren is het niet mogelijk een beroep te doen op automatische reacties. Een eerste kenmerk van het disexecutieve syndroom is derhalve dat het sterk naar voren komt in weerbarstige, niet-routinematige omstandigheden. Deze vaststelling heeft ook een einde gemaakt aan de discussies over de functionele rol van de frontale kwabben in het cognitieve functioneren. Voor het verschijnen van het werk van Luria had er een lange discussie plaatsgevonden tussen voorstanders van de opvatting dat de frontale kwab een 'stil gebied' was (zie bijvoorbeeld Hebb 1945) en verdedigers van de visie dat frontaal hersenweefsel wel degelijk een rol speelde in het cognitieve functioneren (zie bijvoorbeeld Goldstein 1944). De misvatting van de voorstanders van de eerste visie was dat zij hun conclusies vooral baseerden op intelligentieonderzoek. Het behoud van de 'psychometrische' intelligentie bij mensen met frontale letsels is een tot op heden regelmatig vastgesteld fenomeen (Black 1976, Janowsky e.a. 1989). Blijkbaar doen intelligentietests slechts in geringe mate een direct beroep op een aantal complexe, niet-routinematige probleemoplossende vaardigheden die in de taken van Luria worden vereist. Bovendien belasten intelligentietests het werkgeheugen (zie verder) in geringe mate, in tegenstelling tot complexe taken waarmee mensen met disexecutieve stoornissen in het dagelijkse leven te maken hebben. Ten slotte doen problemen in het dagelijkse leven een beroep op een systeem van waarden en normen waaraan psychometrische tests nooit of zelden refereren (Damasio en Anderson 1993).

Ook de rol van het geheugen in het disexecutieve syndroom heeft lange tijd ter discussie gestaan, maar ook hier wordt steeds duidelijker dat vooral het werkgeheugen door frontale beschadigingen wordt getroffen (Goldman-Rakic 1987; Goldman-Rakic en Friedman 1991). De relatie tussen de frontale hersenschors en het werkgeheugen is nog steeds onderwerp van onderzoek en zal nader worden beschreven in het werkgeheugenmodel van Baddeley (1986).

Naast complexe, niet-routinematige probleemtaken en taken waarin het werkgeheugen een belangrijke rol speelt, zijn ook sorteertaken bijzonder moeilijk voor de patiënt met een disexecutief syndroom. De introductie van sorteertaken in het neuropsychologisch onderzoek is te danken aan Goldstein (Gelb en Goldstein 1920). De basissituatie in sorteertaken is als volgt: het testmateriaal bestaat uit een aantal stimuli (meestal voorgedrukte kaarten met figuren) die kunnen variëren in een aantal dimensies (kleur, grootte, vorm, enzovoort), waarbij iedere stimulus door alle dimensies wordt gekenmerkt. De opdracht bestaat erin de stimuli achtereenvolgens te sorteren volgens de diverse dimensies.

Het juiste sorteerprincipe wordt niet meegedeeld, maar moet door de proefpersoon worden ontdekt op basis van de juist/fout-oordelen van de proefleider. Hoewel sorteertaken in meerdere varianten bestaan, wordt verondersteld dat ze alle de vaardigheid meten om abstracte categorieën te onderkennen en om soepel van cognitieve set te veranderen.

Het onderpresteren van patiënten met frontale hersenletsels in sorteertaken is herhaaldelijk vastgesteld (Goldstein 1944; Milner 1963; Drewe 1974; Heaton 1981; Burgess en Shallice 1996). Hoewel patiënten met elders gelokaliseerde letsels ook slecht kunnen presteren in sorteertaken (Teuber e.a. 1951; Anderson en Damasio 1991; Vilkki 1992; Anderson e.a. 1995), wordt een stoornis in sorteergedrag toch gezien als een wezenlijk bestanddeel van het disexecutieve syndroom (Shallice 1982; Baddeley en Wilson 1988; Duffy en Campbell 1994; Malloy en Richardson 1994).

Een andere klassieke indicator voor disexecutieve problemen is een zwakke prestatie in 'fluency'- en schattingstaken. Tot de eerste categorie behoren bijvoorbeeld de semantische fluency-taken. In deze taken wordt aan de proefpersoon gevraagd binnen een bepaalde tijd zoveel mogelijk woorden op te noemen die tot eenzelfde semantische categorie behoren (bijvoorbeeld zoveel mogelijk voertuigen opnoemen). In dergelijke taken zijn de prestaties van patiënten met linksfrontale letsels systematisch slechter dan die van patiënten met elders gelokaliseerde laesies (Milner 1964; Perret 1974). Ook schattingstaken waarbij geen beroep kan worden gedaan op vooraf opgedane kennis (bijvoorbeeld: 'Wat is de gemiddelde lengte van de wervelkolom van de mens?'), worden door frontaal beschadigde patiënten slechter uitgevoerd: hun schattingen wijken significant af van die van gezonde controlepersonen (Shallice en Evans 1978; Baddeley en Wilson 1988).

11.2.2 Emotionele en gedragsveranderingen

Naast cognitief disfunctioneren wordt het disexecutieve syndroom ook gekenmerkt door emotionele en gedragsstoornissen. Damasio (1994) wees erop dat bij patiënten met ventromediale frontale laesies, vanwege de sterke vervlochtenheid van deze hersengebieden met limbische structuren, het emotionele en sociale functioneren sterk wordt verstoord. Dit emotionele en sociale disfunctioneren kan aan de basis liggen van een opvallende dissociatie tussen normale prestaties in formele neuropsychologische tests (inclusief tests voor disexecutieve problemen) en het onvermogen van deze patiënten om allerlei problemen in het dagelijkse leven op te lossen. Damasio verklaart deze dissociatie in termen van 'somatische markers'. In de genoemde frontale gebieden zouden door herhaling allerlei associatieve verbanden ontstaan tussen externe situaties en de intern-emotionele toestanden die deze situaties opwekken. Op deze manier zou een bepaalde externe situatie, door tussenkomst van de ventromediale frontale cortex waarin de koppeling tussen deze situatie en een bepaald 'gevoel' is opgeslagen, een passende interne reactie activeren. Deze interne reactie 'markeert' dan de situatie als positief of negatief, al naargelang de in het verleden opgedane ervaringen. Somatische markers zouden belangrijk zijn in sociale situaties waarbij beslissingen moeten worden genomen die tot sterk positieve of negatieve consequenties kunnen leiden.

Bechara e.a. (1994) hebben deze hypothese door middel van een goktaak onderzocht. Aan speelkaarten werden variabele financiële beloningen en straffen gekoppeld. Gezonde controlepersonen pasten de keuze van hun speelkaarten geleidelijk aan, totdat ze de hoogst mogelijke winsten realiseerden. Frontaal hersenbeschadigde patiënten kozen daarentegen herhaaldelijk voor de kaarten waaraan in eerste instantie de hoogste winst maar later ook een maximaal verlies gekoppeld was, en bleven persisteren in deze weinig efficiënte keuze.

Naast dit klassieke frontobasale eenheidssyndroom stelt een aantal andere auteurs (zie onder andere Blumer en Benson 1975) dat frontale letsels twee soorten emotionele en gedragsveranderingen kunnen veroorzaken. Dorsolaterale (zijdelings convexe) letsels hebben 'pseudo-depressieve' gevolgen: initiatiefloosheid, apathie en tekort aan emotionele reactiviteit. Mediobasale (mediale en orbitale) letsels zouden leiden tot 'pseudo- psychopathische' stoornissen, zoals disinhibitie, hedonisme en een gebrek aan belangstelling voor anderen. Deze laatste groep stoornissen komt overeen met het eerdergenoemde eenheidssyndroom en is sociaal en maatschappelijk het meest opvallend van de twee. Mengvormen van beide beelden kunnen ook voorkomen.

11.3 KLINISCHE DIAGNOSTIEK

Bij de diagnostiek van disexecutieve problemen dient een onderscheid te worden gemaakt tussen het opsporen van executief disfunctioneren zonder dat er al een neurologische diagnose is vastgesteld en de vaststelling van disexecutieve gevolgen van een al bekend neurologisch ziektebeeld.

In het eerste geval speelt de neurologische diagnostiek, al dan niet aangevuld met beeldvormende technieken, een belangrijke rol. Een uitzondering hierop zijn aandoeningen die zich in eerste instantie manifesteren door gedragsafwijkingen, waaronder disexecutieve problemen, en pas later 'harde' neurologische tekenen produceren. In dergelijke gevallen kan neuropsychologisch onderzoek naar executief disfunctioneren een zinvolle bijdrage leveren aan het zoeken naar aanwijzingen voor het bestaan van een hersenaandoening. De resultaten van het neuropsychologisch onderzoek dienen te worden aangevuld met anamnese en heteroanamnese van het alledaagse sociale functioneren van de patiënt, teneinde naast de neuropsychologische problematiek ook de emotionele en gedragsveranderingen op te sporen. Zo kan men komen tot een uitspraak over het executieve functioneren van de patiënt. Een typische aandoening met dergelijke (soms misleidende) kenmerken is de ziekte van Alzheimer, maar ook traag groeiende frontale hersentumoren kunnen zich op deze manier manifesteren.

Anders is het als wordt gevraagd de disexecutieve gevolgen van een al bekende neurologische diagnose (bijvoorbeeld een frontale tumor) in kaart te brengen. In dat geval zijn de observatie van het gedrag van de patiënt en het neuropsychologische onderzoek van

primair belang. Met neuropsychologische tests kan in een vrij kort tijdsbestek worden vastgesteld welke aspecten van het executieve functioneren gestoord zijn en is het mogelijk de mate van ernst van deze stoornissen te bepalen. Voor een overzicht van beschikbare neuropsychologische tests voor executieve problemen wordt verwezen naar Lezak (1995). Echter, bij sommige patiënten manifesteren executieve problemen zich op een langere tijdsschaal en kan het voorkomen dat de problemen met neuropsychologische tests niet of moeilijk detecteerbaar zijn. In dat geval is de observatie van het gedrag van de patiënt op langere termijn van groot belang. Eslinger en Damasio (1985) beschrijven een patiënt, EVR, die na de verwijdering van een bilateraal orbitofrontaal meningeoom nagenoeg normaal presteerde in een lange reeks neuropsychologische tests, inclusief tests die gevoelig zijn voor executief disfunctioneren. Hij had nog steeds een bovengemiddeld intelligentieniveau en zijn persoonlijkheidskenmerken, zoals gemeten met de MMPI, lieten geen significante afwijkingen zien. Ook zijn begrip van complexe sociale en financiële problemen was meer dan voldoende. Niettemin was het leven van EVR sinds de verwijdering van zijn tumor acht jaar voordien een aaneenschakeling van mislukkingen, verkeerde beslissingen en sociaal inadequate gedragingen. De verklaring van Damasio voor deze opvallende dissociatie is al in de vorige paragraaf gegeven, namelijk de afwezigheid van somatische markers. Voor de diagnostiek is het hier belangrijk te wijzen op de observatie en de follow-up van dergelijke patiënten op de langere termijn (in termen van maanden en zelfs jaren) en te benadrukken dat (hetero)anamnestische gegevens soms de enige bron van informatie kunnen zijn om tot een gedegen diagnose van het disexecutieve syndroom te komen.

11.4 MODELLEN EN VERKLARINGEN

Disexecutief functioneren wordt vanuit verschillende invalshoeken verklaard. De diverse verklaringsmodellen zijn het echter eens over enkele basisassumpties (Fasotti 1992). De eerste van deze assumpties is dat, zoals reeds vermeld, het disexecutieve syndroom altijd een negatieve invloed heeft op nieuw, niet-routinematig gedrag. Bovendien hebben disexecutieve symptomen betrekking op hogere cognitieve functies die sturing geven aan *sequenties* van mentale of fysieke handelingen. Ten slotte verstoren disexecutieve syndromen de plannings- en programmeercapaciteiten die nodig zijn om complex doelgericht gedrag tot een goed einde te brengen.

11.4.1 Aandachtsmodel van Shallice

Norman en Shallice (1980) en later Shallice (1982, 1988) hebben een model ontwikkeld waarin het disexecutieve functioneren hoofdzakelijk als een aandachtsprobleem van hogere orde wordt opgevat. De basiseenheid binnen het model van Shallice is het 'schema'. Schema's sturen specifieke automatische handelingen, zoals het drinken uit een beker of het klaarmaken van een ontbijt. Schema's worden geactiveerd door stimuli in de buitenwereld ('triggers') of door de activatie van andere schema's (in een hiërarchie van schema's). Een voorbeeld van het eerste activatiemechanisme is het verminderen van de snelheid bij het zien van een stoplicht. Het verminderen van snelheid triggert op zijn beurt subschema's, zoals het ontkoppelen en het terugschakelen: in dit geval worden schema's van een lagere orde door een schema van een hiërarchisch hogere orde geactiveerd.

Ieder schema heeft een eigen activatieniveau. Of dit activatieniveau wordt gehaald of niet, hangt af van de som van activerende en inhiberende invloeden die op een bepaald schema inwerken. Voorbeelden van dergelijke invloeden zijn de context waarin een schema wordt getriggerd, het activatieniveau van gerelateerde schema's en de aandacht voor triggers.

In veel situaties zijn er meerdere triggers aanwezig en kunnen er dus ook meerdere schema's gelijktijdig worden geactiveerd. Dit kan leiden tot chaotisch en gedesintegreerd gedrag. Voor deze conflictsituaties is er een automatisch conflictoplossingsmechanisme dat competitieselectie ('contention scheduling') heet. Competitieselectie maakt als het ware een balans op van het activatieniveau van alle aanwezige schema's en kiest voor het sterkste schema.

Er zijn in het dagelijks leven echter situaties waarin de selectie van routinematig gedrag onvoldoende is. Het gaat dan om situaties die nieuw en complex zijn en waarin strategisch en planmatig handelen wordt vereist. Met andere woorden, situaties waarin vrijwillige aandachtscontrole belangrijk is. In deze situaties wordt volgens Shallice het superviserend aandachtssysteem (SAS) geactiveerd. Het SAS heeft geen directe invloed op de activering van schema's, maar moduleert de competitieselectie door de activering/inhibering van schema's te beïnvloeden. Situaties waarin het SAS een primaire rol speelt, zijn

bijvoorbeeld technisch moeilijke of gevaarlijke taken, taken waarmee men geen eerdere ervaring heeft of waarbij een tegengestelde reactie wordt verwacht en taken die foutencorrectie en 'troubleshooting' veronderstellen. Bij disexecutieve syndromen zou volgens Shallice één element uit het model, namelijk de niet-routinematige selectie van handelingen door het SAS, gestoord zijn. Shallice (1982, 1988) lokaliseert het SAS in het frontale gebied van de hersenen.

Om zijn hypothesen omtrent het SAS te staven zoekt Shallice zowel naar directe als naar indirecte bewijzen (Séron e.a. 1999). Een taak die een sterk beroep doet op het SAS, is volgens Shallice de 'Tower of London'. Dit is een taak die voor de meeste mensen nieuw is, met subtaken van diverse complexiteit en een oplossingsstrategie die goede planningsvaardigheden veronderstelt. Het testmateriaal bestaat uit een plankje met drie staafjes van verschillende lengte en drie gekleurde balletjes die door middel van een gaatje op de staafjes kunnen worden geplaatst. Op het eerste staafje past één balletje, op het tweede twee en op het langste staafje drie. De balletjes worden in een bepaalde uitgangsconfiguratie op de staafjes geplaatst, en aan de proefpersoon wordt gevraagd in een minimumaantal verplaatsingen de balletjes in een andere, door de proefleider aangegeven, configuratie te veranderen.

De uitslagen van de toepassing van de Tower of London bij verschillende groepen hersenbeschadigde patiënten (Shallice 1982) suggereren dat patiënten met linksfrontale laesies significant slechter presteren dan patiënten met rechtsfrontale of posterieure (links- zowel als rechtshemisferische) beschadigingen. In een recentere studie van Owen e.a. (1990) werden deze resultaten in grote lijnen bevestigd, zij het zonder lateralisatie-effect (frontale patiënten als groep presteerden slechter dan de controlegroep). Ook twee beeldvormende ('imaging') studies bevestigen de betrokkenheid van prefrontale gebieden bij de uitvoering van de Tower of London. Rezai (1993) heeft in een positronemissietomografische (PET) studie de bilaterale activatie van prefrontale gebieden tijdens de uitvoering van de Tower of London vastgesteld. Morris e.a. (1993) hebben door middel van een 'single photon emission computerized tomography' (SPECT) studie bij zes gezonde proefpersonen een overwegend linkshemisferische activatie van de prefrontale gebieden gevonden tijdens de uitvoering van dezelfde taak.

Het model van Shallice maakt ook een aantal

voorspellingen mogelijk. De bevestiging (of weerlegging) van deze voorspellingen zou als een indirect bewijs kunnen dienen voor de juistheid van het model. Wat zou er bijvoorbeeld kunnen gebeuren als het SAS wordt uitgeschakeld na een letsel van de frontale kwab? Een patiënt met een dergelijk letsel zou dan niet meer in staat zijn de automatische selectie van schema's te verhinderen en bijgevolg opnieuw onder controle van het lagere mechanisme van de competitieselectie komen. Als er in deze situatie een sterke prikkel uit de omgeving komt, voorspelt het Shallice-model dat het voor de patiënt zeer moeilijk wordt om niet tot uitvoering van het door deze prikkel getriggerde schema over te gaan. Omgekeerd voorspelt het model dat in afwezigheid van sterke prikkels in de omgeving, iedere willekeurige prikkel de competitieselectie kan activeren en derhalve willekeurige reacties kan uitlokken. Een duidelijk bewijs voor de eerste voorspelling is het manipuleergedrag ('utilization behavior') dat patiënten met frontaal hersenletsel typeert (Lhermitte 1983). Deze patiënten zijn niet in staat tijdens het neurologisch onderzoek allerlei voorwerpen die door de onderzoeker binnen hun gezichtsveld worden gebracht (en waarvan nooit wordt gevraagd er iets mee te doen) te laten staan. Frontaal beschadigde patiënten nemen deze voorwerpen spontaan in de hand en beginnen ze te gebruiken. Blijkbaar is het zien van de voorwerpen voldoende om bij deze patiënten de bijbehorende handelingsschema's te activeren. Afwezigheid van sterke prikkels in de omgeving zou moeten leiden tot moeilijkheden om niet-taakrelevante en afleidende informatie te negeren, met andere woorden tot een verhoogde afleidbaarheid. Perret (1974) heeft de Stroop Kleurwoordentest gebruikt om afleidbaarheid te meten bij diverse groepen hersenletselpatiënten met unilaterale letsels. De cruciale subtaak in de Stroop-test is de interferentietaak, waarin aan de proefpersoon wordt gevraagd de naam van de kleur te benoemen waarin een kleuraanduidend woord is afgebeeld, waarbij de betekenis van het woord (bijvoorbeeld 'rood') niet overeenkomt met de kleur waarin het is afgedrukt (bijvoorbeeld blauw). In deze taak interfereert de neiging om het woord te lezen met de eigenlijke taakopdracht, het kleurbenoemen. In deze afleidende omstandigheden scoorde de groep patiënten met linksfrontale letsels significant slechter dan andere vergelijkbare patiëntengroepen.

Samenvattend zou men kunnen stellen dat het model van Shallice een grote heuristische waarde heeft en empirisch goed onderbouwd lijkt te zijn. Blijft het feit dat sommige begrippen in het model (te) breed geformuleerd zijn: hoe hogerop in het systeem verklaringen worden gezocht, des te minder duidelijk de werkingsprincipes van de veronderstelde mechanismen zijn en hoe meer homunculair de verklaringen van karakter worden (Brouwer en Fasotti 1997).

11.4.2 Werkgeheugenmodellen

Diverse theorieën gaan ervan uit dat het werkgeheugen een belangrijke rol speelt in het disexecutieve syndroom. Volgens Fuster (1985) speelt de prefrontale schors een belangrijke rol in het vormen en onderhouden van tijdelijke verbindingen tussen samenhangende maar in de tijd van elkaar verwijderde gebeurtenissen. Een kenmerk van complexe taken is dat ze vaak bestaan uit een hiërarchie van subdoelen en subtaken die aan het einddoel voorafgaan. Degene die een dergelijke taak uitvoert, moet de relatie tussen de subdoelen onderling en tussen subdoelen en einddoel steeds voor ogen hebben om efficiënt en flexibel met de taakvereisten te kunnen omgaan. Deze onderlinge koppeling wordt gerealiseerd door 'temporele dwarsverbindingen', tijdelijke associaties tussen subtaken en taakdoelen die in de tijd van elkaar verwijderd zijn. Deze tijdsoverbruggende en integratieve functie wordt volgens Fuster waargenomen door de prefrontale hersengebieden. De belangrijkste taken van deze gebieden zijn dan ook het tijdens de taakuitvoering geactiveerd houden van de representatie van subtaken en subdoelen in het werkgeheugen en het verhinderen van interferentie door niet-taakrelevante informatie. Dit werkgeheugenmodel wordt volgens Fuster (1985) onderbouwd door de reeds beschreven experimenten van Jacobsen en door eigen experimenten met 'delay'-taken (Fuster 1973; Fuster en Alexander 1971).

Een recenter verklarend model van disexecutief functioneren waarin het werkgeheugen centraal staat, is van Baddeley (1986, 1998). Volgens Baddeley is het menselijk werkgeheugen een systeem met beperkte opslagcapaciteit waarin informatie kortdurend wordt vastgehouden en gemanipuleerd tijdens de uitvoering van cognitieve taken. Het bestaat uit drie componenten: een stuursysteem en twee hulpsystemen. Het stuursysteem heet 'central executive' en de twee hulpsystemen respectievelijk het visuospatiële kladblok en de fonologische lus.

De fonologische lus is bestemd voor de tijdelijke opslag en manipulatie van verbale informatie, het visuospatiële kladblok heeft dezelfde functie voor visuospatiële informatie. Beide systemen worden gestuurd door de central executive (CE), die als taak heeft cognitieve strategieën te selecteren en informatie afkomstig uit de hulpsystemen te coördineren. De taken van de CE (Baddeley 1996) zijn onder andere de coördinatie van dubbeltaken, het veranderen van geheugenophaalstrategieën, de activering van informatie uit het langetermijngeheugen en de selectiviteit van de aandacht.

In diverse studies is geprobeerd de betrokkenheid van de frontale kwab te bepalen bij de uitvoering van taken die een sterk beroep doen op de CE. Wat de coördinatie van dubbeltaken betreft, zijn de resultaten tot nu toe onduidelijk. Exemplarisch hiervoor is een recent onderzoek van Vilkki e.a. (1996). In dit onderzoek is een dubbeltaak gebruikt waarbij moest worden teruggeteld tijdens de uitvoering van een doorstreeptaak. Patiënten met frontale laesies presteerden zowel in beide taken afzonderlijk als in de dubbeltaak normaal. Patiënten met een recent traumatisch hersenletsel behaalden daarentegen normale scores in de afzonderlijke taken, maar presteerden significant slechter in de dubbeltaak. De auteurs concluderen dat diffuus letsel de rol van de CE in dubbeltaken eerder aantast dan focale frontale laesies. Het lijkt niet onwaarschijnlijk dat de hersengebieden die betrokken zijn bij het functioneren van het werkgeheugen, kunnen variëren in functie van de taakvereisten en van de eigenschappen van de aangeboden stimuli (Gazzaniga e.a. 1998).

Andere taken die een sterk beroep doen op de CE, zijn volgens Baddeley fluency-taken. Tijdens dergelijke taken beschikt de proefpersoon niet over een kant-en-klare strategie om in het langetermijngeheugen woorden te vinden die met eenzelfde letter beginnen (fonemische fluency) of tot dezelfde semantische categorie behoren (semantische fluency). Naast studies die de rol van de frontale kwab in dergelijke taken bevestigen (zie boven), is er ook onderzoek waarin geen effecten van frontale laesies op fluency-taken zijn gevonden (Miceli e.a. 1981). Ook in dit geval is de relatie tussen werkgeheugen en frontaal letsel onduidelijk.

Deze niet-eenduidige resultaten hebben Baddeley (1996) ertoe gebracht alle stoornissen die de CE betreffen onder te brengen in het disexecutieve syndroom, ongeacht hun relatie met de beschadiging van frontale hersengebieden. Deze opstelling zou het mogelijk maken executieve processen grondiger te onderzoeken, zonder zich te veel te bekommeren om het cerebrale substraat.

Ook met het disexecutieve model van Baddeley is het echter niet mogelijk alle disexecutieve fenomenen te verklaren. Daarvoor is een nauwkeuriger explicitering nodig van de diverse controlemechanismen waaruit het model is samengesteld en is een verdere uitwerking van taken die deze mechanismen operationaliseren vereist. Als de frontale kwab dan niet als exclusieve locatie van controlemechanismen wordt gezien, is het ook noodzakelijk het netwerk van geassocieerde hersengebieden te onderzoeken die aan deze mechanismen ten grondslag ligt.

11.4.3   Kennismodel van Grafman

Het model van Grafman (1989, 1994, zie ook Goel e.a. 1997) wijkt van de andere modellen af, omdat het zwaartepunt van het model niet bij specifieke psychologische mechanismen of processen zoals aandacht of planning ligt. Volgens Grafman leggen de meeste theorieën te veel de nadruk op de rol van de frontale hersengebieden als verwerkingsplaats van informatie die in andere delen van de hersenen ligt opgeslagen. Deze denkwijze impliceert dat in de frontale gebieden van de hersenen informatie wordt gemanipuleerd die temporaal, pariëtaal of occipitaal opgeslagen is. Een karakteristiek voorbeeld hiervan is bovenbeschreven manipuleergedrag van patiënten met prefrontale hersenletsels. De meest gangbare verklaring voor dit gedrag is dat de frontale delen van het brein bij deze patiënten hun inhiberende functie verliezen op handelingspatronen of schema's die elders in het brein zijn opgeslagen. Vandaar dat het zicht van de voorwerpen al voldoende was om het bijbehorende handelingspatroon te triggeren.

Deze dichotome visie op het brein is volgens Grafman onwaarschijnlijk. Grafman gelooft dat de frontale delen van de hersenen in principe dezelfde functie hebben als het overige hersenweefsel, maar dat deze functie opereert op basis van veel grotere kenniseenheden. Volgens Grafman bestaat er een anteroposterieure complexiteitsgradiënt voor in het brein opgeslagen informatie. Informatie die in de posterieure delen van de hersenen ligt opgeslagen, is vrij simpel: een verbaal begrip, de kleur van een voorwerp of een ruimtelijke locatie. Naarmate men in anterieure richting voortschrijdt, wordt deze informatie steeds complexer. In de frontale delen van het brein worden volgens Grafman de meest complexe kenniseenheden bewaard. Deze 'managerial knowledge units' (MKU's) zijn kennispakketten die analoog zijn aan wat andere auteurs frames (Minski 1975), scripts (Shank 1982) of schema's (Mandler 1984) hebben genoemd. Het gaat om sequenties van overgeleerde handelingen die automatisch uit het geheugen worden opgehaald en die een begin en een einde hebben, bijvoorbeeld het uit eten gaan in een restaurant of de stappen die nodig zijn om 's morgens te douchen. Volgens Grafman kan het werkgeheugen met zijn beperkte capaciteit niet voldoen aan de uitgebreide geheugenvereisten van de MKU's, het kan hoogstens een rol hebben in de episoden die als knopen in de MKU's zijn opgeslagen. Zo zal bij de episode 'kiezen van een gerecht in een restaurant' het werkgeheugen de representatie van een aantal voorkeursgerechten geactiveerd houden tijdens het keuzeproces. MKU's zijn naast andere representatiesystemen, zoals het lexicale en het semantische geheugen, opgeslagen in het langetermijngeheugen. Ze zijn hiërarchisch georganiseerd, van concreet tot abstract. Een episodische MKU (concreet) is de representatie van een activiteit die vaker in een bepaalde omgeving en onder bepaalde omstandigheden wordt uitgevoerd, zoals het 'uit eten gaan in restaurant X'. Meerdere episodische MKU' s dragen bij tot de vorming van abstracte, contextafhankelijke semantische MKU's zoals het 'uit eten gaan in een restaurant'. Nog hoger in de hiërarchie zitten de contextvrije semantische MKU's waarin op een hoog abstractieniveau contextvrije representaties zijn opgeslagen. Een voorbeeld hiervan is het verloop van sequentiële gebeurtenissen in het algemeen. De activatie van MKU's gebeurt op een analoge manier als bij Shallice: een MKU kan in werking treden door automatische competitieselectie wanneer meerdere MKU's dingen naar de uitvoering van een taak, terwijl een superviserend systeem voor ongestructureerde en niet-routinematige taken niet echt nodig is, want in dergelijke gevallen worden simpelweg veelgebruikte en hoger in de hiërarchie gesitueerde contextonafhankelijke MKU's geactiveerd.

Met het model van Grafman kan worden getoetst welke kenniseenheden er in de frontale gebieden zijn opgeslagen en hoe deze kennisstructuren worden aangetast door hersenletsel. Sirigu (1995) heeft in een scriptgeneratietaak drie groepen met elkaar vergeleken: patiënten met frontale letsels, patiënten met posterieure letsels en gezonde controlepersonen. Bedoeling was de kennis te onderzoeken die deze groepen hebben omtrent een routineactiviteit ('s morgens opstaan en zich klaarmaken om het

huis uit te gaan), een niet-routinematige activiteit (een reis naar Mexico plannen) en een nieuwe activiteit (een kapsalon openen). Voor de verschillende activiteiten moesten de proefpersonen zoveel mogelijk handelingen opnoemen, deze handelingen in een tijdsvolgorde classificeren en het belang van de handelingen ten aanzien van het einddoel op een 5-puntsschaal beoordelen. De resultaten wijzen erop dat er geen significante verschillen tussen de groepen zijn wat het *aantal* opgeroepen handelingen en de hiervoor benodigde tijd betreft. Wel werden er duidelijke verschillen tussen de groepen vastgesteld in de hiërarchische organisatie van de handelingen, in het bijzonder bij de patiënten met frontale beschadigingen. Deze groep had het bijzonder moeilijk met de 'afsluiting' van scripts, en was de enige groep waarin voortijdige beëindigingen in alle taken vaker voorkwamen. In alle groepen kwamen oneigenlijke handelingen in de scriptgeneratie voor, maar bij de frontale patiënten kwamen deze onevenredig veel voor tijdens de niet-routinematige en nieuwe taken. Ten slotte had de frontale groep meer moeite met het evalueren van de relatie tussen handelingen en einddoel: de waarde van handelingen ten aanzien van het einddoel van het script werd systematisch over- of onderschat in vergelijking met de andere twee groepen. De ideeën van Grafman worden door dit onderzoek bijgevolg ten dele bevestigd. Alleen de regelmatig terugkerende fouten tijdens routinematige taken bij de frontale groep lijken erop te wijzen dat niet alleen niet-routinematige en nieuwe taken vanuit frontale hersengebieden worden gereguleerd.

Een evaluatie van het Grafman-model is in het huidige stadium moeilijk. Positief is in ieder geval dat in dit model naast de rol van informatieverwerkingsprocessen ook expliciet de organisatie van kennisstructuren in het executieve functioneren wordt benadrukt. Anderzijds ontbreekt de empirische onderbouwing van het model nog ruimschoots en blijft de vraag bestaan of de meerwaarde van het model ten opzichte van andere theorieën empirisch toetsbaar is.

11.5 REVALIDATIE

Het moge duidelijk zijn dat het disexecutieve syndroom met een zo complexe constellatie van cognitieve en emotionele stoornissen slechts een beperkt revalidieperspectief biedt. Voor het disexecutieve syndroom op zich is er geen effectieve behandeling (Hart en Jacobs 1993). Er bestaat wel een aantal revalidatie-

methoden waarmee enkele selecte disexecutieve problemen goed verbeterd kunnen worden. Hierbij kan
een onderscheid worden gemaakt tussen behandelprogramma's die vooral gericht zijn op de cognitieve
aspecten van het executieve functioneren, programma's die een verbetering van de emotionele en
gedragsmatige gevolgen van het disexecutieve syndroom beogen en combinatieprogramma's die beide
aspecten (cognitieve en emotioneel-gedragsmatige)
aanspreken (Fasotti en Spikman 2002).

Een goed voorbeeld van een behandeling voor de
cognitieve aspecten van het disexecutieve syndroom
is 'problem solving training' (PST) (von Cramon e.a.
1991). PST is bruikbaar om bij hersenbeschadigde
patiënten met disexecutieve stoornissen het oplossen
van complexe problemen te verbeteren. Hierbij wordt
aandacht besteed aan de versterking van vijf afzonderlijke executieve probleemoplossingsvaardigheden,
zoals de probleemdefinitie, de probleemoriëntatie,
het genereren van oplossingen, de beslissingskeuze
en de controle over oplossingen. De training is gebaseerd op 'cueing'-processen, met name 'saturated
cueing'. Patiënten werken in kleine groepjes aan de
oplossing van problemen en worden alleen door de
therapeut geholpen als ze niet verder komen. Op dat
moment geeft de therapeut een zeer algemene 'cue'
om de oplossing te faciliteren. Als dit niet voldoende
blijkt, geeft de therapeut een meer specifieke cue,
enzovoort, tot de patiënten zelf het antwoord vinden.
Na het bereiken van een aanvaardbaar aantal correcte
oplossingen worden de cues geleidelijk weggelaten
en moeten patiënten zelf monitoren of hun oplossingen adequaat zijn. De vergelijking van de PST-groep
met een gematchte geheugentrainingsgroep resulteerde na de training in significante verbeteringen tijdens een reeks executieve taken waaronder plan-
ningstests, probleemoplossingstaken en onderdelen
van intelligentietests.

Een andere, meer recente revalidatietechniek op
cognitief gebied is 'goal management training' (GMT)
(Levine e.a. 2000). GMT is een gestructureerd en
interactief revalidatieprotocol dat als doel heeft
patiënten met disexecutieve problemen te leren
omgaan met doelen en subdoelen in complexe taken.
De patiënt wordt getraind zich regelmatig af te vragen waar hij mee bezig is, te definiëren wat zijn doelen zijn, deze op te delen in subdoelen, te onderkennen welke stappen nodig zijn om deze subdoelen te
bereiken, deze uit te voeren en achteraf te controleren of de doelen bereikt zijn. Deze vaste gedragsse-

quentie is toegepast bij een groep patiënten met disexecutieve problemen ten gevolge van een traumatisch hersenletsel, met positieve resultaten ten aanzien van de simulatie van een aantal alledaagse taken.
Ook een postencefalitische patiënte bleek in een
maaltijdbereidingstaak aanzienlijk beter te presteren
na een GMT-training.

Voor de meer emotioneel-gedragsmatige aspecten van het disexecutieve syndroom lijken gedragstherapeutische technieken het meest aangewezen
(voor een overzicht zie Wood en Burgess 1988).
Agressief gedrag ten gevolge van executief controleverlies wordt bijvoorbeeld behandeld met 'time-out'-
procedures. Time-out is een vorm van negatieve
bestraffing, die naargelang de ernst van de agressie
diverse vormen kan aannemen. Bij lichtere vormen
van time-out wordt agressief gedrag tijdelijk genegeerd, terwijl bij extreem en gevaarlijk fysiek geweld
de patiënt gedurende korte tijd in een time-out-
kamer kan worden afgezonderd. Voorbeelden van de
manier waarop agressief en sociaal onaangepast
gedrag met time-out-procedures succesvol kan worden behandeld, zijn te vinden in een publicatie van
Wood (1987).

Andere op de gedragstherapie geïnspireerde
technieken die zijn toegepast bij patiënten met ernstige disexecutieve gedragsproblemen, zijn 'response
cost' en 'self monitoring training' (SMT). Response
cost is een gemengde cognitief-gedragsmatige techniek die door middel van negatieve bestraffing ongewenst 'disexecutief' gedrag uitdooft. Ongewenst 'target'-gedrag ten gevolge van executief controleverlies
(bijvoorbeeld verbale ontremming) wordt systematisch gevolgd door het partieel verlies van een
bekrachtiger (bijvoorbeeld een deel van het geldbe-
drag dat de patiënt aan het begin van iedere dag
krijgt). De cognitieve component van response cost
bestaat erin dat de patiënt wordt gestimuleerd uit te
leggen waarom hij een verlies lijdt, teneinde het
begrip voor deze negatieve gebeurtenis te verbeteren.
Onderzoek heeft uitgewezen dat response cost effectief kan zijn in het reduceren van verbale ontremming, het verbeteren van sociale vaardigheden en de
aanpak van urine-incontinentie (Alderman en Burgess 1990; Alderman en Ward 1991). Patiënten met
een slechte executieve controle over bepaalde
gedragsaspecten kunnen ook baat hebben bij SMT.
Deze training is in eerste instantie bedoeld om de
accuratesse in het observeren van het eigen gedrag te
verbeteren. Door deze zelfobservaties in 'time sam-

ples' systematisch te bekrachtigen naarmate ze meer overeenkomen met die van externe observatoren, leert men de patiënt het eigen gedrag accurater te observeren. Als de overeenkomst tussen de zelfobservaties en de externe observaties een vooraf gesteld criterium bereikt (bijvoorbeeld 80% overeenkomst), gaat men over tot uitdoving van het ongewenste gedrag. Naast zelfobservatie wordt dan een bekrachtigingsschema toegepast om de frequentie van voorkomen van het ongewenste gedrag te reduceren. De patiënt wordt bekrachtigd wanneer het ongewenste gedrag per tijdseenheid onder een bepaalde frequentie blijft (Alderman e.a. 1995).

Voor een vergelijking tussen time-out, response cost en SMT-technieken en de overwegingen die kunnen leiden tot het verkiezen van de ene boven de andere techniek, wordt verwezen naar Alderman e.a. (1995).

Ten slotte zijn er gemengde programma's die worden toegesneden op de individuele disexecutieve problemen van patiënten. Een goed voorbeeld hiervan komt van Burke e.a. (1991). In dit programma werd naast planningsproblemen, die door het gebruik van 'checklists' en via 'modelling' door de therapeut werden verbeterd, ook seksuele ontremming aangepakt door het systematisch geven van feedback. Het probleem van gemengde programma's is de evaluatie van hun effecten. Het blijkt achteraf altijd moeilijk exact aan te geven welke interventies uit het totale pakket de positieve effecten op disexecutieve problemen hebben bewerkstelligd.

11.6 CONCLUSIE

Samenvattend kan worden gesteld dat het begrip 'executieve functies' nog niet eenduidig is. Al naargelang het gekozen perspectief worden andere aspecten van de controle over cognitieve functies belicht. Duidelijk is wel dat de prefrontale gebieden in hoge mate bij de uitvoering van executieve processen betrokken zijn. Aangezien letsels in andere gebieden van de hersenen ook executieve stoornissen kunnen veroorzaken, wordt bij voorkeur gesproken over een 'disexecutief syndroom'.

Omwille van een aantal factoren is het onderzoek naar executieve functies moeilijker dan de studie van andere cognitieve processen. Een van deze factoren heeft te maken met de aard van de taken die worden gebruikt om executieve functies te meten. Zoals reeds aangegeven, dienen deze taken complex en *niet-routinematig* te zijn en dus enige nieuwheids-

waarde voor de proefpersoon te hebben. Dit maakt het a priori definiëren van executieve taken erg moeilijk (Séron e.a. 1999). De mate van executieve controle die een taak vereist, hangt sterk af van de ervaring en de vertrouwdheid met de taak. Met andere woorden, een en dezelfde taak kan voor de ene persoon veel, en voor de andere weinig executieve controle vereisen. Strikt genomen is een taak alleen nieuw als de persoon er voor de eerste keer mee wordt geconfronteerd. Deze vaststelling leidt voor executieve taken echter tot een moeilijk oplosbaar test-hertest-probleem.

Naast de moeilijkheid om executieve taken te definiëren is er een probleem met het selectiecriterium van patiënten met executieve stoornissen. Tot voor kort werd dit selectiecriterium voor executief onderzoek opgelost door patiënten met frontale hersenletsels te selecteren, die vervolgens werden vergeleken met andere, niet-frontaal beschadigde hersenletselpatiënten of met gezonde controlepersonen. Sinds men echter is gaan vermoeden dat executieve functies deel uitmaken van een wijder vertakt anatomisch hersennetwerk, dat zowel anterieure als posterieure hersengebieden omvat, is dit criterium minder relevant geworden. Zoals in het voorgaande reeds werd aangegeven, gaan steeds meer studies uit van executieve functies (en stoornissen) die geoperationaliseerd zijn op basis van neuropsychologische testresultaten. In dat geval ontstaan weer andere problemen. Volgens Séron e.a. (1999) is er, in tegenstelling tot andere cognitieve processen, een vrij zwakke relatie tussen executieve processen en het daarbijbehorende gedrag. In niet-executieve taken kan deze correspondentie zeer sterk zijn: een patiënt met een acalculie bijvoorbeeld heeft grote moeite met allerlei rekentaken. In het geval van executieve processen is deze relatie met concrete gedragingen veel minder duidelijk, omdat het begrip executieve functies in hoge mate theoretisch is. Bovendien zijn taken die executieve functies pretenderen te meten vaak samengestelde taken, waarin ook niet-executieve processen een rol spelen. Deze heterogene samenstelling kan ertoe leiden dat de observatie van gelijksoortig taakgedrag of van dezelfde fouten tijdens de uitvoering van executieve taken toch een verschillende oorzaak kan hebben.

Ondanks deze problemen blijft het onderzoek naar executieve functies vanwege zijn grote theoretische en klinische relevantie hoog op de agenda van de neurowetenschappen staan.

Het langetermijndoel van dit onderzoek is een scherpere theorievorming en meer convergentie vanuit diverse onderzoeksgebieden, zoals klinische studies, onderzoek met beeldvormende technieken, modellering van executieve functies en de revalidatie van disexecutieve syndromen. Van deze verbeterde theorievorming zou uiteindelijk ook de behandeling van disexecutieve problemen kunnen profiteren, op voorwaarde dat er een betere aansluiting tussen cognitief-neuropsychologisch onderzoek en therapie van disexecutieve problemen tot stand wordt gebracht.

Literatuur

Alderman N, Burgess PW. Integrating cognition and behaviour: a pragmatic approach to brain injury rehabilitation. In: Wood RL, Fussey I (eds). Cognitive rehabilitation in perspective. London: Taylor & Francis, 1990:204-28.

Alderman N, Fry RK, Youngson HA. Improvement of self-monitoring skills, reduction of behaviour disturbance and the dysexecutive syndrome: comparison of response cost and a new programme of self-monitoring training. Neuropsychol Rehabil 1995;5:193-221.

Alderman N, Ward A. Behavioural treatment of the dysexecutive syndrome: reduction of repetitive speech using response cost and cognitive overlearning. Neuropsychol Rehabil 1991;1:65-80.

Anderson CV, Bigler ED, Blatter DD. Frontal lobe lesions, diffuse damage, and neuropsychological functioning in traumatic brain-injured persons. J Clin Exp Neuropsychol 1995;17:900-8.

Anderson SW, Damasio H. Wisconsin Card Sorting Test performance as a measure of frontal lobe damage. J Clin Exp Neuropsychol 1991;13:909-22.

Baddeley A, Wilson B. Frontal amnesia and the dysexecutive syndrome. Brain Cogn 1988;7:212-30.

Baddeley A. Exploring the central executive. Quarterly J Exp Psychol 1996;49:5-28.

Baddeley A. The central executive: a concept and some common misconceptions. J Int Neuropsychol Soc 1998;4:523-6.

Baddeley A. Working memory. London/New York: Oxford University Press, 1986.

Bechara A, Damasio AR, Damasio HC, e.a. Insensitivity to future consequences following damage to human prefrontal cortex. Cognition 1994;50:7-15.

Black FW. Cognitive deficits in patients with unilateral war-related frontal lobe lesions. J Clin Psychol 1976;32:366-72.

Blumer D, Benson DF. Personality changes with frontal and temporal lobe lesions. In: Benson DF, Blumer D (eds). Psychiatric aspects of neurologic disease. New York: Grune and Stratton, 1975:151-70.

Brouwer WH, Fasotti L. Planning en regulatie. In: Deelman B, Eling P, Haan E de, e.a. (red). Klinische neuropsychologie. Amsterdam: Boom, 1997:145-63.

Burgess PW, Shallice T. Bizzare responses, rule detection and frontal lobe lesions. Cortex 1996;32:241-59.

Burke WH, Zencius AH, Wesolowski MD, e.a. Improving executive function disorders in brain-injured clients. Brain Inj 1991;5:241-52.

Cramon DY von, Matthes-von Cramon G, Mai N. Problem-solving deficits in brain-injured patients: a therapeutic approach. Neuropsychol Rehabil 1991;1:45-64.

Damasio AR, Anderson SW. The frontal lobes. In: Heilman KM, Valenstein E (eds). Clinical neuropsychology. 3rd ed. Oxford: Oxford University Press, 1993:410-60.

Damasio AR. Descartes' error: emotion, reason and the human brain. New York: Grosset/Putnam, 1994

Drewe EA. The effect of type and area of brain lesion on Wisconsin Card Sorting Test performance. Cortex 1974;10:159-70.

Duffy JD, Campbell JJ. The regional prefrontal syndromes: a theoretical and clinical overview. J Neuropsychiatry Clin Neurosci 1994;6:379-87.

Eslinger PJ, Damasio AR. Severe disturbance of higher cognition after bilateral frontal lobe ablation: patient EVR. Neurology 1985;35:1731-41.

Fasotti L, Spikman JM. Cognitive rehabilitation of central executive disorders. In: Brouwer WH, Zomeren AH van, Berg I, e.a. (eds). Neuropsychological rehabilitation: a clinical neuropsychological approach. Amsterdam: Boom, 2002:107-123.

Fasotti L. Arithmetical word problem solving after frontal lobe damage. A cognitive neuropsychological approach. Amsterdam/Lisse: Swets & Zeitlinger, 1992.

Fuster JM, Alexander GE. Neuron activity related to short-term memory. Science 1971;173:652-4.

Fuster JM. The prefrontal cortex, mediator of cross-temporal contingencies. Hum Neurobiol 1985;4:169-79.

Fuster JM. Unit activity in prefrontal cortex during

delayed-response performance: neuronal correlates of transient memory. J Neurophysiol 1973;36:61-78.

Gazzaniga MS, Ivry RB, Mangun GR. Cognitive neuroscience. The biology of the mind. New York/London: WW Norton & Company, 1998.

Gelb A, Goldstein K. Psychologische Analysen Hirnpathologischer Fälle. Leipzig: Barth, 1920.

Geschwind N. The borderland of neurology and psychiatry: some common misconceptions. In: Benson DF, Blumer D (eds). Psychiatric aspects of neurologic disease. New York: Grune and Stratton, 1975:1-9.

Goel V, Grafman J, Tajik J, e.a. A study of the performance of patients with frontal lobe lesions in a financial planning task. Brain 1997;120:1805-22.

Goldman-Rakic PS, Friedman HR. The circuitry of working memory revealed by anatomy and metabolic imaging. In: Levin H, Eisenberg H, Benton A (eds). Frontal lobe function and dysfunction. New York: Oxford University Press, 1991:72-91.

Goldman-Rakic PS. Circuitry of primate prefrontal cortex and the regulation of behavior by representational memory. In: Mountcastle V, Plum F (eds). Handbook of physiology: the nervous system, Vol. 5. Bethesda: American Physiological Society, 1987:373-417.

Goldstein K. The mental changes due to frontal lobe damage. J Psychol 1944;17:187-208.

Grafman J. Alternative frameworks for the conceptualization of prefrontal lobe functions. In: Boller F, Grafman J (eds). Handbook of neuropsychology, Vol. 9. Amsterdam: Elsevier, 1994:187-201.

Grafman J. Plans, actions and mental sets: managerial knowledge units in the frontal lobes. In: Perecman E (ed). Integrating theory and practice in clinical neuropsychology. Hillsdale, NY: Lawrence Erlbaum, 1989:93-138.

Hart T, Jacobs HE. Rehabilitation and management of behavioral disturbances following frontal lobe injury. J Head Trauma Rehabil 1993;8:1-12.

Heaton RK. Wisconsin Card Sorting Test Manual. Odessa: Psychological Assessment Resources, 1981.

Hebb DO. Men's frontal lobes: a critical review. Arch Neurol Psychiatry 1945;54:10-24.

Jacobsen CF. Studies of cerebral function in primates: I. The functions of the frontal association area in primates. Comparative Psychology Monographs 1936;13:3-60.

Janowski JS, Shimamura AP, Kritchevsky M, e.a. Cognitive impairment following frontal lobe damage and its relevance to human amnesia. Behav Neurosci 1989;103:548-60.

Levine B, Robertson IH, Clare L, e.a. Rehabilitation of executive functioning: an experimental-clinical validation of Goal Management Training. J Int Neuropsychol Soc 2000;6:299-312.

Lezak MD. Neuropsychological Assessment. New York: Oxford University Press, 1995.

Lhermitte F. 'Utilization behavior' and its relation to lesions of the frontal lobes. Brain 1983;106:237-55.

Luria AR. Higher cortical functions in man. New York: Basic Books Inc, 1966.

Malloy PF, Richardson ED. Assessment of frontal lobe functions. J Neuropsychiatry Clin Neurosci 1994;6:399-410.

Mandler JM. Stories, scripts and scenes: aspects of schema theory. Hillsdale, NY: Lawrence Erlbaum, 1994.

Mesulam MM. Large-scale neurocognitive networks and distributed processing of attention, language, and memory. Ann Neurol 1990;28:597-613.

Miceli G, Caltagirone C, Gainotti G, e.a. Neuropsychological correlates of localized cerebral lesions in nonaphasic brain damaged patients. J Clin Neuropsychol 1981;3:53-63.

Milner B. Effects of different brain lesions on card sorting. Arch Neurol 1963;9:90-100.

Milner B. Some effects of frontal lobectomy in man. In: Warren JM, Akert K (eds). The frontal granular cortex and behavior. New York: McGraw-Hill, 1964:313-34.

Minski M. A framework for representing knowledge. In: Winston P (ed). The psychology of computer vision. New York: McGraw-Hill, 1975:211-77.

Monsell S. Control of mental processes. In: Bruce V (ed). Unsolved mysteries of the mind. Hove, UK: Lawrence Erlbaum, 1996:93-148.

Morris RG, Ahmed S, Syed GM, e.a. Neural correlates of planning ability: frontal activation during the Tower of London test. Neuropsychologia 1993;31:1367-78.

Norman DA, Shallice T. Attention to action: willed and automatic control of behavior. In: Davidson RJ, Schwartz GE, Shapiro D (eds). Consciousness and self-regulation: advances in research and theory. New York: Plenum Press, 1980:1-18.

Owen AM, Downes JJ, Sahakian BM, e.a. Planning and spatial working memory following frontal lobe lesions in man. Neuropsychologia 1990;28:1021-34.

Perret E. The left frontal lobe of man and the suppression of habitual responses in verbal categorical behavior. Neuropsychologia 1974;12:323-30.

Rezai K, Andreasen NC, Alliger R, e.a. The neuropsychology of the prefrontal cortex. Arch Neurol 1993;50:636-42.

Séron X, Linden M van der, Andrés P. Le lobe frontal: à la recherche de ses spécificités fonctionelles. In: Linden M van der, Séron X, Gall D le, e.a. (eds). Neuropsychologie des lobes frontaux. Marseille: Solal Editeurs, 1999:33-88.

Shallice T, Evans MC. The involvement of the frontal lobes in cognitive estimation. Cortex 1978;14:294-303.

Shallice T. From neuropsychology to mental structure. Cambridge: Cambridge University Press, 1988.

Shallice T. Specific impairments of planning. In: Broadbent DE, Weiskrantz L (eds). The neuropsychology of cognitive function. London: Phil Trans R Soc Lond, 1982:199-209.

Shank R. Dynamic memory: A theory of reminding and learning in computers and people. Cambridge, MA: Cambridge University Press, 1982.

Sirigu A, Zalla T, Pillon B, e.a. Selective impairments in managerial knowledge in patients with prefrontal cortex lesions. Cortex 1995;31:301-16.

Stuss DT, Benson FD. Neuropsychological studies of the frontal lobes. Psychol Bull 1986;95:3-28.

Teuber HL, Battersby WS, Bender MB. Performance of complex visual tasks after cerebral lesions. J Nerv Ment Dis 1951;114:413-29.

Vilkki J, Virtanen S, Surma-Aho O, e.a. Dual task performance after focal cerebral lesions and closed head injuries. Neuropsychologia 1996;34:1051-6.

Vilkki J. Cognitive flexibility and mental programming after closed head injuries and anterior or posterior cerebral excisions. Neuropsychologia 1992;30:807-14.

Wood RL, Burgess P. The psychological management of behavior disorders following brain injury. In: Fussey I, Muir GM (eds). Rehabilitation of the severely brain-injured adult. A practical approach. London: Croom Helm, 1988:43-68.

Wood RL. Brain injury rehabilitation: a neurobehavioral approach. Rockville, MD: Aspen Publishers, 1987.

12 Waarnemingsstoornissen

E.C.J. Vandenbussche †, C. Lafosse

12.1 INLEIDING

Wanneer iemand klachten heeft over zijn zicht, gaat hij naar de oogarts. De oogarts evalueert de kwaliteit van het zicht na een grondig onderzoek van de gezichtsscherpte, de spanwijdte van het visuele waarnemingsveld, de kleurgevoeligheid, de dieptescherpte en de oogmotoriek. Meestal kan de oogarts het zicht verbeteren door een optische correctie aan te brengen (bij een refractieprobleem) of door een bijsturing van de stand van de ogen (bij strabisme). Dit wekt bij de patiënt sterk de indruk dat een visueel waarnemingsprobleem een oculair probleem is.

Visuele waarnemingsdisfuncties kunnen echter ook worden veroorzaakt door structurele of functionele stoornissen in de hersenen. Hierbij constateert de oogarts dat het oog normaal functioneert, terwijl de patiënt toch nog visuele klachten blijft melden. Wanneer het neurale substraat van de visuele waarneming voorbij het chiasma opticum aangetast is, worden de oogheelkundige technieken om de kwaliteit van het zien te onderzoeken ontoereikend en moet een beroep worden gedaan op neuropsychologische technieken.

De oogarts gebruikt voornamelijk fysisch gedefinieerde prikkels om de visuele waarneming te onderzoeken. Hiermee kan hij de functionaliteit van het oog onderzoeken en in de neuro-oftalmologie ook de projectiebanen van de retina naar de primaire visuele cortex en de primaire visuele cortex zelf. Wil men de werking van hogere gebieden van de visuele cortex onderzoeken, dan is men aangewezen op stimuli met gedragsbetekenis. Hiermee komt men in het domein van de klinische neuropsychologie. In dit hoofdstuk wordt aangetoond dat het klinisch-neuropsychologisch onderzoek van de visuele functie het oogheelkundig onderzoek aanvult. De oogheelkunde heeft te lang een monopoliepositie ingenomen in de diagnose en de behandeling van visuele waarnemingsdisfuncties.

12.2 SLECHTZIENDHEID EN VISUELE BEPERKINGEN

In de oogheelkunde weet men dat niet alle patiënten met een verminderde gezichtsscherpte door een optische correctie van het oog te helpen zijn. Bij bepaalde patiënten blijft er na optische correctie nog een niet te corrigeren gezichtsscherpteverlies over. Wanneer dit verlies een bepaalde omvang heeft (<0,3), spreekt men van slechtziendheid. Aangezien de visuele beperkingen waarmee de klinisch neuropsycholoog zich bezighoudt ook optisch niet te corrigeren zijn, zal hij proberen slechtziendheid en visuele beperkingen voortvloeiend uit hersenproblematiek in hetzelfde classificatiesysteem op te nemen.

Slechtziendheid is een oogheelkundig syndroom waarbij het beste oog van de patiënt na optimale correctie nog steeds een ernstig gezichtsscherpteverlies vertoont, of waarbij de spanwijdte van het gezichtsveld (kokerzicht) sterk gereduceerd is. Men spreekt van een visuele beperking wanneer een aspect van de visuele waarneming op een statistisch significante wijze gereduceerd is vergeleken met een normale waarnemer. Men spreekt van een visuele handicap wanneer deze beperking de aanpassing van de patiënt aan de maatschappij ernstig bedreigt. Slechtziendheid is een visuele handicap.

12.2.1 Gezichtsscherpte

De gezichtsscherpte kan op verschillende wijzen worden bepaald. Meestal gebruikt men hiervoor een identificatietaak: de patiënt moet letters identificeren die in rijen worden aangeboden. Binnen elke rij zijn alle letters even groot. Telkens als men van regel verspringt, wordt de letter met een bepaalde fractie kleiner. Men meet hoe groot letters moeten zijn zodat ze op een bepaalde afstand behoorlijk geïdentificeerd kunnen worden. Een waarnemer behaalt een score van 10/10 wanneer hij op een bepaalde afstand letters met een bepaalde grootte kan identificeren waarop een normale waarnemer dit eveneens kan. Behaalt hij een score van slechts 2/10, dan wil dat zeggen dat hij vergeleken met de normale waarnemer vijfmaal dichter bij de letterkaart moet komen om de letters nog te kunnen lezen.

Wanneer iemand, na optimale optische correctie, met het beste oog een gezichtsscherpte behaalt van 3/10 of minder, dan spreekt men volgens de Wereldgezondheidsorganisatie (WHO) van slechtziendheid.

12.2.2 Spanwijdte van het visuele veld

Wanneer bij perimetrisch onderzoek de spanwijdte van het visuele waarnemingsveld kleiner is dan 10 visuele graden, spreekt men eveneens van slechtziendheid. Deze patiënten lijden aan kokerzicht. Aangezien bij deze patiënten meestal het foveale zicht behouden is, hebben ze gewoonlijk een goede gezichtsscherpte. De meeste slechtzienden hebben echter een gezichtsscherpteprobleem.

Slechtziendheid kan het gevolg zijn van oculaire of van cerebrale problematiek. Men spreekt van een oculaire visuele beperking wanneer de oorzaak van de slechtziendheid gesitueerd is in het oog. Bij een cerebrale visuele beperking is de visuele beperking het gevolg van een aantasting van de visuele projectiebanen of zones voorbij het chiasma opticum.

In de fovea centralis heeft het oog een maximale gezichtsscherpte. Op de fovea centralis wordt het beeld geprojecteerd van het object dat men fixeert. Aantasting van de fovea centralis leidt daarom steeds tot gezichtsscherpteverlies. Aangezien het hier gaat om een neurale beschadiging, is dit gezichtsscherpteverlies optisch niet te corrigeren. De retina is retinotopisch verbonden met de primaire visuele cortex ('area 17' van Brodmann). Daarom gaat een letsel in de visuele projectiebaan die de fovea centralis verbindt met de primaire visuele cortex of een letsel in de corticale projectiezone zelf, steeds gepaard met gezichtsscherpteverlies. Daarentegen zullen letsels in de perifere retina of in hun projecties op de visuele cortex geen gezichtsscherpteverlies veroorzaken. Ook cerebrale letsels voorbij de primaire visuele cortex veroorzaken geen beperking van de gezichtsscherpte.

Zo kan men binnen de visuele disfuncties een onderscheid maken tussen oculaire en cerebrale vormen van visuele disfuncties, die al dan niet gepaard kunnen gaan met slechtziendheid.

In tabel 12-1 zijn alle visuele waarnemingsstoornissen onder te brengen die worden veroorzaakt door een structurele aandoening in het oog of in de herse-

Tabel 12-1 Indeling van structurele visuele stoornissen met aanduiding van de behandelende disciplines

	aard van de visuele stoornis	
	oculair	cerebraal
met slechtziendheid	oogheelkunde	neuropsychologie
zonder slechtziendheid	oogheelkunde	neuropsychologie

nen. Wanneer echter niet is aan te tonen dat een disfunctie van de visuele waarneming wordt veroorzaakt door een beschadiging in het oog of in de hersenen, wordt gesproken van een functionele visuele disfunctie. Een dergelijke disfunctie kan van neurofysiologische of van psychogene aard zijn.

12.3 BEKNOPTE NEUROANATOMIE VAN HET VISUELE SYSTEEM

In dit hoofdstuk wordt ervan uitgegaan dat de lezer vertrouwd is met de bouw en de werking van het oog en de hersenen. Daarom beperken wij ons hier tot de bespreking van de punten die relevant zijn voor het klinisch-neuropsychologisch onderzoek van de visuele waarneming.

12.3.1 Oog en projectiebanen

De retina bestaat uit een centraal en een perifeer gebied. Het centrale gebied noemt men de fovea centralis. Op de fovea centralis wordt optisch het beeld geprojecteerd van het object dat men fixeert. De gezichtsscherpte is in dit gebied het hoogst. Dit gebied speelt een grote rol in de herkenning van de objecten. Het perifere zicht is belangrijk voor de visuele oriënteringsreacties die aan de basis liggen van de regeling van de visuele saccadische oogbewegingen en het visuele zoekgedrag.

Door de zes uitwendige oogspieren zijn de ogen zeer beweeglijk in de oogkas. Door de kleine foveale oppervlakte is een precieze sturing van de oogpositie noodzakelijk.

Bij de mens is de retina vooral betrokken bij licht- en contrastgevoeligheid. In de retina wordt ook een essentiële stap gezet in de kleurgevoeligheid. De meeste stoornissen in kleurzicht worden veroorzaakt door genetische stoornissen in de biochemie van de kegeltjes.

Wanneer de oogzenuw het chiasma opticum bereikt, kruisen de vezels die afkomstig zijn van de nasale wand van de retina de middellijn, terwijl de vezels die afkomstig zijn van de temporale wand van de retina ipsilateraal in de tractus opticus komen. Hierdoor zal de visuele informatie afkomstig uit een visueel halfveld terechtkomen in de visuele cortex van de contralaterale hemisfeer. Ongeveer 80% van de vezels van de tractus opticus projecteert in de thalamus op het corpus geniculatum laterale. De rest van de vezels gaat naar de colliculus superior in het tectum van de middenhersenen. Van hieruit projecteren de vezels van het corpus geniculatum laterale op de primaire visuele cortex, V1 of area 17 van Brodmann. Vanuit de colliculus superior gaat de visuele informatie over de pulvinar in de thalamus naar de extrastriate cortex. Vanuit klinisch standpunt is het belangrijk te weten dat de retinogeniculostriate stroom zeer retinotopisch georganiseerd en opgebouwd is. Alle visuele disfuncties die retinotopische eigenschappen hebben, vinden hun oorsprong in deze gebieden.

Het corpus geniculatum laterale heeft een gelamelleerde structuur. Het is opgebouwd uit zes grijze schillen die van elkaar worden gescheiden door witte stof. In de grijze schillen kan men op basis van de celgrootte onderscheid maken tussen de parvi- en de magnocellulaire lagen.

De neuronen uit de magnocellulaire lagen maken snelle informatietransmissie mogelijk en zijn gevoelig voor lage contrasten en lage spatiële frequenties. De cellen uit de parvicellulaire lagen zijn trager geleidend, maar gevoelig voor hogere spatiële frequenties en hogere contrasten. Wegens hun verschillende neurofysiologische eigenschappen wordt het parvicellulaire systeem geassocieerd met vormperceptie, terwijl het magnocellulaire systeem meer betrokken is bij de perceptie van beweging.

De axonen die naar de colliculus superior worden gestuurd, zijn overwegend snelgeleidende vezels die projecteren op cellen met zeer grote receptieve velden. Deze cellen adapteren zeer snel aan stimuli, waardoor ze een selectiviteit krijgen voor nieuwe prikkels in het visuele waarnemingsveld.

12.3.2 Corticale projectiezones
Bij de mens neemt de visuele cortex ongeveer 25% van de corticale oppervlakte van de grote hersenen in. De visuele cortex kan momenteel op basis van verschillende criteria worden ingedeeld in ongeveer 32 area's die onderling parallel of serieel verbonden zijn. Functioneel zijn er niet alleen 'feedforward'- maar ook 'feedbackward'-verbindingen. Op basis van neuropsychologisch onderzoek dat door functionele

beeldvorming wordt ondersteund, kan men aantonen dat deze gebieden betrokken zijn bij specifieke perceptuele functies. In de veelheid van deze onderlinge verbindingen hebben Miskin e.a. (1983) twee functionele stromen onderscheiden: de dorsale en de ventrale visuele informatieverwerkingsstromen. De dorsale stroom vertrekt vanuit de primaire visuele cortex naar de pariëtale cortex en is hoofdzakelijk opgebouwd uit magnocellulaire neuronen. Deze stroom is vooral betrokken bij het beantwoorden van 'waar'-vragen en staat met name ten dienste van de motoriek. De ventrale stroom verbindt de primaire visuele cortex met de visuele gebieden uit de temporale cortex en speelt een rol in de 'identificatie' van de objecten. Deze stroom wordt vooral gerealiseerd door het parvicellulaire systeem. De functionele dissociatie tussen de dorsale en de ventrale stroom vormt de basis van het diagnostisch neuropsychologisch onderzoek van de visuele waarnemingsfunctie.

In het diagnostisch onderzoek van de visuele waarnemingsfunctie kan men een psychofysische en een neuropsychologische fase onderscheiden. In het psychofysisch onderzoek wordt door middel van fysische stimuli de functionaliteit van de vroege stappen in de visuele informatieverwerking geëxploreerd. Daarna komt de neuropsychologische fase, waarin met betekenisvolle stimuli de hogere stappen in de visuele informatieverwerking worden onderzocht.

12.4 PSYCHOFYSISCH ONDERZOEK
Kenmerkend voor het psychofysische onderzoek is de meting van de visuele gevoeligheid. Deze gevoeligheid wordt uitgedrukt in een drempelwaarde. De drempel geeft aan wat de zwakste energie is die men nog net kan detecteren (detectiedrempel) of wat het kleinste energieverschil is dat men kan discrimineren (discriminatiedrempel). Het psychofysische onderzoek wordt gewoonlijk door de oogarts verricht. In het oogheelkundig dossier van de patiënt kan men deze gegevens terugvinden. Het is belangrijk dit dossier door te nemen voordat men een klinisch-neuropsychologisch onderzoek uitvoert. De informatie kan namelijk bijdragen tot de juiste keuze van de diagnostische tests en de interpretatie van de resultaten.

12.4.1 Lichtgevoeligheid
De lichtgevoeligheid van de fotoreceptoren is noodzakelijk, maar niet voldoende voor de waarneming van luminantie. Hiervoor moeten ook de projectiebanen

van het netvlies naar de primaire visuele cortex intact zijn. In de menselijke retina kan men twee soorten receptoren onderscheiden: staafjes en kegeltjes. Staafjes zijn lichtgevoeliger dan kegeltjes. Bij schemerlicht heeft men scotopisch zicht. De lichtgevoeligheid wordt dan bepaald door de staafjes. Vandaar dat het zicht bij schemer de eigenschappen heeft van de staafjeslichtgevoeligheid. Er is geen kleurenzicht, en vormen worden onduidelijk gezien, hetgeen de herkenbaarheid van objecten in schemerlicht bemoeilijkt. Valt het staafjeszicht uit, dan lijdt de patiënt aan nachtblindheid. Bij fotopisch zicht ziet men met de kegeltjes. Dan ziet men kleuren en ziet men ook het scherpst.

In het onderzoek naar de lichtgevoeligheid kan onderscheid worden gemaakt tussen het perimetrisch onderzoek en het onderzoek van de contrastgevoeligheid.

Perimetrisch onderzoek

In het perimetrisch onderzoek wordt de lichtgevoeligheid in het visuele veld van elk oog afzonderlijk (monoculair) onderzocht. Door de frontale positie van beide ogen overlappen de visuele velden elkaar en kan men het visuele waarnemingsveld indelen in een binoculair gebied rond het fixatiepunt waarin de visuele velden van beide ogen overlappen en de monoculaire gebieden lateraal in het visuele waarnemingsveld. In het binoculaire gebied heeft men stereopsie.

De lichtgevoeligheid in het visuele veld van elk oog kan worden gemeten door de confrontatiemethode aan het ziekbed ofwel door middel van een perimeter in de spreekkamer van de oogarts.

Bij de confrontatiemethode plaatst de onderzoeker zich op een afstand van ongeveer één meter voor de patiënt en vraagt aan de patiënt naar zijn neus te kijken. De onderzoeker kijkt naar de neus van de patiënt terwijl hij met een langzame beweging een object (bijvoorbeeld een voor de patiënt duidelijk zichtbaar blokje) ergens in zijn visuele veld aanbrengt. Wanneer de onderzoeker het blokje ziet, moet de patiënt het ook zien indien het visuele veld van beiden dezelfde spanwijdte heeft. Indien de patiënt het blokje niet ziet, wordt het nog meer naar het fixatiepunt toe gebracht totdat de patiënt het blokje ziet. Zo kan men in een meridiaan de grootte van de vernauwing van het gezichtsveld inschatten. Dit wordt herhaald in verschillende meridianen van het visuele waarnemingsveld.

De perimeter is een apparaat waarin de patiënt zijn hoofd in een hoofdsteun plaatst en in een halve bol naar een lichtpunt moet kijken. Dit punt noemt men het fixatiepunt. Onder deze omstandigheden wordt op een bepaalde plaats in de halve bol een lichtspot aangeboden en moet de patiënt zonder het fixatiepunt te verlaten melden wanneer hij de lichtprikkel opmerkt. Men kan een onderscheid maken tussen twee typen perimeters: de dynamische perimeter, waarvan de Goldmann-perimeter het prototype is, en de statische perimeter, de perimeter van Tübingen. Bij de dynamische perimeter wordt een lichtspot met een variabele grootte en intensiteit op verschillende meridianen van buiten het visuele waarnemingsveld in het visuele waarnemingsveld gebracht. De patiënt moet melden wanneer hij de lichtspot ziet. In de statische perimeter kan een lichtspot op verschillende plaatsen in de perimeter oplichten. De dynamische perimeter is zeer doeltreffend om vernauwingen in de omvang van het visuele waarnemingsveld in kaart te brengen. De statische perimeter daarentegen kan nauwkeuriger scotomen omlijnen. De voornaamste vernauwingen in het visueel waarnemingsveld zijn de hemianopsieën (figuur 12-1). Men kan hier een onderscheid maken tussen een halfveldhemianopsie en een kwadrantemianopsie. De aard van de hemianopsie geeft de neuroloog de nodige informatie om het hersenletsel bij de patiënt te lokaliseren. Scotomen zijn eilandjes in het visuele waarnemingsveld met een verminderde lichtgevoeligheid. Wordt het scotoom veroorzaakt door een retinaal letsel, dan is er in het scotoom geen lichtgevoeligheid meer. De lichtgevoeligheid in centrale scotomen is duidelijk verlaagd. In centrale scotomen en in hemianopsieën is er geen bewuste vormperceptie. Wel is 'blindsight' mogelijk. Hiermee bedoelt men dat de patiënt in het scotoom of in het hemianoptisch gebied geen bewuste visuele waarneming heeft, maar uit zijn gedwongen antwoorden kan men afleiden dat er toch een elementaire vorm van perceptie mogelijk is. Scotomen gelegen in het gebied onmiddellijk rechts van het fixatiepunt kunnen bij het lezen duidelijk de leessnelheid verminderen. Dat is zeker het geval wanneer het scotoom rechts van het fixatiepunt gelegen is.

Contrastgevoeligheid en gezichtsscherpte

In de oogheelkunde gebruikt men meestal optotypen om de gezichtsscherpte te bepalen. Deze werden het

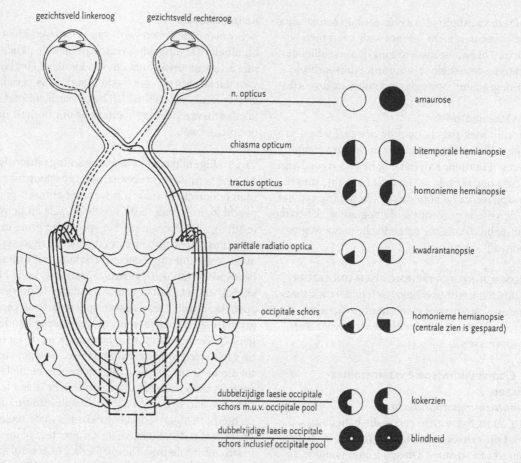

Figuur 12-1 *Schematische weergave van verschillende typen uitval van het gezichtsveld als gevolg van laesies. Bron: Hijdra e.a. 2002.*

eerst door Snellen in de oogheelkunde ingevoerd. Optotypen zijn tekens die men moet identificeren (bijvoorbeeld letters of cijfers) of aspecten van tekens (bijvoorbeeld de positie van een breuk in een ring bij de Landolt-ringen). Op een vaste afstand van de optotypen wordt hun grootte systematisch verkleind, terwijl men bepaalt welke de kleinste optotypen zijn die men nog net kan identificeren. In de oogheelkunde meet men de gezichtsscherpte op lange (4 tot 5 meter) en korte afstand (kijkafstand). Bij het meten van de gezichtsscherpte worden de optotypen steeds met een maximaal contrast aangeboden. Vandaar dat de gezichtsscherpte aanduidt welk detail de waarnemer nog net kan onderscheiden bij maximaal contrasterende optotypen. Wanneer men nu de gezichtsscherpte bepaalt voor optotypen met verschillende contrasten, meet men de contrastgevoeligheid van de patiënt.

Kleurgevoeligheid

De Ishihara-test is een praktisch instrument om snel de kleurgevoeligheid van de patiënt te onderzoeken. De patiënt moet een cijfer of letter opmerken op platen die bestaan uit een matrix van isoluminant gekleurde vlekken op basis van kleur. De 'Farnsworth Munsell 100 hue'-kleurentest geeft een meer valide en nauwkeurig beeld van de kleurgevoeligheid van de patiënt. Aan de patiënt wordt gevraagd een aantal gekleurde oppervlakten te ordenen in vier kleurdimensies.

Beide tests onderzoeken vooral kleurongevoeligheid van retinale oorsprong. Met klinisch-neuropsychologische methoden onderzoekt men kleurwaarnemingsstoornissen die worden veroorzaakt door cerebrale letsels.

Stereopsie

Bij stereopsie gaat het om precieze diepteperceptie. Nauwkeurig dieptezicht heeft men nodig bij de vaardigheid om een draad door het oog van een naald te steken. Deze vaardigheid is gebaseerd op een kwalitatief goed binoculair zicht. Monoculair heeft men ook dieptezicht. Dit kan gebaseerd zijn op verschillende gradiënten in de visuele waarneming (bijvoorbeeld luminantiegradiënt, bewegingsparallax, enzovoort).

12.4.2 Oculomotoriek
Bij oculomotoriek gaat het om de beweeglijkheid van beide ogen. Elk oog is voorzien van zes uitwendige oogspieren. Hierdoor kan het oog bewegen rond zijn verticale en horizontale as. Het paar schuine uitwendige oogspieren zorgt voor de draaibeweging van het oog. In de visuele perceptie is de oogmotoriek belangrijk voor de blikfixatie, de saccadische oogbeweging en de oogvolgbeweging.

12.5 KLINISCH-NEUROPSYCHOLOGISCH ONDERZOEK
In het klinisch-neuropsychologisch onderzoek maakt men onderscheid tussen elementaire visuele waarnemingsstoornissen en de eigenlijke visuele waarnemingsstoornissen.

12.5.1 Elementaire visuele waarnemingsstoornissen
Vormwaarnemingsstoornissen
Warrington (1985) was de eerste die patiënten beschreef die ernstige problemen hadden bij het discrimineren van vormen. Dit syndroom noemde zij pseudo-agnosie. Voor de diagnose hiervan gebruikte ze de figuren van Efron. Efron-figuren zijn figuren die slechts in een vormaspect van elkaar verschillen, bijvoorbeeld in de verhouding tussen lengte en hoogte, zoals een rechthoek verschilt van een vierkant met dezelfde oppervlakte. Patiënten met vormwaarnemingsstoornissen kunnen ook moeilijkheden hebben met het discrimineren van vormelementen, zoals de lengte of de oriëntatie van lijnen. Bij deze patiënten is vormdiscriminatie nog wel mogelijk wanneer het gaat om zeer opvallende vormverschillen. Belangrijk is hier te benadrukken dat deze moeilijkheden niet te verklaren zijn door een verminderde gezichtsscherpte van de patiënt. Wanneer de gezichtsscherpte beperkt zou zijn, is dit in elk geval onvoldoende om deze disfunctie in de vormperceptie te verklaren.

Differentiatie tussen figuur en achtergrond
Stimulussegregatie is belangrijk bij de differentiatie tussen figuur en achtergrond. Segregatie kan plaatsvinden volgens verschillende stimulusdimensies: illuminatie, kleur, textuur, beweging, enzovoort.

Achromatopsie
Achromatopsie is een vorm van verworven kleurenblindheid. De omgeving verschijnt aan de patiënt met achromatopsia ontdaan van kleuren. Het komt voor dat slechts een hemiveld kleurloos is, terwijl de andere helft gekleurd is. Dit houdt verband met de lokalisatie van het letsel, anterieur of inferieur in de occipitale kwab.

12.5.2 Eigenlijke visuele waarnemingsstoornissen
Bij de eigenlijke visuele waarnemingsstoornissen kan men onderscheid maken tussen het klinisch-neuropsychologisch onderzoek van de dorsale en de ventrale stroom. De dorsale stroom speelt een grote rol in de visuospatiële opbouw van de visuele representatie en is zeer subjectgerelateerd. Dit komt tot uiting in de kwaliteit van de oog-handcoördinatie, in de bliksturing en het richten van de aandacht in de visuospatiële ruimte. Deze stroom speelt dan ook een grote rol bij het uitvoeren van motorische handelingen. De ventrale stroom is belangrijk bij de identificatie van objecten uit de buitenwereld. In tegenstelling tot dieren is bij de mens de functionele hemisferische asymmetrie zeer uitgesproken. Er is een tendens om aan te nemen dat de dorsale stroom uit de rechterhemisfeer vooral betrokken is in de reële opbouw van de visuospatiële ruimte, terwijl de dorsale stroom uit de linkerhemisfeer meer een rol speelt in de opbouw van de mentale ruimte. De verbale identificatie van objecten vindt plaats in de ventrale stroom van de linker temporale kwab. De ventrale stroom in de rechter temporale kwab zorgt daarentegen voor de niet-verbale identificatie van objecten.

12.6 ONDERZOEK VAN DE PARIËTALE CORTEX

12.6.1 Oculomotorische apraxie
Men spreekt van een oculomotorische apraxie wanneer de patiënt niet in staat is op bevel of uit eigen wil zijn blik te verplaatsen. Het is een symptoom dat hoort bij het Balint-syndroom. Het betreft geen motorische stoornis in de strikte zin van het woord. De patiënt kan de ogen in alle richtingen bewegen en is in staat om uitgelokte saccadische oogbewegingen te maken. In de neurologie noemt men het ook wel eens een psychische blikparalyse. Klinisch kan het gemakkelijk worden onderzocht door aan de patiënt te vragen de neus van de onderzoeker te fixeren. Dit is op zich al een moeilijke opgave. De patiënt vindt uiteindelijk de neus van de onderzoeker na opvallend

lang en inefficiënt zoeken. Wanneer de patiënt de neus van de onderzoeker heeft gevonden, vraagt hij de blik te verplaatsen naar een object dat de onderzoeker duidelijk binnen het waarnemingsveld van de patiënt plaatst. Dit is opnieuw een moeilijke opdracht. Na lang en inefficiënt zoeken zal de patiënt het object uiteindelijk toch vinden. Het pariëtale letsel van de patiënt onderbreekt waarschijnlijk het pariëtofrontale neurale netwerk, waardoor het vinden van een 'target' zeer sterk wordt bemoeilijkt.

12.6.2 Optische ataxie
De patiënt met optische ataxie beweegt zich wel vloeiend naar het object dat hij wil grijpen, maar opvallend onnauwkeurig en met een onaangepaste greep. Hij grijpt te ver naar het object, of niet ver genoeg, of ernaast. Ook zijn greep is onnauwkeurig. Normaal is, naarmate men het object nadert dat men wil grijpen, de handgreep aangepast aan de grootte van het object. De vloeiendheid waarmee de patiënt naar het object grijpt, geeft aan dat er geen sprake is van cerebellaire problematiek. Optische ataxie kan worden vastgesteld door de patiënt een schijf in een gleuf te laten steken. De patiënt kan duidelijk de oriëntatie van de schijf manueel niet aanpassen aan de oriëntatie van de gleuf. Hij zal de schijf met veel pogingen de gleuf in krijgen. Optische ataxie kan niet worden verklaard door een perceptuele of motorische disfunctie. Hier gaat het opnieuw om een apraxie. De patiënt heeft moeilijkheden om visueel gepercipieerde informatie in een adequaat motorisch antwoord om te zetten.

12.6.3 Constructieapraxie
In het klinisch-neuropsychologisch onderzoek wordt de constructieapraxie onderzocht door middel van blokconstructietaken of natekenopdrachten. Bij volwassenen wordt hiervoor de subtest Blokkenpatronen van de WAIS-III (Wechsler 2001; Nederlandstalige versie) gebruikt. Wanneer de prestatie op dat onderdeel van de WAIS-III significant lager is dan wat men kan verwachten op basis van het 'performance-IQ', kan men concluderen dat er constructieapraxie bestaat. In tegenstelling tot natekentests doet het naleggen van blokkenpatronen weinig beroep op de fijne motoriek.

De visuomotorische integratie (VMI)-test van Beery (1997) is om verschillende redenen een interessante natekentest. Oorspronkelijk is de VMI-test ontworpen voor een leeftijdsbereik van 2,5 jaar tot en met 18 jaar. De eerste items van de test zijn voor de

constructievaardigheid van de patiënt niet belastend, maar maken het de onderzoeker klinisch mogelijk zijn fijne motoriek te onderzoeken. Pas bij het zevende item kan de patiënt met constructieproblemen moeilijkheden ondervinden. Voor patiënten met een constructieapraxie is de test niet gevalideerd. In de praktijk is de VMI zeer klinisch gevoelig om bij een patiënt constructieapraxie op te sporen. Wanneer een patiënt met een constructieapraxie bij het natekenen een visuospatiële strategie gebruikt, wordt de constructieapraxie veroorzaakt door een unilateraal pariëtaal letsel in de rechterhemisfeer.

12.6.4 Hemineglect
'Hemineglect' is een syndroom dat optreedt bij unilateraal letsel. Meestal is dat een letsel in de rechter hemisfeer in het onderste deel van de pariëtale cortex bij de overgang van de pariëtale naar de temporale cortex. Het syndroom moet worden onderscheiden van hemianopsie. Bij patiënten met een visueel hemineglect zijn de primaire visuele projectiebanen intact. In tegenstelling tot een patiënt met hemianopsie doet de patiënt met hemineglect geen pogingen zijn visuele inattentie te compenseren. Wanneer het letsel zeer uitgebreid is, kan het wel gepaard gaan met een kwadrantanopsie in de onderste helft van het homonieme waarnemingsveld. Hemineglect komt het sterkst tot uiting wanneer simultaan in beide hemivelden een stimulus wordt aangebracht. De patiënt reageert met visuele inattentie in het hemiveld contralateraal aan het letsel (extinctiefenomeen).

In een routinematig neuropsychologisch onderzoek beschikt men over drie groepen neuropsychologische tests: de doorstreeptests, de lijnbisectietests en de natekentests. Bij de lijnbisectietest moet een lijn worden gehalveerd. De patiënt met een linkerhemineglect zal een constante fout naar rechts maken. Bij de doorstreeptest wordt aan de patiënt gevraagd een bepaald symbool (een bepaalde letter of een object) door te strepen dat al dan niet in een grote hoeveelheid van toevallig verspreide afleiders verborgen zit. We zien dat de patiënten de letters systematisch doorstrepen in het hemiveld ipsilateraal van het letsel, terwijl de letters aan de andere zijde overwegend worden genegeerd. In de natekentest wordt gevraagd een eenvoudige lijntekening na te tekenen. De patiënt tekent op een vrij nauwkeurige wijze het rechterdeel van de voorbeeldtekening en het linkerdeel van de tekening niet of zeer verarmd. Veelal wordt ook gevraagd een uurwerk te tekenen. De patiënt tekent dan meestal alle elementen van de wijzerplaat in de rechterhelft van de uurwerkplaat.

12.6.5 Mentale manipulatie

Mentale manipulatie betreft de symptomen die optreden bij beschadiging van de dorsale stroom in de linkerhemisfeer. In het algemeen kan men stellen dat de patiënt met een linker pariëtaal syndroom quasi-visuospatiële problemen heeft. Hiermee wordt bedoeld dat de patiënt problemen zal hebben mentaal visuospatiële manipulaties uit te voeren. Deze problemen ziet men duidelijk opduiken in de hierna besproken test.

Een oudere test die probeert mentale manipulatie te operationaliseren is de Hooper-test (Hooper 1997). In deze test worden aan de patiënt puzzelstukken op een kaart gedrukt aangeboden. Hij krijgt de opdracht die mentaal samen te leggen. Wanneer hij daarin slaagt, kan hij het voorwerp herkennen dat door de puzzelstukken samen wordt gevormd. De patiënt kan in deze test echter ook een andere strategie gebruiken. Bij veel items kan hij vanuit één puzzelstuk het object achterhalen.

12.6.6 Links-rechtszin

Een uitgebreid letsel in de linker pariëtale kwab kan aanleiding geven tot het Gerstmann-syndroom. Hoewel alle symptomen van dit syndroom uiterst zelden samen voorkomen, kunnen de symptomen ervan naargelang de positie van het letsel geïsoleerd voorkomen. De vier symptomen van het Gerstmann-syndroom zijn: aantasting van de links-rechtszin, optreden van vingeragnosie, schrijfmoeilijkheden en rekenmoeilijkheden.

Mooney ontwierp een test, de Mooney-Roadmaptest, om deze vaardigheid te meten. In deze test wordt aan de patiënt een deel van een stadsplan van een Amerikaanse stad voorgelegd waarin een traject wordt aangeduid dat de patiënt moet doorlopen. Telkens wanneer hij een straat inslaat, moet hij meedelen of hij naar rechts of naar links gaat. Ook Benton heeft in zijn verzameling tests een vragenlijst opgenomen om de links-rechtszin te onderzoeken.

12.6.7 Vingeragnosie

Hoewel vingeragnosie strikt genomen geen visueel probleem is, vermelden we dit symptoom toch omdat dit het eigene van de functie van de dorsale stroom in de linker pariëtale kwab verder verduidelijkt. De patiënt met vingeragnosie vindt het moeilijk aan te duiden welke vinger bij hem werd aangeraakt. De patiënt is echter niet gevoelloos. Hij heeft het gevoeld dat hij werd aangeraakt. De patiënt vindt het alleen moeilijk aan te geven waar hij werd aangeraakt. Men kan de moeilijkheid opdrijven door tegelijkertijd van elke hand een vinger aan te tikken (extinctietest) of van dezelfde hand twee vingers aan te tikken en te vragen hoeveel vingers er tussen de twee aangetikte vingers zitten (Warrington en Taylor 1973).

12.6.8 Rekenmoeilijkheden of acalculie

De patiënt met acalculie heeft vooral moeilijkheden met cijferrekenen. Hij heeft problemen met het uitvoeren van de hoofdbewerkingen. Het oplossen van vraagstukken, een vaardigheid waarin vooral de frontale kwabben een belangrijke rol spelen, is intact. Als de patiënt het vraagstuk eenmaal heeft opgelost, zal hij moeilijkheden ondervinden met het cijferwerk. De patiënt heeft ook een zwak getallenbegrip.

12.6.9 Schrijfmoeilijkheden of agrafie

Wanneer bij de patiënt schrijf- en leesmoeilijkheden voorkomen zonder afasie, spreekt men van pariëtale alexie. Dit syndroom treedt op bij letsels in het gebied van de gyrus angularis van de linkerhemisfeer. Déjerine (1892, zie ook Farah 2000) noemde dit gebied het centrum van de verbale visuele beelden.

12.7 ONDERZOEK VAN DE TEMPORALE VISUELE CORTEX

De ventrale stroom zorgt voor de identificatie van subjecten, objecten en situaties. Hierdoor herkent men visueel de buitenwereld. Wanneer bij de patiënt een herkenningsdefect wordt vastgesteld, spreekt men van agnosie. Lissauer (1890) noemde dit 'Seelenblindheit'. Het was Sigmund Freud die dit syndroom voor het eerst agnosie noemde. Agnosie kan zeer modaliteitspecifiek zijn. Het komt in alle sensoriële modaliteiten voor. Zo kan de patiënt in de smaakmodaliteit wel ervaren dat hij iets lekkers eet, maar kan hij door proeven niet herkennen wat hij aan het eten is. Lissauer maakte in een historisch geworden artikel onderscheid tussen apperceptieve en associatieve agnosie. Bij de patiënt met een apperceptieve agnosie wordt het herkennen bemoeilijkt door beperkingen in de perceptie. De perceptie is zo gestoord dat de herkenning vanuit deze modaliteit niet meer mogelijk is. Bij de patiënt met een associatieve agnosie is de perceptie daarentegen niet gestoord. Teuber (1968) wijst erop dat bij deze patiënt de betekenis van wat de patiënt waarneemt als het ware van de objecten afgekrabd is. Belangrijk is dat bij de agnosiepatiënt de herkenning niet in proportie is met de eventuele elementaire stoornissen in de sensorische modaliteit. Associatieve agnosie zoals Lissauer het heeft beschreven, is uiterst zeldzaam. Volgens Geschwind zou het een disconnectiesyndroom zijn waarbij het binnenkomend percept 'ontkoppeld' wordt van de posterieure taalgebieden (Geschwind, 1965). Farah (1990) wijst erop dat bij patiënten met associatieve agnosie ook perceptieproblemen voorkomen. Deze zijn echter minder opvallend dan bij patiënten met een apperceptieve agnosie. Zo zien we dat bij de patiënten met een visuele agnosie er een gradiënt is van visuele perceptuele beperkingen die variëren van zeer zware naar subtielere beperkingen, maar die altijd de nauwkeurigheid van herkennen kunnen aantasten. Deze gradiënt komt mooi tot uiting in de classificatie van de agnosieën die Farah voorstelt in haar boek (1990). Farah blijft de dichotomisering in apperceptieve en associatieve agnosieën aanhouden. Binnen elke vorm brengt ze echter een differentiatie aan.

12.7.1 Apperceptieve agnosie
Warrington noemde apperceptieve agnosie in de enge zin van het woord 'pseudo-agnosie'. Hoewel deze patiënten soms slechts een matige beperking van hun gezichtsscherpte hebben, kunnen ze op perceptueel niveau slechts vormen onderscheiden wanneer de vormverschillen zeer opvallend zijn.

12.7.2 Dorsale en ventrale simultane agnosie
Bij dorsale simultane agnosie heeft de patiënt moeilijkheden om grote configuraties waar te nemen, waardoor hij bij het waarnemen van een object dit object slechts op basis van één detail herkent.

Bij ventrale simultane agnosie is de patiënt wanneer hij wordt geconfronteerd met meerdere objecten of met een tafereel, slechts in staat één object waar te nemen. Zijn visuele attentie wordt als het ware door dat ene object opgeslorpt.

12.7.3 Zwakke objectconstantie
De patiënt met een zwakke objectconstantie is niet in staat een perceptuele categorie op te bouwen (Warrington 1985). Telkens wanneer het object ten opzichte van de patiënt een andere oriëntatie aanneemt, wordt het object herkend als een ander object.

12.7.4 Associatieve agnosie
Met Konorski (zie Farah 1990, 2000) onderscheidt Farah in de visuele modaliteit negen verschillende vormen van associatieve agnosieën. De visuele associatieve agnosie is zelden of nooit volledig, maar slaat op één of een beperkt aantal categorieën objecten (tabel 12-2).

In de strikte zin van het woord herkent men een zuivere associatieve agnosie aan de volgende drie kenmerken.
- De benoeming of de omschrijving van de functie van een object is opvallend bemoeilijkt. Ook het sorteren van objecten volgens een semantische categorie is verstoord.
- Het is opvallend dat de patiënt via de andere modaliteiten de visueel niet-herkende objecten onmiddellijk kan identificeren.
- Eventuele perceptuele disfuncties verklaren onvoldoende het 'deficit' van de patiënt. Meestal wordt dat getest met een natekenopdracht of met een visuele discriminatietaak.

Wanneer men een patiënt met een visuele associatieve agnosie onderzoekt, heeft men de indruk dat hij een object foutief identificeert omdat hij onvoldoende of verkeerd gebruik maakt van de visuele eigenschappen die het te identificeren object kenmerken. De patiënt blijkt zich niet bewust te zijn van zijn onbetrouwbare visuele strategie om een object visueel te identificeren. Men kan hier de visie van Zihl (2000) zeer goed volgen wanneer hij zegt dat de patiënt met een visuele associatieve agnosie wordt belemmerd een adequate selectie en integratie te maken van de visuele kenmerken die het te identificeren object kenmerken.

Tabel 12-2 Konorski's negen visuele agnosiecategorieën die hij afleidde uit neuropsychologische dissociaties

1	kleine hanteerbare objecten
2	grotere en slechts gedeeltelijk hanteerbare objecten
3	niet-hanteerbare objecten
4	menselijke gezichten
5	emotionele gezichtsuitdrukkingen
6	geanimeerde objecten
7	tekens
8	handschrift
9	stand van de ledematen

12.8 CONCLUSIE

Het is duidelijk dat de posterieure gebieden van de hersenschors van de grote hersenen een grote rol spelen bij de verwerking van de visuele informatie. Het is zeer opvallend dat er binnen deze visuele hersenschors een duidelijke werkverdeling aanwezig is. Dit heeft tot gevolg dat een letsel door zijn lokalisatie slechts bepaalde aspecten van het visuele functioneren zal aantasten. Wat men de visuele cognitieve functie noemt, blijkt een zeer samengestelde functie te zijn. Naarmate de visuele informatieverwerking meer pariëtaal of temporaalwaarts plaatsvindt, ziet men dat de visuele informatieverwerking verweven raakt met andere functies.

Literatuur

Beery KE. Developmental test of visual motor integration. Parsippanny: NJ: Modern Curriculum Press, 1997.

Déjerine J. Contribution à l'étude anatomo-pathologique et clinique des différentes variétés de cécité verbale. Comptes rendus hebdomadaires de séances et mémoires de la société de biologie. Ninth Series 1892;4:61-90.

Farah M. The cognitive neuroscience of vision. Oxford: Blackwell Press, 2000.

Farah M. Visual agnosia disorders of object recognition and what they tell us about normal vision. Cambridge, MA: MIT Press/Bradford Book, 1990.

Geschwind N. Disconnection syndromes in animals and man. Part. II. Brain 1965;88:584-644.

Hijdra A, Koudstaal PJ, Roos RAC. Neurologie. 2e. Maarssen: Elsevier gezondheidszorg 2002.

Hooper HE. Hooper Visual Organisation Test (HVOT). Los Angeles: Western Psychological Services (WPS), 1997.

Lissauer H. Ein Fall von Seelenblindheit nemst einem Beitrage zur Theorie derselben. Archiv für Psychiatrie und Nervenkrankheiten 1890;21:222-70.

Miskin M, Ungerleider LG, Macko KA. Object vision and spatial vision: two cortical pathways. Trends Neurosci 1983;6:614-7.

Teuber HL. Alteration of the perception and memory in man: In: Weiskranz (ed.) Analysis of behavioural change. New York: Harper and Row, 1968.

Warrington EK, Taylor AM. The contribution of the right parietal lobe to object recognition. Cortex 1973;9:152-64.

Warrington EK. Agnosia: the impairment of object recognition. In: Vinken PJ, Bruyn GW, Klawans HL (eds). Handbook of clinical neurology. Amsterdam: Elsevier, 1985.

Wechsler D. Wechsler Adult Intelligence Test – derde editie Nederlandstalig (WAIS-III). Lisse: Swets & Zeitlinger, Psychological Cooperation, 2001.

Wolters ECh, Groenewegen HJ. Neurologie. Structuur, Functie en Dysfunctie van het Zenuwstelsel. Hfdst. Receptie en perceptie. Houten/Diegem: Bohn Stafleu Van Loghum 1996.

Zihl J. Rehabilitation of visual disorders after brain injury. Brighton UK: Psychology Press, 2000.

Deel IIB
Psychosociale stoornissen

In deel IIB komen fenomenen aan de orde die niet altijd direct waarneembaar zijn, maar zich in de loop van de tijd duidelijk kunnen manifesteren. Dit geldt zeer zeker voor neuropsychiatrische stoornissen en persoonlijkheidsveranderingen. In hoofdstuk 13 wordt een aantal karakteristieke syndromen besproken, zoals: het frontale syndroom, het syndroom van Klüver-Bucy en het 'rejection behaviour'-syndroom. Hoofdstuk 14 is gewijd aan persoonlijkheidsveranderingen. Welke persoonlijkheidsveranderingen kunnen voorkomen bij patiënten met niet-aangeboren hersenletsel (NAH), wat zijn er voor onderzoeksmethoden en wat zijn de valkuilen daarbij? Stress, 'coping'-mechanismen en verwerkingsprocessen bij NAH krijgen vaak nog onvoldoende aandacht. Na een korte uitleg van de concepten stress en coping worden in hoofdstuk 15 onder andere de invloed van NAH en de chronische gevolgen daarvan voor de verschillende aspecten van coping-mechanismen beschreven. Daarnaast wordt ook aandacht geschonken aan het zelfbeeld, de controle over het dagelijkse functioneren, verwerkingsproblemen en de gevolgen van NAH voor de personen in de directe omgeving van de patiënt. In hoofdstuk 16 ligt de nadruk op de gevolgen van de neuropsychologische stoornissen voor het dagelijkse leven van de patiënt, waarbij speciale aandacht uitgaat naar het belang van het sociale systeem waar de patiënt deel van uitmaakt.

Deel IIB

Psychosociale stoornissen

13 Persoonlijkheidsverandering door hersen-aandoeningen

L. Zegerius en J.A.M.Vandermeulen

13.1 INLEIDING

Hersenaandoeningen kunnen leiden tot vreemde en bizarre gedragingen die van invloed zijn op het wezenlijk karakteristieke van de persoonlijkheid. De persoonlijkheid kan veranderen en wel op een dusdanige wijze dat de omgeving – en de patiënt – daar hinder kan van ondervinden. Met de omgeving bedoelen we al die aspecten die van doen hebben met de thuissituatie, het werk en creatieve situaties waarin de persoon zich beweegt.

In dit hoofdstuk gaat de aandacht uit naar persoonlijkheidsverandering door hersenaandoeningen. Naast aspecifieke veranderingen van de persoonlijkheid zijn er karakteristieke syndromen waarbij diverse emotionele, gedragsmatige en motivationele en sociale problemen of stoornissen zich doen gelden. Deze stoornissen kunnen afzonderlijk, maar ook gecombineerd voorkomen. In dit hoofdstuk wordt aandacht besteed aan karakteristieke beelden, zoals de frontale syndromen, het syndroom van Klüver-Bucy, het temporale epilepsiekarakter en het 'rejection behaviour'-syndroom.

13.2 DE DIAGNOSE 'PERSOONLIJKHEIDSVERANDERING'

Persoonlijkheidstrekken zijn stabiele patronen van waarnemen, omgaan met en denken over de omgeving en zichzelf. Alleen als persoonlijkheidstrekken inflexibel en onaangepast zijn en belangrijke functionele beperkingen of subjectief lijden met zich meebrengen, constitueren zij persoonlijkheidsstoornissen. In de DSM-IV bevinden zich de groep van persoonlijkheidsstoornissen op As II. Er is dan sprake van een inflexibel patroon van persoonlijkheidstrekken, waardoor het individu onvoldoende in staat is zijn gedrag aan te passen aan wisselende omstandigheden (gebrekkige impulscontrole, afwijkende cognitieve waarneming van het zelf, affectieve stoornissen en stoornissen in contact). Dit heeft terugkerende problemen in relaties, werk en sociale leven tot gevolg. Duidelijk wordt aangegeven dat het duurzame patroon niet het gevolg is 'van de directe effecten van een middel (bijvoorbeeld drug, geneesmiddel) of een somatische aandoening (bijvoorbeeld schedeltrauma)'.

In de DSM-IV is de as-I-diagnose 'persoonlijkheidsverandering door een somatische aandoening' opgenomen (zie voor de criteria tabel 13-1).

Bij een persoonlijkheidsverandering door bijvoorbeeld een hersenaandoening is er 'een persisterende persoonlijkheidsstoornis', die een verandering betekent van het vroegere, karakteristieke persoonlijkheidspatroon van betrokkene. Uit de anamnese, het lichamelijk en/of hulponderzoek staat vast dat de persoonlijkheidsverandering veroorzaakt is door een somatische aandoening. Hierin klinkt de knik in de levenslijn door, terwijl dat bij een persoonlijkheidsstoornis niet het geval is. Er kan aangegeven worden om welk type persoonlijkheidsverandering het gaat: het labiele type, ontremde type, agressieve type, apathische type, paranoïde type, gecombineerd type of overige type.

Hersenaandoeningen kunnen leiden tot een verandering van het gebruikelijke gedragspatroon en de karakteristieke persoonlijkheid van een individu. De hieruit voortvloeiende verschijnselen kunnen prominent op de voorgrond staan en eventueel aanwezige cognitieve defecten of neurologische uitvalsverschijnselen in ernst overtreffen, waardoor zij het leven van de patiënt en zijn omgeving na het hersenletsel in hoge mate bepalen. Interacties met de omgeving kunnen vervolgens van invloed zijn op het verdere beloop. Aan gedrags- en persoonlijkheidsveranderingen liggen meestal stoornissen van emotionele processen en motivationele mechanismen, maar ook veranderingen van sociale en empathische processen, cognitieve functies, attentiemechanismen, oordeel en

Tabel 13-1   DSM-IV As I diagnose 301.1: Persoonlijkheidsverandering door ...(vermeld de somatische aandoening)

A	Een blijvende persoonlijkheidsstoornis die een verandering betekent van het vroegere, karakteristieke persoonlijkheids-patroon van de betrokkene (bij de kinderen brengt de stoornis een duidelijke afwijking van de ontwikkeling met zich mee of een significante verandering in het gebruikelijk gedragspatroon van het kind die minstens één jaar aanwezig blijft).
B	Er zijn aanwijzingen vanuit de anamnese, lichamelijk onderzoek of laboratoriumuitslagen dat de stoornis de direct fysio-logische consequentie is van de somatische aandoening.
C	De stoornis in niet eerder toe te schrijven aan een andere psychische stoornis (inclusief andere psychische stoornissen door een somatische aandoening).
D	De stoornis komt niet uitsluitend voor in het beloop van het delirium en voldoet niet aan de criteria van de dementie.
E	De stoornis veroorzaakt in significante mate lijden of beperkingen in het sociaal, beroepsmatig functioneren of in het functioneren op belangrijke terreinen.

Specificeer het type	
labiele type	indien het voornaamste kenmerk de affectlabiliteit is
ontremde type	indien het voornaamste kenmerk een slechte impulsbeheersing is zoals blijkt uit seksuele indiscreties, enzovoort
agressieve type	indien het voornaamste kenmerk agressief gedrag is
apathische type	indien het voornaamste kenmerk uitgesproken apathie en onverschilligheid is
paranoïde type	indien het voornaamste kenmerk achterdocht of paranoïde gedachten zijn
overige type	indien het voornaamste kenmerk niet een van de bovengenoemde is bijvoorbeeld persoonlijkheids-verandering in samenhang met epilepsie
gecombineerde type	indien meer dan één kenmerk op de voorgrond van het beeld staat
niet-gespecificeerde type	

kritiek ten grondslag. Hiermee kan de persoonlijk-heidsverandering door een hersenaandoening beschouwd worden als een veelkoppig monster (Zegerius 2001).

Een persoonlijkheidsverandering kan geïsoleerd voorkomen en daarmee het enige objectiveerbare restverschijnsel van een hersenaandoening zijn. Naast veel aspecifieke verschijnselen, als snelle geïrri-teerdheid, boosheid en agressiviteit, wisselende stem-mingen, kinderlijk gedrag en afgenomen spontaniteit zijn er verschillende stoornissen bekend

Een persoonlijkheidsverandering na een hersenaan-doening is vaak opgebouwd uit meerdere sympto-men, die samen een syndroom vormen. De syndro-men vormen min of meer karakteristieke beelden, die lokalisatorische betekenis kunnen hebben. Bij nadere analyse (al dan niet ondersteund door neuro-psychologische diagnostiek (Lezak 1995)) kunnen er tevens andere neuropsychiatrische syndromen aan-wezig te zijn, zoals een stemmingsstoornis, een psy-chotische stoornis of een angststoornis.

In dit hoofdstuk zullen besproken worden:
■   de frontale syndromen;
■   het syndroom van Klüver-Bucy;
■   het temporale epilepsiekarakter;
■   het 'rejection behaviour'-syndroom.

13.3   DE FRONTALE SYNDROMEN

13.3.1   Inleiding

De frontale hersengebieden zijn betrokken bij cognitie-ve, motorische en emotionele processen. De prefronta-le cortex is onderdeel van minstens vijf neuronale cir-cuits, waardoor dit deel van de hersenen uitgebreid verbonden is met lagergelegen gebieden (McPherson en Cummings 1998). Structurele en functionele stoor-nissen van frontale structuren zullen leiden tot een scala aan verschijnselen van neurologische, neuropsy-chologische en neuropsychiatrische aard. Juist door de uitgebreide connectie met andere hersendelen worden frontale functiestoornissen veroorzaakt door veel ver-schillende hersenaandoeningen, zoals de ziekte van Parkinson, de chorea van Huntington, het syndroom van Gilles de la Tourette, wittestofziekten, laesies van de nucleus caudatus of de thalamus, en ziekten van het cerebellum. De frontale kwabben zijn vanwege hun ligging extra kwetsbaar bij inwerking van extern geweld op de schedel en veel vasculaire letsels hebben direct of indirect gevolgen voor het functioneren van frontale gebieden.

Frontale disfuncties kunnen voorts onderdeel zijn van psychiatrische aandoeningen, zoals schizofrenie, ADHD, de obsessief-compulsieve stoornis en depressiviteit.

13.3.2 Inhibitie en excitatie

Sinds de beschrijving door Harlow in 1868 van de ziektegeschiedenis van Phineas Cage, wiens frontaalkwabben door een ijzeren staaf waren beschadigd, is bekend dat de frontale gebieden een belangrijke rol spelen bij het gedrag en de persoonlijkheid. Cage was na het ongeluk ontremd en impulsief geworden terwijl er geen duidelijke cognitieve stoornissen waren ontstaan. In 1930 werd aangetoond dat frontale laesies ook apathie en initiatiefarmoede kunnen veroorzaken, hetgeen leidde tot de frontale lobotomie als behandeling van een aantal psychiatrische beelden.

Laesies van frontale gebieden kunnen, ongeacht hun etiologie, leiden tot verschijnselen die in het klassieke neurologische denken worden gezien als uitingen van enerzijds remming (inhibitie) en anderzijds prikkeling (excitatie). De psychiatrie gebruikt hiervoor nog steeds de uit de negentiende-eeuwse neurologie afkomstige begrippen 'negatieve' en 'positieve' symptomen. Inhibitoire of negatieve kernsymptomen van het frontaal syndroom zijn apathie, iniatiefarmoede, psychomotorische traagheid en bradyfrenie. Excitatoire of positieve kernsymptomen zijn ontremming, agitatie, impulsiviteit, decorumverlies en de neiging om veelvuldig ongepaste grapjes te maken (Duits: 'Witzelsucht'; Engels 'inappropriate jocularity'). Het ontremde beeld kan versterkt worden als er tevens executieve stoornissen zijn die geleid hebben tot ongestructureerd en chaotisch handelen. Bij de vormen van ontremd gedrag behoren ook 'environmental dependency' (omgevingsafhankelijkheid), imitatie- en utilisatiegedrag. Hierbij wordt het gedrag in hoge mate bepaald door de omgeving. De patiënt is in feite afhankelijk van wat de omgeving aanbiedt: er is sprake van automatische imitatie van acties of gebaren van anderen, automatisch gebruik van objecten in de omgeving en gedrag dat past bij de omgevingssituatie.

Er wordt klinisch onderscheid gemaakt tussen een drietal frontale syndromen: een apathisch/amotivationeel, een gedesorganiseerd en een ontremd type waarbij de laesie of functiestoornis repectievelijk mediofrontaal, dorsolateraal en orbitofrontaal wordt gelokaliseerd. De verschillende onderdelen van de frontale syndro-

men kunnen overigens gemengd voorkomen. Zo kan een ontremde patiënt tevens een aanzienlijke initiatiefarmoede tonen. Ook kunnen bij patiënten wisselingen in het beeld voorkomen die, wanneer apathie en ontremming elkaar afwisselen, doen denken aan een stemmingsstoornis van het bipolaire type.

Een uitgebreide opsomming van symptomen staat in tabel 13-2. Vanwege de prominente aanwezigheid van executieve functiestoornissen en ook stoornissen van het werkgeheugen wordt tegenwoordig vaak gesproken over het disexecutieve syndroom. Met deze term worden de neuropsychiatrische aspecten van de frontale syndromen naar de achtergrond verplaatst.

Tabel 13-2 Symptomatologie van de frontale syndromen

Dorsolateraal prefrontaal syndroom
verminderde verbale fluency
verminderd abstractievermogen
oordeels- en kritiekstoornissen
geheugenstoornissen, vooral van het werkgeheugen
stoornissen van de planning en organisatie
'motor impersistence' (onvermogen om een motorische handeling vol te houden, bijvoorbeeld de ogen gesloten houden; vooral bij rechtszijdige laesies)
utilisatiegedrag (het automatisch gaan gebruiken van voorwerpen in de omgeving, zoals ongevraagd gaan vegen als er een bezem staat, gaan schrijven met een pen, enzovoort)
'environmental dependency' (het afhankelijk zijn van de omgeving voor het uitvoeren van handelingen, zoals ongevraagd in een tuin bloemen gaan plukken, in een keuken gaan afwassen, enzovoort)
attentiestoornissen
Orbitofrontaal syndroom
ontremming
impulsiviteit
tactloosheid
stemmingswisselingen
ongepaste grapjes
decorumafname
empathieafname
oordeels- en kritiekstoornissen
Mediofrontaal syndroom
apathie
abulie
mutisme
initiatiefarmoede
psychomotore traagheid

Naar: Cummings en Trimble 1995.

13.3.3 Cognitie en gedrag

De cognitieve stoornissen die op grond van frontale functiestoornissen kunnen ontstaan geven op zich weer aanleiding tot een persoonlijkheidsverandering. Attentiestoornissen en geheugenproblemen veroorzaken bijvoorbeeld een verandering van het voorspelbare reactiepatroon. Een goed voorbeeld zijn de effecten op het gedrag bij mensen die op grond van frontale stoornissen attentieproblemen hebben. Een afname van volgehouden attentie leidt tot vluchtigheid en van-de-hak-op-de-tak springen. Het moeite hebben met wachten veroorzaakt vaak irritatie en boosheid bij de patiënt. Problemen met het verplaatsen van attentie (shiften) geeft aanleiding tot inflexibiliteit, persevereren en dwangmatigheid.

Een andere attentiefunctie is de responsinhibitie, waarbij een logische maar ongewenste reactie onderdrukt kan worden. Dit wordt onder meer onderzocht met de Stroop-test, waarbij de proefpersoon bijvoorbeeld het woord BLAUW in rood weergegeven ziet en gevraagd wordt naar de kleur van het woord. De ongewenste respons zou BLAUW zijn, maar dit kan onderdrukt worden waarna het juiste antwoord gegeven kan worden. Bij stoornissen van deze attentiefunctie zal de patiënt allerlei ongewenste reacties vertonen.

Cognitieve stoornissen liggen niet altijd ten grondslag aan veranderd gedrag. Zo heeft Damasio meerdere patiënten met laesies van prefrontale gebieden beschreven die zowel neurologisch als neuropsychologisch geen afwijkingen hadden, maar wel duidelijke persoonlijkheids- en gedragsveranderingen vertoonden die vooral opvielen in de sociale interactie met anderen (Damasio 1995).

13.3.4 Executieve functies en gedrag

Stoornissen van de executieve functies veroorzaken een desorganisatie op vele gebieden, die het gedrag indringend kan beïnvloeden. Samen met attentieproblemen kunnen ze aanleiding geven tot chaos op alle gebieden van het dagelijks leven. Bij nadere analyse kan vaak een differentiatie aangebracht worden tussen stoornissen van het formuleren van doelen, het plannen, het organiseren en het uitvoeren. Problemen met het formuleren van doelen blijkt vaak een stoornis van het willen te zijn. Het willen is een functie van het kennen die voorafgaat aan het plannen. Er zijn patiënten bij wie deze functie min of meer geïsoleerd gestoord is, men spreekt dan van een abulie (Berrios e.a. 1995). Stoornissen van het plan-

nen, organiseren en uitvoeren kunnen zich uiten als apathie en initiatiefarmoede of juist als chaos, dwangmatigheid en ontremming.

13.3.5 Lokalisatie en connecties

De beelden die patiënten met functiestoornissen van frontale gebieden vertonen zijn meestal combinaties van apathie, desorganisatie en ontremming, waaruit blijkt dat de clinico-anatomische indeling in dorsolateraal, orbitofrontaal en mediofrontaal syndroom voor de dagelijkse praktijk niet altijd bruikbaar is. Daar komt bij dat bij de verschillende symptomencomplexen zeker niet altijd structurele frontale laesies aangetoond kunnen worden, zodat het onterecht is om bij afwezigheid van frontale laesies op de CT- of MRI-scan de diagnose 'frontaal syndroom' niet te stellen. Met nadruk moet gesteld worden dat ook subcorticale-, cerebellaire- en stamlaesies aanleiding kunnen geven tot de bovenbeschreven symptomencomplexen. De oorzaak is in die gevallen de onderbreking van verbindingen met frontale gebieden. Zo kunnen laesies van de n. caudatus of thalamus door disconnectie van caudatofrontale of thalamofrontale circuits apathie of juist ontremming tot gevolg hebben. Von Monakow gebruikte in 1914 voor het verschijnsel dat corticale verschijnselen veroorzaakt kunnen worden door subcorticale laesies het begrip 'diaschisis', waarmee hij doelde op de onderbreking van connecties met de cortex. Inderdaad kunnen structureel intacte frontale gebieden functioneel gestoord zijn, zoals blijkt uit talloze PET- en SPECT-studies. Dit betekent voor de dagelijkse praktijk dat de symptomencomplexen die hier zijn beschreven kunnen voorkomen bij vele hersenaandoeningen die op meerdere plaatsen gelokaliseerd kunnen zijn. Van lokalisatorische zekerheden is door de nieuwe functionele imagingtechnieken al met al weinig overgebleven. Zo werd recent het beeld van de cerebellocerebrale diaschisis beschreven, waaruit duidelijk werd dat het klassieke frontaal syndroom kan optreden bij geïsoleerde laesies van de kleine hersenen (Chafetz e.a. 1996).

Zoals zo vaak blijkt ook hieruit dat men veel beter allereerst de symptomatologie kan beschrijven, om vervolgens te komen tot een syndromale diagnose, waarvan vervolgens de etiologie moet worden vastgesteld. De moderne neuropsychiatrie is duidelijk verschoven van het lokalisationisme naar het (dis)connectionisme.

13.3.6 Therapie

Naast het toepassen van verschillende therapeutische methoden, zoals neurorevalidatie, cognitieve functie-training, cognitieve gedragstherapie en andere vormen van psychotherapie voor de betrokkene en eventueel zijn naaste verwanten, zullen medicamenteuze interventies vaak noodzakelijk zijn. Bij de medicamenteuze behandeling van psychopathologie en gedragsstoornissen bij hersenaandoeningen moet men altijd bedacht zijn op negatieve effecten van farmaca op cognitieve functies, die de revalidatie kunnen bemoeilijken (Zegerius 1998).

Er zijn aanwijzingen dat behandeling met dopamineagonisten, zoals bromocriptine en amantadine, of psychostimulantia als methylfenidaat een gunstig effect kunnen hebben op het amotivationeel symptomencomplex. 'Apathy: a treatable disorder' is dan ook de toepasselijke titel van een artikel van Marin e.a. in 1995. Bij de behandeling is het van belang om een goede beoordelingsmethode te kiezen, zoals de Hoensbroeckse Beperkingen Schaal, de Apathy Evaluation Scale of herhaald neuropsychologisch onderzoek. De aanwezigheid van abulie, apathie en initiatiefarmoede hoort in ieder geval niet te leiden tot therapeutisch nihilisme.

Ontremming en agitatie reageren vaak goed op anti-epileptica, zoals valproaat en carbamazepine. Deze stemmingsstabilisatoren hebben, indien juist gedoseerd, geen negatief effect op cognitieve functies. Ook lithiumcarbonaat kan geprobeerd worden. Het is spijtig dat antipsychotica zo vaak bij deze indicatie gegeven worden. Deze middelen worden dan niet toegediend vanwege hun antipsychotische werking maar vanwege hun dempende bijwerkingen. Klassieke antipsychotica hebben allen een negatief effect op het geheugen en kunnen leiden tot soms irreversibele motorische stoornissen. Als er een duidelijke indicatie bestaat voor een antipsychotische behandeling, dan hebben de moderne antipsychotica, waaronder risperidon en olanzapine de voorkeur.

Benzodiazepinen hebben een sedatief, anxiolytisch en hypnotisch effect en zijn daardoor vaak noodzakelijk als medicament bij ontremde en geagiteerde patiënten. Nadelen zijn de gewenning en verslaving en ook de negatieve effecten op geheugenfuncties. Alle benzodiazepinen veroorzaken een stoornis in de omzetting van nieuw geleerd materiaal in lange termijn episodisch materiaal. Zij kunnen tevens leiden tot attentiestoornissen en psychomotore traagheid.

Agressiviteit en zeker plotselinge explosieve aanvallen van woede, kunnen soms goed reageren op bètablokkerende middelen als propranolol, maar dit is niet onomstotelijk aangetoond.

Antidepressiva kunnen bij agressiviteit helpen, maar men moet altijd bedacht zijn op een toename van ontremming (zie voor een overzicht van de farmacotherapie van agressie Tuinier e.a. 2000). Bij de nieuwe generatie antidepressiva, waaronder de selectieve serotonine-heropnameremmers (SSRI's) komt een verstoring van cognitieve functies bijna niet meer voor. Deze middelen zouden op theoretische gronden cognitiebevorderende effecten kunnen hebben en dit is inmiddels in de praktijk aangetoond. Het is niet duidelijk of dit veroorzaakt wordt door een direct farmacologisch effect of door een verbetering van de depressie

Het is van belang om te beseffen dat op de lange duur persisterende persoonlijkheidsverandering en gedragsstoornissen in het kader van het frontaal syndroom meestal niet medicamenteus te beïnvloeden zijn, zodat langdurige (poly)farmacotherapie beter achterwege kan blijven.

13.4 HET SYNDROOM VAN KLÜVER-BUCY

13.4.1 Inleiding

Klüver en Bucy beschreven in 1939 een reproduceerbare gedragsstoornis bij rhesusapen na een bilaterale temporale lobectomie. De apen ontwikkelden een visuele agnosie ('psychic blindness'), een dwang om alle objecten oraal te onderzoeken, een eetontremming, een onweerstaanbare neiging om aan te raken, een verlies van normale angst- en woedereacties en een toegenomen seksuele activiteit. Het beeld ontstond niet na een unilaterale laesie. Het eerste syndroom van Klüver-Bucy bij de mens werd beschreven in 1955. Het ging om een 19-jarige man die een dubbelzijdige temporale lobectomie onderging vanwege onbehandelbare epilepsie. Postoperatief ontstonden alle bekende verschijnselen, behalve de neiging om alles in de mond te stoppen. Het eerste complete beeld werd in 1975 beschreven bij een 20-jarige man met een herpesencefalitis. De door Klüver en Bucy geformuleerde 'psychische blindheid' uitte zich als een visuele agnosie, met name een prosopagnosie; de hyperoraliteit uitte zich als boulimie. Er was een vooral dwangmatige manuele exploratie van de omgeving, gevolgd door het in de mond nemen van voorwerpen. Dit wordt ook wel hypermetamorfose genoemd.

Sindsdien is het beeld geregeld beschreven bij de mens, meestal incompleet, waarbij dan gesproken wordt over een partieel syndroom van Klüver-Bucy. Steeds was er sprake van een bilaterale temporale laesie (Lilly e.a. 1983).

13.4.2 Symptomatologie

De symptomen van het syndroom van Klüver-Bucy zijn zeer specifiek, er is echter weinig etiologische specificiteit (zie tabel 13-3). Zo kan het beeld gezien worden na een trauma capitis, een herpes-simplex-encefalitis, bij frontotemporale dementiesyndromen zoals de ziekte van Pick, de ziekte van Alzheimer, epilepsie, limbische encefalitis en ook bij psychiatrische ziekten, waaronder schizofrenie. Er is meestal sprake van een partieel syndroom van Klüver-Bucy, doordat meestal een aantal symptomen aanwezig is.

De symptomen zijn divers. Er kan sprake zijn van apathie met extreme meegaandheid (een 'pet-like compliance') en verlies van angst en agressie, maar ook woede- en agressieve explosies kunnen optreden. Visuele, auditieve en tactiele agnosie treden soms op. Het meest bekend is de hypermetamorfose, waarbij het gaat om manuele en vervolgens orale exploratie van de omgeving. Dit is vaak gecombineerd met boulimie en hyperfagie. Soms is er sprake van een enorme eetontremming, waarbij ook de tafelmanieren veranderd kunnen zijn, zoals het eten met de handen en het gulzig naar binnen proppen van voedsel. Het

voedsel van anderen wordt soms opgegeten of kopjes van anderen worden leeggedronken. Ook aarde, kiezelstenen en ander 'non-food' kan gegeten worden. Er is meestal sprake van veranderd seksueel gedrag, zowel hyper- als hyposeksualiteit komt voor. Vanwege de dubbelzijdige temporale laesies kunnen ook geheugenstoornissen voorkomen. Daarnaast zijn er tevens fatische stoornissen, meestal van het type Wernicke en andere gedragsveranderingen, zoals dwangmatigheid, zucht naar orde en nauwkeurigheid, 'plakkerigheid', kleptomanie.

13.4.3 Therapie

Er zijn casuïstische mededelingen over patiënten met het syndroom van Klüver-Bucy bij wie de ontremmingsverschijnselen verbeterden met behulp van stemmingsstabilisatoren zoals carbamazepine, valproaat en lithiumcarbonaat. De boulimie en hyperfagie verbeteren soms na toediening van een selectieve serotonine-heropnameremmer zoals fluoxetine in een hoge dosering van 60 mg per dag.

13.5 HET TEMPORALE EPILEPSIEKARAKTER

Van belang, maar nog steeds enigszins speculatief is het zogenoemde 'temporale epilepsiekarakter' zoals dat vooral door Geschwind is beschreven (zie voor een overzicht Trimble e.a. 1997). Het gaat om een combinatie van persoonlijkheidskenmerken die bij patiënten met temporale epilepsie vaak gezien zouden worden, maar die overigens ook beschreven zijn bij patiënten met verschillende andere aandoeningen van het temporolimbisch systeem. Het gaat om drie groepen verschijnselen. In de eerste plaats een preoccupatie met metafysische zaken, zich uitend in hyperreligiositeit en een opvallend grote belangstelling voor filosofische en morele zaken, in combinatie met humorloosheid. Ten tweede gaat het om 'plakkerigheid' in het contact, zowel verbaal, motorisch als schriftelijk (hypergrafie), en ten derde zijn er veranderingen van het driftleven, op het gebied van agressie en seksualiteit. Vaak is er sprake van libidoafname en hyposeksualiteit. (zie tabel 13-4). Uiteraard kunnen deze fenomenen een aanzienlijke peroonlijkheidsverandering veroorzaken.

13.6 REJECTION BEHAVIOUR

13.6.1 Inleiding

Denny-Brown en Chambers beschreven in 1958 de gevolgen van ablatie van één of beide pariëtale kwab-

Tabel 13-3 Symptomen van het syndroom van Klüver-Bucy

apathie	
extreme meegaandheid ('pet-like compliance')	
verlies van angst en agressie	
woede- en agressieve aanvallen (explosies)	
visuele agnosie (ook auditieve en tactiele agnosie zijn bekend)	
hypermetamorfose	manuele en vervolgens orale exploratie van de omgeving
eetontremming	boulimie/hyperfagie
veranderd seksueel gedrag	
geheugenstoornissen	
fatische stoornissen, meestal van het type Wernicke	
overige gedragsveranderingen	dwangmatigheid, zucht naar orde en nauwkeurigheid, 'plakkerigheid', kleptomanie

Tabel 13-4 Een aantal kenmerken van het 'temporale epilepsiekarakter'

emotionaliteit
euforie
agressiviteit
veranderde seksualiteit (libidoafname, hypo- of hyper- seksualiteit, parafilieën)
obsessieve trekken
neiging om uit te weiden en te herhalen
plakkerigheid in het contact ('stickyness')
hypergrafie (schrijven van uitgebreide dagboeken, ingezon- den brieven, lijvige romans)
hypermoralisme
hyperreligiositeit
humorloosheid
achterdocht
toegenomen belangstelling voor filosofie, paranormale fenomenen enzovoort

ben bij de rhesusaap. Een van de meest opmerkelijke verschijnselen na bilaterale ablatie was afweer en zich terugtrekken als reactie op iedere stimulus, met name ook wanneer voedsel werd aangeboden. Er ontstond rusteloosheid en agitatie tijdens het geven van een stimulus, terwijl terstond afstand werd genomen. Aanraken van de mond en de extremiteiten leidde tot een uitgesproken terugtrekreactie (tactile avoiding reaction). Bij aanraken van de handen werden deze teruggetrokken. De mond werd actief gesloten gehouden, zeker wanneer de lippen werden aangeraakt. Het beeld kan samengevat worden als een verlies van aandacht voor de extrapersonale omgeving, met zelfs een afwijzing van deze omgeving. Door Mori en Yamadori (1989) werd dit beeld 'rejection behaviour' genoemd. Zij beschreven twee patiënten met verschijnselen die leken op die van proefdieren na bilaterale ablatie van de pariëtale kwabben. Bij deze patiënten werden op de CT-scan dubbelzijdige pariëtale laesies aangetoond.

13.6.2 Symptomatologie

De symptomatologie van dit syndroom doet denken aan het negatieve van het syndroom van Klüver-Bucy, dat immers juist toenadering en in de mond stoppen als kenmerken vertoont.

'Rejection behaviour' zou het gevolg kunnen zijn van bipariëtale laesies, terwijl het syndroom van Klüver-Bucy veroorzaakt wordt door een bitemporale aandoening. Hoewel het beeld zelden beschreven is,

kennen vele hulpverleners patiënten met een hersenaandoening bij wie voedselweigering, het actief met de tong naar buiten werken van voedsel, weerstand bieden tegen aanraking, terugtrekken van de handen na aanraking, verzet bieden tegen lichamelijke verzorging, verzet bieden tegen mondverzorging, het vermijden van contact, verhoogde prikkelbaarheid, afasie en (visuospatiële) apraxie in wisselende combinaties voorkomen. Het is niet onmogelijk dat het weigeren van voedsel in de laatste fase van de ziekte van Alzheimer onderdeel van 'rejection behaviour' is, op basis van een bij deze ziekte niet ongebruikelijke bipariëtale disfunctie. Voedselweigering zou dan op een hersendisfunctie berusten die direct samenhangt met de ziekte van Alzheimer, waarmee de in 1998 gevoerde discussie over voedselweigering en 'versterven' bij terminale Alzheimer-patiënten in een ander perspectief komt te staan.

13.6.3 Therapie

Van dit beeld is geen therapie bekend. Wellicht kunnen therapeutische methoden ontwikkeld worden als de diagnose vaker gesteld wordt.

13.7 CONCLUSIE

In dit hoofdstuk is aandacht besteed aan persoonlijkheidsverandering door hersenaandoeningen. Hierbij is het niet de bedoeling geweest om alle beelden die zich kunnen voordoen uitvoerig te schetsen. Hiervoor wordt verwezen naar de specialistische literatuur. Wel is getracht om een aantal syndromen op beknopte wijze te bespreken. Het is duidelijk dat de discussie over het bestaan en differentiatie van de vermelde stoornissen nog niet is beëindigd.

Longitudinale onderzoeken hebben aangetoond dat 50-76 % van alle patiënten met frontale en frontotemporale letsels stoornissen vertoonden zoals ze in dit hoofdstuk vermeld zijn. Het is bovendien gebleken dat de gevolgen zich tot wel 15 jaar of nog langer na het letsel kunnen voordoen (Thomsen 1984; Prigatano 1987, Barth & Macchocchi 1999). De hoge frequentie van frontale letsels (orbitofrontale letsels in het bijzonder) wordt als hoofdoorzaak beschouwd voor de hoge incidentie van persoonlijkheidsveranderingen (Miller & Cummings 1999; Salloway e.a. 2001). Van belang is dat een veranderde persoonlijkheid na een hersenaandoening veroorzaakt kan worden door gecombineerde stoornissen van zowel cognitieve, emotionele als sociaal-empathische functies.

Literatuur

Barth JF, Macciocchi, SN. Mild Head Injury: current research and clinical issues. In: Rosenthal M, Griffith ER, Kreutzer JS e.a. Rehabilitation of the Adult and Child (with traumatic Brain injury). 3rd ed. Philadelphia: F.A.Davis Company, 1999; 471-479.

Berrios GE, Gili M. Abulia and impulsiveness revisited: a conceptual history. Acta Psychiatrica Scand 1995;92:161-167.

Chafetz MD, Friedman AL, Kevorkian C e.a. The cerebellum and cognitive function: implications for rehabilitation. Arch Phys Med Rehabil 1996;12:1303-1308.

Cummings JL, Trimble MD. Frontal lobe syndromes. In: Concise guide tot neuropsychiatry and behavioral neurology. Washington DC: American Psychiatric Association, 1995.

Damasio AR. Descartes' error. London: Picador, 1995.

Lezak MD. Neuropsychological assessment: Oxford: Oxford University Press, 1995.

Lilly RL, Cummings JL, Benson F e.a. The human Kluver-Bucy-syndrome. Neurology 1983;33:1141-1145.

Marin RS, Fogel BS, Hawkins J e.a. Apathy: a treatable syndrome. J Neuropsychiatry Clin Neurosci 1995;7:23-30.

McPherson SE, Cummings JL. The neuropsychology of the frontal lobes. In: Ron MA, David AS (eds). Disorders of brain and mind. Cambridge: Cambridge University Press, 1998.

Mori E, Yamadory A. Rejection behaviour: a human homologue of the abnormal behaviour of Denny-Brown and Chambers'monkey with bilateral parietal ablation. J Neurol Neurosurg Psych 1989;52:1260.

Miller BL, Cummings JF. The Human Frontal Lobes. New York: Guilford Press, 1999.

Thomsen IV. Late outcome of very severe blunt head trauma: a 10-15 year second follow-up. J Neurol Neurosurg Psych 1984;47:260-268.

Tuinier S, Verhoeven WMA, Van Panhuis PJA. Behandelingsstrategieën bij agressieve gedragsstoornissen. Houten: Bohn Stafleu Van Loghum, 2000.

Prigatano, GP. Personality and psychosocial consequences after brain injury. In: Meyer JM e.a. (eds.) Neuropsychological Rehabilitation. London/Edinburgh: Churchill Livingstone, 1987.

Salloway SP, Malloy P, Duffy JD. The frontal lobes and Neuropsychiatric Illness. Washington DC: American Psychiatric Association, 2001.

Trimble, MR, Mendez, MF, Cummings JL. Neuropsychiatric symptoms from the temporolimbic lobes. Journal of Neuropsychiatry and Clinical Neurosciences 1997;9:429-438.

Zegerius L. Medicatie en cognitief functioneren. In: Medicatie en gedrag. De Vos, LAJ, Venselaar K, Timmermans JMPH (eds). Lisse: Swets en Zeitlinger, 1998.

Zegerius L. Persoonlijkheidsverandering na hersenletsel: een veelkoppig monster. Neuropraxis 2001;5:8-13.

14 Diagnostiek van persoonlijkheids-veranderingen

J.A.M. Vandermeulen

14.1 INLEIDING

In de Nederlandstalige literatuur staat de diagnostiek van persoonlijkheidsveranderingen bij niet-aangeboren hersenletsel (NAH) niet echt in de belangstelling. In artikelen wordt wel gesteld dat uit onderzoek persoonlijkheidsveranderingen naar voren komen, maar die worden veelal in kwalitatieve termen omschreven. Weinig aandacht wordt besteed aan het nut van bestaande instrumenten om de betrouwbaarheid van de diagnose te onderschrijven.

In veel gevallen wordt wel vermeld dat er sprake is van gedragsstoornissen, irritatief gedrag en stemmingsschommelingen die men vanuit een testsituatie observeert, maar kwantitatieve tests en aanverwante onderzoeksinstrumenten worden vaak niet gebruikt.

In dit hoofdstuk worden diverse onderzoekswijzen besproken, zoals het gebruik van observaties, interviews en vragenlijsten (naar stemmingsstoornissen en persoonlijkheid). Allereerst wordt in het kort ingegaan op het begrip persoonlijkheid en persoonlijkheidsverandering. Dan volgt een historische exploratie van de oudere en recentere opvattingen. Daarna worden diverse onderzoeksvormen besproken, zoals observatie en interviews en het hanteren van vragenlijsten. Aan het einde van het hoofdstuk worden de valkuilen bij dergelijk onderzoek beargumenteerd.

14.2 PERSOONLIJKHEID

Diverse wetenschappers hebben getracht een omschrijving of classificatie te geven van het begrip persoonlijkheid. Het nauwkeurig definiëren van het begrip persoonlijkheid is moeilijk (Derksen 1993, Vandereycken e.a. 2000, Fiedler 1994, Millon 1999).

Persoonlijkheid en persoonlijkheidseigenschappen geven inhoud aan de karakteristieke gedragswijzen en interactievormen waarmee men tegemoet tracht te treden aan de maatschappelijk en cultureel bepaalde eisen en verwachtingen op grond van inter-actionele relaties, waardoor een individuele identiteit zich kan ontwikkelen. De pijlers van de persoonlijkheid zijn opgebouwd uit biologische, fysiologische, genetische, opvoedings- en ervaringsprocessen waarbinnen de stabiele persoonlijkheid zich kan ontwikkelen. Juist door de identiteit onderscheidt men zich van anderen.

Men kan hieruit concluderen dat deze identiteit pas zichtbaar wordt of zich doet gelden in het proces van herhaling van de vermelde processen dat tot de persoonlijkheidstypering leidt (veralgemeniseren van stabiele dynamische contextafhankelijke sociale gedragingen).

In de huidige classificatiesystemen (Diagnostic and Statistical Manual IV Tekst Revision; DSM-IV-TR, en ICD-10) richt men zich voornamelijk op het gegeven dat de persoonlijkheid is opgebouwd uit trekken ('traits'). Deze trekken zijn min of meer duurzaam. Het zijn aspecten van het menselijk gedrag die betrekking hebben op het waarnemen, handelen, denken en voelen van de persoon die uiterlijk waarneembaar zijn en tot uiting komen in psychosociaal-culturele omstandigheden.

14.3 PERSOONLIJKHEIDSVERANDERING

Een omschrijving van persoonlijkheidsveranderingen is geen eenvoudige zaak. Hoewel men gebruik kan maken van de DSM-IV, blijft het vaststellen ervan moeilijk. Het begrip persoonlijkheidsverandering kan wellicht het best worden omschreven door het te vergelijken met de persoonlijkheidsstoornis. Persoonlijkheidsveranderingen verschillen op drie wezenlijke punten van persoonlijkheidsstoornissen.

Ten eerste ontstaat er op een bepaald moment een breuk of knik in een bestaand gedragspatroon of in een bestaande ontwikkeling. In de DSM-IV-TR (2001) en de ICD-10 (1994) is het onderscheid min of meer globaal van aard en kunnen de gevolgen van een hersenaandoening verschillend geclassificeerd en gespecificeerd worden. De stoornissen kunnen dan worden gekarakteriseerd als opvallende blijvende veranderingen die een sterk wisselende invloed uitoefenen op het gedrag, de affectieve gevoelens, de behoeften en impulsen. Het cognitief functioneringsniveau is veelal gestoord, en men heeft meestal problemen om handelingen te plannen, te initiëren, te programmeren en uit te voeren in relatie tot het verwachte gedrag. Het scala van stoornissen is breed en aspecifiek en wordt beïnvloed door persoonsgebonden en omgevingsfactoren, waarbij uiteraard het premorbide niveau een rol speelt. Een persoonlijkheidsstoornis wordt gekenmerkt door een patroon van chronisch mentale stoornissen die grote invloed uitoefenen op het dagelijkse functioneren, en die zich reeds vanaf de jonge adolescentieperiode doen gelden.

Ten tweede kunnen persoonlijkheidsstoornissen gepaard gaan met karakteristieke 'traits', attitudes of gedragingen die men kan relateren aan een van de specifieke erkende persoonlijkheidsstoornissen zoals die binnen de DSM-IV-TR en ICD-10 worden vermeld. Millon (1999) omschrijft deze als 'longstanding patterns of expressed behavior across time and in many different situations' (p. 3). Bij persoonlijkheidsveranderingen zijn de gedragingen niet consistent, kunnen ze zich op wisselende momenten voordoen en zijn ze in sterke mate afhankelijk van de aard, uitgebreidheid en ernst van het letsel.

Ten derde benadrukken persoonlijkheidsveranderingen een wijziging van vroegere persoonlijkheidskarakteristieken (premorbide kenmerken) die, in het geval van NAH, worden veroorzaakt door een somatische aandoening. Vanuit de DSM-IV-TR beoordeeld is het meestal dan ook een as-I- (hieronder rangschikt men klinische stoornissen en andere aandoeningen en problemen die een reden van zorg kunnen zijn) of as-III-diagnose (somatische aandoeningen), maar nooit een as-II-diagnose (op as II worden de verschillende persoonlijkheidsstoornissen en zwakzinnigheid geclassificeerd).

14.4 KORTE HISTORIE

De oudste beschikbare documentatie over hersenletsel dateert van ongeveer 3000 jaar voor Christus en heeft betrekking op de Egyptenaren. Zij waren zich reeds bewust van de gedragsgevolgen van neurologisch letsel (Breasted 1930).

De Grieken en Romeinen beschouwden de gevolgen van hersenletsel als stoornissen in het waarnemen en de denkprocessen. Van een relatie tussen

hersenletsel en persoonlijkheidsveranderingen werd geen melding gemaakt (Chadwick en Mann 1950).

In de Middeleeuwen lag de nadruk vooral op de neurochirurgische aspecten van het letsel, en in die periode verscheen dan ook de eerste monografie (Berengario da Carpa, in Levin 1991). In deze monografie, die lange tijd een standaardwerk was op dit gebied, wordt niets vermeld over persoonlijkheidsveranderingen of gedragsstoornissen.

Pas in de tweede helft van de negentiende eeuw verschenen publicaties over een mogelijke relatie tussen persoonlijkheid en hersenletsel. Specifieke onderzoeksmethoden op dit gebied waren niet beschikbaar. Harlow (1848) nam op basis van niet-systematische klinische observaties de volgende kenmerken waar bij zijn patiënten: emotionele uitbarstingen, initiatiefloosheid, irritatief en geagiteerd gedrag en desinteresse.

Andere wetenschappers meenden, op grond van identieke klinische observaties, dat de oorzaak van de vreemde gedragingen in de psyche van de mens lag (Oppenheim 1889; Charcot (in Trimble 1984).

In het begin van de twintigste eeuw bleek de relatie tussen hersenletsel en persoonlijkheid nog steeds onduidelijk te zijn. Men richtte zich dan ook vooral op de cognitieve en psychomotorische stoornissen (Levin 1991). Pas door de onderzoeken van Strauss en Savitsky (in Levin 1991) in de jaren dertig kwam de relatie tussen hersenletsel en persoonlijkheidsveranderingen in een nieuw daglicht te staan. Beide onderzoekers gebruikten eenvoudige niet-gestandaardiseerde vragenlijsten. Zij omschreven hun patiënten als emotioneel labiel, irritatief, impulsief en depressief in hun gedrag.

De periode na de Eerste Wereldoorlog werd vooral gekenmerkt door het hanteren van uitgebreidere onderzoekstechnieken: niet-systematische vragenlijsten en klinische observaties. Na de Tweede Wereldoorlog veranderde er nog niet veel. Veel onderzoekers, waaronder Poppelreuter (1886-1939), Kleist (1879-1960), Goldstein (1878-1965), gebruikten vooral kwalitatieve methoden, zoals het invullen van vragenlijsten en klinische observaties en het afnemen van een interview bij de patiënt. Er bestond echter toch onenigheid over de vraag of emotionele en/of andere gedragsstoornissen nu wel of niet het gevolg waren van hersenletsel (lokalisatie), en/of de gevonden cognitieve stoornissen hiermee verband hielden.

In de jaren zestig en zeventig hanteerde men overwegend niet-gestandaardiseerde vragenlijsten,

'self-reports' (zelfrapportage), klinische observatieme-
thoden, gesprekken met familieleden, kennissen en
vrienden (Lishman 1999). Deze onderzoekswijzen
zijn in die periode verder verbeterd, waardoor het
inzicht in persoonlijkheidsveranderingen en de daarmee gepaard gaande problemen in het dagelijkse
functioneren beter in beeld konden worden gebracht
(Bishop en Miller 1988; Ponsford 1995).

In de jaren tachtig en negentig groeide het
besef, mede door de fijnmazigere diagnostiek (neuropsychologisch onderzoek, gedragsonderzoek,
'magnetic resonance imaging' (MRI), 'single photon
emission computerized tomography' (SPECT)), dat de
psychosociale en emotionele stoornissen zeer divers
van aard konden zijn. Deze stoornissen waren volgens de onderzoekers de oorzaak van het ontstaan
van persoonlijkheidsveranderingen. Dit leidde ertoe
dat men in het begin van de jaren zeventig steeds
meer naast een neuropsychologisch onderzoek een
persoonlijkheidsonderzoek uitvoerde, al was het
maar om beter te kunnen differentiëren tussen emotionele en neurologische stoornissen (Gass 1991;
Lezak 1995). Deze trend werd voortgezet in de jaren
tachtig en negentig.

14.5 RECENTE OPVATTINGEN

Het groeiende aantal onderzoeken in het laatste
decennium inzake de diagnostiek van persoonlijkheidsveranderingen bij hersenletsel heeft niet geleid
tot eenduidigheid in de afbakening van dit begrip. In
diverse publicaties, waarbij naast neuropsychologische diagnostiek verschillende andere 'assessment'-
technieken werden gehanteerd, ontstond een pole-
miek over de gevonden emotionele psychosociale
stoornissen en gedragsstoornissen in relatie tot de
cognitieve stoornissen en de ernst, uitgebreidheid en
plaats van het letsel (Prigatano 1992; Vandermeulen
1993; Ponsford 1995).

Dit is niet onlogisch, want de lichamelijke restverschijnselen en cognitieve stoornissen kunnen een
duidelijke invloed uitoefenen op het dagelijkse functioneren in de thuissituatie en de werkkring. Zij kunnen niet alleen een superponerende rol vervullen in
het ontstaan van de genoemde stoornissen, maar ook
in de uitingsvormen ervan (Ponsford 1995; Hochstenbach e.a. 1998, Hochstenbach 1999).

Voor het bepalen van de persoonlijkheidsveranderingen wordt tegenwoordig vaak gebruikgemaakt
van kwalitatieve en kwantitatieve onderzoeksmidde-
len. In het kwalitatieve onderzoek maakt men veel

gebruik van observaties, zelfrapportages, gesprekken
met de familieleden, huisbezoeken en klinische interviews. Deze vorm van onderzoek verschaft inzicht in
de wijze waarop de persoon in alledaagse omstandigheden functioneert.

Het kwantitatieve onderzoek richt zich op het
hanteren van diverse onderzoeksinstrumenten, zoals
gestandaardiseerde persoonlijkheidsvragenlijsten,
screeningsmethoden en gedragsvragenlijsten, die
meestal in een klinische setting of in ambulante
praktijken worden afgenomen (Rosenthal e.a. 1999).
Beide onderzoeksvormen hebben uiteraard voor- en
nadelen (zie paragraaf 14.7).

Om een diagnose te stellen heeft men zich in
Europa, in de recentere publicaties, in eerste instantie gericht op de gevolgen van het letsel na de eerste
drie tot zes maanden. Men baseerde zich hierbij voornamelijk op de informatie van familieleden en kennissen (Oddy e.a. 1978; Brooks en McKinlay 1983,
Oddy e.a. 1985, 1991). In de Verenigde Staten trachtte
men via gedragsvragenlijsten een betrouwbaarder
inzicht te krijgen in het bestaan van de persoonsver-
anderingen en de gevolgen voor het gedrag.

Deze onderzoeken naar posttraumatische gevolgen hebben echter niet een betrouwbaar en valide
beeld opgeleverd voor de uitspraken die een langere
en nauwkeurigere geldigheidsduur dienen te hebben.
Men merkte dat patiënten na ontslag uit het ziekenhuis en revalidatie, toen zij terugkeerden naar de
thuis-, werk- en recreatieve situatie, onder andere
vreemde gedragingen, gebrekkige emotionele betrokkenheid, ontremdheid en irritatief gedrag bleven vertonen. In veel gevallen leidde dat tot belastende situaties die stressreacties veroorzaakten bij de patiënten,
collega's en familieleden (Prigatano 1987).

Longitudinaal onderzoek, al dan niet in relatie tot
het premorbide functioneren, heeft aangetoond dat
dit inderdaad het geval is (Thomsen 1984; Kreutzer
e.a.1991; Rosenthal e.a. 1999).

Witol e.a. (1999) vinden dat diagnostisch onderzoek nog te weinig een duidelijke relatie legt tussen
neuropsychologisch functioneren, premorbide werk-,
denk- en handelingsniveau en het bestaan van persoonlijkheidsveranderingen. De diagnostiek van de
persoonlijkheidsveranderingen bij veel van deze studies is gekoppeld aan het bepalen van emotionele,
motivationele en gedragsstoornissen of -veranderin-
gen en het ontwikkelen van depressies (Ownsworth
en Oei 1998). Hiervoor hanteert men meestal onderzoeksinstrumenten die niet specifiek op deze doel-

groep gericht zijn en dus met de nodige voorzichtigheid moeten worden geïnterpreteerd. In wetenschappelijk opzicht betekent dit dat men in de toekomst meer aandacht moet besteden aan het ontwikkelen van instrumenten voor deze doelgroep, waardoor uitspraken betrouwbaarder worden.

14.6 PREDICTIEMODEL

In de diagnostiek van persoonlijkheidsveranderingen is het uitermate belangrijk, alvorens men tot conclusies en behandelingsaanzetten overgaat, inzicht te hebben in welke factoren een rol spelen in het ontstaan. In de literatuur wordt dan ook melding gemaakt van een interactie tussen premorbide, letselafhankelijke en persoonsgebonden factoren. Men spreekt dan over een ecologisch predictiemodel (Lezak 1995; Winslade 1998; Rosenthal e.a. 1999).

Het model toont de onderlinge interactie tussen de verschillende factoren, waarbij het direct duidelijk is dat een persoonlijkheidsverandering bestaat uit het conglomeraat van de vermelde factoren en niet simpelweg een optelsom is van letselafhankelijke factoren. Er is duidelijk sprake van een reversibele werking. Het schema geeft eveneens aan dat de rol van de partner en het dagelijkse functioneren in de thuissituatie met de gezinsleden mede van belang zijn (figuur 14-1).

Voor een verdere inhoudelijke beschrijving en verklaring wordt verwezen naar Lezak (1995), Vandermeulen e.a. (1997) en Rosenthal e.a. (1999). Het model is het uitgangspunt voor de keuze van onderzoeksinstrumenten.

Als men zicht heeft op de factoren die een rol spelen en op de wijze waarop ze met elkaar in interactie staan, dan kan dat voordelen opleveren met betrekking tot de volgende factoren.

■ De keuze van de onderzoeksinstrumenten. De kans dat men verkeerde onderzoeksinstrumenten kiest, kan hierdoor kleiner worden, hetgeen bevorderlijk is voor de validiteit.
■ De beeldvorming rond de persoon. Deze kan helderder en nauwkeuriger plaatsvinden. Door de 'fijnafstemming' van de onderzoeksinstrumen-

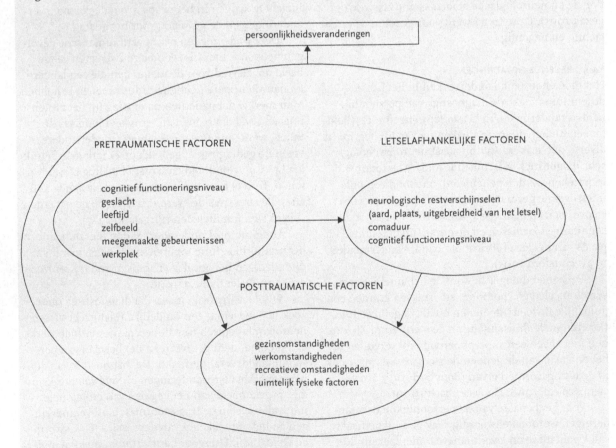

Figuur 14-1   Predictiemodel persoonlijkheidsveranderingen.

ten kan de differentiaaldiagnose beter worden gesteld. Hierdoor krijgt de wisselwerking tussen kwalitatief en kwantitatief onderzoek meer betekenis in de zin van een procesanalyse. Lezak (1995) zegt hierover: 'Thus the individualized hypothesis testing assessment approach offered here is the best represented by the middles of the qualitative-quantitative continuum, for it seeks to draw and integrate the techniques and theoretical contributions from each side.' (p. 4)

- De opvatting dat het biologische substraat niet alleen als hoofdoorzaak kan worden beschouwd, maar dat er een wisselwerking plaatsvindt in relatie tot de niet-organische factoren. Dat betekent dat de verrichte diagnostiek veelal vanuit een psychodynamische invalshoek dient te gebeuren.

14.7 ONDERZOEKSMETHODEN

In het onderzoek naar persoonlijkheidsveranderingen wordt doorgaans informatie verzameld door middel van verschillende assessment-vormen. Meestal hanteert men de volgende onderdelen: dossieranalyse, interview en observatie, screeningsonderzoek en vragenlijsten. In de volgende paragrafen worden deze methoden nader uitgewerkt. Een goed onderzoek vormt immers de basis voor het ontwikkelen van een individueel handelingsplan dat bestaat uit aanbevelingen voor het dagelijkse handelen.

14.7.1 Observatie en interview

Iemand die een hersenletsel heeft opgelopen, zal – als hij hiertoe in staat is en afhankelijk van de restverschijnselen – merken dat hij in een aantal opzichten minder goed kan functioneren. Uit het onderzoek naar de subjectieve beleving blijkt dat de klachten verschillend van aard en van langere duur kunnen zijn. Uit deze onderzoeken blijkt dat de meest frequente klachten betrekking hebben op: geheugenproblemen, snel vermoeid zijn, verminderde alertheid, traagheid in denken, snel prikkelbaar zijn, duizeligheid, concentratieproblemen, gebrekkig initiatief, onvermogen om meerdere dingen tegelijk te doen, gevoelig zijn voor drukte en hoofdpijn. Vergeetachtigheid wordt als belangrijkste klacht vermeld. Naast de patiënt is het ook de omgeving die klaagt over veranderingen bij de partner, zoals familieleden en behandelaars die de patiënt in de thuissituatie meemaken. Ook zij melden vergeetachtigheid en emotionele problemen van de patiënt (Sohlberg en Mateer 2001).

In de dagelijkse praktijk worden de patiënten vooral gezien in een gestructureerde omgeving. Men ziet ze in een omgeving waarin ze zich vaak zo goed mogelijk gedragen. Goede aanvullende informatie verkrijgt men vooral in informele situaties. Dit levert vaak een realistische bijdrage aan de informatie over de verschillende omstandigheden waarin de patiënt functioneert.

Informatie is echter het meest waardevol als deze op verschillende tijdstippen, in uiteenlopende situaties en door diverse mensen wordt gegeven. Therapeutische sessies en interviews in de thuissituaties zijn geschikt voor het observeren, maar het nut ervan is beperkt vanwege tijdsafbakening en organisatorische problemen, bijvoorbeeld om dagelijkse afstanden voor bezoeken te overbruggen. Ook de observatie heeft tekortkomingen, omdat de verzamelde informatie niet altijd betrouwbaar en valide is en niet nauwkeurig genoeg kan worden vastgelegd. Men houdt er onvoldoende rekening mee dat de gedragingen op langere termijn kunnen veranderen. Observaties alleen geven onvoldoende informatie over de oorzaak, duur en intensiteit van de gedragsverschijnselen. Een systematische gedragsanalyse is dan ook belangrijk (Jacobs 1993; Judd 1999). Gedragsobservaties blijven echter wel waardevol ter ondersteuning. Tabel 14-1 geeft een overzicht van gedragsaspecten waarbij de observatie een rol speelt.

Het klinisch interview bij de patiënt is een instrument dat zowel op structurele als op gestandaardiseerde wijze kan worden afgenomen. Er zijn diverse vormen in omloop, waarbij de meeste instrumenten in een vertaalde of aangepaste vorm worden gehanteerd (Berger 1998). Sommers-Flanagan en Sommers-Flanagan (1999) geven een goed overzicht van de verschillende instrumenten.

Het interview is natuurlijk een unieke manier om inzicht te krijgen in het algehele functioneren van de patiënt (onder andere wensen en behoeften, symptomen, stressverhogende factoren, sociaal functioneren en emotionele en gedragsproblemen). Bij interviews bij mensen met hersenletsel stuit men echter op een aantal problemen.

- De gegevens uit het interview kunnen duidelijk verschillen van de informatie verkregen van familieleden, vrienden en/of kennissen (heteroanamnese) over het emotioneel en persoonlijk functioneren. Een dergelijke anamnese is meestal niet gestandaardiseerd en is dan ook afhankelijk van de ervaring en kennis van de onderzoeker die de vragen stelt.

- Cognitieve stoornissen kunnen een negatieve interactiefactor zijn bij het afnemen van te lange vragenlijsten.
- De gestandaardiseerde vraagstelling sluit niet aan bij het werk- en denkniveau van de patiënt na het letsel.

Casus 1

Peter, 36 jaar, is na een ziekenhuisopname vanwege hersenletsel door een verkeersongeluk naar zijn oude werkplek teruggekeerd. Zijn werkgever stelt dat hij aanpassingsproblemen vertoont. Op allerlei werkgerelateerde opdrachten, waarbij men al voor aangepast werk heeft gezorgd, reageert hij zeer negatief. Na doorverwijzing van de huisarts vanwege vreemd en onaangepast gedrag blijkt uit het intelligentieonderzoek dat hij een gemiddeld IQ heeft van 83. Voor het ongeluk functioneerde hij volgens zijn werkgever zonder problemen en kon men ook op de gemaakte afspraken vertrouwen. Nu is dat niet meer het geval. Tijdens het afnemen van het klinisch interview is het dan ook niet mogelijk de vragen te stellen conform de vragenlijst. Een vraag over depressie vergt de volgende aanpassing: 'Voel je je verdrietig gedurende een groot deel van de dag? Vind je dingen leuk zoals ze nu voor jou verlopen?' in plaats van 'Voel je je depressief?'

Casus 2 (direct gevolg)

Een 48-jarige jurist is ten gevolge van een bifrontaal letsel langdurig opgenomen geweest in een streekziekenhuis. Hij heeft grote moeite zijn gedrag te controleren. Na het ontslag uit het ziekenhuis en het terugkeren in het arbeidsproces blijkt dat hij andere mensen alles vertelt wat maar in hem opkomt, ook privé-zaken. Hij houdt volstrekt geen rekening met de situatie en de context waarin iets wel of niet kan worden gezegd. Daarbij heeft hij de neiging bij cliënten in vijf minuten zijn hele levensverhaal in details te vertellen. De jurist is zich wel bewust van zijn aandoening, maar niet van de aangeleerde reflexachtige gedragsverandering waarbij hij zaken te pas en te onpas verwoordt, hetgeen op de werkplek niet passend is.

- Een interview kan lang duren. Een patiënt met aandachtsstoornissen kan dan, bij een gesprek van meer dan een uur, onjuiste antwoorden geven, hetgeen de nauwkeurigheid van het gesprek beïnvloedt.
- Om gelijke tred te houden met de voortdurende ontwikkeling in de diagnostische nomenclatuur, worden ook de verschillende vormen van interviews herzien, hetgeen tot een snelle veroudering leidt en ten koste gaat van de betrouwbaarheid en de validiteit (Prigatano 1987; Gauggel en Kerkhoff 1997; Berger 1998; Rosenthal e.a. 1999).

Bij het bepalen van persoonlijkheidsveranderingen zijn dus zowel het interview als de observaties waardevol. Beide vormen van onderzoek afzonderlijk leiden niet tot de diagnose. Het stellen van de diagnose is alleen mogelijk in het kader van een differentiaaldiagnostisch onderzoek. In tabel 14-2 wordt beknopt aangegeven welke onderdelen in het interview van belang kunnen zijn.

14.7.2 Vragenlijsten: inleiding

Het gebruik van vragenlijsten kan in belangrijke mate bijdragen tot de beeldvorming over de patiënt. Zij zijn nuttig bij het ontdekken, identificeren en begrijpen van problemen. De voordelen van kwantitatieve meetinstrumenten zijn:

- dat een vergelijking met andere groepen van patiënten tot de mogelijkheden kan behoren;

- Beschikt de persoon over voldoende ziekte-inzicht? In de vakliteratuur wordt dit fenomeen wel omschreven als 'awareness of deficits' of 'Erkennen des Problemverhaltens' (McGlynn en Schacter 1989; Gauggel en Kerkhoff 1997). Zo kan iemand die zich bewust is van zijn aandoening de neiging hebben die te bagatelliseren. Het is ook mogelijk dat de patiënt zich niet bewust is van zijn aandoening en niet direct de negatieve gevolgen ervan merkt. Deze reacties kunnen zowel aan directe als aan indirecte factoren gekoppeld zijn. Indien ze aan directe factoren gerelateerd zijn, worden ze veroorzaakt door het letsel zelf, bijvoorbeeld afasie. Bij indirecte gevolgen ligt de nadruk op psychodynamische factoren, bijvoorbeeld: vroeger kon men dingen die men nu niet meer kan en men heeft veel moeite dit te accepteren.

Tabel 14-1   Gedragsaspecten waarbij observatie een rol speelt

Gedragsobservatiepunten beoordeeld vanuit gedragsneuropsychologisch onderzoek	
Verschijningsvorm	fysieke conditie
	hygiëne en uiterlijke verzorging
Testattitude	coöperatief
	veelvuldig identieke fouten maken
	persistent
	pervasief
	inzicht in doel-middel- en oorzaak-gevolgrelaties
	reacties op probleemoplossen
	geen inzicht in het maken van fouten
Sociaal-communicatieve vaardigheden	oogcontact
	aanwezig- of afwezigheid van spontane spraak
	luistervaardigheden
	spreektoon (denk aan prosodievormen)
	onaangepast gedrag vertonen (agressief of seksueel)
	niet-coöperatief of vijandig
Spontaniteit	impulsief
	frequentie en intensiteit van de respons
	motorische onrust en/of vermoeden van
	psychomotorische coördinatie
Denken	mentale desorganisatie
	hallucinaties en waanideeën
	geeft verkeerde antwoorden op vragen
	kan aandacht vasthouden op onderwerp
Gevoelens	lage frustratietolerantie
	angstig teruggetrokken gedrag
	affectlabiliteit
	voortdurende neiging tot huilen of euforie

(Vrij naar Witol e.a. 1999)

- dat mensen zich op basis van het invullen van deze lijsten meer op hun gemak voelen en dus gemakkelijker antwoorden geven dan in een klinisch interview ('face to face');
- dat kwantitatieve informatie inzicht verschaft in persoonlijkheidseigenschappen die in een interview niet aan de orde komen.

In de dagelijkse praktijk gebruiken de gedragswetenschappers diverse instrumenten, waarbij de keuze van deze instrumenten sterk afhankelijk is van de individuele behoeften, theoretische achtergrond van de onderzoeker, beschikbare tijd en algeheel cognitief functioneringsniveau van de patiënt.

In de volgende paragraaf wordt aandacht besteed aan een aantal instrumenten die in de dagelijkse praktijk vaak worden gehanteerd. Men kan hiertoe een onderscheid maken in persoonlijkheidsvragenlijsten en klachtenlijsten al dan niet ontwikkeld voor mensen met een hersenletsel. Het is hierbij niet de bedoeling alle lijsten inhoudelijk te bespreken. Hiertoe wordt verwezen naar de vakliteratuur (De Zeeuw 1996).

14.7.3 Stemmings- en persoonlijkheidsvragenlijsten
Beck-Depression Inventory
Een van de meest geconstateerde klachten na hersenletsel is depressie (Ownsworth en Oei 1998). Het is dan ook niet onlogisch dat de Beck-Depression Inventory (BDI) (Beck 1987) ook voor deze doelgroep

Tabel 14-2 Aanvullende vragen bij klinisch interview

1	Welke problemen ervaart de patiënt op dit moment? Heeft hij een beeld van zichzelf? Bestonden deze reeds voor het trauma? Als dat het geval is, in welk opzicht verschillen ze dan van de huidige problemen?
2	In hoeverre hebben deze problemen een invloed op het beroep, sociale en dagelijkse functioneren? Op welke sociale manier functioneerde de patiënt voor het trauma?
3	Welke stressoren speelden voor en na het letsel een rol van belang? Heeft de patiënt eigenlijk wel een idee van hetgeen dagelijks gebeurt (realiteitszin)? Is een 'reality testing' aanwezig?
4	Als de patiënt beschikt over coping-mechanismen, welke hanteert hij dan in het dagelijks leven? Is de partner of familie zich hiervan bewust?
5	Kan de patiënt eenvoudige en moeilijkere situaties in het dagelijks leven hanteren? Is hij wel voldoende coöperatief?
6	Op welke manier reageren de gezinsleden en vrienden op gedragsexcessen van de patiënt? Kan men dit gedrag accepteren (boosheid, ontkenning)?
7	Heeft de patiënt een oordeel over de toekomst (toekomstplannen)?

wordt gebruikt. Dit instrument dat gedragsmanifestaties van depressie meet, bestaat uit 21 groepen van vier items. Het instrument kent een korte scoringsduur (5-15 minuten) en omvat uitspraken over onder andere wanhoop, schuld, hedonisme, persoonlijke gezondheid, verminderde initiatiefname, suïcidale gedachten en slaapstoornissen Het instrument is oorspronkelijk ontwikkeld voor de psychiatrische populatie.

Er zijn weinig studies bekend waarin de BDI werd gebruikt in relatie tot hersenletsel (Christensen e.a. 1994, Ownsworth en Oei 1998).Uit de studies en praktische ervaring blijkt dat een groot gedeelte van de items zich richt op somatische klachten en het alledaagse functioneren (initiatiefloosheid, vermoeidheid, hoofdpijn). Het feit dat er een overlap bestaat tussen de gevolgen van het letsel en de BDI, beïnvloedt uiteraard het gebruik van deze schaal. Het hanteren van de cognitieve-affectieve subschaal als uitgangspunt voor depressie bij patiënten met somatische aandoeningen is minder waardevol, omdat hersenletsel zowel cognitief-affectieve stoornissen als lichamelijke en performale veranderingen tot gevolg heeft. Niettemin kan het een waardevol instrument vormen ter ondersteuning, mits men er

rekening mee houdt dat organisch disfunctioneren van invloed is op het bepalen van het symptomencomplex (Christensen 1994, Ponsford 1995).

Hamilton Rating Scale for Depression

De Hamilton Rating Scale for Depression (HRS, HRSD, HAM-D of Hamilton-interview) heeft de laatste jaren een belangrijke plaats ingenomen in de klinische praktijk en in onderzoek. De schaal bestaat uit 17 items en onderzoekt somatische, cognitieve en emotionele klachten die wijzen in de richting van een depressie. Er is veel onderzoek verricht naar de betrouwbaarheid en validiteit (Albertsnagel e.a. 1999). In onderzoeken bij patiënten met hersenletsel is er weinig gebruikgemaakt van deze lijst (Psychlit-database; Medline-database). Uit een onderzoek van Leach e.a. bij 39 patiënten met een hersenletsel (1994) bleek echter dat driekwart van de patiënten depressief was. De auteurs stellen dat het instrument wel nuttig kan zijn in relatie tot een klinisch interview en hanteerbaar is voor mensen met beperkte lees- en schrijfvaardigheden. Als onafhankelijk instrument is het minder geschikt.

Minnesota Multiphasic Personality Inventory

De Minnesota Multiphasic Personalty Inventory (MMPI; MMPI-2, Butcher e.a. 1989) is een zeer populair onderzoeksinstrument dat wereldwijd veel wordt gebruikt, zowel bij mensen zonder als met hersenletsel. Het diagnostische nut van dit instrument is ruimschoots aangetoond. Het bestaat uit 566 (MMPI) of uit 567 items (MMPI-2) en het bevat klinische schalen en inhoudsschalen. Er is zelfs een versie beschikbaar voor mensen die niet kunnen lezen of die slechtziend zijn.

In relatie tot hersenletsel is wel regelmatig onderzoek verricht naar het gebruik van dit instrument. Voor een uitgebreid overzicht wordt verwezen naar Van Balen (1997). De MMPI kan weliswaar goed inzicht geven in het persoonlijkheidsfunctioneren, maar de interpretatie dient met de nodige voorzichtigheid te gebeuren. Als men de MMPI-2 wenst af te nemen, dan dient met de volgende factoren rekening te worden gehouden.

- Wanneer kan het instrument worden afgenomen? Het lijkt niet zinvol het instrument tijdens het primaire neurologische herstel af te nemen, wel in een later stadium van het revalidatieproces (Van Balen 1997).
- De MMPI-2 kan niet worden gebruikt bij patiënten met ernstige cognitieve stoornissen (geheu-

gen, aandacht, apathie en dergelijke). Als een patiënt de inhoud niet begrijpt, dan leidt dit automatisch tot invalide interpretaties. Men moet er rekening mee houden dat de lengte van de vragenlijst en de tijdsduur benodigd voor het invullen van invloed zijn op de waardering door de patiënt. Kan hij wel lang genoeg de aandacht opbrengen voor het invullen? Een bijkomend gegeven is het complexe woordgebruik. Bij een slecht leesbegrip wordt invulling moeilijk. Als alternatief kan men dan een verkorte vorm afnemen, zoals de Nederlandse Verkorte MMPI (NVM, Luteijn en Kingma 1979). Deze vragenlijst omvat 83 items, die met 'juist', '?' of 'onjuist' worden beantwoord. De lijst omvat vijf schalen: negativisme (onder andere gevoelens van ontevredenheid), somatisering (lichamelijke klachten), verlegenheid (onder andere contactproblemen), psychopathologie (wanen en dergelijke) en extraversie (gericht op onder andere sociale contacten). Empirische studies in relatie tot NAH zijn niet bekend. Uit praktische ervaring blijkt dat ook hierbij een voldoende cognitief psychosociaal inzicht gewenst is, anders ontstaan dezelfde problemen als bij de MMPI. Wat betreft de aandachtsspanne is het wel een alternatief, omdat men minder tijd nodig heeft voor het invullen. Bij de interpretaties dient men duidelijk rekening te houden met gegevens verzameld vanuit observaties en andere relevante onderzoeksinstrumenten.

- Patiënten hebben niet altijd voldoende ziekte-inzicht ('awareness of deficits'). Als dit het geval is, is de kans groot dat het aantal fout-positieve antwoorden toeneemt, wat kan leiden tot verkeerde interpretaties.
- Een ander onderzoeksgegeven is dat er een overlap kan bestaan tussen de gegevens van psychiatrische patiënten en de patiënten met hersenletsel. Somatische factoren die men vaak bij een hersenletsel constateert, zoals hoofdpijn, duizeligheid, vermoeidheid en dergelijke, leiden vaak tot een verhoging van de subschalen 1 en 3. Indien men dan de conclusie trekt dat er somatische of conversieachtige stoornissen zijn, is de interpretatie duidelijk verkeerd (Leach 1994; Cripe 1997; Rosenthal e.a. 1999).
- Van Balen (1997) verrichtte een onderzoek naar het afnemen van persoonlijkheidsvragenlijsten bij patiënten met hersenletsel. Hieruit bleek dat

het toepassen van de MMPI-2 bij personen met hersenletsel discutabel is. Het afnemen van de lijst zonder correcties kan ertoe leiden dat te hoge scores op het gebied van psychopathologie en persoonlijkheidsveranderingen worden behaald. In een onderzoek bij 137 personen (67 mannen en 68 vrouwen, waarbij een onderverdeling werd gemaakt in patiënten met een beroerte, whiplash en traumatisch hersenletsel) werd via een gestandaardiseerde procedure onderscheid gemaakt in niet-neurologisch relevante (NNRI's) en neurologisch relevante items (NRI's). Van Balen concludeert dat de volgende subschalen die geen NRI's bevatten, *in het algemeen* geldend zijn voor hersenletsel: Hy1, Hy2, Hy5, Pd 1-4, Pa 1, Pa3, Sc1, Ma3, Ma4, Si1 en Si2. Hij stelt bovendien dat de hoge scores op de schalen 1, 2, 3, 4, 6, 7, 8 en ANX, DEP, HEA en WRK niet uitsluitend gerelateerd kunnen worden aan *de directe gevolgen* van het hersenletsel. Voor een uitvoeriger beschouwing wordt verwezen naar Van Balen (1997).

NEO Persoonlijkheidsvragenlijst

De NEO Persoonlijkheidsvragenlijst (NEO-PI-R) (Costa en McCrae 1992; Hoekstra c.a., Nederlandstalige versie, 1996) is eveneens een instrument dat wordt gebruikt bij het onderzoek naar persoonlijkheidsveranderingen. De NEO-PI-R geeft vijf domeinscores voor de 'Big Five' persoonlijkheidsdomeinen en 30 factorscores voor net zoveel eigenschappen binnen de domeinen. De lijst omvat 240 vragen. In relatie tot het aangeboren hersenletsel zijn er echter nagenoeg geen studies over beschikbaar (Medline-database 1999; Psychlit-database 1999). Uit een onderzoek van Lannoo en Vingerhoets (1997) naar persoonlijkheidsveranderingen bij 68 patiënten met een traumatisch hersenletsel, vijf maanden na het letsel, bleek dat zowel bij de controlegroep (de familieleden) als bij de patiënten een overeenkomstig scorepatroon aanwezig was dat zich kenmerkte door significante scores op de volgende domeinen: neuroticisme, extraversie en consciëntieus gedrag. Op de andere schalen vond men geen significante veranderingen in relatie tot de persoonlijkheid. In de praktijk komt het overigens voor dat de MMPI-2 en de NEO-PI-R tegelijkertijd worden afgenomen. Gezien de tijdsduur die nodig is om beide instrumenten te laten invullen, is dit echter niet aan te bevelen, zeker als we uitgaan van aandachtsproblemen. Het voordeel van de NEO-PI-R is wel dat het aantal vragen beduidend kleiner is vergeleken met de MMPI-2. Voor patiënten met aandachtsproblemen en gebrekkiger motivatie zou het als alternatief kunnen dienen.

Kurtz e.a. (1998) onderzochten 21 patiënten met NAH (leeftijd 16-60 jaar, auto- en motorongelukken) en een controlegroep van 25 personen met de NEO-PI-R zes maanden na het letsel. Uit de resultaten bleek dat er verschillen waren in de beoordelingen van de patiënten en de controlegroep. Zonder vragenlijsten te hanteren vond de controlegroep dat de patiënten stemmingswisselingen vertoonden, gevoeliger waren voor negatieve opmerkingen en sneller geïrriteerd raakten. Indien men de resultaten van de NEO-PI-R erbij betrok, dan bleek dat de patiënten minder enthousiast waren, minder vriendelijk en uitbundig dan voor het ongeluk. Er was echter weinig of geen significant verschil tussen de score van de controlegroep en de patiënten gemeten over alle onderdelen van de NEO-PI-R en gerelateerd aan het premorbide niveau. Hoewel men kan stellen dat bij dit onderzoek alleen gesprekken en een vragenlijst werden gebruikt, lijken de resultaten erop te wijzen dat bij mensen met NAH niet direct persoonlijkheidsveranderingen hoeven plaats te vinden.

Nederlandse persoonlijkheidsvragenlijst

Een ander instrument dat wordt gebruikt, is de Nederlandse persoonlijkheidsvragenlijst (NPV) (Luteijn e.a. 1985). Deze lijst bestaat uit 133 vragen, onderverdeeld in zeven dimensies (inadequatie, sociaal inadequaat gedrag, rigiditeit, verongelijktheid, zelfgenoegzaamheid, dominantie en zelfwaardering). De opnametijd bedraagt ongeveer 30 minuten. Tot op heden is er, voorzover bekend, geen Nederlandstalig onderzoek verricht in relatie tot verworven hersenletsel (Psychlit-database 1999; Medline-database 1999). Toch blijkt in de dagelijkse praktijk dat dit instrument ook bij deze doelgroep wordt gebruikt. Bij de interpretaties van de scores moet er rekening mee worden gehouden dat zowel de cognitieve, sociaal-emotionele aspecten als de ernst en de uitgebreidheid van het letsel een duidelijke invloed kunnen hebben op het profiel. Bovendien blijkt uit de praktijk dat de MMPI-2 in een breder persoonlijkheidsprofiel voorziet dan de NPV.

Nederlandse Verkorte MMPI

De Nederlandse verkorte versie van de MMPI, de NVM (Luteijn en Kingma 1979), bestaat uit 83 items en

Casus 3

Mevrouw Karelson, 48 jaar, heeft ten gevolge van een verkeersongeval (orbitofrontaal syndroom) veel problemen in de omgang met mensen. Dit uit zich vooral op haar werkplek, waar ze regelmatig in conflict komt met haar baas. Ze is altijd een slagvaardige secretaresse geweest, waarbij ze zeer consciëntieus te werk ging. Er hebben zich dan ook nooit problemen voorgedaan. Na een herstelperiode van een jaar keert ze vol goede moed terug op haar werkplek. Haar baas omschrijft haar als impulsief en weinig tolerant naar collega's.

Het onderzoek met onder andere de NPV levert het volgende beeld op:
- hoge scores op de IN-schaal;
- lage scores op de SI-schaal;
- hoge scores op de RG-schaal;
- hoge scores op de VE-schaal;
- hoge scores op de ZE-schaal;
- lage scores op de DO-schaal;
- lage scores op de ZW-schaal.

Vanuit deze gegevens zou men kunnen stellen dat mevrouw Karelson zich gespannen en depressief voelt, zich incompetent voelt ten opzichte van anderen, star en rigide is, wantrouwend van aard is, zeer tevreden is over zichzelf, veel zelfvertrouwen heeft en zich actief en coöperatief opstelt naar andere collega's, en pessimistisch van aard is en gebrek aan vitaliteit toont.

Uitgaande van de kenmerken van het orbitofrontale syndroom en verder differentiaaldiagnostisch onderzoek blijkt de uitslag niet overeenkomstig te zijn met haar dagelijks functioneren dat zich onder andere kenmerkt door echopraxie, inertie van stereotypieën, sterk omgevingsafhankelijk gedrag, aandachtsstoornissen en problemen met de 'self-awareness'.

richt zich op: negativisme, somatisering, verlegenheid, psychopathologie en extraversie. Het is een instrument dat gemakkelijk hanteerbaar is en voordelen biedt voor patiënten met een korte aandachtsspanne. Voor de interpretatie van persoonlijkheidsstoornissen is het ongeschikt. Dit komt door de beperktheid van de gemeten persoonlijkheidsdimensies die vanuit psychopathologisch oogpunt informatie moeten verschaffen. De gestelde vragen zijn in dat opzicht weinig valide. Als ondersteunend instrument levert het wel aanvullende informatie op voor depressief en terugtrekkingsgedrag. Wetenschappelijk onderzoek met de NVM in Nederland bij patiënten met NAH is niet bekend.

Neurobehavioral Functioning Inventory

De Neurobehavioral Functioning Inventory (NFI, Kreutzer e.a. 1997) is een instrument dat eveneens in de dagelijkse praktijk wordt gehanteerd. De lijst omvat 83 items onderverdeeld in zes schalen: depressie, somatisatie, geheugen/aandacht, communicatie, agressie en motorische coördinatie. Uit validiteitsonderzoek van Kreutzer e.a. (1996) bleek dat er een criteriumvaliditeit met de MMPI-2 was voor de schalen 1, 2, 3, 7 en 8. Het instrument heeft een aantal voordelen, omdat het specifiek ontwikkeld is voor de doelgroep. Het kan zowel door de patiënten als door familieleden worden ingevuld. Het voordeel hiervan is dat de gegevens van beide groepen met elkaar kunnen worden vergeleken. Dat het instrument actueel is, blijkt wel uit de vertalingen in het Spaans, Duits en Frans. Het nadeel is dat het niet genormeerd is voor het Nederlandstalige gebied, dat vergelijkende onderzoeken met personen zonder hersenletsel ontbreken (betrouwbaarheid) en dat het niet valide is voor self-awareness (Kreutzer e.a. 1996).

In tabel 14-3 worden de belangrijkste gegevens van de verschillende vragenlijsten samengevat.

14.8　VALKUILEN

In het voorafgaande is gesteld dat het stellen van de diagnose persoonlijkheidsverandering geen eenvoudige zaak is. De deskundige/onderzoeker zal zich ervan bewust moeten zijn dat het invullen van lijsten, het afnemen van interviews, het verrichten van observaties en het gebruiken van stemmings- en persoonlijkheidsvragenlijsten niet een monodisciplinaire zaak dient te zijn. Een diagnose die wordt gesteld door een enkelvoudige beoordelaar met als leidraad de DSM-IV-TR en de ICD-10 is notoir onbetrouwbaar en is in de praktijk vaak gebaseerd op idiografische theorieën en al dan niet gekoppeld aan egosyntone en -dystone benaderingen.

Uitgaande van de validiteit en betrouwbaarheid

zijn een dossieranalyse, een uitgebreide anamnese en inzicht in het premorbide functioneren (eventueel aangevuld met heterodiagnostiek) belangrijk. Uiteraard spelen de aard, de ernst en de uitgebreidheid van de laesie, het cognitieve en het gedragsmatige functioneren, de leeftijd en de gezinssituatie een fundamentele rol. Een ander belangrijk feit is dat men bij de 'intake' ervoor dient te waken dat de diagnose virtueel niet reeds gesteld is. Men dient erop te letten dat de onderzoekshypothese niet gekleurd wordt door de reeds waargenomen persoonlijkheidskenmerken (bijvoorbeeld door het toedoen van de toestand van de patiënt). Het maakt een duidelijk verschil of de diagnose één of zes maanden na het onderzoek gesteld wordt. Tijdens de acute fase (de fase direct na het letsel) staat het lichamelijk herstel voorop en in de postacute fase (het leren omgaan met de restverschijnselen treedt de persoonlijkheid duidelijker op de voorgrond, hetgeen tot een andere beeldvorming leidt (Mazaux en Richer 1998).

In sommige situaties kan de neiging ontstaan het beeld van de eigenschappen van de patiënt (bijvoorbeeld terughoudendheid, introversie, apathie en dergelijke) te beoordelen in de richting van een algemene indruk, in plaats van ervan uit te gaan dat oordelen los van elkaar kunnen staan. De persoonlijkheid is een construct dat niet direct meetbaar is. De karakteristieken zijn door middel van persoonlijkheidsvragenlijsten wel te bepalen. Bij die verandering ligt de nadruk op duurzame veranderingen/gedragingen en innerlijke veranderingen/gevoelens die voortvloeien uit het letsel. Het hanteren van de DSM-IV-TR of ICD-10 alleen is onvoldoende voor een plaatsbepaling, omdat men dan een fenomeen beschrijft en zich niet realiseert dat verschillende letsels gepaard kunnen gaan met diverse gedragsmanifestaties die primair eerder iets zeggen van een 'state' dan van een 'trait'. Naarmate het gedrag consistenter wordt of is, spreekt men van een trait (Van der Mast en Slaets 1999) Diagnostiek van de persoonlijkheidsveranderingen dient dus gekoppeld te worden aan de plaats van het letsel. Een eenduidige lokalisatie koppelen aan vaststaande gedragingen is misleidend, vanwege het feit dat de diversiteit van de letselproblematieken niet automatisch ook lineaire stoornissen hoeft op te leveren (Mitrushina e.a. 1999).

14.9　CONCLUSIE

Een nauwkeurige beschrijving en diagnose van de persoonlijkheidsveranderingen is uitermate belangrijk voor het aanbieden van individuele behandelingsplan-

Tabel 14-3 Overzicht vragenlijsten bij verworven hersenletsel

Instrument	Beknopte inhoud	Tijd	Afname	Informatieve waarde
NPV	7 dimensies Inadequatie, Verongelijktheid, Zelf-genoegzaamheid, Sociale inadequatie, Rigiditeit, Dominantie, Zelfwaardering	30-45 min.	patiënt	1 Weinig onderzoek beschikbaar hoog cognitief inschattingsvermogen. 2 Zelfwaardering kan hoog scoren op basis van 'Awareness of deficits'. 3 Zwakke volgehouden aandacht kan validiteit en betrouwbaarheid beïnvloeden.
NVM	5 dimensies Negativisme, Somatisering, Verlegenheid, Psychopathologie, Extraversie	15-20 min.	patiënt	1 Geen onderzoek beschikbaar. Geschikt voor personen met korte aandachtsspanne. 2 Hoge scores psychopathologie geven geen indicatie voor persoonlijkheidsveranderingen. 3 Hoge score negativisme is wel indicatief voor depressief gedrag. 4 Lage score extraversie wijst op terugtrekkingsgedrag.
NFI	83 items onderverdeeld in 6 schalen Cognitief niveau, Emotioneel niveau, Somatisch niveau	15-30 min.	patiënt/familie	1 Specifiek voor de doelgroep ontwikkeld (NAH). 2 Er is een criteriumvaliditeit met de MMPI-2 voor de schalen 1, 2, 3, 7 en 8. 3 Niet genormeerd voor de Nederlandstalige samenleving.
BDI	21 groepen van 4 items Omvat uitspraken over o.a. wanhoop, schuld, hedonisme, gezondheid, initiatiefname, slaapstoornissen en suïcidale gedachten	5-15 min.	patiënt	1 De lijst vereist een goed leesniveau. 2 Ze legt sterk de nadruk op fysieke symptomen van de aandoening. 3 De fysieke symptomen kunnen te zeer benadrukt worden vanuit de depressie.
Hamilton DV	Depressieve symptomen Cognitief Affectief Vegetatief	15-30 min.	onderzoeker	1 Kort screeningsonderzoek dat vooral waardevol is in de context van een klinisch interview. 2 Voorzichtigheid is geboden bij interpretatie.
MMPI/MMPI-2	Psychopathologie Psychosociale vaardigheden Emotionele problemen	75-150 min.	patiënt	1 Niet te gebruiken bij cognitieve stoornissen (geheugen, aandacht, apathie). 2 Er bestaat een overlap tussen hersenletsel en psychiatrische stoornissen bij de scoring en interpretatie. 3 Er is sprake van NRI's en Nnri's.
NEO-PI-R	Domeinscores voor 'Big Five' Persoonlijkheidsdomeinen	45 min.	patiënt	1 Zonder correcties (nog te ontwikkelen): hoge scores op neuroticisme, extraversie en consciëntieus gedrag. 2 Geeft gedetailleerd beeld.

(Vrij naar Witol e.a. 1999)

nen en hulp. Het verzamelen van betrouwbare informatie voorziet dan niet alleen in deze diagnose, maar werpt ook een breder licht op de prognose. Een nauwkeurige diagnose vereist een synthese van diverse onderzoeksinstrumenten, waaronder observaties, klinische interviews en kwantitatief onderzoek. Het is niet gemakkelijk een dergelijke diagnose te stellen, omdat altijd rekening gehouden moet worden met individuele factoren. De gevolgen van NAH zijn vaak complex en het premorbide niveau en de posttraumatische factoren kunnen duidelijk interfereren. Het onderzoek naar de diagnostiek van de persoonlijkheid op dit gebied vertoont een groot hiaat in vergelijking met het onderzoek naar lichamelijke en cognitieve stoornissen, en maar al te vaak richt men zich op casusbeschrijvingen. Toekomstig onderzoek dient zich te richten op dataverzameling bij mensen met NAH gerelateerd aan gezonde populaties. Bovendien zal het onderzoek meer specifiek op deze doelgroep moeten worden afgestemd. Multidimensionale metingen, die een groot scala van gedragingen omvatten, zullen daarbij noodzakelijk zijn en moeten gericht zijn op de verschillende stadia gedurende het herstel.

Literatuur

Albertsnagel FA, Emmelkamp PMG, Hoofdakker RH van den. Depressie. Houten: Bohn Stafleu Van Loghum, 1999.

Antonak RF, Hanoch L, Antonak C. A review of research on psycho-social adjustment to impairment in persons with traumatic brain injury. In: Journal of Head Trauma Rehabilitation 1993;8;4:87-100.

Bäckmann L, Dixon RA. Psychological compensation: a theoretical framework. Psychol Bull 1992;112:259-83.

Balen HGG van. A disability-oriented approach tot long-term sequelae following traumatic brain injury. Academisch proefschrift. Nijmegen: KUN, 1997.

Beck AT. Beck Depression inventory Manual. The psychological Cooperation. San Antonio: Harcourt Brace Jovanovich, 1987.

Berger M. Psychiatrie und Psychotherapie. München Urban, Schwarzenberg, 1998.

Bishop DS, Miller IW. Traumatic Brain Injury: empirical Family Assessment Techniques. Journal of Head Trauma Rehabilitation 1988;4:16-31.

Breasted TH., The Edwin Smith surgical papyrus. Vol 1. Chicago: University Chicago Press, 1930.

Brooks DN, McKinlay W. Personality and behavioural change after severe blunt head injury - a relative's view. Journal of neurology, neurosurgery and psychiatry 1983;46:336-344.

Brooks ND. The head-injured family. J Clin Exp Neuropsychol 1991;13:155-88.

Butcher JN e.a. Minnesota Multiphasic Personality Inventory (MMPI-2). Manual for administration and scoring. Minneapolis: University of Minnesota Press, 1989. (Nederlandstalige versie MMPI-2, Derksen e.a. Nijmegen: Pen testuitgeverij, 1997.)

Chadwick J, Mann WN. The medical works of Hypocrates. Oxford: Blackwell Scientific Publications, 1950.

Christensen BK. The role of depression in rehabilitation outcome during acute recovery from traumatic brain injury. Advances in medical psychotherapy 1994;7:23-38.

Costa PT, McCrae RR. Revised NEO Personality Inventory (NEO-PI-R) and the five factor Inventory (NEO-FFI). Professional Manual. Odessa Florida: Psychological Assessment Resources, 1992.

Cripe LI. Personality assessment of brain impairment patients. In: Maruish, ME. Moses Jr (eds). Clinical Neuropsychology: theoretical foundations for practitioners. Mahwah: New Jersey: LEA, 1997:119-142.

Deelman B, Eling P, Haan E de, e.a. Klinische neuropsychologie. Meppel: Boom, 1997.

Derksen JJL. Handboek Persoonlijkheidsstoornissen. Diagnostiek en behandeling van de DSM IV en de ICD-IO. Utrecht: De Tijdstroom, 1993.

Diagnostical and Statistical Manual of Mental Disorders Text Reversion (DSM-IV-TR). Fourth Edition. Washington DC: American Psychiatric Association, 2001.

Dilling H, Mombour W, Schmidt MH. Internationale Klassifikation psychischer Störungen. München: Hans Huber Verlag, 1994.

Ellis DW, Christensen AL. Neuropsychological treatment after brain injury (foundations of neuropsychology). New York: Kluwer Academic Press, 1989.

Fiedler P. Persönlichkeitsstörungen. Weinheim: Beltz Verlags Union, 1994.

Gass CS. MMPI-2 interpretation and closed head injury. Psychological Assessment 1991;3:27-31.

Gauggel S, Kerkhoff G (Hrsg.). Fallbuch der Klinischen Neuropsychologie. Göttingen: Hogrefe Verlag 1997.

Gauggel S, Konrad K, Wietasch A-K. Neuropsychologische Rehabilitation. München: Beltz Verlags Union 1997.

Gauggel, S, Konrad K, Wietasch AK. Neuropsychologische Rehabilitation. München: Beltz Verlag, 1998.

Goldstein K. The effect of Brain Damage on the Personality. Psychiatry 1952;15:245-260.

Gottfredson LS. The general intelligence factor. Sci Am 1998;9(suppl):24-30.

Harlow JM., Passage of an iron bar through the head.

In: Bosten Medical and Surgical Journal 1848;39:389-347.

Hochstenbach J, Mulder Th, Limbeek J van, e.a. Cognitive decline following stroke: A comprehensive study of the cognitive decline following stroke. J Clinical Experimental Neuropsychology 1998;20:503-517.

Hochstenbach J. The cognitive, emotional and behavioural consequences of stroke. Academisch Proefschrift. Nijmegen: KUN, 1999.

Hoekstra HA, Ormel J, Fruijt F de. Big Five persoonlijkheidsvragenlijsten NEO-PI-R en NEO-FFI. Handleiding: Lisse: Swets & Zeitlinger, 1996.

Internationale Klassifikation psychischer Störungen (ICD-IO, Kapitel V) Klinisch-diagnostische Leitlinien. Dilling H, Mombour W, Schmidt MH (eds.). Göttingen: Hans Huber Verlag, 2001.

Jacobs HE. Behavior analysis guidelines and brain injury rehabilitation. Aspen MD: Gaithersberg, 1993.

Jobe T, Gaviria M, Kovilparambil L. Clinical neuropsychiatry. New York/London: Blackwell Press, 1997.

Johnson A. Conotation: e-mail. Massachusetts: Traumatic Brain Institute, 1999.

Judd T. Neuropsychotherapy and community integration. New York: Academic Press, 1999.

Kreutzer JS e.a. The Neurobehavioral Functioning Inventory-Revised: Manual for the administration and scoring. Richmond VA: Medical College of Virginia, 1997.

Kreutzer JS e.a. Validation of a neurobehavioral inventory for adult with traumatic brain injury. Arch Phys Med Rehabilitation 1996;77:116-124.

Kreutzer JS, Wehman PH (eds). Cognitive rehabilitation for persons with traumatic brain injury: a functional approach. Baltimore: P.H. Brookes, 1991.

Kurtz JD, Putnam SH, Stone C. Stability of normal personality traits after traumatic brain injury. J Head Trauma Rehabil 1998;13:1-14.

Lannoo E, e.a. Personality changes following head injury: assessment with the NEO-Five factor inventory. Journal of Psychosomatic research 1997;43;5:505-511.

Leach LR e.a. Family functioning, social support and depression after traumatic brain injury. Brain Injury 1994;8:599-606.

Levin HS, Pioneers in Research on the Behavioral Sequelae of Head Injury. Journal of Clinical and Experimental Neuropsychology 1991;13;1:133-154.

Lezak MD. Neuropsychological Assessment. Oxford: Oxford University Press, 1995.

Lishman WA. Organic Psychiatry. Oxford: Oxford Scientific University Press, 1999.

Luteijn F, Kingma L. De Nederlandse Verkorte MMPI (NVM). Lisse: Swets & Zeitlinger, 1979.

Luteijn F, Starren J, Dijk H van. Nederlandse Persoonlijkheidsvragenlijst (NPV) Lisse: Swets & Zeitlinger, 1985.

MacNeill AM, Horton J, Wedding D. The neuropsychological handbook: treatment issues and special populations. New York: Springer Publishing Company, 1997.

Malia KB, Bewick KC, Raymond MJ, e.a. Cognitive strategies and techniques for brain injury rehabilitation. Texas: Pro-ed, 1997.

Maruish MA (ed). The use of psychological testing for treatment planning and outcome assessment. New York: Lawrence Erlbaum, 1999.

Mast RC van der, Slaets JPJ (ed.) Behandelingsstrategieën bij organisch psychiatrische stoornissen. Houten: Bohn Stafleu Van Loghum, 1999.

Mazaux JM, Richer E. Rehabilitation after traumatic brain injury in adults (review). Disabil rehabil 1998;12:435-47.

McGlynn SM, Schacter DL Unawareness of deficits in neuropsychological syndromes. Journal of Clinical and Experimental Neuropsychology 1989;11:143-205.

McLaughlin AM, Carey JL. The adversarial alliance: developing therapeutic relationships between families and the team in brain injury rehabilitation. Brain Inj 1993;7:45-51.

Medline-Database., National Library of Medicine. Maryland: Silver Platter Information, 1999.

Millon T. Disorders of Personality. New York: John Wiley & Sons, 1999.

Mitrushima MN, Boone KB, Delia LE. Handbook of normative data for neuropsychological assessment. Oxford: Oxford University Press, 1999.

Mulder T. Hersenen, heb ik die ook? [column]. Psycholoog 1999;34:159.

Oddy M, Couglan T, e.a. Social adjustment after closed head injury: a further seven years follow-up after the injury. Journal of Neurology, Neurosurgery and Psychiatry 1985;31:299-336.

Oddy M, Humprey M, Uttley D. Stress upon the relatives of head-injured patients. British Journal of Psychiatry 1978;133:507-513.

Oppenheim H. Die traumatischen Neurosen nach

den in der Nervenklinik der Charité in den letzten fünf Jahren gesammelten Beobachtungen. Berlin: A. Hirschwald, 1889.

Ownsworth TL, Oei TPS. Depression after traumatic brain injury: conceptualisation and treatment considerations. Brain Injury 1998;12;9:735-751.

Ponsford J. Traumatic brain injury (REAL). London: Psychology Press, 1995.

Prigatano GP. Personality and psycho-social consequences after brain injury. In: Meier J, e.a. (eds). Neuropsychological rehabilitation. London: Churchill Livingstone, 1987.

Prigatano GP. Personality disturbances Associated With Traumatic Brain Injury. Journal of Consulting and Clinical Psychology 1992;3:360-368.

Prigatano GP. Psychiatric aspects of head injury: problem areas and suggested guidelines for research: In: Levin HS, Grafman J, Eisenberg HM (eds). Neurobehavioral recovery from head injury. New York: Oxford University Press, 215-231,1987.

Psychlit-Database. Library of American Psychological Association. Silver Platter Information, Maryland, 1999.

Reynolds CR, Fletcher-Janzen E. Handbook of clinical child neuropsychology. 2nd ed. London/New York: Plenum Press, 1997.

Rosenthal M e.a (eds). Rehabilitation of the Adult and Child with traumatic Brain injury. Philadelphia, PA: FA Davis Company, 1999.

Sohlberg MM, Mateer CR. Cognitive Rehabilitation. New York: Guilford Press, 2001.

Sommers Flanagan R, Sommers Flanagan J. Clinical interviewing. Chichester: John Wiley and Sons, 1999.

Taylor HG, Schatsschneider C. Academic achievement following childhood brain disease: implications for the concept of learning disabilities. J Learning Disabilities 1992;25:630-8.

Thomsen IV Late outcome of very severe blunt head trauma: a 10-15 year second follow-up: Journal of Neurology, Neurosurgery and Psychiatry 1984;47:260-268.

Trimble MR. Post-traumatic Neurosis: New York: Wiley and Sons, 1984.

Vandereycken W, CAL Hoogduin, PMG Emmelkamp (eds.), Handboek Psychopathologie deel I. Houten: Bohn Stafleu Van Loghum, 2000.

Vandermeulen JAM, Ansink BJJ, Defares PB. Posttraumatische stoornisssen bij kinderen met NAH. Utrecht: De Tijdstroom, 1997.

Vandermeulen JAM. Neuropedagogische en stressanalytische aspecten bij kinderen met verworven hersenletsel [thesis Universiteit van Amsterdam]. Grevenbicht: Corten, 1993.

Winslade WJ. Confronting Traumatic Brain Injury. New Haven: Yale University Press, 1998.

Witol AD, Kreutzer JS, Sander AM. Emotional, behavioral and personality assessment after traumatic brain injury. In: Rosenthal M. e.a (eds). Rehabilitation of the Adult and Child with traumatic Brain injury. Philadelphia, PA: FA Davis Company 1999.

Zarski JJ, Pompei R de, Zook A. Traumatic head injury: dimensions of family responsivity. J Head Trauma Rehabil 1988;3:21-41.

Zeeuw J de. Algemene Psychodiagnostiek. Lisse: Swets & Zeitlinger, 1996.

15 Stress en 'coping'-mechanismen

P.H. Vrancken

15.1 INLEIDING

In de index van veel handboeken en artikelen over niet-aangeboren hersenletsel staan begrippen als stress en 'coping' opvallend weinig vermeld. Dit steekt fors af tegen de frequentie van vermelding van begrippen als cognitieve stoornis, gedragsproblemen of persoonlijkheidsverandering.

Op zich is het goed voorstelbaar dat de aandacht primair uitgaat naar de stoornissen op cognitief en gedragsmatig gebied, en vervolgens naar de behandeling van deze en andere stoornissen die zo kenmerkend zijn voor dit complexe beeld. Niet duidelijk is echter waarom de vaak aanwezige invloed van aanpassings- of verwerkingsproblemen op het gewenste behandelresultaat zo weinig aandacht krijgt.

Iedere patiënt die zich enigszins realiseert wat de gevolgen van het hersenletsel voor hem zijn, zal bevestigen dat het ontstaan van hersenletsel voor hem een ingrijpende ervaring is. Het betreft een gebeurtenis met kans op blijvende veranderingen op fysiek en psychisch gebied, waardoor spanningen ontstaan. Inadequate reacties op die spanningen kunnen voor fysieke problemen en gevoelens van onbehagen zorgen.

Algauw wordt duidelijk dat de nieuwe situatie die is ontstaan na het hersenletsel, ons dwingt naar de specifieke gevolgen voor de patiënt en zijn omgeving te kijken. Uitgangspunt is dat aanpassen en verwerken op zich normale psychologische processen zijn. Verwerken heeft als doel het krijgen van controle over de situatie en het herstellen van een evenwicht. Mensen met hersenletsel krijgen, net als alle andere slachtoffers, te maken met het verwerken van hun ervaringen. Echter, bij hen vormen de vaak aanwezige cognitieve stoornissen een complicerende factor in het proces. Om met de gevolgen van die gestoorde vaardigheden om te kunnen gaan, moeten zij juist over die vaardigheden kunnen beschikken (Vrancken 1999). Andere complicaties kunnen zich voordoen ten gevolge van de negatieve invloed van de premorbide of inmiddels veranderde persoonlijkheidsstructuur.

In dit hoofdstuk staan de specifieke gevolgen van hersenletsel voor het verwerken en aanpassen centraal.

15.2 STRESS

Traumatisch hersenletsel heeft voor de patiënt en zijn omgeving vaak het effect van een schokkende gebeurtenis. Een schokkende gebeurtenis is te beschouwen als een extreme stress-situatie waarbij het gaat om een interactie tussen het individu en zijn omgeving (Moos 1984, Kleber 1986).

De gevolgen van hersenletsel, door welke oorzaak dan ook, genereren een aanpassingsproces dat spanningen (stress) oproept waarmee de getroffene iets moet. Bij mislukking kunnen die spanningen een bedreiging voor zijn welbevinden vormen.

Vergelijkbaar met het begrip stresshantering is het begrip coping, dat in paragraaf 15.4 uitvoeriger beschreven staat. Coping is te omschrijven als het proces waarin men door middel van actie of gedachten de invloed van een externe stressor probeert te controleren.

Bepaalde schokkende gebeurtenissen en de gevolgen daarvan roepen stressreacties op. Stress is een verstoorde wisselwerking tussen enerzijds de eisen die de omgeving aan het individu stelt en anderzijds de behoeften en vaardigheden van het individu (Kleber 1986, Lazarus 1991). Een andere definitie: stress is een negatieve emotionele ervaring die wordt vergezeld door fysiologische, cognitieve en gedragsstoornissen die gericht zijn op het veranderen van de belastende gebeurtenissen of op aanpassing aan de gevolgen daarvan (Baum 1990).

Die verstoorde wisselwerking manifesteert zich in uiteenlopende lichamelijke en psychische reacties. De psychische reacties op een traumatische gebeurtenis zijn zowel te karakteriseren als een reactie op een schok als een poging tot aanpassing aan de veranderde situatie.

In de verschillende theoretische opvattingen over stress staat de invloed van ingrijpende gebeurtenissen op verschillende lichamelijke en psychische stoornissen beschreven. De ernst van stress kan afhangen van de mate waarin de eisen van de nieuwe situatie aanspraak doen op het aanpassingsvermogen van het individu. Intensieve sociale steun kan dat individu beschermen tegen de negatieve gevolgen van stress voor zijn gezondheid.

Ingrijpende gebeurtenissen zijn in principe stressvol, maar de mate waarin wordt mede bepaald door persoonlijke factoren. Voor het verwerken van schokkende gebeurtenissen bestaan minstens drie werkwijzen, gebaseerd op confrontatie met de schokkende gebeurtenis (Kleber 1992).

De meest bekende is de uitvoerige reconstructie van de gebeurtenis in het contact tussen therapeut en cliënt. De tweede vorm is de schrijfopdracht waarbij de cliënt zijn verhaal zo gedetailleerd mogelijk noteert met vermelding van gedachten en gevoelens tijdens het incident. Er bestaat ook een moderne variant via het internet, waarbij het gaat om het geven van een cognitief kader om zo het trauma naar buiten te brengen (Lange 2000). Op de derde plaats staat de hypnose of de hypnotische regressie. In een sfeer van ontspanning maakt de cliënt de gebeurtenis opnieuw door en geeft een indringend verslag aan zijn therapeut.

15.3 POSTTRAUMATISCHE STRESS-STOORNIS

Een posttraumatische stress-stoornis (PTSS) is een psychiatrische diagnose waarvan de symptomen beschreven staan in het Diagnostic and Statistical Manual (DSM-IV). Bij de kenmerken van de stoornis gaat het onder andere om:

- het meemaken van een gebeurtenis die de dood of ernstig letsel kan inhouden of de fysieke integriteit van een individu kan bedreigen;
- een voortdurend herbeleven van de traumatische gebeurtenis;
- een aanhoudende verhoogde prikkelbaarheid en waakzaamheid;
- klachten die aanzienlijk lijden veroorzaken en minstens een maand aanhouden.

Een voorgeschiedenis van psychische problemen, schokkende ervaringen uit het recente verleden en een inadequaat sociaal netwerk verhogen de kwetsbaarheid van de persoon.

Het concept PTSS is inhoudelijk lang niet altijd duidelijk. Het verschil tussen een abnormale en normale verwerkingsreactie is vaak moeilijk aan te geven. Soms is een stoornis die onder deze diagnose kan vallen moeilijk te onderscheiden van vergelijkbare aandoeningen als een depressie of een aanpassingsstoornis.

Een PTSS komt slechts bij een gering aantal mensen met traumatisch hersenletsel voor (Ponsford e.a. 1996). De voor dit syndroom karakteristieke herbeleving van het trauma, vermijdingsgedrag en verhoogde 'arousal' zijn dan aanwezig.

Het wel of niet voorkomen van dit syndroom wordt gedeeltelijk bepaald door de perceptie van de gebeurtenis door de betrokken persoon. Dat betekent dat mensen met geheugenstoornissen die vaak geen actieve herinnering van de traumatische gebeurtenis hebben, minder kans op een PTSS hebben.

Zegerius (1997) stelt hier tegenover dat de verschijnselen die bij PTSS horen, juist bij mensen met hersenletsel niet altijd goed worden herkend. Volgens hem wordt het beeld mede bepaald door herbeleving van gebeurtenissen rondom het trauma, vermijdingsgedrag en een verhoogde arousal met de daarbijbehorende slaapstoornissen.

15.4 COPING

Bij coping gaat het om de manier waarop iemand zijn problemen tracht op te lossen wanneer hij zich bedreigd voelt. Over het begrip coping bestaat geen eenduidigheid. Het interpreteren van en het reageren op moeilijke omstandigheden zijn twee afzonderlijke processen: 'appraisal' en coping. Appraisal is het cognitieve proces met als doel het interpreteren en evalueren van een situatie. Het is mogelijk de situatie als schadelijk, als bedreigend of als een uitdaging te interpreteren. Coping is de manier waarop iemand gedragsmatig, cognitief en emotioneel op de aanpassingvereisende omstandigheden reageert.

Lazarus en Folkman (1984) definiëren coping als continu veranderende cognitieve en gedragsmatige pogingen gericht op het kunnen omgaan met specifieke eisen. Het gaat om interne of externe eisen waarvan het individu verwacht dat die zijn eigen middelen zullen overtreffen.

Een essentieel onderdeel van deze opvatting is dat het individu kan inschatten dat die eisen zijn belastbaarheid overschrijden. Dit accentueert het belang van de intacte cognitieve functies bij het omgaan met stress.

Lazarus en Folkman onderscheiden de 'problem-focused' coping en de 'emotion-focused' coping. De probleemgeoriënteerde vorm komt voor wanneer iemand inschat dat hij de probleemsituatie nog positief kan beïnvloeden. Het gaat om het ondernemen van actie gericht op het verbeteren van de verstoorde relatie tussen individu en omgeving. Met de emotiegerichte vorm wordt getracht de relatie tussen individu en omgeving te verbeteren zonder de oorzaak aan te pakken. Het individu schat in dat hij de problematische situatie niet kan veranderen.

Kleber (1986) baseert zijn definitie van coping op de definitie van Lazarus. Hij omschrijft het begrip coping als een overkoepelende term voor zowel situatiegeoriënteerd gedrag als de verschillende innerlijke processen gericht op het hanteren van een probleem.

Moos heeft zijn theorie over coping in een bio-psychosociaal raamwerk gegoten (Moos en Schaefer 1984). In deze benadering veronderstelt hij dat een serieuze lichamelijke ziekte vergelijkbaar is met een levenscrisis. De medische aspecten van de ziekte, de persoonlijke factoren en de omgevingsfactoren bepalen grotendeels het verloop van het coping-proces.

In het uitgebreidere coping-model van Maes (1993) wordt ook aandacht besteed aan de kenmerken van chronische ziekte zoals prognose, stadium of aard van de aandoening. De behandeling en het effect van de behandelingen spelen een belangrijke rol in zijn opvattingen, evenals persoonlijke kenmerken zoals leeftijd en geslacht.

Niet iedere situatie laat zich door welke vorm van coping dan ook bedwingen. De bijdrage van coping aan iemands welbevinden blijkt soms teleurstellend gering te zijn (Felton e.a. 1984, Taylor 1984). Volgens sommigen is de waarde van coping vooral dat erger kan worden voorkomen (Miskel en Sorensen 1991).

15.5 HERSENLETSEL ALS EEN VORM VAN CHRONISCHE ZIEKTE

Chronische ziekten zijn onomkeerbare aandoeningen zonder uitzicht op volledig herstel en met een gemiddeld lange ziekteduur (Tweede Kamer 1991). Onder chronische aandoeningen verstaan wij langdurige aandoeningen met een onvoorspelbaar verloop, veel pijn of zware handicaps. Een vergelijking met de langetermijngevolgen van hersenletsel ligt voor de hand. De belangrijkste somatische chronische ziek-

ten in Nederland zijn de ziekten die hier vrij vaak voorkomen (meer dan 1 op de 1000), een grote impact hebben op de gezondheidszorg en waaraan relatief veel mensen overlijden (Maes 1993). Aan deze criteria voldoen de cerebrovasculaire aandoeningen en andere vormen van hersenletsel. Hierbij bestaat nog een scala van bijkomende stoornissen, waardoor er sprake is van een uiterst complexe vorm van een chronische ziekte. Deze categorisering maakt het mogelijk de opvattingen over de gevolgen van een chronische ziekte te betrekken bij onze opvattingen over de specifieke gevolgen van niet-aangeboren hersenletsel (Vrancken 2000). In het algemeen zal bij hersenletsel de pijn een minder prominente rol spelen.

Naar het coping-gedrag van mensen met een chronische ziekte is relatief veel onderzoek gedaan. Zo is bekend dat patiënten met verschillende aandoeningen een sterke overeenkomst vertonen in hun adaptieve opgaven. Zij zijn bezig met taken als het onderhouden van sociale relaties, het ontwikkelen van een zinvolle dagbesteding, omgaan met de beperkingen, en het aanvaarden van de ziekte.

De Ridder (1996) stelt dat een chronische aandoening te beschouwen is als een verzameling adaptieve opgaven die een coping-proces ontlokt. Een adaptieve opgave is een opgave waarvoor iemand gesteld wordt en die in principe oplosbaar is. Daarnaast gaat het om cognitieve of gedragsmatige pogingen gericht op het reguleren van de spanning die de confrontatie met de situatie heeft opgeroepen.

Aanvaarding van de aandoening staat samen met het handhaven van de autonomie en het creëren van een nieuw evenwicht in de sociale relaties volgens De Ridder (1996) in de topdrie van de taken die iemand in een dergelijke situatie moet volbrengen. Voor de gemiddelde mens met hersenletsel is dat een (te) zware opgave.

Verschillende onderzoekers (Lazarus 1991, Boekaerts 1996, Maes 1996) benadrukken het verschil tussen coping-doel en coping-strategie bij mensen met een chronische aandoening. Zij voegen de begrippen intentie en 'commitment' toe. Leven met een chronische aandoening is meer dan omgaan met veranderingen op fysiologisch gebied. Het belang van het onderbouwen van een sociaal contact kan zwaarder wegen dan het voorkomen van het opflakkeren van een symptoom van het ziektebeeld.

Omgaan met een chronische ziekte staat onder invloed van factoren als kenmerken van de ziekte en de al eerder genoemde persoonlijkheidskenmerken van de patiënt. De interactie tussen de patiënt en zijn omgeving wordt mede beïnvloed door de manier waarop de patiënt met zijn ziekte en de ontwikkelingen in het ziektebeeld omgaat (Deenen 1996). In die omgeving kan een behandelaar, zoals een arts of een psycholoog, een belangrijke rol spelen. Inadequaat coping-gedrag wordt niet alleen veroorzaakt door gebrekkige informatie, maar ook door onvoldoende emotionele steun van de behandelaar.

De belangrijkste persoon in de sociale omgeving is voor velen de partner, wiens rol aparte aandacht verdient.

15.6 HERSENLETSEL EN COPING

15.6.1 Invloed van hersenletsel op het coping-proces

Blijvende gevolgen van hersenletsel, zoals geheugenstoornissen, concentratie- en aandachtsstoornissen, kunnen invloed hebben op alle aspecten van het coping-proces.

Het slachtoffer van een traumatische ervaring moet een beroep kunnen doen op verschillende cognitieve vaardigheden om goed met de gevolgen te kunnen omgaan. Hij moet inzicht hebben in zijn situatie, omstandigheden kunnen interpreteren, doelgerichte actie ondernemen en problemen kunnen oplossen. Dit brengt het individu met hersenletsel in een onmogelijke situatie. Om beter te kunnen omgaan met cognitieve stoornissen moet hij juist over die vaardigheden in intacte vorm kunnen beschikken.

De psychosociale en emotionele gevolgen van hersenletsel door een trauma zijn complex van aard op het gebied van cognitie, gedrag en persoonlijkheid. Dit kan zowel een direct als een indirect gevolg van het letsel zijn. Een indirect gevolg kan de vorm aannemen van een depressie, een verminderd zelfbeeld of onvoldoende controle over motorische vaardigheden.

Naar deze gevolgen is in verhouding weinig onderzoek gedaan (Ponsford e.a. 1996). De veronderstelling dat mensen met hersenletsel zich weinig bewust zijn van de gevolgen van hun letsel, lijkt een verklaring die om nader onderzoek vraagt. Hetzelfde geldt voor een mogelijk gebrek aan inzicht of problemen met het verbaliseren van emoties. Ook nader onderzoek naar de emotionele gevolgen van deze ingrijpende ervaring in iemands leven is gewenst.

Casus 1

O. is een jongeman van 26 die bij een auto-ongeval een contusio cerebri opliep. Kort na het ongeval waren er verschillende cognitieve stoornissen, maar die zijn nu verdwenen met uitzondering van de concentratieproblemen. Hij heeft zijn werk als servicemonteur weer opgepakt, maar slaagt er niet in allerlei interne cursussen af te ronden. Ook werkt hij nu niet meer ambulant, maar op een vaste plek met weinig tijdsdruk. Regelmatig probeert hij of hij meer kan presteren. Bijna altijd leidt dat tot ernstige moeheid en een toename van de hoofdpijnklachten. Zijn vriendin heeft daar grote moeite mee. Hij is al een paar keer teruggegaan naar het revalidatiecentrum om zijn leven opnieuw op orde te brengen. Zijn imago van machofiguur kan hij niet meer waarmaken. Schijnbaar roept dat weinig emoties bij hem op.

Volgens Horowitz (1979) worden traumatische ervaringen niet opgeslagen in het langetermijngeheugen, maar blijven ze hangen in het kortetermijngeheugen, waardoor ze steeds opnieuw worden ervaren. Door een herhaalde presentatie van de herinneringen worden deze uiteindelijk verwerkt en alsnog opgeslagen in het langetermijngeheugen. Een geheugenstoornis ten gevolge van hersenletsel verstoort een dergelijk proces.

Bij mensen met een cerebrovasculair accident (CVA) wordt hun welbevinden slechts voor een gedeelte bepaald door fysieke beperkingen. Aanpassingsprocessen en coping-strategieën spelen een even belangrijke rol.

Cognitief disfunctioneren is van grote invloed op het psychosociaal functioneren, zoals mensen met hun CVA en hun partners dat zelf ervaren. Bij deze groep kenmerken de coping-strategieën zich door een actieve en probleemgeoriënteerde benadering of door vermijdingsgedrag (Hermann e.a. 1997).

15.6.2 Cognitieve stoornissen

Zoals eerder gesteld, zullen cognitieve stoornissen in het algemeen een negatieve bijdrage leveren aan het aanpassingsproces. Hoewel er niet zoiets bestaat als 'goed' coping-gedrag, lijkt coping het meest effectief wanneer mensen een beperkt repertoire gebruiken en in diverse situaties ongeveer hetzelfde reageren (Sanderman 2000). Dit vraagt om cognitieve vaardigheden die vaak niet aanwezig zijn. Wij zullen zien dat ook andere opvattingen het belang benadrukken van een intact cognitief functioneren.

Mensen geven op hun eigen manier een interpretatie aan ingrijpende gebeurtenissen (Kleber 1986, Kleber en Brom 1992). Die interpretatie vormt een belangrijk onderdeel van het verwerkingsproces. Zowel de primaire interpretatie – het evalueren van de situatie – als de secundaire interpretatie – handelend optreden ten aanzien van de veranderde situatie – vereisen bepaalde cognitieve processen gericht op het toepassen van adequaat coping-gedrag. Dit niveau van cognitief functioneren is bij mensen met hersenletsel vaak niet aanwezig.

15.6.3 Inzicht

Veel onderzoekers noemen inzicht de belangrijkste voorwaarde om controle te krijgen over de gevolgen van hersenletsel met als doel het weer oppakken van de dagelijkse situatie (Zwaard e.a. 1997). De patiënt zal zich moeten realiseren dat omgaan met de restverschijnselen deel uitmaakt van het proces.

De reactie van de patiënt op de gevolgen van het hersenletsel wordt voor een gedeelte bepaald door zijn inzicht in de situatie. Veel patiënten hebben in het begin nauwelijks inzicht in die gevolgen (Rimel e.a. 1981, Prigatano en Schacter 1991). Mogelijk zorgt onvoldoende informatie over die gevolgen mede voor dat gebrek aan inzicht. De informatie is soms minimaal of wordt op het verkeerde moment aangeboden (Kay 1992). Er valt veel voor te zeggen deze informatie in combinatie met adviezen direct na het ontslag uit het ziekenhuis aan te bieden. Dit kan ook een positief effect hebben op het voorkomen van een postcontusioneel syndroom (Minderhoud e.a. 1980, Kay 1992). Informeren en begeleiden van de patiënt met zogenoemd licht traumatisch hersenletsel tot een jaar na het trauma kan veel problemen op divers gebied voorkomen (Zwaard e.a. 1997).

De combinatie van onvoldoende ziekte-inzicht en een veeleisende omgeving met onvoldoende oog voor de nog aanwezige cognitieve stoornissen, kan een langdurig overcompenseren bij de patiënt provoceren. De gevolgen van deze krachtsinspanning zijn meestal pas op de langere termijn zichtbaar (Van Zomeren en Van den Burg 1985). Een voortdurende frustratie van de patiënt door een te hoog en irreëel streefniveau vergroot de kans op stressreacties met als gevolg angst, depressie en een verminderd zelfvertrouwen (Kay 1992, Godfrey e.a. 1993).

15.6.4 Zelfbeeld

Persoonlijkheidsfactoren kunnen stabiele kwetsbaarheidsfactoren zijn. Zo hebben neurotici een verhoogde kans op klachten in stressvolle situaties (Sanderman 1994). Een hoge zelfwaardering en het gevoel zelf invloed op de situatie te kunnen uitoefenen ('locus of control') beïnvloeden gewenst coping-gedrag positief. Veel mensen met hersenletsel voldoen niet aan deze voorwaarden. Hetzelfde geldt voor positieve overtuigingen als een interne beheersingsoriëntatie en een grote mate van weerbaarheid; ook eigenschappen die een positief effect hebben op het coping-gedrag. Positieve overtuigingen beïnvloeden coping niet alleen gunstig, maar faciliteren bovendien het gebruik van probleemgerichte en actief-emotiegerichte coping. Deze strategieën kunnen positief uitpakken (De Ridder 1996). De coping-stijl is niet zozeer een afspiegeling van de fysieke en psychosociale conditie van de patiënt, maar is eerder gebaseerd op min of meer stabiele persoonlijkheidskenmerken van het individu (Hermann e.a. 1997). In zijn ogen heeft het verloop van een neurologisch ziektebeeld minder effect op de coping-stijl dan die persoonlijkheidskenmerken. Dat is opnieuw een nadelige constatering voor de mens met hersenletsel bij wie persoonlijkheidsveranderingen na het letsel geen uitzondering zijn. Een positieve premorbide coping-stijl zegt dan weinig over zijn kansen in de actuele situatie.

15.6.5 Controle

Verschillende vormen van controlemechanismen geven het individu de mogelijkheid greep op zijn situatie te krijgen. De cognitieve controle omvat het anders gaan denken over de situatie en haar consequenties. De gedragsmatige controle betreft het veranderen van de omstandigheden door middel van actie. Mensen met hersenletsel schieten op dit gebied regelmatig tekort.

Controleprocessen zijn ook de processen die bepalen in welke mate de informatie steeds terugkeert. Zij controleren het psychische functioneren, zoals facilitatie en inhibitie (Kleber 1986). Het zijn processen die de informatie reguleren en de emoties reduceren of activeren. Dat is niet de sterkste kant van veel mensen met hersenletsel.

15.7 HERSENLETSEL IN HET GEZIN

15.7.1 Reacties

De intensiteit van een verwerkingsproces bij een van de gezinsleden wordt door de omgeving vaak onderschat (Van den Bout 1996). Verschil in opvatting over de lengte van een verwerkingsproces kan tot een distantie tussen het slachtoffer en zijn sociale omgeving leiden. Wanneer het slachtoffer de geschatte herstelduur overschrijdt, loopt hij het risico dat mensen uit zijn omgeving daarop negatief reageren.

De ingrijpende gevolgen van hersenletsel voor het functioneren van alle gezinsleden is sinds de jaren tachtig al uitgebreid aangetoond. Zoals te verwachten is, gaat het om reacties als angst, stress en depressie. Bepalende factoren voor de problemen van het gezin zijn het herstelverloop van de aandoening, premorbide al aanwezige gezinsproblemen en hun ervaringen met hulpverleners. Een gebrekkige communicatie met hulpverleners ervaren gezinnen als een belangrijke 'stressor' (Eilander e.a. 1997).

Bekend is dat gezinnen vooral problemen hebben met veranderingen op emotioneel, gedragsmatig en persoonlijkheidsgebied. Vooral gedragsproblemen, zoals verhoogde prikkelbaarheid, initiatiefloosheid en verminderde impulscontrole, vindt men zwaar. Daarnaast maken partners zich zorgen over de invloed van het hersenletsel op de onderlinge relaties en de toekomst van de partner met hersenletsel.

Casus 2

Na een val van een dak vier jaar geleden liep A. een contusio cerebri op. Hij is een man van 30 jaar met een eenmansbedrijfje. Motorisch zijn er geen problemen, maar wel op cognitief en gedragsmatig gebied. Hij uit zich agressief, heeft last van stemmingswisselingen en raakt bij onverwachte gebeurtenissen snel ontregeld. In de contacten met de huisgenoten, een gezin met jonge kinderen, zijn er veel problemen. Vooral wanneer hij moe is, kan hij weinig van de kinderen hebben. Hij is erg rigide in zijn reacties, waardoor tijdens de gezamenlijke maaltijd veel conflicten ontstaan. Wanneer hij zich aan het leefregeladvies houdt – veel rusten, niet te lang werken – gaat alles goed. Steeds opnieuw wil hij meer tijd steken in zijn eigen bedrijf. Hij doet wel concessies, maar net te weinig. Zijn vrouw heeft gedreigd bij hem weg te gaan wanneer hij zo doorgaat. Dit maakt indruk op hem, maar hij begrijpt eigenlijk niet goed waarom ze dat zegt. Verwerkingsreacties zijn nog niet zichtbaar.

Bij veel huisgenoten ontstaan op de langere termijn stressreacties, zoals angst en depressie (Brooks 1991, Jacobs 1991). Dit geldt zowel voor de partner als voor de kinderen. Veranderingen in de persoonlijkheid en gedragsveranderingen zijn de belangrijkste stressoren. Huisgenoten hebben de neiging als reactie op stress de consumptie van sederende middelen of slaapmedicatie te verhogen.

In dit hoofdstuk ligt om praktische redenen het accent op de partner. Dit impliceert geen onderschatting van de problemen bij kinderen of broers en zussen. Juist deze categorie is in de begeleiding nogal eens een vergeten groep. Meer aandacht voor hun reacties en coping-strategieën is dan ook noodzakelijk (Eilander e.a. 1997).

Gezinsleden kunnen heen en weer worden geslingerd tussen verschillende gevoelens. Zij zijn boos wanneer zij veronderstellen dat de patiënt verder komt wanneer hij zich beter inzet voor de behandeling. Dit kan omslaan in schuldgevoelens wanneer zij ontdekken dat de patiënt niet (volledig) verantwoordelijk is voor het niet behalen van het gewenste resultaat. Gezinnen met eerder aanwezige problemen zijn kwetsbaarder. Bijkomende financiële of juridische problemen versterken vaak de verschijnselen van overbelasting.

Partners schatten in het algemeen de herstelkans lager in dan de patiënt (Van Balen 1997). Het is niet duidelijk of dit verschil toe te schrijven is aan een meer reële interpretatie van de gegevens, aan het openstaan voor voorlichting of dat het duidt op een stagnatie in het verwerkingsproces bij de patiënt. Ook tussen patiënten met een CVA en hun partners bestaat een verschil in beleving. Een mogelijke verklaring is dat beiden te veel met hun eigen onzekerheid en verdriet bezig zijn (Hochstenbach 1999). Ook een gebrek aan inzicht of het gegeven dat de perceptie van dezelfde situatie altijd tot verschillen leidt tussen mensen, is een verklaring. Wel kan dit verschil leiden tot een verschil in de hulpvraag.

Echtgenoten van mensen met traumatisch hersenletsel beschouwen het ontwikkelen van een positieve maar realistische toekomstvisie als een effectieve coping-strategie (Willer e.a. 1991). Het ontwikkelen van een meer assertieve houding ten opzichte van de gehandicapte partner scoort hoog. Hetzelfde geldt voor het durven toestaan dat die partner meer zelfstandig gaat functioneren. Opvallend is dat ook deelnemen aan contacten met lotgenoten als een goede coping-strategie wordt beschouwd. In de evaluatie van contactgroepen voor de partners van mensen met hersenletsel krijgt het ontwikkelen van vaardigheden gericht op het weer zo goed mogelijk oppakken van het eigen leven, een hoge waardering.

Gezinnen met de minste aanpassingsproblemen zijn gezinnen die open met elkaar communiceren over hun emoties en verwachtingen. Zij zien het gezinslid met hersenletsel niet als een bedreiging voor het gezinssysteem.

Gezinnen die langere tijd na het ontstaan van het letsel nog bij elkaar zijn, gebruiken meer controlemechanismen, zoals het hanteren van duidelijke regels en structuur, dan het gemiddelde gezin (Douglas 1987). Zij wijken minder gemakkelijk af van de gemaakte afspraken. Waarschijnlijk gebeurt dat om tegemoet te komen aan de behoefte aan structuur bij het gezinslid met herscnletsel. Dergelijke gezinnen zijn vaak erg op elkaar gericht en nemen minder deel aan activiteiten buiten het gezin. Er is een klimaat dat minder gemakkelijk uitnodigt met elkaar te communiceren of gevoelens te tonen.

Vanuit de klinische ervaring is het goed herkenbaar dat veel onderzoekers constateren dat gezinsleden vooral problemen hebben met veranderingen op emotioneel en gedragsmatig gebied, en met persoonlijkheidsveranderingen. Met name gedragsproblemen als verhoogde prikkelbaarheid en een verminderde impulscontrole veroorzaken moeilijkheden in de omgang. De patiënt vraagt veelal zoveel aandacht dat dit ten koste gaat van de andere gezinsleden. Of er wordt bezuinigd op vrijetijdsbesteding, waardoor de partner niet aan ontspanning toekomt en letterlijk geen afstand van de situatie kan nemen. Een ander nadelig gevolg kan het noodzakelijk bezuinigen op sociale contacten zijn.

15.7.2 Sociale steun

Naast andere voordelen is sociale steun ook van belang om emotionele reacties te reguleren. Een effectieve vorm van sociale steun kan tastbare hulp zijn, of een ondersteuning in emotioneel opzicht. In een gezin nemen de spanningen toe wanneer ten gevolge van een gezinslid met hersenletsel een sociaal isolement dreigt. Verkeerde beeldvorming leidt tot het afhaken van mensen wanneer zij constateren dat zij activiteiten niet meer kunnen delen. Of andersom: de omgeving begrijpt niet dat een langdurig bezoek bij de patiënt tot overprikkeling en daardoor tot niet-sociale reacties kan leiden. Het bezoek voelt zich hierdoor niet welkom. Een goede voorlichting aan de omgeving verkleint de kans op dergelijke incidenten.

Partners melden dat hun sociale netwerk afkalft omdat zij onvoldoende energie kunnen investeren in het onderhouden van sociale relaties. Het verzorgen van de patiënt met fysieke of andere stoornissen is daarvoor in fysiek en psychologisch opzicht te zwaar.

De mate van belasting van de partner is niet altijd goed in te schatten. Een hoge objectieve zorgbelasting gaat niet altijd samen met een hoge subjectieve belasting (Duynstee 1994). Het kunnen hanteren van de situatie, acceptatie en motivatie zijn meer bepalend voor de subjectieve belasting. Zorg verlenen uit betrokkenheid weegt waarschijnlijk minder zwaar dan een verplicht aangeboden zorg. De gevolgen van een ongeval waarbij het slachtoffer aantoonbaar, ook in juridisch opzicht, de veroorzaker is, leiden regelmatig tot negatieve, haast bestraffende reacties van zijn omgeving. Het triviale voordeel voor de partner is dat hij dan juist extra steunende reacties kan verwachten, omdat hij het in die situatie dubbel zwaar heeft.

Voor het verwerkingsproces van de patiënt is de sociale steun van de partner van belang. Soms kan de partner dit nauwelijks opbrengen, omdat hij zijn handen vol heeft aan de cognitieve en gedragsmatige stoornissen van de patiënt. De partner kan pas de gewenste sociale en emotionele steun bieden wanneer hij zelf redelijk stabiel is. Deze situatie ontstaat pas na het doorlopen van het eigen proces van verwerken van alle ingrijpende veranderingen; vooropgesteld dat de relatie dan nog in stand is.

Niet de sociale contacten op zich zijn steunend, maar het evenwicht tussen bezorgdheid en een beschermende houding naar de patiënt toe enerzijds en de neiging als gezonde partner te veel bezig te zijn met de eigen zorgen anderzijds (Thomson en Pitts 1992).

15.7.3 Positieve effecten

Er zijn aanwijzingen dat gezinnen zich goed aanpassen aan de nieuwe situatie en juist sterker worden (Brooks 1986). De gevolgen van het hersenletsel kunnen de onderlinge banden verstevigen (Douglas 1994). Dit effect treedt meestal pas na vijf jaar op. Deze onderzoeksgegevens benadrukken het belang van een langdurig volgen van de ontwikkeling die een dergelijk gezin doormaakt en het aanbieden van ondersteuning wanneer daaraan behoefte bestaat.

Zoals reeds gesteld, zijn gezinnen met de minste aanpassingsproblemen gezinnen waarin de leden naar elkaar toe groeien door een open communicatie over gevoelens en verwachtingen. Zij ervaren het gezinslid met hersenletsel niet als een bedreiging voor het gezin.

15.8 HERSENLETSEL EN VERWERKINGSPROBLEMEN

In het algemeen is iemand is staat zich aan te passen aan de eisen die de omgeving aan hem stelt. Hij hanteert het verschil in de omstandigheden goed. Iemand die goed wil leren omgaan met de gevolgen van een ingrijpende ervaring, moet beschikken over verschillende cognitieve vaardigheden. Inzicht in de eigen situatie is een noodzakelijke voorwaarde voor het op gang brengen van een verwerkingsproces.

Casus 3
Mw. B. is een jonge vrouw van Marokkaanse afkomst. Na een botsing met een tram ontstonden ernstig hersenletsel, een tetraplegie en cognitieve stoornissen. Zij heeft geheugenproblemen en neemt weinig initiatief. Het ziektebesef is slecht en zij heeft hoge verwachtingen van haar functioneren. Een recent psychologisch onderzoek, drie jaar na het ongeval, toont scores ver beneden haar premorbide niveau. Haar oude opleiding mag zij niet meer afmaken vanwege haar slechte prestaties. Toch houdt zij nog steeds vast aan haar doelen: zij wil die opleiding afronden en zelf een winkel beginnen. Haar ouders steunen haar in dat streven en zoeken naar nieuwe behandelaars in het alternatieve circuit. Daarnaast loopt er een juridische procedure tegen de veroorzaker. Door de cognitieve stoornissen, het slechte ziektebesef en de fixatie op de toekomst krijgt het verwerkingsproces (nog) geen kans.

Veel mensen met hersenletsel staan voor een onmogelijke opgave omdat zij op deze gebieden tekortschieten. Bij mensen met ernstige gedragsproblemen of emotionele stoornissen als rechtstreeks gevolg van het hersenletsel is een verwerkingsproces lang niet altijd als zodanig te herkennen. Daarvoor vraagt het afwijkende gedrag te veel aandacht en zijn de zichtbare emoties niet of onvoldoende invoelbaar. Dit kan tot misverstanden leiden. Emoties bij mensen met hersenletsel worden te gemakkelijk geïnterpreteerd als een vorm van verwerking.

Mensen met hersenletsel zijn niet altijd in staat met veranderingen en complexe omstandigheden om te gaan. Na hersenletsel kan zowel door fysiologische als psychologische factoren stress ontstaan. De fysiologische desorganisatie is onder meer bepalend voor stress. Hersenletsel kan zo gemakkelijk tot stress leiden, omdat het vermogen om te gaan met veranderingen beschadigd is (Parker 1990). Men kan stellen dat veel mensen met hersenletsel onder andere ten gevolge van een cognitief disfunctioneren en onvoldoende ziekte-inzicht in een nadelige situatie verkeren waar het gaat om adequate stresshantering. Er zijn voldoende aanwijzingen om te veronderstellen dat verwerkingsprocessen bij hen moeizamer verlopen dan bij anderen. Zij beschikken over minder vaardigheden om een verwerkingsproces tot een goed einde te brengen. Er bestaat een nadelige positie waar het gaat om het beter omgaan met de onomkeerbare gevolgen.

Verwerking is geen proces met een vastomlijnd verloop dat op een gegeven moment is afgerond met als resultaat het opheffen van het probleem. Verwerken is een dynamisch proces waar het accent ligt op 'bezig zijn met'. De kern van verwerken is het verhaal vertellen (Kleber 2000).

De moderne traumabehandeling is gebaseerd op drie elementen (Kleber 1997). Op de eerste plaats is dat het ontstaan van een vertrouwensrelatie tussen behandelaar en patiënt. Vervolgens wordt de getraumatiseerde gebeurtenis gedetailleerd doorgenomen en ten slotte in een cognitief kader gezet.

Bij traumatisch hersenletsel is de duur van de stressor, het ongeval, in seconden of minuten uit te drukken, maar de periode van stress duurt langer onder invloed van factoren als pijn, verwarring en onduidelijkheid over de gevolgen op termijn. Het is bij een trauma nauwelijks mogelijk op de situatie te anticiperen, waardoor een adequate reactie ontbreekt en de kans op stress groter is. Een dergelijk incident kan een traumatische ervaring zijn door de situatie rondom het incident en de langdurige herstelperiode.

In het geval van een posttraumatische amnesie ontbreekt bij de patiënt de normale reactie op een ongeval. Hij is afhankelijk van de informatie door anderen over de periode die voor hem zo bepalend is geweest. Dit roept nogal eens onrust, verwarring en machteloosheid op.

Verwerken veronderstelt het actief kunnen omgaan met herinneringen. Bij een stoornis in de geheugenfunctie is dit niet of nauwelijks mogelijk.

Ook fatische en cognitieve stoornissen verhinderen een adequate toepassing van deze methode.

Zoals bekend, is effectief coping-gedrag bij verwerken actief aanpakken, doelgericht te werk gaan en voorkomen van overbelasting. Dit veronderstelt een initiatiefrijke attitude en een flexibel gedragsrepertoire. Vooral patiënten met frontaal hersenletsel schieten op dit gebied tekort. Door de cognitieve stoornissen is een effectief coping-gedrag nauwelijks aanwezig, waardoor het proces stagneert of niet van de grond komt.

Inzicht in de eigen situatie en de perceptie van een dreiging van het welbevinden zijn de noodzakelijke voorwaarden voor het beginnen met een verwerkingsproces. Wanneer iemand de stressor inschat als niet-bedreigend, is er geen reden actie te ondernemen en bestaat er geen probleem. In wezen houdt een probleem hier al op een probleem te zijn (Sanderman 1994). Dit impliceert dat iemand met onvoldoende ziekte-inzicht, zoals dat ten gevolge van hersenletsel kan voorkomen, al meteen in een nadelige positie verkeert op het gebied van verwerking. Hij onderneemt geen actie om door veranderingen weer controle over de situatie te krijgen.

Het complexe klachtenpatroon na hersenletsel op neurologisch, orthopedisch en eventueel intern gebied kan voor een langdurige instabiele situatie zorgen. Problemen op deze gebieden vragen terecht in eerste instantie alle aandacht. Bij een instabiele medische situatie is het nauwelijks mogelijk een verwerkingsproces op een goede manier te doorlopen. Te gemakkelijk kan de betrokkene aan de realiteit ontsnappen door verwachtingsvol te verwijzen naar de nog uit te voeren medische interventies met een al dan niet gesuggereerd spectaculair effect.

Onvoldoende ziekte-inzicht belemmert de patiënt in het bijstellen van zijn zelfbeeld op basis van de actuele situatie. Een 'verouderd' zelfbeeld genereert een onjuiste perceptie van mogelijkheden en uit te voeren plannen. Het ontbreken van een zelfkritisch vermogen vergroot de kans op het mislukken van activiteiten; door de verkeerde taxatie kan frustratie ontstaan.

Het integreren van een schokkende gebeurtenis vindt pas plaats wanneer bestaande opvattingen en verwachtingen over zichzelf en het toekomstperspectief bijgesteld zijn. Bestaande schema's blijven gehandhaafd of worden onder invloed van de nieuwe gebeurtenissen aangepast. Het is een proces van informatieverwerking dat door cerebraal letsel niet of

moeizaam op gang komt. Stoornissen in dit proces reduceren de kans op een goedlopend verwerkingsproces.

Behandelaars kunnen problemen hebben met het analyseren van de situatie. Zij aarzelen of zij het disfunctioneren van de patiënt moeten toeschrijven aan cognitieve stoornissen, aan een emotioneel probleem of aan zijn pogingen de werkelijkheid te ontwijken als een vorm van zelfbescherming. Een patiënt heeft soms de neiging een gedragspatroon te ontwikkelen gericht op het vermijden van confrontaties. Dit vermijdingsgedrag heeft als doel de situatie die hij niet kan hanteren, uit de weg te gaan.

Het ontlopen van vaak pijnlijke confrontaties ontneemt de patiënt de kans zijn verwerkingsproces op gang te brengen. In de intramurale behandeling kunnen confrontaties gemakkelijker worden ontlopen dan in een ambulante behandeling. Onbedoeld werken partners hier vaak aan mee door het ontzien van de patiënt gedurende een weekendverlof tijdens een klinische behandeling.

15.9 SLOTBESCHOUWINGEN

15.9.1 Algemeen

Het verwerkingsproces van mensen met hersenletsel voltrekt zich in veel gevallen op een afwijkende manier. Hiervoor bestaat bij veel behandelinstanties onvoldoende aandacht. Vaak wordt een verwerkingsreactie verwacht op een moment dat de patiënt er om eerder beschreven redenen nog niet aan toe is. Sommige behandelaars schromen zelfs niet een dergelijke reactie te forceren, omdat zij veronderstellen dat moment zelf te kunnen bepalen.

In principe verschilt een verwerkingsproces na hersenletsel niet van verwerkingsproblemen bij andere ingrijpende gebeurtenissen. Wel zijn er verschillen in uitingsvorm, in tempo en in het tijdstip waarop de verwerking aanvangt. Dit vraagt om een aangepaste methode en een andere situering in het totale traject van de behandeling.

Het is te overwegen veel patiënten met hersenletsel een soort voortraject of nulmodule aan te bieden om zo het niveau te bereiken dat noodzakelijk is om tot verwerking te kunnen komen. Te denken valt aan het beter omgaan met cognitieve defecten of een beter compenseren van die defecten. Een redelijke cognitieve belastbaarheid is een andere eis. Gedragsproblemen moeten zodanig onder controle zijn dat de interacties tussen patiënt en behandelaar redelijk verlopen.

Een bijkomend doel is het ontwikkelen van sociale vaardigheden om steun bij de belangrijke andere, meestal de partner, te zoeken. Het belang van sociale steun als bepalende factor bij het verwerken van een ingrijpende gebeurtenis is eerder benadrukt. De patiënt moet over vaardigheden beschikken die hem in staat stellen in zijn eigen omgeving voldoende emotionele steun te genereren. In de therapeutische situatie kan hij oefenen met deze vaardigheden en leren zijn emoties te uiten. Dit heeft tot doel het verschil tussen het beleven van emoties en het uiten ervan zoveel mogelijk te reduceren.

De patiënt die stelt dat hij eigenlijk verdrietig moet zijn maar dat niet zo voelt, is nog ver van het niveau van het verbaliseren van zijn gevoelens.

De bovengenoemde nulmodule kan samengesteld zijn uit de onderdelen cognitieve revalidatie en psycho-educatie. Cognitieve revalidatie is een interventiestrategie of -techniek die het de patiënt en zijn omgeving mogelijk maakt te leven met cognitieve beperkingen ten gevolge van hersenletsel, dan wel de gevolgen te verminderen of te compenseren (Wilson 1997). Psycho-educatieve programma's zijn programma's die zowel gedragsmodificatietechnieken als educatie omvatten.

15.9.2 Diagnostiek

Naast het inventariseren van cognitieve, emotionele stoornissen en gedragsproblemen is een goede diagnostiek van de premorbide coping-stijl vereist om de patiënt en zijn familie goed te begeleiden (Van Balen en Groet 1990). Hetzelfde geldt voor de premorbide stresstolerantie: het vermogen gewone activiteiten te verrichten onder bedreigende omstandigheden. Het vermogen met emotionele stress om te gaan, kan medebepalend zijn voor het voorkomen van stress in een nieuwe situatie.

Een integrale visie impliceert een diagnostiek van de pretraumatische persoonlijkheid, draagkracht, coping-mechanismen en emotionele reacties (Van Zomeren e.a. 1997). Ook onderzoek naar eerder meegemaakte trauma's is nodig, omdat deze de kans op een posttraumatische stress-stoornis (PTSS) vergroten

Het in de praktijk toepassen van medische adviezen, variërend van leefregels tot medicijngebruik, verschilt per patiënt. Naast het begrijpen van de bedoeling van het advies zijn de aard van het advies en de relatie met de behandelaar van belang. Een advies wordt gemakkelijker opgevolgd wanneer het niet strijdig is met andere levensdoelen (Maes 1993).

Een goede inventarisatie van de hulpvraag en de voor de patiënt belangrijke behandeldoelen vergroot de kans op implementatie in het gedragsrepertoire.

Bij traumatisch hersenletsel is een goede inventarisatie van het ongeval en de rechtstreekse gevolgen noodzakelijk. De indrukwekkende gebeurtenis van het trauma in combinatie met angst en letsel is vaak meer bepalend voor het coping-gedrag dan de betekenis van de gebeurtenis. Slachtoffers van een ongeval die blijven steken in boosheid en gevoelens van wraak ten opzichte van de veroorzaker, blokkeren hun verwerkingsproces. Soms is dit te interpreteren als vermijding om de realiteit van een leven met een handicap niet onder ogen te hoeven zien.

15.9.3 Voorlichting

Voorlichting moet gericht zijn op het scheppen van realistische verwachtingen en het voorkomen van onnodige spanning en onrust bij patiënt en familie. Goede voorlichting verkleint de kans op klachten en onaangename verrassingen over de langetermijngevolgen van hersenletsel (Minderhoud en Van Zomeren 1984). Groepsgewijze voorlichting aan de patiënt met een CVA en zijn familie gevolgd door vervolggesprekken leidt tot minder klachten.

Het is noodzakelijk regelmatig te controleren of de patiënt en zijn familie beschikken over de noodzakelijke kennis. Eenmalige voorlichting komt vaak niet over. Vooral oudere patiënten hebben behoefte aan herhaling.

Het spreekt voor zich dat mondelinge voorlichting bij patiënten met geheugenproblemen weinig rendeert. De combinatie van mondelinge en schriftelijke voorlichting geniet de voorkeur. Een goede voorlichting op het verkeerde tijdstip is even ineffectief als een slechte voorlichting op het goede tijdstip.

In de behandelfase moet voorlichting worden gegeven over reacties bij de patiënt die mogelijk duiden op verwerking. Het tijdig onderkennen van die reacties in een latere fase kan de partner helpen bij het formuleren van de hulpvraag.

15.9.4 Coping

De toepassing van adequaat coping-gedrag leidt onder andere tot het herstel van het welbevinden van de patiënt (Morse en Johnson 1991). Uitingsvormen van adequaat coping-gedrag zijn het zoeken van emotionele steun, informatie vragen aan deskundigen en het nauwgezet toepassen van leefregels. Aard en effectiviteit van het coping-gedrag en de ontvangen sociale steun bepalen hoe snel een nieuw evenwicht wordt bereikt.

Mensen kunnen stress beter aan wanneer zij erin slagen de beheersing over hun leven te herwinnen. Niet de daadwerkelijke beheersing van de situatie telt, maar minstens even belangrijk is het in gedachten controle uitoefenen. Betekenisgeving is een vorm van cognitieve beheersing (Kleber 2000). Cognitieve beheersing veronderstelt de aanwezigheid van intacte cognitieve vaardigheden zoals geheugen, aandacht en abstractievermogen.

Deze opsomming illustreert opnieuw de specifieke problematiek van de patiënt met hersenletsel. De eerder beschreven nadelige positie van deze patiënt laat zich niet gemakkelijk opheffen. Wanneer er nog reststoornissen op cognitief gebied aanwezig zijn, kunnen alleen de geleerde compensatiestrategieën uitkomst bieden. Deze 'proof of the pudding' vindt bijna altijd plaats in de laatste fase, de eind- of verblijfsfase. Pas dan is het mogelijk te beoordelen of het toepassen van het juiste coping-gedrag in het geval van verwerking een haalbare kaart is.

> **Casus 4**
> De heer C., 53 jaar, kreeg tijdens zijn vakantie een infarct in de rechterhemisfeer. Enige maanden later ondervond hij nog problemen met schrijven en sprak hij wat moeizaam. Autorijden was nog niet toegestaan. Hij wilde zo snel mogelijk zijn werkzaamheden als manager bij een middelgroot bedrijf hervatten. Samen met de Arbo-arts werd een herintredingstraject uitgestippeld met een geleidelijke uitbreiding van werkzaamheden. Bij volledige hervatting na een halfjaar ontstonden er steeds meer problemen. Hij had onvoldoende overzicht, kon vergaderingen niet voorzitten en was niet in staat flexibel te denken. Noodgedwongen moest hij een stap terugdoen. Tijdens zijn revalidatie was hij volstrekt niet met zijn verwerking bezig. Niet bekend is hoe dat later is gegaan.

15.9.5 Gevolgen op lange termijn

Veel mensen met minder zwaar hersenletsel hebben de neiging zichzelf herhaaldelijk te overschatten op het gebied van cognitieve en emotionele belastbaarheid. Na een periode van redelijke stabilisatie achten zij zich in staat hoger te reiken met een mogelijke destabilisatie als gevolg. Bij het ontbreken van een zelfkritisch vermogen is een goede analyse van een dergelijke taxatiefout niet mogelijk. Hierdoor treedt er geen leereffect op en is de kans op herhaling groot. Goedbedoelde adviezen van de omgeving worden niet serieus genomen of verkeerd geïnterpreteerd. Dit kan tot een toenemende irritatie leiden met gevolgen voor de gezinsrelaties. Het dwingt de partner opnieuw in de rol van coach, terwijl hij daar geen behoefte aan heeft, maar juist de gelijkwaardigheid in de relatie terug wil.

De sociale omgeving interpreteert vaak een verbetering in het functioneren van de patiënt als een signaal om nog meer uitdagingen aan te gaan. Mogelijke terughoudendheid bij de partner wordt hem kwalijk genomen.

In een situatie met onduidelijkheid is een korte lijn naar een revalidatiecentrum (of andere behandelinstelling) van belang. Hoe eerder bij incidenten wordt ingegrepen, des te kleiner de kans op verdere ontsporing. Het behandelcontact in deze fase kan kortdurend en eenvoudig zijn. De behandelaars bieden eerder geadviseerde leef- en rustregels opnieuw aan en maken een analyse van de situatie waarin het is misgegaan. Veel mensen met hersenletsel kunnen dit niet zelf en accepteren gemakkelijker adviezen van hun oude behandelaars. In een periode van onzekerheid hebben zij behoefte aan de steun van een ervaren hulpverlener (Prigatano 2001). Dit grenst de positie van de partner ook duidelijker af.

Uit preventief opzicht is een nazorgprogramma een interessante optie. Dit is een uitgebreide poliklinische controle, waarbij meer disciplines dan de medisch specialist betrokken zijn. Gedurende een dagdeel vindt een soort sociale 'check-up' plaats door een cognitief therapeut, ergotherapeut en psycholoog, waarbij het in de praktijk toepassen van de adviezen wordt gecontroleerd. Speciale aandacht gaat uit naar verwerkingsreacties. Aan het eind van de dag volgt het eindgesprek met eventueel een advies voor een kortdurende behandeling. Ook een afspraak voor een nieuwe controle over een (half)jaar is mogelijk.

De partner kan synchroon een soortgelijk programma volgen bij de maatschappelijk werker, waarbij het accent ligt op het doorspreken van ervaringen, het beoordelen van de draagkracht en de beleving van de relatie. Beoordeeld wordt of hij in staat is een evenwicht aan te brengen tussen de zorg voor de ander en het leiden van zijn eigen leven. Accepteert hij de realiteit van een partner met verschillende stoornissen of blijft hij tegen beter weten in die partner stimuleren tot actie? Op indicatie kan de partner met andere partners deelnemen aan een speciaal voor partners ontwikkeld nazorgprogramma.

Een verwerkingsproces bij mensen met hersenletsel treedt pas op na het accepteren van de realiteit. Acceptatie ontstaat na het ondergaan van confrontaties in het dagelijks leven. Dergelijke confrontaties zijn niet aan te bieden in de veilige maar gekunstelde omgeving van een revalidatiecentrum, maar moeten ervaren worden in en rond het eigen huis.

> **Casus 5**
>
> Mw. P. is een goedverzorgde vrouw van 45 jaar bij wie een jaar geleden een infarct in de rechterhemisfeer optrad. Dit had een hemiparalyse van de linkerextremiteiten met forse sensibiliteitsstoornissen tot gevolg. Op cognitief gebied imponeerden het trage tempo van informatieverwerking, aandachtsproblemen en een hemianopsie links. Premorbide leidde zij een druk bestaan in een gezin met jonge kinderen, een 'half-time' baan en veel sociale contacten. Na een klinische revalidatieperiode van vier maanden en een dagbehandeling van drie maanden is zij naar huis ontslagen. Tijdens de revalidatie was zij vooral gericht op het herstel van de motorische stoornissen en het uitbreiden van haar mobiliteit. Thuis wil zij zo snel mogelijk haar gezinsrol volledig invullen, sociale contacten herstellen en op de langere termijn gaan werken. Behalve enige emotionele reacties in het begin is er geen sprake van een verwerkingsproces. De verwachting is dat dit pas gebeurt na confrontatie met haar restbeperkingen. Bij de poliklinische controle wordt dit nagevraagd.

Het is ironisch dat bij een groeiende behoefte aan begeleiding in deze fase juist die gespecialiseerde begeleiding zo moeilijk leverbaar is. De deskundigheid op het gebied van verwerkingsprocessen na hersenletsel is in veel revalidatiecentra aanwezig, maar de patiënt wordt pas met verwerkingsproblemen geconfronteerd wanneer hij uitbehandeld is.

De oplossing lijkt simpel: revalidatiecentra volgen de patiënt en zijn familie langer, zijn alert op verwerkingsreacties en behandelen op indicatie verwerkingsproblemen. Binnen de bestaande programma's van intensieve neurorevalidatie die sommige centra bieden, gebeurt dat ook. Intensieve neurorevalidatie is een soort postrevalidatiebehandeling voor een geselecteerde groep patiënten. Een ander voordeel is de aanwezigheid van een multidisciplinair samengesteld behandelteam. Dat kan na de behandeling van verwerkingsproblemen meteen in actie komen om de behandeldoelen af te ronden die ten gevolge van die problemen zijn blijven liggen. Ook nazorgprogramma's voor partners besteden aandacht aan verwerking. Veel van deze programma's verkeren nog in een experimenteel stadium en bedienen slechts een kleine groep patiënten en hun sociale systeem.

Een indicatiestelling voor revalidatie op basis van verwerkingsproblemen lijkt nog ver weg. Inmiddels is niet langer alleen een motorische stoornis het geldige toegangsbewijs voor revalidatie, maar hebben ook cognitieve stoornissen deze status gekregen. Misschien geldt dat op langere termijn ook voor verwerkingsproblemen ten gevolge van hersenletsel.

Een andere optie is een intersectorale behandeling van deze problemen. Dit vraagt om het beter spreiden van de gewenste deskundigheid over de verschillende sectoren. Logischerwijs zou het accent kunnen liggen op de ambulante geestelijke gezondheidszorg.

15.9.6 Partner

Vooropstaat dat de partner geen behandelaar of verlengstuk van de behandelaar is of mag worden. Terecht ageren partners tegen die rol. Er kan sprake zijn van een rolverwarring wanneer de partner, gevraagd of ongevraagd, optreedt als coach bij het thuis uitvoeren van oefeningen of het bewaken van leefregels. Deze rolinvulling is sterk afhankelijk van de individuele situatie, van de draagkracht van de partner, de kwaliteit van de relatie en de gezinssamenstelling. De zwaarte van de rol van partner krijgt de laatste tijd terecht veel aandacht.

Toch is de situatie voor verbetering vatbaar. In de verschillende fasen van de behandeling hebben veel partners om uiteenlopende redenen kritiek op de behandelaars. Die kritiek is niet alleen te wijten aan het disfunctioneren van die behandelaars, maar evenzeer aan communicatieproblemen en taxatiefouten. Een transmuraal te gebruiken protocol waarin de bejegening van de partner omschreven staat, kan veel problemen voorkomen. Dit protocol schenkt aandacht aan de zwaarte van diens rol en benadrukt het belang van inventarisatie van de persoonlijkheidskenmerken van de partner. Ook moet worden beschreven hoe en wanneer voorlichting wordt geboden en welke adviezen worden gegeven op het gebied van cognitieve, emotionele en gedragsmatige stoornissen.

Onvermijdelijk zal de partner in de thuissituatie de rol van diagnosticus vervullen waar het gaat om het interpreteren van verwerkingsreacties van zijn partner met hersenletsel. Meestal is hij de eerste die daarmee te maken krijgt. Dit veronderstelt bij hem een basale kennis over primaire en secundaire gevolgen van hersenletsel. Uiteraard is daarvoor een goede voorlichting noodzakelijk. Desondanks is het geen eenvoudige opgave. Zelfs voor ervaren behandelaars is het niet altijd duidelijk of een stoornis een direct gevolg van een organische aandoening is of een secundaire reactie op een ingrijpende gebeurtenis.

15.10 CONCLUSIE

Het belang van een goed verlopend verwerkingsproces bij patiënten met hersenletsel is al eerder aangetoond. Dit proces treedt vaak later op dan verwacht. Dit betekent dat vooral behandelaars in het revalidatiecentrum niet al te gretig hun deskundigheid op dit gebied moeten etaleren. Een voortijdig aansnijden van dit onderwerp zorgt voor een schrikeffect met nadelige gevolgen voor de professionele relatie.

Een terughoudende opstelling is op zijn plaats; het gaat om het volgen en waar nodig aansluiten bij de ontwikkeling die de patiënt doormaakt. Dit voorkomt een paradoxale situatie voor die patiënt. Voor zijn cognitieve stoornissen krijgt hij het advies zijn eigen ontwikkelingstempo te volgen, terwijl hij wordt gestimuleerd zijn verwerkingsreacties voor het afsluiten van de revalidatiefase te krijgen.

Literatuur

Balen HGG van, Groet E. Rechts hemisferisch CVA. In: Moor JMH, Balen van HGG (red). Revalidatiepsychologie. Assen: Van Gorcum, 1990.

Balen HGG van. A disability-oriented approach to long-term sequelae following traumatic brain injury. Nijmegen: Academisch proefschrift, KUN, 1997.

Baum A. Stress, intrusive imagery and chronic distress. Health Psychology 1990;9:653-75.

Boekaerts M. Coping with stress in childhood and adolescence. In: Zeidner M, Endler NS (eds). Handbook of coping: theory, research and applications. New York: John Wiley, 1996.

Bout J van den. Verlies en schokverwerking tijdens het revalidatieproces. Een miskende dimensie? In: Venselaar C (red). Revalidatie, medicatie en therapie. Proceedings van de najaarsconferentie revalidatiepsychologen. Amsterdam: NIP, 1996:67-83.

Brooks DN, Camprie L, Symington C, e.a. The five-year outcome of severe blunt head-injury: A relative's view. J Neurology Neurosurg Psychiatry 1986;49:764-70.

Brooks N. The head-injured family. J Clin Exp Neuropsychol 1991;13:155-88.

Deenen TAM. Patient health-education and self-management. Amsterdam: Thesis Publishers, 1996.

Douglas MJ. Indicators of long-term family finding following severe traumatic brain injury. Unpublished Phd thesis. Canada: University of Victoria, 1994.

Douglas MJ. Perceptions of family environment among severely head-injured patients and their relatives. Unpublished master's thesis. Canada: University of Victoria, 1987.

Duynstee MSH. Relatives of persons suffering from dementia: differences in the burden. Aging Soc 1994;14:499-519.

Eilander HJ, Rijen HLM van, Verwijk E. Behandeling van jonge mensen in een vegetatieve of laag bewuste toestand en van hun ouders. Tilburg: Revalidatiecentrum Leypark, 1997.

Felton BJ, Revenson TA, Hinrichsen GA, e.a. Stress and coping in the explanation of psychological adjustment among chronically ill adults. Soc Sci Med 1984;18:889-98.

Godfrey HPD, Partridge FM, Knight RG, e.a. Course of insight disorder and emotional dysfunction following closed head injury: a controlled cross-sectored follow-up. J Clin Exp Neuropsychol 1993;15:503-15.

Hermann M, Curio N, Petz T, e.a. Coping with chronical neurological impairment: a contrastive analysis of Parkinson's disease and stroke. Disabil Rehabil 1997;19:6-12.

Hochstenbach JBH. The cognitive, emotional and behavioral consequences of stroke. Nijmegen: Academisch proefschrift, KUN, 1999.

Horowitz MJ. Psychological response to serious life events. In: Hamiliton V, Warburton DM (eds). Human stress and cognition: an information processing approach. Chichester: Wiley, 1979.

Jacobs HE. Family and behavioral issues. In: Williams JN, Kay T (eds). Head injury: a family matter. Baltimore: Brookes Publishing Co, 1991.

Kay T. Neuropsychological diagnoses: Disentangling the multiple determinants of functional disability after mild traumatic brain injury. Phys Med. In: Horn L, Zasler M (eds.). Definition of mild traumatic brain injury. J Head Trauma Rehabilitation 1992;8:86-87.

Kleber RJ, Brom D. Coping with trauma. Amsterdam/Lisse: Swets & Zeitlinger, 1992.

Kleber RJ. Het trauma voorbij. Over de grenzen van de psychotraumatologie. Psycholoog 2000;35:8-14.

Kleber RJ. Traumatische ervaringen, gevolgen en verwerking. Lisse: Swets & Zeitlinger, 1986.

Kleber RJ, Mittendorff C, Hart O van der. Posttraumatisch stress. In: Everaerd WTAM, Bak AP, Derksen JJL, e.a. (red.). Handboek Klinische Psychologie 9 (D2000). Houten: Bohn Stafleu Van Loghum 1997:3-30.

Lange A. Traumaverwerking via internet. De Psycholoog 2000;7:287-289.

Lazarus RS, Folkman S. Stress, appraisal and coping. New York: Springer Publishing Company, 1984.

Lazarus RS. Progress on a cognitive, motivationalrelational theory of emotion. Am Psychologist 1991;46:819-34.

Maes CMJG. Chronische ziekte. In: Everaerd WTAM, Bak AP, Derksen JJL, e.a. (red). Handboek Klinische Psychologie (B2220). Houten: Bohn Stafleu Van Loghum, 1993.

Maes S, Leventhal H, Ridder DTD de. Coping with chronic diseases. In: Zeidner M, Endler NS (eds). Handbook of coping: theory, research and application. New York: John Wiley, 1996:221-51.

Minderhoud JM, Boelens MEM, Huizinga J, e.a. Treatment of minor head injuries. Clin Neuropsychol Neurosurg 1980;82;2:127-140.

Minderhoud JM, Zomeren AH van. Traumatisch hersenletsel. Utrecht: Bohn, Scheltema en Holkema, 1984.

Miskel MH, Sorenson DS. Uncertainty in gynecological cancer: a test of the mediating functions of mastery and coping. Nursing Research 1991;40:167-171.

Moos RH, Schaefer JA. The crisis of physical illness, an overview and conceptual approach. In: Moos RH (ed). Coping with physical illness 2: New perspectives. New York: Plenum Publishing Corporation, 1984:3-25.

Morse JM, Johnson JL. Towards a theory of illness:

the illness constellation model. In: Morse JM, Johnson JL (eds). The illness experience. London: Sage, 1991:315-342.

Parker RS. Traumatic brain injury and neuropsychological impairment. Sensomotor, cognitive, emotional and adaptive problems of children and adults. New York: Springer Verlag, 1990.

Ponsford J, Sloan S, Snow P. Traumatic brain injury: rehabilitation for every day adaptive living. East Sussex: Psychology Press, 1996.

Prigatano GP. Wat zijn de behoeften van patiënten enkele jaren na hersenletsel? In: Wolters-Schweitzer MHJ, Berger CLC (red.). Het brein belicht. Opstellen over niet-aangeboren hersenletsel. Utrecht: Lemma 2001:159-169.

Prigatano GP, Schachter DL. Disturbances of selfawareness of deficit after traumatic brain injury. New York: Oxford University Press, 1991.

Ridder DTD de. Coping en sociale steun van chronisch ziek zijn. In: Venselaar K (red). Revalidatie, medicatie en therapie. Proceedings van de najaarsconferentie revalidatiepsychologen. Amsterdam: NIP, 1996.

Rimel RW, Giordani B, Barth JT, e.a. Disability caused by minor head injury. Neurosurgery 1981;9:221-228.

Sanderman R. Aanpassingsstoornissen en verwante gebieden. In: Vandereycken W, Hoogduin CAL, Emmelkamp PMG (red). Handboek psychopathologie, deel 1. Houten/Zaventem: Bohn Stafleu Van Loghum, 2000:451-465.

Taylor SE. Attributions, beliefs about control and adjustment to breast cancer. J Personality Soc Psychol 1984;46:489-502.

Thomson SC, Pitts JS. In sickness and in health: chronical illness, marriage and spousal caregiving. In: Spacapan, Oskamp S (eds). Helping and being helped: naturalistic studies. Newbury Park: Sage Publications, 1992:115-151.

Vrancken PH. Verwerkingsprocessen van chronisch ziek zijn. In: Burken P van, Swank J (red). Gezondheidspsychologie voor de fysiotherapeut. Houten: Bohn Stafleu Van Loghum, 2000.

Vrancken PH. Verwerkingsprocessen. In: Gram CF de, Daamen K, Vrancken PH (red). Moduleboek omgaan met de gevolgen van niet-aangeboren hersenletsel. Utrecht: Landelijk Coördinatiepunt Nietaangeboren Hersenletsel, 1999.

Willer BS, Allen KM, Lus M, e.a. Problems and coping strategies of individuals with traumatic brain injury and their spouses. Arch Physical Medicine Rehabilitation 1991;172:460-468.

Wilson BA. Cognitive rehabilitation: How it is and how it might be. J Int Neuropsychol Soc 1997;3:487-496.

Zegerius L. Neuropsychiatrische aspecten van het schedeltrauma. In: Hoenderdaal PL (red). Contusio cerebri. Basiscursus Revalidatieartsen. Nijmegen: PAOG Katholieke Universiteit, 1997.

Zomeren AH van, Burg W van den. Residual complaints of patients two years after severe head injury. J Neurol Neurosurg Psychiatry 1985;48:21-28.

Zomeren AH van, Koning-Haanstra M. Traumatisch hersenletsel: de mentale gevolgen. In: Everaerd WTAM, e.a. (red). Handboek klinische psychologie (B2220). Houten: Bohn Stafleu Van Loghum, 1997.

Zwaard PLJM, Keyser T, Mulder T. Psychologische nazorg bij mild traumatisch hersenletsel. Gedrag en Gezondheid 1997;25:1.

16 Leven na hersenletsel: veranderingen en hun betekenis

J. Hochstenbach

16.1 INLEIDING

Een beroerte, ook wel een cerebrovasculair accident (CVA) genoemd, is na hartaandoeningen en kanker de derde doodsoorzaak en de meest frequente oorzaak van ernstige beperkingen (Bonita 1988; Khaw 1996). Primaire preventie lijkt nog steeds het belangrijkste middel te zijn om de effecten van een beroerte te reduceren, maar dat is helaas niet voor alle risicofactoren mogelijk. De laatste jaren wordt er steeds meer onderzoek gedaan naar de effecten van restauratieve farmacologische interventies met 'neuroprotectives'. Hoewel de mogelijkheden veelbelovend lijken, zijn de concrete resultaten tot nu toe teleurstellend (James 1997). Dit betekent dat, na de acute medische zorg, patiënten en hun familie dikwijls worden geconfronteerd met een complexe mengeling van sensomotorische, cognitieve en gedragsmatige problemen.

In Nederland gaat 5 tot 15% van alle overlevende CVA-patiënten naar een revalidatiecentrum. Wanneer men spreekt over revalidatie en herstel, wordt er vaak impliciet gerefereerd aan fysiek herstel (Gladman en Sackley 1998, Hochstenbach 2000). Inderdaad worden de meest in het oog springende, dus direct zichtbare gevolgen van een beroerte doorgaans gevormd door de fysieke stoornissen en beperkingen. Zowel voor de behandelaars als voor de patiënt en zijn familie zijn deze gevolgen vaak van dusdanige aard dat in eerste instantie daar de meeste aandacht naar uitgaat. Immers, ook voor de directbetrokkenen zijn op dat moment de belangrijkste doelen gelegen in het weer zelfstandig kunnen lopen, in het herwinnen van de armfunctie of in het terugveroveren van het spraak- of taalvermogen. Zonder ook maar iets af te dingen op het belang van deze doelen wordt hier gesteld dat herstel een multidimensionaal proces is dat wordt gekenmerkt door vele facetten, waarbij ook het 'overwinnen' van de neuropsychologische en psychosociale gevolgen een belangrijke plaats inneemt. Gelukkig

neemt in de gezondheidszorg de bewustwording van het belang van deze gevolgen snel toe. Om de langetermijngevolgen van een hersenletsel te kunnen overzien en interventies te kunnen optimaliseren teneinde een zo hoog mogelijke kwaliteit van leven te bereiken, is het bestrijden van de neuropsychologische en psychosociale gevolgen dan ook minstens zo belangrijk als het behandelen van de direct zichtbare sensomotorische en communicatieve gevolgen. Aangezien neuropsychologische stoornissen de effectiviteit van de revalidatiebehandeling negatief kunnen beïnvloeden, geldt deze opmerking ook voor de postacute revalidatiezorg (Galski e.a. 1993; Sundet e.a. 1988). Een patiënt met een geheugenstoornis heeft immers minder baat bij een fysiotherapeutische behandeling wanneer niet explicitet rekening wordt gehouden met het effect van deze stoornis op het opname- en inprentingsvermogen van de patiënt (zie ook hoofdstuk 17). Ook van 'neglect' is inmiddels bekend dat het een negatieve invloed uitoefent op het therapeutische proces.

> **Casus 1**
> Een voorbeeld om het bovenstaande te verduidelijken komt van een fysiotherapeute. Zij volgde een cursus over de neuropsychologische gevolgen en hoe daarmee rekening te houden tijdens de behandeling. Een van de zaken die daar naar voren kwamen, was dat het nuttig kan zijn bij patiënten te werken met video-opnamen, dit in verband met mogelijke cognitieve stoornissen, zoals vertraagde informatieverwerking of geheugenproblemen. De therapeut kan dan op een later moment feedback geven in plaats van tijdens de behandeling, om op deze wijze rekening te houden met de neuropsychologische problematiek. De desbetreffende therapeute kwam een paar

weken later terug en vertelde over een patiënt die al een paar maanden in behandeling was en bij wie geen vooruitgang werd geboekt. Het had haar een goed idee geleken video-opnamen te maken. Direct nadat ze samen de band hadden bekeken en zij even iets aan het regelen was, zei de patiënt tegen haar: 'We kunnen anders ook wel een andere keer kijken hoor'. Pas op dat moment had ze in de meest confronterende zin door dat de patiënt een forse geheugenstoornis had en dat daar mogelijk de oorzaak kon worden gevonden voor de geringe vooruitgang.

In dit hoofdstuk wordt ingegaan op de frequentie waarmee neuropsychologische stoornissen voorkomen na een beroerte en op de betekenis van deze stoornissen voor het dagelijkse functioneren. Dit is belangrijk, omdat tot op heden deze gegevens grotendeels ontbraken. Het spreekt voor zich dat voor een optimale (na)zorg deze gegevens noodzakelijk zijn. Uiteraard zal hierbij ook de partner aan bod komen. Tevens zal worden aangetoond dat deze stoornissen vergaande gevolgen hebben voor het dagelijkse functioneren en de kwaliteit van leven. Hoewel veelal zal worden geput uit de neuropsychologische kennis over beroerte, worden af en toe uitstapjes gemaakt naar andere vormen van hersenletsel. De theorie zal worden toegelicht aan de hand van praktische voorbeelden.

16.2 ERNST VAN NEUROPSYCHOLOGISCHE GEVOLGEN VAN EEN BEROERTE

16.2.1 Objectief: neuropsychologisch onderzoek

Ondanks de toenemende belangstelling voor de psychologische gevolgen van een beroerte zijn algemene overzichten met betrekking tot de neuropsychologische gevolgen nog steeds schaars. Hoewel er veel neuropsychologisch onderzoek wordt verricht, richt het merendeel van deze studies zich op zeer specifieke stoornissen zoals neglect, afasie of apraxie (zie ook Hochstenbach e.a. 1997). Daar waar men zich wel richt op meer algemene overzichten, betreft het vaak onderzoek waarbij gebruik wordt gemaakt van korte en globale screeningstests, zoals de Mini Mental State Examination (Downhill en Robinson 1994; Kappelle e.a. 1994; De Koning e.a. 2000). Een nadeel van dit soort screeningstests is dat ze weinig inzicht bie-

den in de complexiteit en de 'uitgestrektheid' van de gevonden disfuncties (Wade 1993).

De in dit hoofdstuk beschreven gevolgen zijn voor een belangrijk deel ontleend aan recent onderzoek, uitgevoerd met een groep van 229 CVA-patiënten, die gemiddeld genomen ruim twee maanden na hun beroerte neuropsychologisch zijn onderzocht. Het betreft hier het relatief goede deel van de CVA-populatie: mensen in de leeftijd van 18 tot 70 jaar, waarbij zeer ernstig aangedane patiënten met een verpleeghuisprognose van deelname waren uitgesloten. Voor details wordt verwezen naar Hochstenbach e.a. (1998) en naar Hochstenbach (1999). Hier worden slechts kort de resultaten besproken.

Wat opvalt, is dat vertraging in de informatieverwerking, ofwel mentale traagheid, het meest voorkomende probleem is. Bij maar liefst 80-90% van de tests die onder tijdsdruk moeten worden uitgevoerd, zijn de scores afwijkend. Deze algehele vertraging in informatieverwerking lijkt echter niet verantwoordelijk te zijn voor de overige cognitieve problemen, omdat ook zonder tijdslimiet veel patiënten moeite hebben om bijvoorbeeld de constructietaken uit te voeren. Hoe de precieze relatie is tussen vertraging en het effect hiervan op andere aspecten van cognitie, wordt momenteel uitgezocht in het Cognitiva-project in Groningen. Verder laten de resultaten zien dat minstens 50% van de patiënten problemen heeft met geheugen- en aandachtstaken, met visuospatiële en -constructieve taken, en met taken die een beroep doen op taal- en rekenvaardigheden. Tevens blijkt dat het langetermijngeheugen meer problemen geeft dan het kortetermijngeheugen, ook wel werkgeheugen genoemd, en dat de herkenning, waarbij kennis op een passieve manier moet worden gereproduceerd, het minst is aangedaan. Wanneer hier wordt gesproken over problemen met het langetermijngeheugen, dan betekent dit niet dat deze patiënten moeite hebben met herinneringen aan lang vervlogen gebeurtenissen, maar dat zij moeite hebben met gebeurtenissen in het tijdvlak van enkele minuten. Langetermijngeheugen wordt hier dus in de zuivere betekenis gebruikt en afgegrensd van het kortetermijn- of werkgeheugen, dat maar enkele seconden omvat.

De Rivermead Behavioural Memory Test (RBMT), een veelgebruikte test voor problemen in het alledaagse geheugen, laat zien dat 63% van de onderzochte CVA-patiënten problemen heeft met het onthouden van alledaagse informatie. De aandachtstaken laten verder zien dat er niet alleen sprake is van een linkszijdig neglect (verwaarlozen van stimuli aan de contralaterale zijde), maar dat er in een kwart van de gevallen ook sprake is van een rechtszijdig neglect. Het abstracte taalbegrip, het begrijpen van zinnen en de woordvloeiendheid ten slotte zijn eveneens duidelijk verstoord, ook bij de patiënten met een beschadiging in de rechterhemisfeer.

Dit is een indrukwekkende aantasting van een groot aantal cognitieve processen. Hoewel bekend was dat een grote variëteit van cognitieve processen verstoord kan raken ten gevolge van een beroerte, was het nog niet duidelijk in welke mate dit het geval was. Een blik op deze gegevens benadrukt dan ook dat de ernst van deze cognitieve problemen niet moet worden onderschat.

Toestand twee jaar na het CVA

Vaak is de verwachting dat deze problemen in de loop der tijd in ernst afnemen. Om dit na te gaan werden ruim twee jaar na het CVA 65 patiënten opnieuw neuropsychologisch onderzocht en werden dezelfde tests afgenomen (Hochstenbach 1999). De tests werden geclusterd in een aantal domeinen, te weten geheugen, aandacht, visuospatiële en -constructieve functies, oriëntatie, taal en rekenen. Er blijkt nu in alle domeinen een significante vooruitgang op te treden. Het gevoel van optimisme dat hieruit naar voren zou kunnen komen, moet echter direct worden getemperd, aangezien er sprake is van een schijnbare vooruitgang veroorzaakt door een relatief kleine groep personen. De grootste groep gaat niet vooruit en een klein percentage gaat zelfs duidelijk achteruit. De meest duidelijke vooruitgang wordt geboekt in aandacht en taal; de geringste vooruitgang wordt gevonden voor het geheugen. Daarnaast speelt hoogstwaarschijnlijk het hertesteffect een rol, een fenomeen waarmee zowel in onderzoek als in de praktijk niet altijd voldoende rekening wordt gehouden. Zo hebben Spikman e.a. (1999) voor een variëteit van aandachtstaken laten zien dat er zowel voor de traumapatiënten als voor gezonde controlepersonen een verbetering in de scores optrad bij herhaalde metingen.

Al met al laten ook deze langetermijngegevens zien dat het cognitieve functioneren na een CVA ernstig verstoord kan raken. Wanneer men daarbij bedenkt dat het hier een 'goede' groep betreft, in de zin van relatief jong en thuiswonend, dan is het niet moeilijk zich voor te stellen dat voor de totale CVA-populatie de cognitieve problematiek nog ernstiger zal zijn.

16.2.2 Subjectief: oordeel van de betrokkenen zelf

Interessant is de vraag hoe patiënten en partners zelf tegen de veranderingen aankijken. We ondervroegen daarom negen maanden na het CVA zowel de patiënt als diens naaste. In totaal werd aan 173 CVA-patiënten en 143 partners tijdens een interview gevraagd naar mogelijke veranderingen bij de patiënt ten gevolge van de beroerte.

Voor het interview werd gebruikgemaakt van een lijst met 56 mogelijke klachten, gebaseerd op de vragenlijst die door Van Zomeren en Van den Burg (1985) is gebruikt bij traumapatiënten, aangevuld met items die relevant waren voor CVA-patiënten (Lezak 1978, 1987; Miller 1993). De klachten werden ingedeeld in drie categorieën: somatisch, cognitief, emotioneel/gedragsmatig. Het voert hier te ver om alle genoemde klachten te bespreken. Daarom wordt volstaan met de meest genoemde klachten (zie tabel 16-1).

Het zal duidelijk zijn dat niet alle veranderingen specifiek zijn voor patiënten met een hersenletsel; ook hartpatiënten melden bijvoorbeeld dat ze eerder moeten huilen dan voorheen. Zeker waar het veranderingen in emoties en gedrag betreft, is het bij patiënten met hersenletsel daarom nuttig onderscheid te maken tussen veranderingen die een primair gevolg zijn van het letsel en veranderingen die daaraan secundair zijn (Lezak 1987). Primaire gevolgen kunnen worden beschouwd als een direct gevolg van het beschadigde weefsel en de daarmee samenhangende metabole en neurochemische veranderingen, en kunnen dus worden gezien als veranderingen die neurofysiologisch zijn gemedieerd. Secundaire gevolgen zijn indirecte gevolgen, resulterend vanuit de reactie van de patiënt op de ingrijpende veranderingen.

Globaal genomen zijn er vier factoren die uiteindelijk het gedrag van een hersenletselpatiënt bepalen. Op de eerste plaats is dit het *organische substraat*: het type, de locatie, de grootte en de ontwikkelingssnelheid van het letsel. Ten aanzien van dit laatste element is wellicht een korte toelichting op zijn plaats. Al in de 19e eeuw beschreven wetenschappers als Dax, Riese, Jackson en von Monakow de effecten van het laesiemoment. Zo zouden grote, acute laesies tot grotere neuronale schade leiden dan kleine, multipele laesies die verspreid over de tijd ontstaan (Finger 1976). Eenzelfde principe is waar-

Tabel 16-1 Veranderingen in percentages, aangegeven door de patiënt zelf en door de naaste over de patiënt

	patiënten (n=172)	naasten (n=143)
somatisch		
moeheid	74,4	83,2
hemiparese	73,3	72,0
overgevoelig voor lawaai	54,1	62,9
toegenomen slaapbehoefte	52,9	65,0
dysartrie	36,2	37,8
cognitief		
vergeetachtigheid	60,5	58,7
mentale traagheid	56,4	63,6
moeite met concentreren	55,2	53,8
moeite aandacht te verdelen	53,2	64,3
afasie	31,6	39,9
emotioneel/gedragsmatig		
sneller huilen	57,6	55,2
initiatiefverlies	50,0	60,1
sneller geïrriteerd	50,0	57,3
veranderde seksualiteit	48,8	55,6
veranderde persoonlijkheid	47,7	56,6

neembaar bij het verschil tussen hersentumoren die snel groeien en tumoren die langzaam groeien (Hom en Reitan 1984; Price e.a. 1992; Lezak 1995). De gedachte hierachter is dat bij langzaam ontwikkelende aandoeningen de hersenen meer mogelijkheden hebben om te reorganiseren dan bij een plotseling optredende laesie.

Een tweede factor die het uiteindelijke gedrag bepaalt, wordt gevormd door de *aard van de beperkingen*. Hiervoor wordt verwezen naar de nieuwe ICIDH-2, een instrument om gezondheid en daaraan gerelateerde aspecten op een eenduidige wijze in kaart te brengen (ICIDH-2 = International Classification of Functioning, Disability and Health. 'Final draft' is te vinden op http//www.who.int/icidh). In het concept van deze nieuwe ICIDH-2 wordt de term beperking gebruikt als een par-apluebegrip voor stoornissen en restricties in activiteiten of participatie. Wat zijn de dingen die iemand niet meer kan of die moeizamer gaan? Kan iemand nog lopen of is iemand rolstoelafhankelijk geworden? Is iemand in staat zelfstandig zijn dag te plannen en in te vullen of is iemand afhankelijk geworden van externe structurering? Kan iemand zijn beroep of hobby's nog uitvoeren?

Nauw hiermee samenhangend is de derde factor, namelijk de *betekenis* van deze beperkingen. Die betekenis wordt voornamelijk ontleend aan de premorbide ervaringen en het waardepatroon van de betrokkene.

Casus 2
Een voorbeeld is een patiënt die een aantal jaren na zijn CVA hulp zocht voor zijn problemen. Voor zijn CVA was hij net begonnen met zijn eigen sportschool (die hij inmiddels niet meer bezit). De man had een zeer gespierd uiterlijk. Volgens de revalidatiearts waren er geen fysieke restverschijnselen. Wel waren er duidelijke cognitieve stoornissen en had de man een straatvrees ontwikkeld. Deze problemen waren voor zijn vriendin aanleiding om hulp te zoeken. Voor hem was echter het grootste probleem gelegen in het feit dat hij niet meer de kracht van vroeger had, ondanks het gegeven dat hij fysiek alles kon doen.

In dit voorbeeld wordt het feit dat premorbide *ervaringen* de huidige verwachtingen kleuren aangestipt. Daarnaast is het van belang te beseffen dat karakteristieke (premorbide) kenmerken van de persoon het gedrag en het functioneren van een hersenbeschadigde patiënt kunnen beïnvloeden. De wijze waarop iemand omgaat met bepaalde situaties of problemen ('coping'-strategieën), wordt sterk beïnvloed door leeftijd, psychosociale vaardigheden, leerervaringen, opleiding, opvoeding of door de culturele achtergrond.

De vierde factor die van invloed is op het gedrag is de *omgeving*. In de ICIDH-2 wordt hierbij een tweedeling gemaakt in een individueel niveau en een macroniveau: diensten en systemen. Op individueel niveau wordt gerefereerd aan de directe materiële en sociale omgeving van een persoon. Op het niveau van diensten en systemen betreft het de formele en informele structuren die in een samenleving bestaan en die van invloed kunnen zijn op individuen, zoals allerlei organisaties, wetten en regels, maar ook attitudes en ideologieën. Het volgende voorbeeld beschrijft de omgeving meer op een individueel niveau, maar wel met een verwijzing naar het niveau van diensten en systemen.

Casus 3

Een jonge vrouw had ten gevolge van een vliegtuigongeval een zeer ernstig traumatisch hersenletsel opgelopen. De verpleegafdeling, waar zij inmiddels bijna twee jaar verbleef, had aangegeven problemen te ervaren met haar gedrag: ze was agressief, deed niet wat de verpleging wilde en kon ontzettend hard gillen wanneer ze haar zin niet kreeg. Communiceren met haar was moeilijk, aangezien ze zich alleen kon uitdrukken via een elektronische communicator, die ze met grote tegenzin gebruikte. Dit ongewenste gedrag vertoonde ze alleen op de verpleegafdeling; op andere plekken kwam het gedrag niet of nauwelijks voor. Uiteindelijk bleek het een basaal probleem. Hoewel de jonge vrouw op een heel laag niveau functioneerde, wist ze eigenlijk heel goed wat ze wel en niet wilde. Alleen had niemand haar daar ooit naar gevraagd. Mede door het langdurige verblijf op een afdeling die hiervoor niet was ingericht, was ze welhaast verworden tot een soort 'meubelstuk' dat door het personeel als lastig werd betiteld. Verder bleek dat haar benadering door het personeel in de loop van de tijd niet of nauwelijks was bijgesteld. Nadat ze in staat was gesteld haar wensen duidelijk te maken aan de verpleging en afspraken te maken over wat in ieder geval moest gebeuren (zoals zichzelf regelmatig wassen en verschonen) en wat ze niet wilde (om 21.00 uur naar bed of bepaalde therapieën volgen), verbeterde haar gedrag sterk. Hierdoor ontstond er meer ruimte om eerder geschrapte therapieën later weer op te nemen in haar schema.

16.3   HOE WORDT OMGEGAAN MET VERANDERINGEN?

Het omgaan met deze veranderingen wordt gecompliceerd door een opmerkelijk gegeven. Het blijkt dat wanneer de oordelen van de patiënt over de duidelijkste veranderingen die na het letsel zijn opgetreden, worden gelegd naast de oordelen van de partner, zij het over maar heel weinig veranderingen met elkaar eens zijn. Ofwel de patiënt geeft een probleem aan dat er volgens de partner niet is, óf andersom. Alleen met betrekking tot de direct zichtbare veranderingen, zoals hemiparese, epilepsie, afasie en moeite met schrijven, vinden patiënt en partner elkaar. Dit is een

uiterst relevant gegeven voor zowel de clinicus als de onderzoeker. Voor de clinicus, omdat deze, om adequaat op de geformuleerde hulpvraag te kunnen ingaan, vaak meer gegevens moet hebben dan die hem in het onderzoek van de patiënt worden aangereikt. Voor de onderzoeker, omdat deze nogal eens geneigd is om, wanneer de patiënt niet in staat is te participeren in een onderzoek, de naaste daarvoor te gebruiken.

Hoe kan een dergelijke discrepantie tussen patiënt en partner worden verklaard? Een duidelijke en eensluidende verklaring voor de discrepantie tussen patiënt en partner is eigenlijk niet te geven, maar er zijn wel aanwijzingen die in de richting van een antwoord gaan. Vooraf moet worden gesteld dat het feit dat het hier hersenletselpatiënten betreft, met een niet altijd adequaat ziekte-inzicht, geen afdoende verklaring vormt. Een review van Sprangers en Aaronson (1992) laat zien dat bij andere patiëntencategorieën de overeenstemming met de partner ook vaak laag is. Dit geldt met name wanneer het zaken als pijn, kwaliteit van leven, gezondheid en psychologische klachten als depressie betreft; kortom de minder concrete en minder observeerbare aspecten. Ook bij gezonde partners blijkt dat informatie over zaken als medische achtergrond, medicatie, roken of dieet niet altijd even accuraat is (Nelson e.a. 1990). Het is waar dat de mate van overeenstemming tussen CVA-patiënten en hun naasten over het algemeen lager is dan die tussen niet-CVA-patiënten en hun partners. Toch kan dit niet helemaal worden geweten aan de hersenbeschadiging, want dan zou de aard van het letsel het effect moeten meebepalen. Op basis van het gegeven dat anosognosie (gebrek aan ziekte-inzicht) meer voorkomt na een beschadiging van de rechterhersenhelft, zou men kunnen verwachten dat patiënten met een beschadigde rechterhemisfeer minder klachten rapporteren dan patiënten met een beschadigde linkerhemisfeer. Dat is echter niet wat wij vonden. In het eerdergenoemde Groningse Cognitiva-project zijn daarentegen wel lateralisatie-effecten gevonden.

Een andere factor die de betrouwbaarheid van de oordelen van de naaste beïnvloedt, heeft te maken met de aard van de relatie: de betrouwbaarheid is hoger wanneer de naaste samenleeft met de patiënt en verzorging biedt. In dit onderzoek zijn alle naasten partners die inderdaad met de patiënt leven. Echter, de betrouwbaarheid neemt weer af wanneer er sprake is van cognitieve stoornissen of wanneer de belasting van de partner toeneemt. En van dit laatste is in dit geval duidelijk sprake (zie verder paragraaf 16.5).

De door ons gevonden veranderingen lijken niet uitzonderlijk te zijn. Wilkinson e.a. (1997) gaven aan dat meer dan de helft van de naasten instemde met de bewering dat de patiënt erg veranderd was en dat men problemen had met het gedrag van de patiënt. Wanneer de gegevens worden vergeleken met de resultaten die door Van Zomeren en Van den Burg (1985) werden gevonden bij patiënten met een zware contusie, dan ontstaat een vrijwel identiek profiel. Ook in het recente proefschrift van Van der Naalt (2000) kwam dit patroon bij patiënten met licht en middelzwaar trauma naar voren. Wanneer er sprake is van een verschil in het patroon, heeft dat te maken met het feit dat CVA-patiënten meer problemen rapporteren dan traumapatiënten. Het is kortom niet eenvoudig een goede verklaring te vinden voor de discrepantie tussen door patiënten en hun naasten gerapporteerde veranderingen.

Wat op basis van het bovenstaande in ieder geval duidelijk wordt, is dat de veranderingen waar deze mensen mee te kampen hebben, substantieel zijn. Vaak worden deze veranderingen ook door de betrokkenen zelf niet goed begrepen, en zeker op langere termijn wordt voor hen de relatie met het hersenletsel als verklaringsmodel steeds zwakker. Nog complexer wordt het wanneer de problemen waarmee men in een relatie te kampen heeft, door beide partners anders worden bezien.

Ongeacht de fase waarin een behandelaar in contact komt met een patiënt met hersenletsel, telkens geldt dat het belangrijk is te begrijpen wat de patiënt zelf ervaart ten aanzien van zijn neuropsychologische stoornissen. Dit geldt als een belangrijk uitgangspunt voor elke behandeling, aangezien daarmee de relevantie voor de patiënt voorop wordt gesteld, in plaats van die van de behandelaar.

Termen die vaak terugkeren wanneer hersenletselpatiënten beschrijven hoe het is om een dergelijk letsel te hebben, zijn 'verwarring' en 'frustratie' (Prigatano 1999, p. 33). Door uit te zoeken wat voor hen verwarrend of frustrerend is, kunnen goede aanknopingspunten worden gevonden voor de behandeling, waarmee tevens de 'compliance' (therapietrouw) kan worden vergroot.

Wanneer de weerstand is verminderd, kan ook aan andere doelen worden gewerkt, doelen waarvan de patiënt in eerste instantie vaak het nut niet inziet. Tegelijkertijd worden professionals met een aantal valkuilen geconfronteerd. De druk van de productiviteit kan ertoe leiden dat onvoldoende tijd wordt genomen om goed te luisteren naar de patiënt. Ook het gevoel dat men 'alles al eerder heeft gehoord en wel weet wat er gaat komen' maakt dat er soms te weinig oog is voor het individu.

Casus 4

Bij het echtpaar De Wit lopen de spanningen op. Ruim drie jaar geleden heeft meneer De Wit een beroerte gehad in de a. cerebri media rechts. Na een succesvolle revalidatie, waarbij hij zijn belangrijkste doel behaalde, namelijk om zonder rolstoel zelfstandig wandelend het revalidatiecentrum te verlaten, keert hij nu weer terug. Samen met zijn vrouw brengt hij een bezoek aan de revalidatiearts, die het zinvol acht betrokkenen door te verwijzen naar de neuropsycholoog, voor inventarisatie en – indien nodig – kortdurende interventie. Meneer De Wit had zelf eigenlijk niet zoveel problemen. Hij vond wel dat zijn leven een beetje kaal en leeg was geworden, maar dat leidde niet tot een echte lijdensdruk. Specifieke neuropsychologische problemen kon hij niet benoemen, volgens hem was alles wel goed. Zijn vrouw daarentegen was het hier niet mee eens. Zij had er moeite mee dat hij niks deed. Haar grootste probleem lag echter in het feit dat hij haar altijd aan het sarren was. Naar aanleiding van dit eerste gesprek werd besloten om meneer De Wit, naast neuropsychologische begeleiding voor hem en zijn vrouw, ook nog ergotherapie, activiteitenbegeleiding, arbeidstherapie en sport aan te bieden. Dit had een meervoudig doel. Enerzijds werd uit het gesprek steeds duidelijker dat de problematiek van betrokkene te maken had met een ernstige stoornis in de executieve functies, en dan met name de initiatiefase. Door middel van observaties zou dit misschien duidelijker kunnen worden. Daarnaast zouden de andere therapieën wellicht nuttig kunnen zijn in het vinden en structureren van dagactiviteiten, waarbij de sport vooral gericht was op conditieverbetering.

Tijdens de begeleiding door de psycholoog werd uitleg gegeven over het gedrag van meneer De Wit, dat sterk werd bepaald door zijn cognitieve problemen. Naast problemen in het initiëren van activiteiten, speelde een licht geheugenprobleem een rol, evenals het feit dat betrokkene snel afgeleid was. Tevens was het inzicht in zijn eigen functioneren niet erg groot. De houding van mevrouw De Wit veranderde aanzienlijk na uitleg over de aard van de problemen van haar man, aangezien ze nu een en ander kon plaatsen. Een voorbeeld dat voorheen aanleiding gaf tot veel irritatie was het volgende: wanneer tijdens het eten mevrouw vroeg of hij straks kon helpen met de afwas, was meneer De Wit hier altijd toe bereid. Wanneer zij vervolgens opstond om te gaan afwassen, bleef hij echter zitten. Volgens mevrouw deed hij dat om haar te treiteren, want hij zat met zijn gezicht naar het aanrecht en keek glimlachend toe. Na de uitleg wist mevrouw dat wanneer ze graag wilde dat hij meehielp, ze even haar hand op zijn arm moest leggen en hem mee moest nemen naar het aanrecht. Eenmaal daar, begon hij als vanzelf aan zijn taak.

16.4 DAGELIJKS LEVEN

Wanneer mensen uit het ziekenhuis of het revalidatiecentrum weer thuiskomen, volgt vaak na enige tijd een terugslag. Nu wordt immers pas duidelijk wat de gevolgen van het CVA zijn. Gemiddeld hebben zowel de patiënt als de partner ongeveer een jaar nodig om zich te realiseren dat de gevolgen blijvend zijn. In die periode verschuift ook het accent van de fysieke aspecten naar de psychosociale aspecten (Hochstenbach e.a. 1996). De kwaliteit van leven wordt nu ernstig bedreigd.

Kwaliteit van leven is echter een moeilijk begrip. Het wordt vaak gedefinieerd in termen van de gevolgen van een aandoening in de meest brede zin. Ondanks deze moeilijkheid en de intrinsieke vaagheid die het begrip eigen is, is het wel het enige concept waarin het totaalbeeld kan worden gevangen.

Een veelgebruikt generiek meetinstrument voor de kwaliteit van leven is de Sickness Impact Profile (SIP). Doordat dit instrument bij veel verschillende aandoeningen wordt gebruikt, biedt het de mogelijkheid tot vergelijkingen. Het blijkt dat er weinig aandoeningen zijn die zo'n negatieve invloed hebben op de kwaliteit van leven als een CVA (König-Zahn e.a. 1993). Alleen chronische pijn blijkt een nog grotere invloed te hebben. De hierboven genoemde gevolgen

van het CVA weerspiegelen zich dus ook in de kwaliteit van leven van CVA-patiënten en hun partners. Indrukwekkend is dat de kwaliteit van het leven met het verstrijken van de tijd niet verbetert, integendeel, de meeste patiënten laten een constante afname zien in de kwaliteit van leven. Van belang hierbij is dat er slechts een geringe relatie bestaat tussen de functionele of fysieke stoornissen en de kwaliteit van leven. Ook bij mensen die een goed fysiek herstel hebben en weinig fysieke beperkingen ervaren, is er sprake van een verminderde levenskwaliteit. Hoewel er bij een beroerte dus meestal sprake is van een eenmalige gebeurtenis, moet men wel degelijk spreken over een chronisch probleem (Ahlsiö e.a. 1984; Hochstenbach e.a. 1996).

16.5 BELANG VAN SOCIAAL SYSTEEM

Door de gevolgen van de hersenbeschadiging treden er ingrijpende veranderingen op in rolpatronen en sociale relaties. De literatuur over de invloed van hersenletsel op de familie noemt een aantal aspecten waaronder financiële en/of werkgerelateerde problemen, afname in fysieke gezondheid, steeds verdergaande sociale isolatie, maar ook boosheid, angst en depressie (Lezak 1987, Livingston 1987; Schultz e.a. 1988; Brooks 1991; Williams 1991).

Het merendeel van de CVA-patiënten woont thuis, waarbij er in veel gevallen behoefte is aan zorg of ondersteuning (Van den Bos 1995; De Haan e.a. 1993). De meeste zorg wordt geleverd door de familie, voornamelijk de partner (Greveson e.a. 1991). Naast het feit dat deze mantelzorgers zelf vaak moeite hebben met het verwerken van de veranderingen bij hun partner, ondervinden zij in toenemende mate de druk om tegemoet te moeten komen aan de praktische en/of emotionele behoeften van de CVA-getroffene. Ten gevolge hiervan kunnen de partners van CVA-patiënten een draaglast ervaren die hun draagkracht te boven gaat, hetgeen kan leiden tot uitputting en isolatie (Anderson e.a. 1995; Carnwath en Johnson 1987). Er is inmiddels het een en ander bekend over de factoren die van invloed kunnen zijn op de ervaren belasting. Zo is bekend dat de ervaren belasting slechts ten dele samenhangt met de ernst van de beroerte of de afhankelijkheid van de patiënt bij het uitvoeren van algemene dagelijkse levensactiviteiten (Anderson e.a. 1995). Eigenschappen van de mantelzorgers zijn ook belangrijk, zoals de fysieke en mentale gezondheid (Evans e.a. 1987). Zo is uit een studie van Tompkins (1988) gebleken dat de prevalentie van depressieve symptomen bij mantelzorgers van CVA-patiënten 2,5 tot 3,5 keer zo hoog is als bij een in leeftijd vergelijkbare groep. Tevens lieten zij zien dat het algemene niveau van depressie niet veranderde met het verloop van de tijd. Een andere studie (Scholte op Reimer e.a. 1998) liet zien dat het zorgen voor patiënten met cognitieve stoornissen of een ernstige handicap een extra risico vormt voor een (te) hoge draaglast. De mantelzorgers voelen zich vooral belast doordat ze zich voor alles verantwoordelijk voelen, zich constant zorgen maken, en doordat zij vaak de enige verzorger zijn, waarmee de patiënt dus van hen afhankelijk is. Anderson e.a. lieten zien dat bijna alle mantelzorgers negatieve effecten rapporteerden op hun emotionele gezondheid, hun sociale activiteiten en vrijetijdsbesteding. Ook noemt meer dan de helft van de ondervraagden het negatieve effect op de familierelaties.

Het is dus van zeer groot belang aandacht te besteden aan de partners van de CVA-patiënten. Dat geldt niet alleen vanwege de negatieve effecten die het CVA op hen heeft, maar ook omdat het sociale systeem van invloed is op de adaptatie van de patiënt. Gebleken is dat het herstelproces beter verloopt wanneer er goede sociale steun is (Glass e.a. 1993; Brosseau e.a. 1996). Bij patiënten met mantelzorgers die opgewassen waren tegen hun taak, werd een positief effect gevonden op de overleving, het herstel en de revalidatie (Glass e.a. 1993; Vogt e.a. 1992; Evans e.a. 1987). Ook voor de ontslagrichting, in dit geval naar huis, blijkt goede sociale steun van belang (Stineman e.a. 1997, Wilkinson e.a. 1997).

Veelgehoorde uitspraken van partners
'Het meeste maak ik mij zorgen over hoe het moet wanneer er iets met mij gebeurt.'

'Ik voel me vaak zo alleen. Je bent getrouwd, en je hebt nog wel een man, maar eigenlijk is hij er niet meer.'

'Wat ik ook doe, waar ik ook ga, overal volgt hij mij, zelfs naar de wc.'

'Ik voel me soms zo schuldig wanneer ik denk: ik heb er genoeg van, ik kan niet meer, was je maar dood.'

'Ze is zo veranderd, ze is niet meer mijn vrouw. Daarom leven we gescheiden levens. Andere mensen vinden het wreed dat ik daar zo over denk, maar ik ben er zelf al bijna aan onderdoor gegaan.'

'Iedereen vindt dat we zo'n geluk hebben gehad: hij is er zo goed vanaf gekomen. En wanneer ik zeg dat dat misschien wel zo lijkt, maar dat de werkelijkheid anders is, dan vind ik daar weinig begrip voor.'

'Soms zou ik willen dat hij nog in een rolstoel zat: dan zagen ze tenminste dat er wat was.'

'Veel van onze vrienden zijn weggebleven. In het begin was er veel belangstelling en steun, maar dat houdt op den duur op.'

16.6 CONCLUSIE
Wanneer het doel van de zorg na een hersenletsel is om de patiënt te helpen weer zo optimaal mogelijk te kunnen leven en weer zo goed mogelijk geïntegreerd te raken in de maatschappij, dan mogen de aspecten zoals in dit hoofdstuk beschreven niet uit het oog worden verloren. Zoals reeds gezegd: een hersenbeschadiging brengt tal van cognitieve, emotionele en gedragsmatige veranderingen met zich mee die een zeer grote invloed uitoefenen op de mentale en fysieke gezondheid van zowel de patiënt als de partner. In de behandeling van de hersenbeschadigde patiënt en het daarbijbehorende systeem liggen nog tal van uitdagingen voor de neuropsychologie. Deze zijn zeer divers en kunnen hier onmogelijk allemaal worden besproken. Toch wordt hier nog een aantal punten kort aangestipt.

Neuropsychologische revalidatie is, heel simpel gezegd, gericht op het verbeteren of beïnvloeden van de cognitieve, emotionele en sociale gevolgen van een hersenletsel. Hierbij zijn zowel theoretische kennis over het functioneren van de hersenen als meer klinisch-psychologische vaardigheden van belang. De grootste vooruitgang lijkt echter te worden geboekt in het vergroten van de kennis over het functioneren van de hersenen, waarbij met name recente inzichten in de neuroplasticiteit en het regeneratievermogen van de hersenen in de komende jaren een centrale rol zullen spelen (zie ook hoofdstuk 5 en Mulder en Hochstenbach 2001). De geavanceerde mogelijkheden die de zich steeds verder ontwikkelende beeldvormende technieken bieden, kunnen een zeer nuttige bron van informatie vormen, mits de juiste vragen worden gesteld (zie hoofdstuk 6).

Daarnaast is er in de laatste decennia meer belangstelling gekomen voor nieuwe diagnostische en behandelmogelijkheden. Hoewel er al veel verschillende meetinstrumenten bestaan, zijn neuropsychologen nog steeds onvoldoende toegerust om alle relevante gegevens in kaart te brengen. Men hoeft wat dat betreft maar te denken aan de vaak moeilijk objectiveerbare problemen, zoals executieve stoornissen (zie ook hoofdstuk 11), de emotionele veranderingen of de meer subtiele gevolgen van een beschadiging. Daarnaast ontbreken vaak goede normgegevens. Ook in de verbetering van de behandeling ligt een uitdaging voor de toekomst. De vraag hierbij is of men in staat zal zijn om adequate trainingen te ontwikkelen voor het grote aantal verschillende aandoeningen, met allemaal hun eigen unieke en individuele mix van stoornissen. En wanneer dat mogelijk is, is men dan ook in staat de effectiviteit ervan aan te tonen?

Er zijn, zoals gezegd, veel verschillende meetinstrumenten om cognitieve stoornissen in kaart te brengen, maar de meeste van deze instrumenten zijn niet ontwikkeld om het resultaat van behandelingen vast te stellen (Lincoln 1999, p. 203). Er is dus een groeiende behoefte aan kennis over de determinanten van herstel. Kennis hierover kan helpen om de criteria aan te scherpen voor welke patiënten in welke fase het meeste baat kunnen hebben bij een bepaalde training.

Ook wordt het steeds belangrijker over de grenzen van het domein van de neuropsychologie heen te kijken om te komen tot verdere integratie met andere disciplines. Het is niet voldoende alleen aandacht te schenken aan de functionele capaciteit, net zoals het onvoldoende is alleen de aandacht te richten op het neuropsychologisch functioneren. Het gaat met name om het verkrijgen van meer inzicht in de wederzijdse beïnvloeding van deze gebieden. Zo is het denkbaar dat verbeterde neuropsychologische functies het handelen verbeteren, maar evengoed is het denkbaar dat toegenomen activiteit een positieve werking heeft op een aantal cognitieve functies, bijvoorbeeld ten gevolge van een verbeterde doorbloeding van bepaalde hersengebieden. Er blijven dus nog voldoende uitdagingen voor de neuropsychologie bestaan.

Literatuur

Ahlsiö B, Britton M, Murray V, e.a. Disablement and quality of life after stroke. Stroke 1984;15:886-90.

Anderson GS, Linto J, Stewart-Wynne EG. A population-based assessment of the impact and burden of caregiving for long-term stroke survivors. Stroke 1995;26:843-9.

Bonita R. Recovery of motor function after stroke. Stroke 1988;19:1497-500.

Bos GAM van den. The burden of chronic diseases in terms of disability, use of health care and healthy life expectancies. Eur J Public Health 1995;5:29-34.

Brooks DN. The head-injured family. J Clin Exp Neuropsychol 1991;13:155-88.

Brosseau L, Potvin L, Philippe P, e.a. Post-stroke inpatient rehabilitation II. Predicting discharge disposition. Am J Phys Med Rehabil 1996;75:431-6.

Carnwath TCM, Johnson DAW. Psychiatric morbidity among spouses of patients with stroke. BMJ 1987;294:409-11.

Downhill DE, Robinson RG. Longitudinal assessment of depression and cognitive impairment following stroke. Neurosurg Clin N Am 1994;182:425-31.

Evans RL, Matlock A, Bishop DS, e.a. Family intervention after stroke: does counseling or education help? Stroke 1987;19:1243-9.

Finger S. Lesion momentum and behavior. In: Finger S (ed). Recovery from brain damage. New York: Plenum Press, 1976:135-64.

Galski T, Bruno RL, Zorowitz R, e.a. Predicting length of stay, functional outcome, and aftercare in the rehabilitation of stroke patients. The dominant role of higher-order cognition. Stroke 1993;24:1794-800.

Gladman JR, Sackley CM. The scope for rehabilitation in severely disabled stroke patients. Disabil Rehabil 1998;20:391-4.

Glass TA, Matchar DB, Belyea M, e.a. Impact of social support on outcome in first stroke. Stroke 1993;24:64-70.

Greveson GC, Gray CS, French JM, e.a. Long-term outcome for patients and carers following hospital admission for stroke. Age Aging 1991;29:337-44.

Haan R de, Limburg M, Meulen J van der, e.a. Use of health care services after stroke. Quality of Health Care 1993;2:222-7.

Hochstenbach J, Anderson PG, Limbeek J van, e.a. Is there a relation between neuropsychological variables and quality of life after stroke? Arch Phys Med Rehabil 2001;82:1360-7.

Hochstenbach J, Mulder T, Limbeek J van, e.a. Cognitive decline following stroke: a comprehensive study of the cognitive decline following stroke. J Clin Exp Neuropsychol 1998;20:503-17.

Hochstenbach J, Mulder T, Limbeek J van. De neuro-psychologie van het CVA: veranderingen in cognitie, emotie en gedrag. Tijdschr Sociale Gezondheidszorg 1997;75:479-85.

Hochstenbach J, Mulder T, Wientjes H. To believe or not to believe: views of stroke patients and their proxies regarding outcome. In: Hochstenbach J. The cognitive, emotional, and behavioural consequences of stroke [thesis]. Nijmegen: Katholieke Universiteit Nijmegen, 1999:71-83.

Hochstenbach J. Rehabilitation is more than functional recovery. Disabil Rehabil 2000;22:201-4.

Hochstenbach J. The cognitive, emotional, and behavioural consequences of stroke [thesis]. Nijmegen: Katholieke Universiteit Nijmegen, 1999.

Hochstenbach JBH, Donders ART, Mulder T, e.a. Veel chronische problemen bij CVA-patiënten thuis. Ned Tijdschr Geneesk 1996;140:1182-6.

Hom J, Reitan RM. Neuropsychological correlates of rapidly vs. slowly growing intrinsic cerebral neoplasms. J Clin Neuropsychol 1984;6:309-24.

James A. Stroke treatment trials yield disappointing results. Lancet 1997;349:1673.

Kappelle LJ, Adams HP, Heffner ML, e.a. Prognosis of young adults with ischemic stroke. Stroke 1994;25:1360-5.

Khaw KT. Epidemiology of stroke. J Neurol Neurosurg Psychiatry 1996;61:333-8.

König-Zahn C, Furer JW, Tax B. Het meten van de gezondheidstoestand: beschrijving en evaluatie van vragenlijsten. Deel I: Algemene Gezondheid. Assen: Van Gorcum, 1993:115-28.

Koning I de, Dippel DWJ, Kooten F van, e.a. A short screening instrument for poststroke dementia. The R-CAMCOG. Stroke 2000;31:1502-8.

Lezak MD. Living with the characterologically altered brain-injured patient. J Clin Psychiatry 1978;39:592-8.

Lezak MD. Neuropsychological Assessment. New York: Oxford University Press, 1995.

Lezak MD. Subtle sequelae of brain damage: perplexity, distractibility, and fatigue. Am J Phys Med 1987;57:9-15.

Lincoln N. Outcome measurement in cognitive neurorehabilitation. In: Stuss DT, Winocur G, Robertson IA (eds). Cognitive neurorehabilitation. Cambridge: University Press, 1999.

Livingston MG. Head injury: the relatives' response. Brain Inj 1987;1:8-14.

Miller L. Psychotherapy of the brain-injured patient: Reclaiming the shattered self. New York/London: Norton, 1993.

Mulder T, Hochstenbach J. Adaptability and flexibility of the human motor system: implications for neurological rehabilitation. Neural Plasticity 2001; 8:131-41.

Naalt J van der. Mild to moderate head injury: long-term outcome and prognostic factors [thesis]. Groningen: Stichting Drukkerij De Regenboog, 2000.

Nelson LM, Longstreth WT, Koepsell TD, e.a. Proxy respondents in epidemiologic research. Epidemiol Rev 1990;12:71-86.

Prigatano GP. Principles of neuropsychological rehabilitation. Oxford: University Press, 1999.

Scholte op Reimer WJM, Haan RJ de, Pijnenborg JMA, e.a. Assessment of burden in partners of stroke patients with the Sense of Competence Questionnaire. Stroke 1998;29:373-9.

Schultz R, Tomkins CA, Rau MT. A longitudinal study of the psychosocial impact of stroke on primary support persons. Psychol Aging 1988;3:131-41.

Spikman JM, Timmerman ME, Zomeren AH van, e.a. Recovery versus retest effects in attention after closed head injury. J Clin Exp Neuropsychol 1999;21:585-605.

Sprangers MAG, Aaronson NK. The role of health care providers and significant others in evaluating the quality of life in patients with chronic disease: a review. J Clin Epidemiol 1992;45:743-60.

Stineman MG, Maislin G, Fiedler RC, e.a. A prediction model for functional recovery in stroke. Stroke 1997;28:550-6.

Sundet K, Finset A, Reinvang I. Neuropsychological predictors in stroke rehabilitation. J Clin Exp Neuropsychol 1988;10:363-79.

Tompkins CA, Rau MT, Schulz R. Post-stroke depression in primary support persons: predicting those at risk. J Consulting Clin Psychol 1988;56:502-8.

Vogt TM, Mullooly JP, Ernst D, e.a. Social networks as predictors of ischemic heart disease, cancer, stroke and hypertension: incidence, survival and mortality. J Clin Epidemiol 1992;45:659-66.

Wade DT. Measurement in neurological rehabilitation. Curr Opin Neurol 1993;6:778-84.

Wilkinson PR, Wolfe CDA, Warburton FG, e.a. A long-term follow-up of stroke patients. Stroke 1997;28:507-12.

Williams JM. Family reaction to head injury. In: Williams JM, Kay T (eds). Head injury: a family matter. Baltimore: Brooks Publishing Co, 1991:81-101.

Zomeren AH van, Burg W van den. Residual complaints of patients two years after severe head injury. J Neurol Neurosurg Psychiatry 1985;48:21-8.

Deel III
Behandeling en begeleiding

Na de acute zorgfase volgt er een behandelfase, waarin wordt getracht een optimale maatschappelijke integratie van de patiënt met niet-aangeboren hersenletsel (NAH) te realiseren. Negentig procent van degenen die het hersenletsel overleven, keert uiteindelijk terug naar huis; de overige 10% komt binnen de intra- of semimurale zorg. De blijvende stoornissen als gevolg van NAH kunnen bestaan uit somatische en met name motorische stoornissen, cognitieve stoornissen, persoonlijkheidsstoornissen en emotionele stoornissen. Binnen de revalidatie bestaat traditioneel veel aandacht voor de motorische vaardigheden van de patiënt. Immers, deze vaardigheden spelen een belangrijke rol bij het zelfstandig kunnen functioneren. De laatste decennia is echter de aandacht voor de cognitieve revalidatie van NAH-patiënten zeer duidelijk toegenomen. Hierbij ligt de focus niet alleen op het herstel van cognitieve functies, maar ook op aanpassing en compensatiestrategieën. De emotionele problemen zijn hierbij eveneens vaak een behandeldoel. In hoofdstuk 17 wordt de somatische revalidatie besproken. Naast de mobiliteit en de arm-handvaardigheid wordt aandacht besteed aan de vegetatieve stabiliteit en aan complicaties, zoals pijnsyndromen en spasticiteit. In hoofdstuk 18 komt de cognitieve revalidatie aan bod. Er worden vijf verschillende benaderingen binnen de cognitieve revalidatie besproken. Het niveau waarop deze behandelingen trachten in te grijpen, kan, conform de nu nog meestal gehanteerde ICIDH-classificatie, verschillen: op het niveau van de stoornis, de beperking of de handicap.

17 Somatische revalidatie

A.C.H. Geurts, H.T. Hendricks

17.1 INLEIDING

Bij de revalidatie van de patiënt met niet-aangeboren hersenletsel (NAH) is er altijd sprake van een integrale behandeling van de somatische, cognitieve en emotionele problematiek. Dit hoofdstuk is primair gericht op de somatische aspecten van de revalidatie bij NAH, waarbij zoveel mogelijk de interactie met psychologische problematiek ter sprake komt. Bij de opbouw ervan is gekozen voor een *probleemgerichte* benadering. Het uitgangspunt hierbij is dat iedere NAH-patiënt een zeker vegetatief evenwicht en voldoende mate van belastbaarheid moet bezitten om zich zo zelfstandig mogelijk te kunnen verplaatsen en zijn omgeving te kunnen beïnvloeden, bij voorkeur ongehinderd door complicaties zoals pijn of spasticiteit. Bij de bespreking van de verschillende probleemgebieden staan de behandelaspecten voorop, aangevuld met functioneel-diagnostische en prognostische overwegingen. Sommige van de te bespreken behandelmogelijkheden kunnen nog niet steunen op herhaald en gecontroleerd onderzoek, maar zijn eerder empirisch bepaald. Toch is de effectiviteit van revalidatie bij NAH algemeen geaccepteerd (Rice-Oxley en Turner-Stokes 1999). Voor de revalidatie van patiënten met een cerebrovasculair accident (CVA) of met een traumatisch hersenletsel is het belang van een vroege start en van een interdisciplinaire benadering aangetoond (Cifu en Stewart 1999), terwijl ook de intensiteit van revalidatie van invloed lijkt op de snelheid en de mate van functioneel herstel (Kwakkel e.a. 1997). Hoewel het herleren van motorische vaardigheden een belangrijke rol speelt in de weg naar zelfstandigheid, komen in dit hoofdstuk géén basale aspecten van de menselijke motoriek aan bod. Evenmin worden de achtergronden van verschillende neurologisch georiënteerde oefenmethoden besproken. Hiervoor wordt de lezer verwezen naar respectievelijk Geurts (1997) en Lettinga (2000). Toch is het nuttig enkele inleidende woorden te wijden aan de belangrijkste motorische stoornissen en het functieherstel bij de NAH-patiënt (zie ook hoofdstuk 7).

Bij een laesie in een van de cerebrale hemisferen (bijvoorbeeld een CVA, een contusiehaard of een tumor) is er veelal sprake van contralaterale halfzijdige verlamming en gevoelsvermindering waarbij, afhankelijk van de lokalisatie, de arm, de romp en het been in meerdere of mindere mate betrokken zijn. Immers, een groot deel van de corticospinale banen afkomstig van de motorische schors naar de motorneuronen van arm en been kruist laag in de hersenstam ('piramidebanen'), terwijl ook de ascenderende baansystemen van de extremiteiten naar de sensorische schorsgebieden in belangrijke mate in het ruggenmerg of in de hersenstam kruisen. Vooral door beschadiging van de 'parapiramidale' banen afkomstig van de premotorische schorsgebieden ontstaat supraspinale desinhibitie van spinale reflexen en regulatiesystemen met spasticiteit tot gevolg. Bij subcorticale laesies van bijvoorbeeld de basale ganglia of het cerebellum is er niet zozeer sprake van verlamming, spasticiteit of gevoelsstoornissen, maar eerder van stoornissen in de initiatie en coördinatie (snelheid, vloeiendheid en nauwkeurigheid) van houding en beweging. Bij laesies van beide cerebrale hemisferen, maar ook bij laesies van de hersenstam en andere subcorticale systemen kunnen bilaterale uitvalsverschijnselen optreden (zie ook hoofdstuk 7, 'Motorische en sensomotorische stoornissen').

Het meest kenmerkende klinische beeld bij de NAH-patiënt is de spastische (hemi)parese, die het best kan worden omschreven als een houdings- en bewegingsafhankelijke combinatie van spiertonusontregeling en spierzwakte. Het beeld wordt gekenmerkt door een combinatie van 'positieve' en 'negatieve' symptomen (tabel 17-1). Van een spastische (hemi)parese is met name sprake in de herstelstadia II-V volgens Brunnstrom (1970) (tabel 17-2). Deze stadiëring is oorspronkelijk beschreven voor de CVA-

Tabel 17-1   Symptomen van spastische parese

positieve symptomen	negatieve symptomen	secundaire symptomen
proprioceptief: hyperreflexie, spasticiteit in enge zin	parese	spierstijfheid
exteroceptief: flexie- en extensiespasmen	traagheid	myogene contractuur
efferent: geassocieerde reacties, dyssynergie / co-contractie / dystonie, abnormale houdingsreacties	vermoeibaarheid	pijn

patiënt en is vooral gebaseerd op de mate van selectief actief bewegen, uitgaande van de idee dat bij een spastische parese een verstoorde musculaire balans tussen agonisten en antagonisten een betere verklaring vormt voor de functionele uitval dan simpelweg een verlies van spierkracht. Een verlies van effectieve kracht kan namelijk het gevolg zijn van een verzwakt aanspanningsvermogen van de agonisten ('reduced output paresis'), maar ook van het overheersen van de antagonisten ('subtraction paresis') (Becher 2000). De term 'dyssynergie' betekent kortweg dat een aangeboren of aangeleerd functioneel spieractivatiepatroon (synergie) spatiotemporeel verstoord is of pathologisch overheerst. Hierbij kan onder andere sprake zijn van een min of meer continue onwillekeurige activatie ('spastische dystonie') of van inadequate activiteit van antagonisten tijdens willekeurig bewegen ('co-contractie'). Het selectief (uit patroon) bewegen is verstoord (in stadia III-V), of het willekeurig bewegen is in het geheel niet mogelijk (stadium II). Secundair is er bij een spastische parese sprake van verlies van type-II-spiervezels ('fast twitch') en een groot risico van vermindering van visco-elasticiteit en lengteverlies van spierweefsel (tabel 17-1).

Na een CVA duurt de periode van het spontane neurologische functieherstel voor 95% van de patiënten circa 5 tot 17 weken (Jorgensen e.a. 1995). Deze periode is langer naarmate het CVA ernstiger is. Een systematische analyse van de literatuur (Hendricks e.a. 2002 a) laat zien dat de kans op motorisch functieherstel aan de aangedane zijde circa vier tot vijf keer hoger is bij een lichte dan bij een ernstige initiële parese. Vooral als het herstel op functieniveau stagneert, wordt het in de revalidatie een steeds grotere uitdaging om patiënten qua vaardigheden en activiteiten verder te brengen.

17.2   VEGETATIEVE REGULATIE

Om effectief te kunnen revalideren is een zeker evenwicht in de vegetatieve regulatie van de inwendige organen zoals het hart, de longen, het spijsverteringsstelsel, de endocriene klieren en het urogenitale sys-

Tabel 17-2   Herstelstadia volgens Brunnstrom (1970)

stadium	spiertonus	motorische selectiviteit
I	geen tonus	geen motoriek
II	hypertonie	onwillekeurige buig- of strekpatronen
III	hypertonie	willekeurige buig- of strekpatronen
IV	hypertonie	afwisseling van buig- en strekpatronen
V	afname tonus	toename selectieve bewegingen (uit patroon)
VI	normotonie	normale selectiviteit

teem van belang. Een disbalans tussen rust en activiteit of een verstoring in de uitwisseling van voedingsstoffen, gassen en energie zal het welbevinden alsmede de fysieke belastbaarheid nadelig beïnvloeden. Zowel het vegetatieve als het neuromusculaire systeem worden geïntegreerd aangestuurd door het centrale zenuwstelsel (CZS), waarbij het limbische systeem (onder andere archipallium, hypothalamus, hippocampus, amandelkernen, delen van thalamus en basale kernen) een sleutelpositie vervult. Vooral bij uitgebreide frontobasale laesies en bij dieper gelegen, subcorticale laesies van onder andere hypothalamus of hersenstam kan de vegetatieve regulatie direct verstoord zijn. Het is ondoenlijk in dit bestek alle mogelijke vegetatieve problemen bij NAH te behandelen die het functioneren kunnen beïnvloeden. Gekozen is voor een bespreking aan de hand van de fysieke belastbaarheid, voeding en excretie.

17.2.1   Fysieke belastbaarheid

Bij vele vormen van NAH speelt een verminderde fysieke belastbaarheid een complicerende rol bij de revalidatie. Moeheid is na hersenletsel een frequent en moeilijk behandelbaar probleem. Zo klaagt maar liefst 68% van de patiënten die in verband met een CVA opgenomen zijn geweest, 3 tot 13 maanden nadien nog steeds over moeheid (Ingles e.a. 1999).

Moeheid wordt behalve door fysieke ook door mentale factoren bepaald, zoals cognitieve problemen of depressie. De patiënt zelf kan vaak de fysieke en mentale oorzaken niet van elkaar onderscheiden. Het is daarom van belang dat de fysieke aspecten van verminderde belastbaarheid worden onderkend en waar mogelijk behandeld.

Slaapproblemen zijn bij NAH een belangrijke oorzaak van vermoeidheid. Vooral na een CVA worden slaapstoornissen gezien, die geassocieerd zijn met de ernst van de neurologische uitval (Giubilei e.a. 1992). Veel CVA-patiënten blijken last te hebben van apneu, zowel ten gevolge van centrale factoren (verminderde gevoeligheid van het ademhalingscentrum) als van perifeer-obstructieve factoren (onder andere snurken). Hierdoor daalt de nachtelijke zuurstofopname en hebben patiënten overdag last van moeheid en slaperigheid. Behandelopties zijn het streven naar gewichtsvermindering en het bevorderen van zijligging in bed. In- en doorslaapproblemen kunnen ook samenhangen met behandelbare fysieke ongemakken, zoals incontinentie, pijn of spasticiteit (zie complicaties). Andere neurologische factoren die de fysieke belastbaarheid na NAH nadelig kunnen beïnvloeden, zijn ernstige motorische uitval (bijvoorbeeld van de rompspieren), secundaire spieratrofie na langdurige immobiliteit (bijvoorbeeld bij polytrauma), recente trepanatie (bijvoorbeeld bij intracraniële bloeding) of radiotherapie (bijvoorbeeld bij hersentumor), secundaire epileptische insulten (bijvoorbeeld na encefalitis), ondervoeding (bijvoorbeeld door slikproblemen), anergie bij uitgebreide frontale laesies (bijvoorbeeld door hypoxie) en sedatie in verband met onrust of agitatie (bijvoorbeeld postcontusioneel). Principes bij de behandeling zijn prikkeldosering, dagstructurering, een gefaseerde belastingsopbouw alsmede dieet- en voedingsmaatregelen, afbouw van sederende medicatie en gericht gebruik van anti-epileptica of stimulerende (onder andere dopaminerge) medicatie.

Vooral bij oudere patiënten met een vasculaire vorm van NAH speelt interne comorbiditeit een belangrijke rol bij de fysieke belastbaarheid (Black-Schaffer e.a. 1999). Zo kan de cardiovasculaire belastbaarheid al bij relatief lichte inspanningen tekortschieten. Meestal houdt dit verband met de gevolgen van atherosclerose, die zich behalve in de bloedvaten naar de hersenen ook in de vaten naar het hart en de benen manifesteren. Dit kan leiden tot pijn op de borst (angina pectoris) of pijn in de benen (claudicatio intermittens) tijdens inspanning. Andere cardiovasculaire oorzaken van verminderde inspanningstolerantie zijn pompfunctieverlies (bijvoorbeeld na een hartinfarct), hartritmestoornissen (bijvoorbeeld boezemfibrilleren), hartkleplijden (bijvoorbeeld mitralisklepinsufficiëntie), het gebruik van bètablokkers (bijvoorbeeld als antihypertensiva) en orthostatische hypotensie (bijvoorbeeld bij autonome polyneuropathie, uitdroging of als bijwerking van tricyclische antidepressiva). Nogal wat oudere NAH-patiënten zijn minder belastbaar door chronisch obstructief longlijden (COPD). Vooral weinig mobiele patiënten hebben een verhoogde kans op infecties van de luchtwegen (bijvoorbeeld pneumonie) en de urinewegen (bijvoorbeeld blaasontsteking) alsook op diepe veneuze trombose. Ook langer bestaande diabetes mellitus kan de fysieke belastbaarheid beperken, vooral als deze wordt gecompliceerd door secundaire nefropathie, polyneuropathie of angiopathie. Voor een succesvolle revalidatie zijn derhalve adequate diagnostiek en behandeling van cardiovasculaire en pulmonale problemen alsmede een goede diabetesregulatie en behandeling van infecties van belang (Black-Schaffer e.a. 1999). Voorzover de belastbaarheid hierdoor niet kan worden verbeterd, moet de trainingsintensiteit individueel worden aangepast door regelmatige controle van hart- en ademhalingsfrequentie en eventuele inspanningsklachten tijdens en na de oefentherapie. De hersteltijd vormt doorgaans een goede indicatie voor de fysieke belastbaarheid.

17.2.2 Voeding

Slikproblemen zijn het meest uitgesproken bij bilaterale laesies (bijvoorbeeld bifrontaal of in de hersenstam), maar kunnen ook aanwezig zijn bij uitgebreidere unilaterale laesies zoals een corticaal CVA (Fuller e.a. 1994). Zo zijn beide cerebrale hemisferen bij het slikken betrokken, doch veelal in ongelijke mate. Deze lateralisatie is onafhankelijk van de handigheid en verklaart enerzijds waarom de mate van dysfagie bij unilaterale corticale laesies tamelijk onvoorspelbaar is en anderzijds waarom er doorgaans in deze gevallen sprake is van een redelijke hersteltendens door compensatie vanuit de onbeschadigde hemisfeer. Het eten en het slikken worden primair via het somatische zenuwstelsel tot stand gebracht door gecombineerde activiteit van de n. facialis (voor de mondspieren), n. trigeminus (voor de kauwspieren), n. hypoglossus (voor de tong) en n. glossopharyngeus (voor de pharynx). Vooral de spieren rond de mond zijn geheel afhankelijk van contralaterale corticobulbaire verbindingen, zodat bij laesies hiervan het klinische beeld van een centrale facialisparese ontstaat: het mondgebied toont meer uitval dan de spieren rond het oog. De parasympathische n. vagus reguleert het transport van de voedselbolus door de slokdarm via de maag naar de darmen. Derhalve kunnen laesies van (de corticobulbaire banen naar) de desbetreffende hersenstamkernen alle in meer of mindere mate voedingsproblemen veroorzaken, maar ook 'hogere' stoornissen zoals orofaryngeale apraxie en akinesie kunnen slikproblemen geven (zie tabel 17-3).

De incidentie van slikproblemen na een CVA bedraagt naar schatting 30-50%. Dysfagie heeft een negatieve invloed op de fysieke belastbaarheid (zie eerder), doordat het de kans op uitdroging en ondervoeding vergroot, alsmede het risico van pneumonie door verslikken (aspiratie). De kans op een aspiratiepneumonie wordt verder verhoogd door bewustzijnsstoornissen, een tracheostoma (bijvoorbeeld na beademing) en door reflux van voedsel uit de maag en braken (Black-Schaffer e.a. 1999). Vaak blijft aspiratie onopgemerkt als gevolg van sensorische stoornissen en de afwezigheid van een hoestreflex ('stille' aspiratie). Door de slikactie te objectiveren door middel van videofluoroscopie kan aanvullende informatie worden verkregen over het aspiratierisico. Van routinematige 'slikfoto's' gaat evenwel geen preventieve werking uit (Teasell e.a. 1999); van vroegtijdige onderkenning van de symptomen van aspiratie zoals hoesten, dysfonie en dysartrie na maaltijden daarentegen wel (Odderson e.a. 1995).

Bij eet- en slikstoornissen is het van belang de patiënt, de familie en verzorgenden te adviseren over de frequentie en samenstelling van de voeding alsook over een optimale lichaamshouding en het gebruik van compensatietechnieken tijdens het nuttigen van maaltijden. Bij dysfagie worden verdikte vloeistoffen en gepureerde vaste stoffen vaak het best genuttigd. Zeker als de behoefte aan voeding relatief groot is, zoals na een ernstig trauma, kan een nasogastrische sonde nodig zijn om voldoende voedingsstoffen en vocht toe te dienen. Een sonde is ook noodzakelijk bij een grote kans op verslikken. Als de patiënt een neussonde moeilijk verdraagt of als deze langdurig nodig blijkt, kan het wenselijk zijn een rechtstreekse verbinding met de maag te maken en hierin een canule te plaatsen (gastrostomie). Bij zeer ernstig NAH (bijvoorbeeld uitgebreide bifrontale laesies) kunnen soms ook motiliteitsstoornissen van het maag-darm-

Tabel 17-3 Slikstoornissen in relatie tot lokalisatie niet-aangeboren hersenletsel

cerebrale laesie	onderliggende eet- en slikstoornis
prefrontaal	minder frequente initiatie van slikactie (hypo- of akinesie)
frontopariëtaal rechts	parese en/of gevoelsstoornissen linkermondgebied, 'hemineglect' linkergelaatshelft, impulsiviteit, verhoogde afleidbaarheid
frontopariëtaal links	parese en/of gevoelsstoornissen rechtermondgebied, orofaryngeale apraxie
hersenstam	parese en/of gevoelsstoornissen tong, pharynx en mondgebied links en/of rechts, verminderde vigilantie

stelsel voorkomen ('gastroparese'). De voeding moet dan vaker en in kleinere porties over de dag worden geven. Medicatie die de maagmotiliteit bevordert, zoals cisapride, kan nuttig zijn.

17.2.3 Excretie

Na NAH komen mictie- en defecatieproblemen veelvuldig voor. Zo is er bij diffuus hersenletsel (bijvoorbeeld traumatisch hersenletsel of anoxia cerebri) in de acute fase vaak sprake van een periode van incontinentie voor urine en feces door onvoldoende bewustzijn. Urine-incontinentie is ook een frequent probleem in de acute fase na CVA en wordt vaak beschouwd als een indicator van een ernstige beroerte. Naast het mictiecentrum in de pons, de hypothalamus en de limbische schors worden vooral de frontale kwabben een rol toebedacht bij de controle over de blaasreflexen. Niettemin lijkt voor het ontstaan van incontinentie de grootte van het CVA belangrijker dan de lokalisatie van het CVA (Gelber e.a. 1993). Het herstel van de continentie is een gevolg van de complexe interactie tussen blaasfuncties enerzijds en verbetering van bewustzijn, inzicht, communicatie en gedrag anderzijds.

Blaasfunctiestoornissen zijn het best onderzocht bij CVA-patiënten. Urodynamisch onderzoek heeft aangetoond dat er na een CVA geen uniform blaastype bestaat, maar dat er zowel sprake kan zijn van een overactieve als van een onderactieve blaas. Een overactieve blaas is waarschijnlijk een direct gevolg van de hersenbeschadiging, doordat de normale inhibitie vanuit de frontale kwabben en de limbische schors onvoldoende is. Hierdoor wordt de facilitatie van het mictiecentrum in de pons vanuit het diencephalon versterkt en daardoor de blaasreflexen op ruggenmergniveau. Patiënten klagen over frequente en urgente aandrang die zij onvoldoende kunnen bedwingen. Dit kan leiden tot urine-incontinentie. De literatuur geeft aan dat enkele dagen na een CVA 32 tot 79% van de patiënten incontinent is voor urine, terwijl dit percentage na enkele maanden nog 12 tot 19% bedraagt (Brittain e.a. 1998). Voor patiënten opgenomen in een revalidatiecentrum lijken de cijfers relatief gunstig: slechts 4% is op enig moment incontinent voor urine met een gemiddelde duur van 27 (11-51) dagen (Van der Linde e.a. 1999). Een onderactieve blaas wordt meestal niet direct door de hersenbeschadiging veroorzaakt, maar door andere factoren, zoals immobiliteit, autonome polyneuropathie of het gebruik van anticholinerge medicatie (Gelber e.a. 1993). Er vindt onvoldoende blaaslediging plaats, hetgeen kan leiden tot urineretentie en daardoor een verhoogde kans op urineweginfecties en overloopincontinentie. Urineretentie kan worden versterkt door een spastische blaassfincter vooral bij posterieure frontale laesies (Parsons e.a. 1994). Het regelmatig bepalen van een residu na mictie door middel van transuretrale katheterisatie is nuttig om urineretentie (>50 ml) te herkennen. Ook echografie van de blaas (na mictie) kan bij blaasfunctiestoornissen nuttig zijn. Soms is het nodig uitgebreider urodynamisch onderzoek te verrichten.

Bij urine-incontinentie wordt in een vroege fase, om verpleegtechnische redenen, dikwijls gebruikgemaakt van een verblijfskatheter. Vanuit revalidatieoptiek is het echter gewenst een katheter zo snel mogelijk te verwijderen en de patiënt op vaste tijden te laten urineren door het hanteren van een mictieschema. Door observatie en regelmatige residubepaling is het veelal mogelijk een goed beeld te krijgen van het blaastype en de betekenis van mentale factoren. Een overactieve blaas kan men afremmen met anticholinerge medicatie zoals oxybutynine of een directe blaasspierontspanner zoals flavoxaat. De gevolgen van een onderactieve blaas kunnen worden bestreden door middel van intermitterende katheterisatie op geleide van de residubepalingen. Bij gebrek aan aandacht of inzicht en bij ontremming kan gedragstherapie worden toegepast als aanvulling op een mictieschema. Bestaat de incontinentie alleen 's nachts, dan kan het gebruik van een plaswekker effectief zijn. Naast deze maatregelen moet men steeds oog houden voor een juist gebruik van diuretica, een goede diabetesregulatie, en tijdige herkenning en behandeling van urineweginfecties, terwijl bij ernstig letsel aan de schedelbasis (bijvoorbeeld trauma of subarachnoïdale bloeding) nog de mogelijkheid bestaat van diabetes insipidus door onvoldoende productie van antidiuretisch hormoon in de neurohypofyse. Is het ondanks adequate oorzakelijke behandeling niet mogelijk om urine-incontinentie te voorkomen, dan resteert het gebruik van uitwendige opvangmaterialen. Als hiermee geen zelfstandigheid kan worden bereikt, kan het verantwoord zijn een suprapubische verblijfskatheter te plaatsen om zo de verzorgingsbehoeftigheid te verminderen.

Over de pathogenese en incidentie van darmfunctiestoornissen is veel minder bekend. Enkele dagen na CVA zou fecale incontinentie bij 31-40% van de patiënten voorkomen, terwijl dit percentage na enkele maanden nog 7-9% zou bedragen (Brittain e.a. 1998). De behandelprincipes zijn vergelijkbaar met die bij de urine-incontinentie. Obstipatie is waarschijnlijk een frequenter probleem bij de bedlegerige patiënt, hoewel minder invaliderend. Snelle mobilisatie is van belang. Bij ernstige fecale verstopping kan 'paradoxale diarree' optreden. Deze kan worden bestreden door middel van kortdurend gebruik van hoge doses laxantia, zowel oraal als met zetpillen of klysma's, gevolgd door een vezelrijk dieet, eventueel aangevuld met een lage dosis orale laxantia.

17.3 MOBILITEIT

De mobiliteit van de NAH-patiënt wordt niet alleen bepaald door de motorische en sensorische functies in de onderste extremiteiten, maar ook door de rompfuncties en door het overige sensorische (met name visus en vestibulum) en cognitieve functioneren. Vooral het vermogen om de romp te stabiliseren boven het steunvlak (rompbalans) en om selectief zowel buik- als rugmusculatuur aan te spannen is medebepalend voor de vraag of de beenmotoriek ook daadwerkelijk functioneel inzetbaar is ten behoeve van het voortbewegen. Doordat de axiale en proximale, in tegenstelling tot de distale, spiergroepen in belangrijke mate bilateraal en bovendien vanuit verschillende fylogenetische niveaus van het CZS worden geïnnerveerd, is de kans op functieherstel van de spieren in de romp, schouder- en bekkengordel groter dan van de spieren in de extremiteiten (Geurts 1997). Aan de te onderscheiden herstelstadia kan globaal een hiërarchie van functionele doelen worden gekoppeld (tabel 17-4).

Tabel 17-4   Mobiliteitsdoelen in relatie tot herstelstadia

stadium	beenmotoriek	rompmotoriek	functionele doelen
I	geen	zwak	bedverplaatsingen, zitten
II	onwillekeurig	matig	steunen, lage transfers
III	overheersende extensie	matig	opstaan, hoge transfers
IV	afwisseling flexie en extensie	redelijk	begeleid (trap)lopen
V	toename selectief bewegen	redelijk	zelfstandig (trap)lopen
VI	normale selectiviteit	goed	complexe mobiliteit

De mobiliteit van de NAH-patiënt kan globaal worden vastgelegd met diverse observatieschalen, waaronder de Rivermead Mobility Index. In deze index worden op een 15-item-schaal de belangrijkste vaardigheden (van omrollen in bed tot hardlopen) gescoord (Wade 1992). Mobiliteit vormt ook een belangrijk deel van de Motor Assessment Scale (Carr e.a. 1985). Dergelijke, op het meten van beperkingen gerichte schalen zeggen uiteraard nog niets over de onderliggende stoornissen of over de gewenste therapeutische aanpak. In het navolgende worden de volgende probleemgebieden besproken: liggen en zitten, transfers en staan, en lopen en mobiliteit.

17.3.1 Liggen en zitten

De ernstig aangedane NAH-patiënt kan grotendeels bedgebonden zijn door onvoldoende willekeurige motoriek in de romp en de onderste extremiteit(en). De rompmotoriek kan zo zwak zijn dat zelfs zitten in een stoel met hoofd-, rug-, arm- en beensteunen niet mogelijk is. Deze patiënten worden in hun basale motoriek vaak gehinderd door sterke onwillekeurige ('positieve') symptomen (stadium II). Deze onwillekeurige spieractiviteit verloopt bij een spastische parese dikwijls volgens een stereotiep patroon: in de benen overheersen de adductoren, endorotatoren, extensoren en enkel-voetinvertoren (extensiepatroon), terwijl ook in de romp veelal extensie overheerst. Vaak worden bij bewegingen van de niet-aangedane zijde onwillekeurige geassocieerde reacties waargenomen aan de aangedane zijde. Ook kunnen bij ernstig NAH aangeboren tonische reflexen van de nek en het vestibulum (bijvoorbeeld de (a)symmetrisch tonische nekreflexen en de statische labyrintreflexen) ontremd zijn en aanleiding geven tot abnormale houdingsreacties (zie tabel 17-1).

Als er nog geen reflexen en tonus kunnen worden opgewekt in de paretische spiergroepen (stadium I), kan worden getracht met bepaalde technieken (bij-voorbeeld 'tappen' en 'icing') de reflexactiviteit te verhogen. Zodra houdings- en bewegingsafhankelijke hypertonie optreedt (stadium II), moeten specifieke lig- en zithoudingen worden bevorderd die de hinderlijke, onwillekeurige spieractiviteit zoveel mogelijk tegengaan. Door de hypertone spieren regelmatig passief op lengte te houden kunnen contracturen worden voorkomen. Bij afferente stoornissen of hemi-inattentie zijn sensorische stimulatietechnieken van de aangedane zijde nuttig. Zodra de toestand van de patiënt dit toelaat, wordt begonnen met bewegingsoefeningen in de vorm van actieve bedverplaatsingen. Zo leert de patiënt reeds in een vroeg stadium zijn bekken op te heffen met zijn knieën gesteund in opgetrokken positie ('bridgen'), in beide richtingen om te rollen en van lig tot zit te komen. Door middel van passieve en actieve verstoringen worden de opricht- en evenwichtsreacties in zittende houding getraind, waarbij optimale symmetrie en rompextensie worden nagestreefd. De belastbaarheid van de patiënt wordt opgebouwd volgens een schema voor mobilisatie in de stoel. Indien minimaal één been en de romp voldoende kunnen worden ingeschakeld om te steppen, wordt begonnen met het rijden in een rolstoel. Als de motoriek en/of de belastbaarheid te beperkt blijven, wordt de patiënt gemobiliseerd in een elektrische rolstoel met voldoende ondersteuning van hoofd, romp, armen en benen. Bij toenemende belastbaarheid en motorische mogelijkheden wordt de oefentherapie uitgebreid met taken in zittende houding (bijvoorbeeld het verplaatsen van een object met de niet-aangedane arm) en met matoefeningen. Ook wordt een begin gemaakt met het leren steunen op de benen en het maken van lage transfers. Er is voortdurende aandacht nodig voor de optimale mechanische voorwaarden om deze basale motorische vaardigheden te herleren: zowel de bedmatras als het zitvlak in de (rol)stoel moeten stevig genoeg zijn om goede functionele reactiekrachten en somatosensorische feedback mogelijk te maken. De (rol)stoel moet voorzien zijn van rug-, arm- en beensteunen die een actieve zithouding stimuleren. Reeds in deze fase moet er aandacht zijn voor schoeisel met voldoende brede en geprofileerde zolen voor een juiste voetpositionering in de rolstoel en om goed te kunnen steppen en steunen.

De kwaliteit van de rompmotoriek kan worden getest met de Trunk Control Test (Wade 1992). Deze test meet het omrollen naar de aangedane en niet-aangedane zijde, het van lig tot zit komen en het zitten op de rand van het bed. De prognostische waarde van een goede rompmotoriek is dusdanig groot dat een slechte zitbalans in de vroege fase de kans op een gunstige functionele uitkomst aanzienlijk verkleint (Sandin en Smith 1990). Bij circa 10% van de CVA-patiënten die revalidatie behoeven, gaat een gestoorde zitbalans gepaard met een inadequate neiging tot verplaatsing van lichaamsgewicht naar de aangedane zijde: het zogenoemde 'pushen'. Pushen komt het meest voor bij laesies van de rechter cerebrale hemisfeer. Het is waarschijnlijk een waarnemingsprobleem, echter een duidelijke associatie met visuele hemi-inattentie is vooralsnog niet aangetoond. Pushen lijkt geen negatieve invloed te hebben op de uiteindelijke functionele uitkomst, maar verlengt de periode die nodig is om een stabiele fase van zelfstandigheid in het algemeen dagelijkse leven (ADL) te bereiken met een factor anderhalf tot twee (Pedersen e.a. 1996).

17.3.2 Transfers en staan

Zodra er sprake is van enige willekeurige motoriek in de benen (stadium III), kan het staan verder worden uitgebreid en kunnen ook hoge transfers worden geoefend. Doordat het extensiepatroon vaak overheerst, kan hierbij gebruik worden gemaakt van de zogenoemde positieve steunreactie in het paretische been (plantaire flexie in de enkel, extensie in de knie). De stabalans bij de mens is evenwel intrinsiek labiel en vereist adequate evenwichts- en opvangreacties om het lichaamszwaartepunt boven het steunvlak te houden. Door een combinatie van parese en dyssynergie zijn de functionele spieractivaties in het aangedane been traag, zwak en ongecoördineerd (Dietz 1996). In deze fase is er daarom nog veel compensatie nodig van de niet-aangedane zijde, hoewel de steunname aan de aangedane zijde al redelijk kan zijn. Behalve dat de evenwichts- en opvangreacties bij passieve verstoringen verzwakt zijn, verlopen ook de

initiatie en regulatie van willekeurige, anticiperende houdingsaanpassingen gestoord. Tijdens de revalidatie moeten daarom zowel passieve als actieve balansoefeningen worden gegeven.

Het is essentieel dat de NAH-patiënt leert om gecontroleerd de aangedane zijde te belasten en te ontlasten en daarbij, als voorbereiding op het lopen, overmatige extensie in enkel en knie te vermijden. Daarnaast is het van belang dat aan de aangedane zijde steeds goede voorwaarden tot steunname aanwezig zijn. Zo kan bij een ongecontroleerde standsafwijking van de enkel en voet (bijvoorbeeld een spitsvaruskanteling) tijdelijk een enkel-voetorthese of aangepaste schoen nuttig zijn of, bij instabiliteit van de knie, een knieorthese. Goed schoeisel met voldoende profiel is in het algemeen onontbeerlijk. Vooral actieve balansoefeningen, zoals opstaan, gaan zitten, gewicht verplaatsen, reiken en lopen, zullen op natuurlijke wijze een heel complex van sensorische prikkels uitlokken (exteroceptief, proprioceptief, visueel en vestibulair), die op centraal niveau moeten worden geïntegreerd tot een coherent houdings- en bewegingsgevoel. Dit proces van sensorische integratie wordt gecompliceerd door eventuele somatosensorische stoornissen als gevolg van het hersenletsel. Het is dus niet verwonderlijk dat NAH-patiënten een toegenomen afhankelijkheid tonen van visuele informatie als belangrijkste bron van sensorische compensatie. Tijdens de functionele training zal vermindering van de visuele afhankelijkheid een belangrijk doel zijn om de veiligheid en flexibiliteit van de houdings- en bewegingsregulatie te bevorderen. Ook zullen de evenwichts- en opvangreacties zoveel mogelijk moeten worden geautomatiseerd, willen zij geen onevenredig beroep doen op de informatieverwerking. Zodra basale posturale vaardigheden zijn verworven, moeten deze daarom verder worden ontwikkeld in complexe situaties, zoals tijdens het gelijktijdig uitvoeren van meerdere taken (bijvoorbeeld staande een glas water inschenken of een bal werpen) of tijdens visuele manipulaties (bijvoorbeeld lopen in de schemer). Zo gesteld zal het duidelijk zijn dat ook hogere waarnemingsstoornissen (bijvoorbeeld hemi-inattentie) en andere cognitieve stoornissen (bijvoorbeeld verhoogde afleidbaarheid of impulsiviteit) een directe invloed uitoefenen op de kwaliteit en veiligheid van de posturale motoriek en de therapeutische benadering mede bepalen.

De stabalans kan klinisch worden getest met de Balance Scale (Berg e.a. 1996), die bestaat uit de beoordeling van 14 functionele balanstaken op een 5-puntsschaal, variërend van rustig stilstaan met ogen open en ogen dicht, tot het maken van transfers, het staan op één been en diverse dynamische balanstaken. Als objectieve, kwantitatieve methode is de posturografie ontwikkeld, waarbij door middel van een drukplatform onder diverse condities de dynamiek van de grondreactiekrachten wordt geanalyseerd en geïnterpreteerd in termen van basale posturale stabiliteit, visuele afhankelijkheid en automaticiteit tijdens rustig stilstaan, alsmede diverse statische en dynamische aspecten van asymmetrie. Ook kunnen met een drukplatform de snelheid en vloeiendheid van willekeurige gewichtverplaatsingen worden geobjectiveerd (Geurts e.a. 1999). Voor de posturografie geldt dat zowel dynamische als statische balanstaken met de Balance Scale correleren, alsook met de loopsnelheid van cva-patiënten (Niam e.a. 1999). Lehmann e.a. (1990) hebben ook bij patiënten met traumatisch hersenletsel een verband tussen statische balanstaken en loopvaardigheid gevonden. Posturale instabiliteit blijkt bij deze patiënten bovendien gerelateerd aan de snelheid van informatieverwerking (Geurts e.a. 1999). De stabalans lijkt dus, net als de zitbalans, een prognostische waarde te hebben voor diverse domeinen van het functioneren. Vooral cva-patiënten vertonen in rust een relatief grote zijdelingse instabiliteit, hetgeen de valkans duidelijk doet toenemen. Ruim eenderde van alle cva-patiënten valt ten minste één keer gedurende de periode van klinische revalidatie, vooral wanneer zij vanuit zittende houding trachten te reiken of op te staan (Nyberg en Gustafson 1995).

17.3.3 Lopen en mobiliteit

Zodra de NAH-patiënt in staat is zijn evenwicht in statische en dynamische situaties te bewaren, is hij meestal ook in staat korte afstanden over een stevige ondergrond te lopen. Ook traplopen behoort dan algauw tot de mogelijkheden, mits er voor de veiligheid een leuning aanwezig is aan de niet-aangedane zijde. De trap af lopen is soms alleen achterwaarts veilig, omdat hierbij de (voor)voet een beter contact heeft met de traptreden. Vooral als in het aangedane been enige willekeurige afwisseling mogelijk is tussen flexie- en extensiepatronen en er sprake is van een redelijke rompmotoriek (stadium IV), kan het been voldoende van de grond worden geheven om een stap te zetten. Bij onvoldoende flexieactiviteit en een matige rompmotoriek (stadium III) zal de patiënt

zijn aangedane been in een circumductiebeweging naar voren brengen. Zelfs patiënten die niet verder herstellen dan de herstelstadia III-IV, kunnen derhalve leren lopen en traplopen, hoewel zij daarbij nogal eens afhankelijk blijven van hulpmiddelen, steunpunten in de omgeving of begeleiding. De mate van selectiviteit van de romp- en beenmotoriek bepaalt de symmetrie en efficiëntie van het lopen en daarmee de comfortabele loopsnelheid. De veiligheid en zelfstandigheid van het lopen worden echter zeker zo sterk bepaald door de sensorische (onder andere proprioceptie en visus) en cognitieve (onder andere waarneming, praxis en inzicht) vermogens.

De looptraining vormt een vloeiende overgang met de statische en dynamische balanstraining. Aanvankelijk worden NAH-patiënten nog manueel gefaciliteerd bij het initiëren van stapbewegingen en gecorrigeerd bij het maken van evenwichts- en opvangreacties. Geleidelijk wordt het accent verlegd naar verbale en visuele feedback om uiteindelijk te komen tot zelfcorrectie. Bij cva-patiënten die een relatief zwak herstel vertonen, is er inmiddels redelijk overtuigend bewijs voor de toegevoegde waarde van looptraining met gewichtsontlasting op een aangedreven tredmolen, zo nodig aangevuld met manuele facilitatie dan wel met elektrostimulatie van relevante spieren in de benen (Hesse e.a. 1995). Deze training geeft een sterke 'bottom-up'-stimulatie van de loopmotoriek terwijl posturale problemen kunnen worden gecompenseerd door de mogelijkheid tot partiële gewichtsontlasting door middel van een parachuteharnas (Visintin e.a. 1998) (zie figuur 17-1).

Vooral voor NAH-patiënten die niet verder herstellen dan de stadia III-IV, kunnen hulpmiddelen nodig zijn om veilig en zelfstandig lopen mogelijk te maken. Een frequent probleem is onvoldoende heffing van de paretische voet tijdens de zwaaifase en/of het begin van de standfase, waardoor enerzijds een sleepneiging en anderzijds een verstoorde voetafwikkeling ontstaan. Een enkel-voetorthese of een aangepaste schoen kan dan uitkomst bieden. Bij cognitief goede NAH-patiënten met onvoldoende voetheffing en relatief lichte spasticiteit kan functionele elektrostimulatie van de n. peroneus communis hierbij nog een optie zijn. Echter, in de praktijk wordt dit hooguit in oefensituaties toegepast. Een invasieve vorm van dergelijke elektrostimulatie, en wellicht daardoor een praktischer alternatief, is momenteel in ontwikkeling. Zelden is het bij NAH nodig orthesen tot boven de knie voor te schrijven. Behalve orthesen

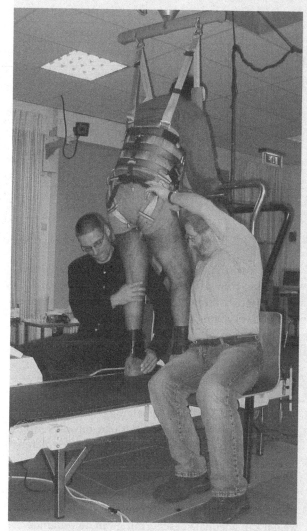

Figuur 17-1   Een 23-jarige man met een tetraparese en forse rompbalansproblemen door een traumatisch hersenletsel wordt circa 11 maanden na zijn auto-ongeval voor het eerst tot lopen gebracht op een aangedreven loopband met behulp van een parachuteharnas voor gewichtsondersteuning. De stapbewegingen van beide benen worden handmatig gefaciliteerd door twee personen. Tevens is te zien dat hij daarbij gebruik maakt van voorlopig orthopedisch schoeisel. Bron: St. Maartenskliniek-Research, Nijmegen.

kunnen ook andere loophulpmiddelen nuttig zijn om spierzwakte te compenseren, om het steunvlak te vergroten of om sensorische feedback te bevorderen (bijvoorbeeld een handstok, elleboogkruk, rollator of looprek). Mobiliteitstraining bij de goed herstellende NAH-patiënt is pas afgerond als deze zich niet alleen kan verplaatsen, maar ook vlot en veilig kan wenden,

obstakels kan vermijden, kan reageren en anticiperen op verstoringen, dubbeltaken kan verrichten (bijvoorbeeld lopen en tegelijkertijd praten) en zich kan verplaatsen onder suboptimale sensorische (bijvoorbeeld in de schemer) of mechanische (bijvoorbeeld over een zand- of grindpad) omstandigheden. Bukken, tillen en transporteren zijn evenzeer relevante vaardigheden.

De loopvaardigheid kan niet eenvoudig met één schaal worden getest vanwege de vele facetten die erbij een rol spelen. De Functional Ambulation Categories (Wade 1992) is een veelgebruikte 6-puntsschaal, variërend van 'niet in staat tot lopen', via 'met hulp of begeleiding', tot onafhankelijk lopen onder alle omstandigheden. Omdat de comfortabele loopsnelheid geassocieerd is met de algemene loopvaardigheid, wordt ook veel belang gehecht aan deze parameter, bijvoorbeeld in de Timed Walking Test (Wade 1992). De Rancho Los Amigos Observatieschaal (Nederlandse vertaling zie Geurts e.a. 1988) legt gedetailleerd de stoornissen in het looppatroon vast, maar zegt weinig over de loopvaardigheid. De meeste objectieve, kwantitatieve onderzoeksmethoden van het lopen zijn vooral gericht op het vastleggen van stoornissen onder gestandaardiseerde condities en niet op de beoordeling van vaardigheden onder complexe, wisselende omstandigheden, terwijl juist dit laatste van belang lijkt voor de validiteit in relatie tot het dagelijkse functioneren (Mulder e.a. 1998; Mulder e.a., 2002).

17.4   ARM-HANDVAARDIGHEID

Ook de arm-handvaardigheid van de NAH-patiënt wordt behalve door de motorische en sensorische functies bepaald door de rompfuncties en het algemeen sensorische en cognitieve functioneren. Om de arm en hand goed in de ruimte te kunnen stabiliseren zijn een goede rompbalans en motoriek van de schoudergordel vereist. Helaas blijft bij NAH het functieherstel van de arm en de hand dikwijls achter bij het herstel van de romp- en beenmotoriek. Bij het CVA wordt dit feit enerzijds bepaald door de frequente lokalisatie van de vasculaire laesie in het stroomgebied van de a. cerebri media, waarbij de sensomotorische schorsgebieden van arm en hand doorgaans meer zijn betrokken dan die van het been. Anderzijds is vooral de distale arm-handmotoriek erg kwetsbaar, omdat deze vrijwel volledig afhankelijk is van gekruiste corticospinale banen afkomstig van de contralaterale motorische schors (Geurts 1997). Op het gebied van de arm-handmotoriek is daarom al drie tot zes weken na het CVA valide functionele prognostiek mogelijk (Nakayama e.a. 1994). Na andere vormen van NAH is een vroege functionele prognose voor de bovenste extremiteit vaak moeilijker. Bij prognostische onzekerheid kan onderzoek door middel van 'motor evoked potentials' (MEP) de integriteit van de corticospinale banen naar de arm en hand aantonen en daarmee de kans op enig motorisch herstel helpen voorspellen (Hendricks e.a., 2002 b). Ook voor de arm-handvaardigheid kan aan de hand van de herstelstadia globaal een hiërarchie van functionele doelen worden opgesteld (tabel 17-5).

Door het vaak matige functionele herstel blijft de arm-handmotoriek bij een aanzienlijk deel van de NAH-patiënten beperkt tot elementaire vaardigheden zoals beschermen, steunen en fixeren, zonder dat er daadwerkelijk sprake is van meer verfijnd reiken, grijpen of manipuleren. Het is opvallend dat deze elementaire vaardigheden in de bestaande schalen, zoals de Action Research Arm Test, de Frenchay Arm Test en de Nine-hole Peg Test, niet of nauwelijks kunnen worden gescoord (Wade 1992). Arm-handmotoriek komt ook terug in de Motor Assessment Scale (Carr e.a. 1985), maar dan als een mix van geïsoleerde functies en complexere vaardigheden. Om het algemene vaardigheidsniveau vast te leggen gebruikt men in de praktijk vaker ADL-lijsten zoals de Barthel Index of de Functional Independence Measure (FIM). Deze schalen zeggen echter meer over de mobiliteit en de zelfredzaamheid door middel van de niet-aangedane arm dan over het vaardigheidsniveau van de aangedane arm. In het navolgende worden de volgende probleemgebieden nader toegelicht: beschermen en integreren, steunen en fixeren, en reiken en grijpen.

17.4.1 Beschermen en integreren

Als na het slappe stadium in de arm hypertonie en onwillekeurige spieractiviteit optreden (stadium II), geschiedt dit in flexiepatroon: bij NAH is er veelal sprake van retractie van de schouder en overheersing van de adductoren, endorotatoren en flexoren van de arm en de hand. Zeer frequent is de geassocieerde reactie van de paretische arm bij motorische activiteiten, zoals staan en lopen, die ook kan voorkomen bij relatief lichte spasticiteit (Bhakta e.a. 2001). Het is belangrijk dat de patiënt goed met zijn verlamde arm en hand leert omgaan, ook als er geen verder functieherstel optreedt. Dit betekent enerzijds dat de arm en hand onder alle omstandigheden moeten worden beschermd, anderzijds dat deze zo goed mogelijk

Tabel 17-5 Arm-handvaardigheidsdoelen in relatie tot herstelstadia

stadium	arm-handmotoriek	functionele doelen
I	geen	beschermen, betrekken bij ADL
II	onwillekeurig	beschermen, betrekken bij ADL, steunen
III	overheersende flexie	steunen, fixeren
IV	afwisseling extensie en flexie	fixeren, laag reiken, grof grijpen
V	toename selectief bewegen	laag en hoog reiken, manipuleren
VI	normale selectiviteit	fijne motoriek, schrijven (dominante hand)

moeten worden betrokken bij ADL-activiteiten. Alleen zo kunnen verwaarlozing ('learned disuse'), secundaire traumatisering en pijnsyndromen worden voorkomen (zie complicaties). Het integreren van de aangedane arm en hand in het lichaamsschema is moeilijker naarmate de verlamming ernstiger is en er tevens sprake is van (diepe) sensibiliteitsstoornissen, cognitieve stoornissen (bijvoorbeeld hemineglect) of acceptatieproblemen.

Tijdens de revalidatie moeten lig- en zithoudingen worden bevorderd die hinderlijke, onwillekeurige spieractiviteit tegengaan en die de spastische spieren op lengte houden. Het is van belang dat de NAH-patiënt zelf zijn aangedane arm en hand in een goede positie leert houden. Vooral tijdens bewegingsactiviteiten zoals het maken van transfers of het voortbewegen kan adequate bescherming van de verlamde arm en hand moeilijk zijn. Bij aanwijzingen voor herhaalde traumatisering kan een beschermende polsspalk ('cock-up spalk') of een draagorthese voor de arm nodig zijn. Een draagorthese kan ook van nut zijn bij een blijvend gebrek aan spiertonus rond de aangedane schouder om (progressie van) een subluxatie te voorkomen. Het trainingsaccent in de vroege herstelfasen ligt op tonusstimulatie (stadium I) en sensore stimulatie ter inductie van functionele reorganisatie in het brein. Motorische training is pas mogelijk als er een begin is van willekeurige activiteit. Als er sprake is van halfzijdige inattentie, ligt er een zwaar accent op consistente verbale feedback en, zodra de voorwaarden hiervoor aanwezig zijn, cognitieve strategietraining om de bewustwording van de aangedane zijde te verbeteren.

17.4.2   Steunen en fixeren

Als er enige willekeurige motoriek in de verlamde arm mogelijk wordt (stadium III), worden veelal eerst de schouder- en elleboogspieren in een flexiepatroon geactiveerd. Het is in dit stadium van belang dat juist de willekeurige extensieactiviteit wordt bevorderd om de spastische spieren op lengte te houden. Daarom gaat er veel aandacht uit naar het leren steun nemen op de aangedane arm. In eerste instantie geschiedt dit in zittende houding door steunname op de onderarm en bijvoorbeeld gelijktijdig te reiken met de goede hand. Als de patiënt voldoende de dominante flexieactiviteit kan inhiberen, wordt geleidelijk het accent verschoven naar steunname op de handwortel of de gestrekte hand, afhankelijk van de spiertonus in de pols- en vingerflexoren. Dit steunen met een gestrekte arm wordt zowel in zittende als in staande houding geoefend, bij voorkeur gecombineerd met doelgerichte acties van de goede arm en hand om de training zo functioneel mogelijk te laten zijn. Actief steunen op de aangedane arm en hand is vaak al in een vroeg stadium mogelijk, omdat gebruik wordt gemaakt van de intrinsieke stabiliteit binnen een gesloten bewegingsketen. Hierbij wordt de statische exteroceptieve en proprioceptieve feedback (positiezin) vanuit de handpalm, spieren en gewrichten gestimuleerd. Soms is in deze fase reeds een bruikbare armfixatie van een plat voorwerp tegen de borst mogelijk.

Zodra proximaal het overheersende flexiepatroon actief kan worden afgewisseld met een extensiepatroon (stadium IV) en er daarbij tevens voldoende polsstabilitcit is, wordt het mogelijk om ook de hand te gebruiken voor bimanuele fixatie en verplaatsing van voorwerpen ('sandwich greep'), zelfs als er (nog) geen actieve handfunctie is. Aangezien zo beide armen en handen met het lichaam een gesloten kinematische keten vormen, verloopt de aansturing van deze handeling relatief gemakkelijk. Door dergelijke oefeningen wordt juist de dynamische exteroceptieve en proprioceptieve feedback (bewegingszin) bevorderd. In de oefentherapie wordt er, behalve van doelgerichte activiteiten zoals steunen en fixeren, ook gebruikgemaakt van geleid bewegen en plaatsen (bijvoorbeeld 'führen' volgens Affolter) of bewegen tegen manuele weerstand (bijvoorbeeld proprioceptieve neuromusculaire facilitatie; PNF). Juist in deze stadia worden in de recente literatuur hoopvolle resultaten gemeld van specifieke technieken voor sensorische en/of motorische stimulatie die functionele reorganisatieprocessen in het brein zouden bevorderen, zoals

transcutane elektrische zenuwstimulatie (TENS) (Sonde e.a. 1998), functionele elektrostimulatie (FES) (Hendricks e.a., 2002 b), acupunctuur (Kjendahl e.a. 1997) en bewegingstherapie ondersteund door een robotarm (Lipson Aisen e.a. 1991).

17.4.3   Reiken en grijpen

Vanaf stadium IV kunnen buig- en strekpatronen van de arm en hand steeds beter met elkaar worden afgewisseld, waardoor zowel reiken als grijpen mogelijk worden. Voor een goede positionering van de hand is evenwel ook controle vereist over rotaties van de bovenarm in de schouder en over de pro- en supinatie van de onderarm in de elleboog. Pas vanaf stadium V worden daardoor ook het reiken en grijpen in de vrije ruimte goed mogelijk. Het bewegen in een open kinematische keten vergt namelijk aanmerkelijk meer controle over de spieren dan het bewegen in een gesloten keten, zoals tijdens steunen en bimanueel fixeren. Vooral voor NAH-patiënten met coördinatieproblemen (bijvoorbeeld door cerebellaire of sensore ataxie) kan nauwkeurig reiken of wijzen een groot probleem zijn. Voor goede grijp- en manipulatiefuncties van de hand is het niet alleen nodig te kunnen buigen en strekken, maar moeten alle stralen van de hand op vele gewrichtsniveaus selectief kunnen worden bewogen. Selectieve aansturing van de intrinsieke handmusculatuur is daarom essentieel. De intrinsieke handspiertjes dragen onder andere zorg voor het spreiden en sluiten van de vingers, het buigen van de vingers in de metacarpofalangeale gewrichten met gestrekte interfalangeale gewrichten en voor het opponeren van de duim. Zo zijn onder andere een bolgreep, pincetgreep en driepuntsgreep afhankelijk van goede intrinsieke handfuncties.

Het oefenen van het reiken en grijpen verschuift geleidelijk van het bewegen in een gesloten keten naar het bewegen in halfopen en open kinematische ketens. Aanvankelijk zal vooral worden geoefend met het verplaatsen en manipuleren van objecten zittend aan een tafelblad. Later zullen steeds meer reik- en grijpbewegingen in de vrije ruimte aan bod komen in andere uitgangshoudingen, bijvoorbeeld tijdens staan, lopen, bukken, tillen en transporteren. Ook bij een matige handfunctie is het van belang goed te kunnen reiken om grotere voorwerpen in de richting van het lichaam te bewegen en deze vervolgens tweehandig te kunnen verplaatsen. Zijn de paretische arm en hand zodanig hersteld dat volledig selectief bewegen mogelijk is (stadium VI), dan ligt het accent van de oefentherapie op het optimaliseren van snelheid en nauwkeurigheid, alsmede van kracht en uithoudings-vermogen. Voor de dominante hand wordt dit uitge-breid met training van de schrijfvaardigheid. Hiervoor zijn zowel een adequate pengreep als penvoering ver-eist. Specifiek voor vele andere handvaardigheden is het bimanuele aspect, hetgeen vooral tot uiting komt bij allerlei instrumentele vaardigheden. Hierbij is altijd een zekere functionele compensatie door middel van de niet-aangedane zijde mogelijk. Soms kunnen bepaalde activiteiten worden vereenvoudigd met hulp-middelen, zoals aangepast bestek, blikopener, schaar, penhouder en dergelijke. Ook kunnen orthesen func-tioneel zijn, bijvoorbeeld een cock-up spalk ter stabili-satie van de pols bij een te sterke flexietonus of een abductie-oppositiespalkje ter stabilisatie van de duim bij een te sterke adductietonus.

17.5 COMPLICATIES

Afgezien van de interne comorbiditeit en gevolgen van langdurige immobiliteit (zie vegetatieve regula-tie), kunnen na NAH diverse complicaties optreden die de revalidatie ernstig kunnen belemmeren. In deze afsluitende sectie worden de volgende complica-ties besproken: pijn, spasticiteit, contracturen en decubitus. Pijn als gevolg van spasticiteit zal onder 'spasticiteit' ter sprake komen.

17.5.1 Pijn

NAH gaat nogal eens gepaard met perifeer zenuwletsel, onder andere na polytrauma (zowel traumatisch als ischemisch). Ook ziet men helaas nog frequent druk-neuropathieën bij langdurige immobiliteit, waarbij de elleboog (n. ulnaris) en het fibulakopje (n. peroneus communis) voorkeursplaatsen zijn. Bij perifeer zenuwletsel kan een bijzondere vorm van brandende pijn ontstaan (causalgie), die wordt gevoeld in het ver-zorgingsgebied van de beschadigde zenuw. Neuro-pathische pijn kan ook een direct gevolg zijn van her-senbeschadiging. Het meest bekende doch weinig frequente beeld, is de centrale post-CVA-pijn: een spontane brandende pijn in de gehele hemiparetische lichaamszijde. Dit beeld wordt van oudsher in ver-band gebracht met de thalamus ('syndrome thalami-que'), maar is waarschijnlijk vaker het gevolg van laesies van de tractus spinothalamicus buiten de thala-mus (zie ook hoofdstuk 7). De benoeming en de pathofysiologie van de diverse neurogene pijnsyndro-men staan overigens sterk ter discussie. Neuropathi-sche pijnsyndromen gaan vaak gepaard met overma-

tige gevoeligheid bij aanraking (hyperesthesie) of zelfs pijn bij normale aanraking (allodynie). Hoewel deze zelden volledig verdwijnt, kan neuropathische pijn gunstig reageren op het gebruik van antidepressiva (bijvoorbeeld amitriptyline) of anti-epileptica (bijvoor-beeld carbamazepine). Ook TENS kan effectief zijn.

Van de pijnsyndromen die niet direct gerelateerd zijn aan beschadiging van het zenuwstelsel, is schou-derpijn aan de paretische zijde de belangrijkste. Schouderpijn wordt het meest frequent gezien na CVA en hangt samen met de ernst van de parese, maar ook met waarnemingsproblemen zoals hemi-inatten-tie. Dit laatste maakt traumatisering als oorzaak van een mechanische irritatie van het schouderkapsel waarschijnlijk. Onbehandeld kan op den duur een bewegingsbeperking in het glenohumerale gewricht ontstaan, vooral van de exorotatie en abductie ('fro-zen shoulder'). Soms gaat het beeld van de hemipare-tische schouderpijn gepaard met een pijnlijke zwel-ling, vasolabiliteit en andere vegetatieve stoornissen van pols, hand en vingers aan de aangedane zijde ('schouder-handsyndroom'). Een pols-handsyndroom kan ook zonder schouderpijn voorkomen en kan op den duur eveneens tot bewegingsbeperkingen aanlei-ding geven, vooral van de vingergewrichten. Ook hierbij lijkt een traumatische oorzaak aannemelijk, terwijl de zwaartekracht een bijkomende rol speelt bij de oedeemvorming (Geurts e.a. 2000). Drie-fasen-skeletscintigrafie kan de klinische diagnose onder-steunen. Tegen het oedeem kunnen diverse fysische maatregelen worden genomen: onder andere passie-ve of (zo mogelijk) actieve oefentherapie, circulair zwachtelen van de vingers met elastisch kleefver-band, koeling ('icing') en het in lichte dorsale flexie spalken (cock-up spalk) en hoogleggen van de hand. Als behandeling voor de pijn en ontstekingsver-schijnselen kunnen orale corticosteroïden (bijvoor-beeld prednison) in een afbouwschema gedurende enkele weken worden aangewend, terwijl intra-articu-laire injecties met corticosteroïden voor reductie van de schouderpijn een alternatief kunnen zijn (Dekker e.a. 1997; Geurts e.a. 2000). Het belangrijkste bij alle pijnsyndromen van schouder en/of hand is evenwel dat traumatisering wordt voorkómen door een combi-natie van houdingscorrectie, bewegingsinstructie en gedragsmodificatie, alsmede door verzorgingsadvie-zen en het bieden van beschermende maatregelen zoals een goede armsteun op de rolstoel.

In de onderste extremiteit bestaan geen vergelijk-bare pijnsyndromen. Wel treden onder invloed van de zwaartekracht en door een combinatie van vasovegetatieve ontregeling en verlies van spierpompfunctie frequent enkel-voetoedeem, huidverkleuring en temperatuurstoornissen op aan de paretische zijde, vooral na CVA. Het oedeem kan eenvoudig worden behandeld met een elastische compressiekous (drukopbouw tot 35 mmHg). Verder moet men bij NAH-patiënten altijd bedacht zijn op een toename van eerder bestaande orthopedische problematiek (bijvoorbeeld van de knie) door een vermindering van spiercontrole rond een gewricht.

17.5.2 Spasticiteit

Onder spasticiteit in engere zin wordt verstaan een snelheidsafhankelijke verhoging van de spiertonus als reactie op rek. Spasticiteit vormt onderdeel van het ingewikkelde klinische beeld van de spastische parese, waaraan in de inleiding reeds aandacht werd besteed. Spasticiteit is in zeker opzicht een 'normaal' fenomeen tijdens het motorische herstel en kan, bij onvoldoende willekeurige spieractiviteit, functioneel worden benut om steunname mogelijk te maken. Dit geldt in het bijzonder voor de onderste extremiteit. Spasticiteit moet daarom alleen worden bestreden als deze functioneel belemmerend dreigt te worden, bijvoorbeeld tijdens het slapen, het zitten, het verplaatsen, de zelfverzorging of de seksuele gemeenschap. De mate van spasticiteit is doorgaans erg afhankelijk van de houding van de patiënt, (voorafgaande) activiteiten, het tijdstip van de dag, emoties, vermoeidheid, het gebruik van farmaca of genotmiddelen, en sensorische stimuli zoals aanraking, pijn of geluid. Hiermee moet bij het onderzoek rekening worden gehouden. Als een verhoogde spiertonus mede wordt bepaald door stijfheid of lengteverlies van de spiervezels, hebben maatregelen gericht op de neurogene componenten van de hypertonie nog maar weinig waarde. Interventies gericht op spasticiteit in engere zin moeten daarom vroeg genoeg plaatsvinden.

Oefentherapie is niet alleen nuttig ter behoud van een normale spierlengte, doch lengteoefeningen werken op zichzelf ook tonusverlagend. Het verdient daarom de voorkeur als NAH-patiënten door middel van zelfoefeningen (onder andere steunen en rekken) hun spasticiteit kunnen beheersen. Als oefentherapie echter onvoldoende soelaas biedt, kan men bij hinderlijke spasticiteit grofweg kiezen voor een systemische of voor een lokale behandeling. Als algemene regel geldt dat bij spasticiteit op het niveau van meer dan twee tot drie bewegingssegmenten orale spasmolytica

(bijvoorbeeld baclofen, tizanidine, dantroleen) in geleidelijk opklimmende doseringen als eerste worden aangewend. Bijwerkingen zoals sufheid, spierzwakte en misselijkheid verhinderen nogal eens het bereiken van een effectieve dosering. Nieuwe technieken, zoals de centrale invasieve neuromodulatie, maken het mogelijk medicatie (bijvoorbeeld baclofen) door middel van een intrathecale katheter gekoppeld aan een subcutane pomp direct in de liquor cerebrospinalis te brengen en daarmee de effectiviteit te verhogen en bijwerkingen te verminderen. Hoewel deze zogenoemde 'baclofenpomp' een zekere plaats heeft verworven bij de behandeling van spinale spasticiteit (bijvoorbeeld ten gevolge van een ruggenmergtrauma of multiple sclerose), blijft de toepassing ervan bij cerebrale spasticiteit vooralsnog beperkt. Derhalve lijkt systemische, orale therapie vooral van nut om in geval van pijn en hinderlijke spierspasmen de nachtrust en de verzorgbaarheid te verbeteren.

Als spasticiteit beperkt blijft tot één of twee bewegingssegmenten, is het mogelijk door middel van perifere invasieve neuromodulatie direct de zenuw- of spierfuncties te beïnvloeden. Het aanbrengen van een geleidingsblok bij een perifere zenuw bijvoorbeeld met fenol 3-7% is een goedkope manier om onuitputbare spierrekkingsreflexen ('clonus') of spasmen te verminderen, vooral in die gevallen waarbij de doelspieren als groep worden bezenuwd. Een nadeel is de niet-verwaarloosbare kans op sensibele bijwerkingen (hypesthesie, neuralgie) bij gemengde perifere zenuwen. Daarom wordt tegenwoordig bij focale spasmen of dystonie de voorkeur gegeven aan blokkering van de neuromusculaire transmissie door injectie met het veel duurdere botulinetoxine. Zowel zenuw- als spierblokkeringen zijn in beginsel reversibel, doordat herstel van myeline, axonale reparatie en 'sprouting' van nieuwe zenuwuiteinden optreden. Hierdoor is herhaling van de behandeling na enkele maanden noodzakelijk. Perifere neuromodulatie verricht men daarom in het perspectief dat de spasticiteit door interactie met andere behandelmethoden (bijvoorbeeld oefentherapie) beter beheersbaar wordt. In dit kader mag het gebruik van orthesen niet ongenoemd blijven. Bekende voorbeelden zijn het gebruik van een onderbeen-voetorthese ter reductie van een spastische spitsvoet (bijvoorbeeld gedurende de nacht) of van een pols-handorthese ter reductie van flexietonus en contracturen na behandeling van de pols- en vingerbuigers met botulinetoxine. Tamelijk nieuw is de toepassing van uitwendige elektrostimulatie van de onderarm- en thenarspieren ter reductie van spasticiteit van de pols- en vingerbuigers bij CVA-patiënten (Hendricks e.a. 2001). Lokale spasmetherapie lijkt het meest van nut voor de volgende twee groepen NAH-patiënten: enerzijds bij ernstige spasticiteit zonder willekeurige motoriek (stadium II) die aanleiding geeft tot lokale hinder in de vorm van pijn, wonden, problemen bij de (zelf)verzorging of ernstige cosmetische bezwaren (stadium II); anderzijds juist bij lichte spasticiteit waarbij de willekeurige motoriek wordt tegengewerkt door overmatige spieractiviteit in het voorkeurspatroon (stadium IV-V) (Reiter e.a. 1996, Van Kuijk e.a. 2002).

Als geen van de genoemde maatregelen leidt tot beheersing van hinderlijke spasticiteit, kan operatieve interventie op een of meer gewrichtsniveaus worden overwogen. Hierbij moet primair gedacht worden aan verlengingen, doorsnijdingen of transposities van pezen om zo de musculaire disbalans over bepaalde gewrichten te verminderen. Dergelijke ingrepen zijn vooral bedoeld om de lichaamshouding en verzorgbaarheid te verbeteren bij patiënten met ernstig NAH die vaak in verpleeghuizen of speciale woonvormen verblijven (Rambaran e.a. 2000).

17.5.3 Contracturen

De structuur van spiervezels adapteert zeer snel aan veranderde omstandigheden en functie-eisen. Zo kan als een spier langdurig in een verkorte of gecontra-heerde positie verkeert (bijvoorbeeld door spasticiteit of immobiliteit), door een vermindering van het aantal sarcomeren lengteverlies van de spiervezels optreden, waardoor een myogene contractuur ontstaat. Myogene contracturen lenen zich in het algemeen goed voor redressietherapie, onder andere door middel van serieel spalken, mits de neurogene component van de spierverkorting voldoende is afgezwakt (zie spasticiteit). Ook de structuureigenschappen van het gewrichtskapsel en de ligamenten stellen zich snel in op veranderde functie-eisen. Als er bovendien sprake is van ontstekingsverschijnselen in de gewrichten, kunnen daarom ook artrogene contracturen zich snel ontwikkelen (zie pijn). Deze zijn in het algemeen moeilijker te verminderen.

Een specifieke vorm van een (peri)articulaire contractuur wordt gevormd door de neurogene heterotope ossificatie (NHO). Deze abnormale botvorming rond gewrichten komt vooral voor bij neurotraumapatiënten en ontstaat veelal in de periode van twee tot tien weken na het trauma. De oorzaak is onbekend. Frequente lokalisaties zijn de grote perifere gewrichten zoals heupen, knieën, schouders en ellebogen. In de acute fase worden ontstekingsverschijnselen rond de getroffen gewrichten gezien (zwelling, warmte, roodheid). In een latere fase (na vier tot zes weken) ontstaat botvorming die geleidelijk zichtbaar wordt bij röntgenonderzoek (zie figuur 17-2). In een vroege fase is de verhoogde metabole activiteit aantoonbaar met

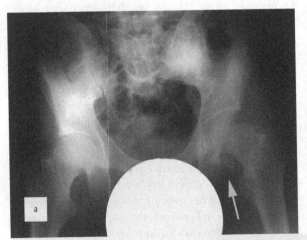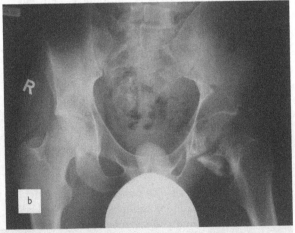

Figuur 17-2 Figuur a toont een voor-achterwaartse röntgenopname van het bekken van een 24-jarige man circa vier weken na een ernstig traumatisch hersenletsel als gevolg van een val. Hij liep hierbij tevens diverse fracturen op, waaronder een fissuur van de hals van de linkerheup. Op deze opname zijn reeds de eerste contouren van een zich ontwikkelende botmassa aan de onderzijde van de linkerheup zichtbaar (zie pijl). Figuur b toont dezelfde afwijking circa zeven maanden later, waarbij een verdere uitrijping van de botvorming heeft plaatsgevonden. Bron: afdeling Radiologie, St. Maartenskliniek, Nijmegen.

een drie-fasen-skeletscintigrafie en de vorming van botmatrix met weke-delenechografie. Niet-steroïde anti-inflammatoire farmaca (bijvoorbeeld indometacine) zouden preventief werken, terwijl in de fase van botmatrixvorming bifosfonaten (bijvoorbeeld alendroninezuur) nog effectief zouden zijn. Eenmaal aangelegd bot kan alleen chirurgisch worden verwijderd wanneer het proces voldoende tot rust is gekomen. De functionele resultaten van dergelijke chirurgie zijn echter teleurstellend.

17.5.4 Decubitus

De bed- of stoelgebonden NAH-patiënt heeft een verhoogde kans op drukulcera van de huid. Deze ontstaan door een combinatie van langdurige druk- en schuifkrachten op zwaarbelaste huiddelen. In liggende houding betreft het vooral het achterhoofd, de schouderbladen, de stuit en de hielen. In zittende houding worden juist de huiddelen onder de beide tubera ischiadica overbelast. Soms ontstaan drukplekjes door schoeisel of orthesen. Ondervoeding, koorts, oedeem, sensibiliteitsstoornissen, autonome stoornissen, spieratrofie geven alle een verhoogd risico van decubitus. Preventie is het sleutelwoord, zeker zodra niet-wegdrukbare roodheid optreedt (eerstegraads decubitus). Regelmatige wisseling van houding en een goede drukverdeling of ontlasting door middel van speciale hulpmiddelen (bijvoorbeeld antidecubituskussens en -matrassen, hielringen, aanpassing van schoenen of orthesen) vormen de kern van de behandeling. Wondbehandeling is zeer divers, doch zou niet nodig hoeven zijn. Zelden is bij de NAH-patiënt de decubitus zodanig uitgebreid en diep dat plastisch-chirurgische interventie nodig is.

17.6 CONCLUSIE

In dit hoofdstuk is duidelijk geworden dat alleen al de somatische aspecten van de revalidatie van de NAH-patiënt veelvoudig en complex zijn. Naast de (revalidatie)arts zijn vele para- en perimedische disciplines bij de behandeling betrokken. Iedere discipline streeft vaak diverse doelen na. Het is in het belang van de patiënt dat deze revalidatiedoelen in de tijd worden geprioriteerd om de grenzen van de individuele leerbaarheid en belastbaarheid niet te overschrijden en om de gestelde doelen ook inzichtelijk te houden voor de patiënt en diens naasten. Bij de prioritering van doelen is de inbreng van de patiënt en zijn naasten uiteraard onmisbaar. Ieder lid van het revalidatieteam moet daarom bereid zijn de 'eigen'

doelen aan te passen of (tijdelijk) ondergeschikt te maken aan die van andere behandelaars. Hiervoor is inzicht in de mogelijkheden van andere revalidatiedisciplines en in het totale revalidatieproces noodzakelijk. Pas als dit op soepele en deskundige wijze verloopt, zal er daadwerkelijk sprake zijn van interdisciplinaire revalidatiebehandeling.

DANKWOORD

De auteurs danken: mw. Inge Vogels, ergotherapeute, voor haar kritische opmerkingen bij een eerdere versie van dit hoofdstuk; drs. Marina Ruiter, logopediste en taal-spraakpathologe, en drs. Dirk Schönfeld, radioloog, voor hun hulp bij paragraaf 17.2.2; en drs. Rob den Otter, experimenteel psycholoog, voor zijn hulp bij het verkrijgen van het fotomateriaal verwerkt in figuur 17-1.

Literatuur

Becher J. Measurement of impaired muscle function in upper motor neuron syndromes: method and clinical applications [thesis Vrije Universiteit Amsterdam]. Enschede: Ipskamp, 2000.

Berg K, Wood-Dauphinee S, Williams JI. The balance scale: reliability assessment with elderly residents and patients with an acute stroke. Scand J Rehabil Med 1996;27:27-36.

Bhakta BB, Cozens JA, Chamberlain MA, e.a. Quantifying associated reactions in the paretic arm in stroke and their relationship to spasticity. Clin Rehabil 2001;15:195-206.

Black-Schaffer RM, Kirsteins AE, Harvey RL. Stroke rehabilitation, 2, co-morbidities and complications. Arch Phys Med Rehabil 1999;80:S8-16.

Brittain KR, Peet SM, Castleden CM. Stroke and incontinence. Stroke 1998;29:524-8.

Brunnstrom S. Movement therapy in hemiplegia: a neurophysiological approach. Hagerstown: Harper & Row, 1970.

Carr JH, Shepherd RB, Nordholm L, e.a. Investigation of a new motor assessment scale for stroke patients. Phys Ther 1985;65:175-80.

Cifu DX, Stewart DG. Factors affecting functional outcome after stroke: a critical review of rehabilitation interventions. Arch Phys Med Rehabil 1999;80:S35-3.

Dekker JHM, Wagenaar RC, Lankhorst GJ, e.a. The painful hemiplegic shoulder. Effect of intra-articular triamcinolone acetonide. Am J Phys Med Rehabil 1997;76:43-8.

Dietz V. Spastic gait disorders. In: Bronstein AM, Brandt T, Woollacott M (eds). Clinical disorders of balance, posture and gait. London: Arnold, 1996:168-76.

Fuller DP, Pugh DB, Landau WM. Management of communication and swallowing disorders. In: Illis LS (ed). Neurological rehabilitation. 2nd ed. Oxford: Blackwell, 1994:409-27.

Gelber DA, Good DC, Laven LJ, e.a. Causes of urinary incontinence after acute hemispheric stroke. Stroke 1993;24:378-82.

Geurts ACH, Knoop JA, Limbeek J van. Is postural instability associated with cognitive deficit in the persistent postconcussion syndrome? Arch Phys Med Rehabil 1999;80:144-9.

Geurts ACH, Mulder TH, Wichers MJ. Diagnostiek van loopstoornissen: plaatsbepaling van subjectief onderzoek. J Rehabil Sci 1988;1:93-9.

Geurts ACH, Visschers BAJT, Limbeek J van. A systematic review of aetiology and treatment of post-stroke hand oedema and shoulder-hand syndrome. Scand J Rehabil Med 2000;32:4-10.

Geurts S. Motoriek. In: Deelman BG, Eling PATM, Haan EHF de, e.a. (eds). Klinische neuropsychologie. Amsterdam: Boom, 1997:249-88.

Giubilei F, Iannilli M, Vitale A, e.a. Sleep patterns in acute ischemic stroke. Acta Neurol Scand 1992;86:567-71.

Hendricks HT, IJzerman MJ, Kroon JR de, e.a. Functional electrical stimulation by means of the NESS Handmaster Orthosis in chronic stroke patients: an exploratory study. Clin Rehabil 2001;15:217-20.

Hendricks HT, Limbeek J van, Geurts ACH, e.a. Motor Recovery after Stroke. A systematic review of the literature Arch Phys Med Rehabil (2002 a; 83:1629-37).

Hendricks HT, Zwarts MJ, Plat E, e.a. Systematic review for the early prediction of motor and functional outcome after stroke by motor evoked potentials. Arch Phys Med Rehabil (2000 b;83:1303-08).

Hesse S, Malezic M, Schaffrin A, e.a. Restoration of gait by combined treadmill training and multi-channel electrical stimulation in non-ambulatory hemiparetic patients. Scand J Rehabil Med 1995;27:199-204.

Ingles JL, Eskes GA, Phillips SJ. Fatigue after stroke. Arch Phys Med Rehabil 1999;80:173-8.

Johansson BB. Has sensory stimulation a role in stroke rehabilitation? Scand J Rehabil Med 1993;29(suppl):87-96.

Jorgensen HS, Nakayama H, Raaschou HO, e.a. Outcome and time course of recovery in stroke. Part II: Time course of recovery. The Copenhagen Stroke Study. Arch Phys Med Rehabil 1995;76:406-12.

Kjendahl A, Sällström S, Osten PE, e.a. A one year follow-up study on the effects of acupuncture in the treatment of stroke patients in the subacute stage: a randomized controlled study. Clin Rehabil 1997;11:192-200.

Kuijk AA van, Geurts ACH, Bevaart BJW, e.a. Treatment of upper extremity spasticity in stroke patients by focal neuronal of neuromuscular blockade: a systematic review. J Rehabil Med 2002;34:51-61.

Kwakkel G, Wagenaar RC, Koelman TW, e.a. Effects of intensity of rehabilitation after stroke: a research synthesis. Stroke 1997;28:1550-6.

Lehmann JF, Boswell S, Price R, e.a. Quantitative evaluation of sway as an indicator of functional balance in post-traumatic brain injury. Arch Phys Med Rehabil 1990;71:955-62.

Lettinga A. Diversity in neurological physiotherapy: a comparative analysis of clinical and scientific practices [thesis]. Groningen: Universiteit Groningen, 2000.

Linde H van der, Kuijk AA van, Postema K, e.a. Urine-incontinentie bij patiënten met een eerste CVA na opname in een revalidatiekliniek. Tijdschr Gezondheidswet 1999;77:90-5.

Lipson Aisen M, Krebs HI, Hogan N, e.a. The effect of robot-assisted therapy and rehabilitative training on mortor recovery following stroke. Arch Neurol 1997;54:443-446.

Mulder TH, Nienhuis B, Pauwels J. Clinical gait analysis in a rehabilitation context: some controversial issues. Clin Rehabil 1998;12:99-106.

Mulder TH, Zijlstra W, Geurts A. Assessment of motor recovery and decline: toward a theory-driven assessment of motor disorders. Gait Posture 2002;16:198-210.

Nakayama H, Jorgenson HS, Raaschou HO, e.a. Recovery of upper extremity function in stroke patients. The Copenhagen Stroke Study. Arch Phys Med Rehabil 1994;75:394-8.

Niam S, Cheung W, Sullivan PE, e.a. Balance and physical impairment after stroke. Arch Phys Med Rehabil 1999;80:1227-33.

Nyberg L, Gustafson Y. Fall prediction index for patients in stroke rehabilitation: a challenge to rehabilitation strategies. Stroke 1995;26:838-42.

Odderson IR, Keaton JC, McKenna BS. Swallow management in patients on an acute stroke pathway: quality is cost effective. Arch Phys Med Rehabil 1995;76:1130-3.

Parsons KF, Feneley RCL, Torrens MJ. Rehabilitation and management of the neuropathic bladder. In: Illis LS (ed). Neurological rehabilitation. 2nd ed. Oxford: Blackwell, 1994:349-81.

Pedersen PM, Wandel A, Jorgensen HS, e.a. Ipsilateral pushing in stroke: incidence, relation to neuropsychological symptoms, and impact on rehabilitation. The Copenhagen Stroke Study. Arch Phys Med Rehabil 1996;77:25-8.

Rambaran AD, Hendricks HT, Linde H van der. Resultaten van een chirurgische ingreep bij verworven spasticiteit aan de bovenste extremiteit. Tijdschr Verpleeghuisgeneeskd 2000;24:9-12.

Reiter F, Danni M, Ceravolo MG, e.a. Disability changes after treatment of upper limb spasticity with botulinum toxin. J Neuro Rehabil 1996;10:47-52.

Rice-Oxley M, Turner-Stokes L. Effectiveness of brain injury rehabilitation. Clin Rehabil 1999;13(suppl 1):7-24.

Sandin KJ, Smith BS. The measure of balance in sitting in stroke rehabilitation prognosis. Stroke 1990;21:82-6.

Sonde L, Gip C, Fernaeus SE, e.a. Stimulation with low-frequency (1.7 Hz) transcutaneous electric nerve stimulation (low-tens) increases motor function of the post-stroke paretic arm. Scand J Rehabil Med 1998;30:95-9.

Teasell RW, McRae M, Heitzner J, e.a. Frequency of videofluoroscopic modified barium swallow studies and pneumonia in stroke rehabilitation patients: a comparative study. Arch Phys Med Rehabil 1999;80:294-8.

Visintin M, Barbeau H, Korner-Bitensky N, e.a. A new approach to retrain gait in stroke patients through body weight support and treadmill stimulation. Stroke 1998;29:1122-8.

18 Cognitieve revalidatie

R. Ponds, E. Groet

18.1 INLEIDING

In een overzichtsartikel uit 1976 noemden Deelman en Kalverboer (1976) het ontbreken van revalidatie-mogelijkheden voor patiënten met cognitieve stoornissen een opmerkelijke lacune binnen het toenmalige neuropsychologische werkveld in Nederland. Nu, 25 jaar later, is deze situatie sterk gewijzigd en staat cognitieve revalidatie hoog op de neuropsychologische agenda, zowel in Nederland als daarbuiten. Steeds meer wordt onderkend dat cognitieve stoornissen op de lange termijn een zeer grote invloed hebben op het welbevinden van de patiënt en zijn directe omgeving (Gainotti 1993). Daarnaast lijkt er ook een einde te zijn gekomen aan het therapeutisch nihilisme dat lange tijd heeft bestaan wat betreft de mogelijkheden van behandeling bij patiënten met hersenletsel. Dit blijkt bijvoorbeeld uit een survey-onderzoek uit 1993 van Mazmanian c.s. (Mazmanian e.a. 1993). Hieruit kwam naar voren dat 95% van de revalidatiecentra in de Verenigde Staten die patiënten met hersenletsel behandelen, een vorm van cognitieve revalidatie gaf. Ook in de literatuur kan het zich snel ontwikkelende werkveld van de cognitieve revalidatie worden herkend met nieuwe tijdschriften als The Journal of Cognitive Rehabilitation (sinds 1983), Journal of Head Trauma Rehabilitation (1986), Neurorehabilitation (1991) en Neuropsychological Rehabilitation (1991).

Een nadere omschrijving van de term cognitieve revalidatie kan worden ontleend aan Wilson (1987): 'any intervention strategy or technique which intends to enable clients or patients, and their families, to live with, manage, by-pass, reduce or come to terms with cognitive deficits precipitated by injury to the brain' (p. 117). Volgens deze omschrijving wordt geen herstel van cognitieve functies geambieerd, iets dat in de beginjaren van de cognitieve revalidatie nog wel nadrukkelijk het geval was (zie Miller 1980). Behandeling bestond in de beginjaren overwegend uit 'drill and practice', waarbij werd verondersteld dat een gestoorde cognitieve functie (bijvoorbeeld geheugen) geheel of gedeeltelijk kan worden hersteld door de patiënt veelvuldig en over langere tijd taken en activiteiten te laten uitvoeren (bijvoorbeeld memoriespelletjes) die een sterk beroep doen op deze functie. De veronderstelling hierbij was dat cognitieve functies, zoals geheugen, taal of aandacht, werken als een mentale spier en dat deze functies worden versterkt door deze voortdurend te belasten, analoog aan het herhaald belasten van de armspieren met halters. Hoewel deze vorm van mentale conditietraining nog steeds wordt toegepast, heeft deze de laatste jaren duidelijk aan belang en populariteit ingeboet. De belangrijkste reden hiervoor is het nagenoeg ontbreken van behandeleffecten.

De doelstellingen van cognitieve revalidatie zijn aanmerkelijk verbreed, zoals ook uit de beschrijving van Wilson al blijkt. De focus ligt niet enkel op herstel van cognitieve functies, maar meer op het aanpassen aan de cognitieve stoornissen en het vinden van adequate compensatiestrategieën. Bovendien wordt niet alleen de patiënt behandeld, ook de familie of andere naasten van de patiënt worden zo nodig in de behandeling betrokken. Ook emotionele en motivationele problemen zijn thans vaak een behandeldoel van cognitieve revalidatie (Prigatano 2000).

Ondanks de snelle groei en ontwikkeling van cognitieve revalidatie zijn de resultaten en mogelijkheden nog beperkt. Uit een recente, zeer grote literatuurstudie van Cicerone e.a. (2000) blijkt dat slechts weinig publicaties aan de criteria van 'evidence-based medicine' kunnen voldoen. Uit de resultaten van de methodologisch goed onderbouwde onderzoeken kan worden geconcludeerd dat de behandeleffecten in omvang en breedte nog matig zijn. Dit is niet vreemd. Eenieder met enige ervaring op het gebied van cognitieve revalidatie zal al snel merken hoe complex dit is. Het aanleren, bijvoorbeeld, van mnemonische strategieën aan een geheugengestoorde patiënt is niet moeilijk; het toepassen ervan buiten de trainingssituatie, het uiteindelijke doel van elke behandeling, stuit echter op grote problemen. Het ontbreken van generalisatie-effecten is waarschijnlijk het lastigste probleem bij de behandeling, waarvan de oorzaken velerlei kunnen zijn. De patiënt herkent bijvoorbeeld de situaties niet waarin de geleerde strategieën kunnen worden toegepast. De te onthouden informatie (bijvoorbeeld namen) wordt in zo'n snel tempo 'aangeboden' en met zoveel interferentie (feest of receptie) dat de tijd ontbreekt om de strategie (visualiseren) toe te passen; de patiënt laat zonder aansporing van de therapeut de noodzakelijke oefeningen achterwege of de familie van de patiënt begrijpt niet het belang van de oefeningen en werkt daarmee demotiverend voor de patiënt. Zelfs het leren hanteren van een agenda, bij eerste beschouwing een weinig complexe vaardigheid, verloopt vaak uiterst moeizaam bij patiënten met geheugenproblemen, zeker als zij van huis uit niet gewend zijn een agenda te gebruiken.

Dergelijke moeilijkheden zijn overigens geen reden tot pessimisme. Cognitieve revalidatie is alleen niet zo eenvoudig gebleken als in de beginjaren wellicht is gedacht. Het is veel breder dan enkel drill and practice of het aanleren van een geheugenstrategie. Een patiënt met een verbale geheugenstoornis ten gevolge van een hersenbeschadiging is nu eenmaal niet afdoende geholpen met het aanleren van enkel een verbale leerstrategie. Daar komt veel meer bij kijken. Zo moeten patiënt en familie tevens brede voorlichting krijgen over de gevolgen van hersenletsel op de korte en lange termijn en het te verwachten beloop. Ook geldt dat bij het inschatten van het leervermogen voor in dit geval geheugenstrategieën, het in kaart brengen van het cognitieve (dis)functioneren alléén onvoldoende is. Daarbij moet ook aandacht worden besteed aan persoonlijkheid, emotionele problemen en motivationele aspecten, omdat deze in belangrijke mate bepalend zijn voor de mate van leerbaarheid. Een terugkeer naar een arbeidssituatie of het vinden van een andere vorm van tijdsbesteding zal eveneens specifieke begeleiding vergen. Kortom, cognitieve revalidatie vereist bijna altijd een brede aanpak, waarbij ook aan niet-cognitieve aspecten nadrukkelijk aandacht moet worden gegeven. In dit hoofdstuk is daarom ook gekozen voor deze brede invalshoek (zie ook Sohlberg en Mateer 2001 en Judd 1999).

18.2   VOORLICHTING

Elke vorm van cognitieve revalidatie dient te beginnen met voorlichting aan de patiënt en de naaste betrokkenen over de huidige en langetermijngevolgen van het hersenletsel. Hierbij worden de cognitieve stoornissen en beperkingen besproken, waarbij het accent moet liggen op de gevolgen die deze hebben voor het alledaagse functioneren. Een bijzondere plaats moet worden ingeruimd voor mogelijk aanwezige emotionele problemen en (vaak subtiele) persoonlijkheidsveranderingen, omdat deze veelal meer belastend zijn voor de omgeving van de patiënt dan de cognitieve problemen. Hierbij kan worden gedacht aan depressieve en angstklachten, emotionele labiliteit, acceptatieproblemen, prikkelbaarheid, initiatiefverlies of egocentrisch en aandachtvragend gedrag. Het zal duidelijk zijn dat dergelijke problemen een vergaande invloed hebben op de haalbaarheid van cognitieve revalidatie (zie verder). Tijdens de voorlichting wordt verder de rationale van de behandeling uitgelegd. Tevens wordt een realistisch beeld gegeven van de te verwachten effecten, dit ter voorkoming van latere teleurstellingen.

In de regel zijn de verwachtingen bij patiënten en de naaste betrokkenen te hoog gespannen. Ook zullen de meeste patiënten en de naaste betrokkenen uitgaan van herstel van cognitieve functies in plaats van aanpassing en compensatie. Het verdient aanbeveling al in een zo vroeg mogelijk stadium einddoelen en tussendoelen van de behandeling te formuleren. Deze doelen zijn uiteraard afhankelijk van de ernst van de problematiek en de fase van het herstelproces. Verder is het wenselijk de informatie over de stoornissen en behandeling ook schriftelijk vast te leggen.

18.3   PERSOONLIJKHEIDSTREKKEN EN EMOTIONELE PROBLEMEN

Een sombere patiënt zal naar verwachting weinig oefenen met complexe geheugenstrategieën. Bij een dwangmatige en perfectionistische patiënt met geheugenproblemen kan het gebruik van een agenda al snel ontsporen in een volledige dagtaak. Dit zijn slechts twee eenvoudige voorbeelden van patiënten met gedragsmatige en emotionele problemen die om die reden amper kunnen profiteren van cognitieve revalidatie. Toch krijgt dit onderwerp opmerkelijk weinig aandacht in de gepubliceerde onderzoeken, terwijl ook hier de ervaring leert dat dergelijke problemen bekende struikelblokken kunnen zijn in de behandeling.

Prigatano (2000) formuleerde kortgeleden 13 'principles of neuropsychological rehabilitation'. De tweede hiervan luidt: 'The patients' symptom picture is a mixture of premorbid cognitive and personality characteristics as well as neuropsychological changes directly associated with brain pathology' (p. 116). Logischerwijs volgt hier dan ook uit dat de behandeling van cognitieve stoornissen nooit losstaat van aanwezige problemen in gedrag en emoties of de persoonlijkheid. Ten gevolge van hersenletsel kan, direct of indirect, een breed scala van gedrags- en emotionele problemen ontstaan (Gainotti 1993). Disregulatie van emotioneel en sociaal gedrag kan het directe gevolg zijn van beschadigingen van het limbische systeem of frontotemporale corticale regio's. Het besef bij de patiënt van de functionele verliezen die het gevolg zijn van het hersenletsel, kan indirect leiden tot emotionele problemen zoals depressie, angst, ontkenning of woede. De mate waarin dit gebeurt, hangt sterk af van persoonlijkheidstrekken en denkpatronen van de patiënt. Deze beïnvloeden ook het cognitieve functioneren en de leerbaarheid van patiënten en verdienen daarom ook altijd aandacht alvorens een cognitief revalidatieprogramma wordt gestart.[1]

Bij uitstek kwetsbare persoonlijkheidstrekken of stijlen zijn perfectionisme en afhankelijkheid (Kay e.a. 1992). Perfectionisme kan verlammend werken tijdens therapie: geen enkel resultaat is goed genoeg, er is vaak sprake van zwart-wit of dichotoom denken – iets is goed of helemaal fout, er bestaat geen continuüm. Bovendien gaat perfectionisme vaak hand in hand met rigiditeit, 'moet-denken' en obsessieve compulsieve trekken, hetgeen zeer belemmerend werkt bij het zoeken naar alternatieve oplossingen of compensatiestrategieën. Afhankelijkheid gaat vaak gepaard met onzekerheid en faalangst, een verminderd zelfbeeld, catastroferen, negatief denken en een grote gevoeligheid voor de mening en het oordeel van anderen. Het behoeft geen betoog dat dit eveneens verlammend kan werken bij een cognitief revalidatieprogramma waarbij veel inzet en motivatie wordt gevraagd, maar tegenvallers vanzelfsprekend zijn en resultaten in de regel lang op zich laten wachten.

Het is van belang zowel voor als tijdens de behandeling aandacht te besteden aan dergelijke disfunctionele denkstijlen. Aanknopingspunten hiervoor vindt men bij de cognitieve (gedrags)therapie die erop gericht is disfunctionele automatische gedach-

ten of redeneerfouten (bijvoorbeeld het al genoemde dichotoom denken, catastroferen, overgeneraliseren, moet-denken, meten met twee maten) op te sporen, kritisch te onderzoeken en te vervangen door meer functionele alternatieven met als doel zowel het probleemgedrag als de negatieve emoties te wijzigen (Van der Heiden 1999).

18.4 KLACHTENPERCEPTIE

Patiënten met vergelijkbare cognitieve stoornissen en beperkingen kunnen onderling sterk verschillen in de ervaren hinder van deze stoornissen en de mate waarin deze stoornissen aanleiding geven tot cognitieve klachten. Verschillen in de mate van dagelijkse cognitieve belasting zullen hier deels debet aan zijn. Zo zal een onderwijzer met een lichte geheugenstoornis hiervan veel problemen ondervinden in zijn werk, terwijl een ander met dezelfde stoornis en die werkzaam is in routinematig en eenvoudig productiewerk daar amper door wordt beperkt. Echter, ook hier spelen persoonlijkheidstrekken, denkstijlen en opvattingen, verwachtingen en ideeën die men heeft over het cognitieve functioneren een belangrijke rol. Met name het vertrouwen in het eigen cognitieve functioneren is medebepalend voor het ontstaan en ook de instandhouding van cognitieve klachten. In de literatuur staat dit bekend onder de moeilijk te vertalen term 'cognitive self-efficacy': het vertrouwen dat iemand heeft in de effectiviteit van het eigen cognitieve functioneren in verschillende situaties (Bandura 1989). Dit vertrouwen hoeft niet te corresponderen met de potentiële cognitieve vermogens. Niettemin is het zeer bepalend voor de cognitieve efficiëntie en persistentie in dagelijkse cognitieve taken (Ponds 1998). Wanneer iemand ervan overtuigd is dat bijvoorbeeld het geheugen slecht functioneert, dan zal deze persoon waarschijnlijk weinig moeite doen en weinig volhardend zijn in alledaagse geheugensituaties in de verwachting dat dit toch zonder succes zal zijn. Ook is het denkbaar dat situaties waarin een duidelijk beroep wordt gedaan op het geheugen, worden gemeden. Recepties worden niet langer bezocht in de verwachting dat het geheugen faalt bij het herinneren van de juiste namen van bekende personen. Gesprekken worden vermeden of boeken niet meer gelezen vanuit het idee dat de informatie toch niet meer beklijft. Subjectief leidt dergelijk gedrag tot een gevoel van toenemend geheugenfalen, hetgeen het

---

[1](Een goed voorbeeld van de complexe interacties tussen emoties, persoonlijkheid en cognitief functioneren bij patiënten met hersenletsel kan worden gevonden in Kendall en Terry 1996.)

vertrouwen verder ondermijnt en daarmee een toename van geheugenproblemen geeft, waardoor een negatieve vicieuze cirkel wordt gesloten. Daarnaast kan een gering vertrouwen in het eigen cognitieve functioneren ook leiden tot een sterke selectieve 'bias' voor cognitieve fouten. Elke fout wordt opgemerkt en uitvergroot en als illustratief ervaren voor het cognitieve disfunctioneren. Ook kan het gebeuren dat normale alledaagse cognitieve vergissingen (eens een naam vergeten of niet op een woord kunnen komen) als abnormaal worden bestempeld en opnieuw als voorbeeld dienen voor de ernst van het eigen cognitieve disfunctioneren. Een dergelijke bias voor cognitieve fouten kan eveneens tot een toenemend gevoel van geheugenfalen en verminderd zelfvertrouwen leiden.

Dergelijke negatieve percepties over het cognitieve functioneren kunnen soms de discrepantie verklaren tussen een opmerkelijk ernstig en breed scala van cognitieve klachten bij patiënten gegeven de relatief lichte cognitieve beperkingen of stoornissen die geobjectiveerd zijn. Met het oog op revalidatie is het uiteraard van belang dergelijke disfunctionele percepties boven tafel te krijgen en te corrigeren. Daarbij kan het helpen als een patiënt enige tijd een dagboek bijhoudt waarin de dagelijkse cognitieve fouten worden opgeschreven samen met de reacties die dit oproept bij de patiënt (gedachten, emoties, gebruikte oplossingen).

Casus 1

Mevrouw Y., 54 jaar en werkzaam als secretaresse, had een klein CVA doorgemaakt in de linkerhemisfeer. Na aanvankelijke problemen in met name de taal en in mindere mate het geheugen volgde spoedig herstel en kon ze na zes weken het werk weer hervatten. Hoewel er geen klachten waren over haar functioneren, vond ze zelf dat ze erg vergeetachtig was. Ze controleerde zichzelf voortdurend, kwam hierdoor telkens in tijdnood, waardoor het werk meer en meer belastend werd. De geheugenproblemen namen toe, en via de huisarts werd ze verwezen naar de neuroloog. Deze kon niets vaststellen en meldde haar in verband met de persisterende geheugenklachten aan voor een uitgebreid neuropsychologisch onderzoek. Op de vraag van de neuropsycholoog wat zij zoal vergat, was het antwoord 'alles', waar zij ook bij doorvragen weinig nuancering in kon aanbren-

gen. Uit het onderzoek bleek dat er sprake was van een enigszins hoge mate van afleidbaarheid en relatief matige geheugenprestaties bij verbale taken gegeven haar hoge intelligentie. Dit laatste kon haar subjectief ervaren bovenmatige vergeten echter geenszins verklaren. Gedurende enige weken hield zij een geheugendagboek bij. Dat gaf verschillende inzichten. Allereerst stelde mevrouw Y. zelf al vast dat zij feitelijk niet 'alles' vergat, maar zich dagelijks druk maakte over dezelfde en in aantal eigenlijk geringe vergissingen. Een aantal daarvan was haar eigenlijk ook wel bekend van vóór haar CVA (bijvoorbeeld sleutels kwijt). Ook stelde zij vast dat ze erg in paniek kon raken als ze iets niet wist. Zelden nam ze de tijd en de moeite rustig na te denken over hoe iets was afgesproken of waar iets kon liggen ('weg is nu weg bij mij, vroeger was dat heel anders'). Ze merkte ook op hoe onzeker ze was als ze op het werk op iets werd aangesproken, hoe triviaal het gevraagde ook was. Feitelijk stelde ze vast dat ze vrijwel nooit iets fout deed op het werk, maar alleen thuis. Ook riep een voorval van vergeten vaak een keten van negatieve gedachten op, die bestond uit een opeenstapeling van mogelijke door haar vergeetachtigheid veroorzaakte calamiteiten op het werk, hetgeen uiteindelijk zou leiden tot haar ontslag. De goede uitslag van het neuropsychologisch onderzoek en het inzicht in haar negatieve denkpatronen maakten dat ze veel rustiger kon functioneren op het werk. Het enige wat ze uiteindelijk nog deed was meer opschrijven in haar agenda (niet alleen afspraken, maar ook korte dagelijkse notities) dan ze voor het CVA gewend was te doen.

18.5 MENTALE BELASTBAARHEID: NOODZAAK VAN REGELMAAT EN PLANNING

Bij patiënten met hersenletsel is er in het algemeen sprake van een verminderde mentale belastbaarheid die min of meer onafhankelijk is van de aanwezige specifieke cognitieve stoornissen en beperkingen. Alledaagse bezigheden en taken die voorheen weinig inspanning kostten, blijken thans veel aandacht en energie te vragen. Wanneer de patiënt hier onvoldoende rekening mee houdt en teruggrijpt op de oude routines en bezigheden van voor het ongeval, bestaat er een reëel gevaar van overbelasting. Ten gevolge hiervan kunnen de lichamelijke en cognitieve problemen toenemen, evenals depressieve en angstklachten. Het resultaat is dat er steeds minder uit handen van de patiënt komt, waarvoor hij zich ter compensatie vervolgens nog meer gaat inspannen, hetgeen uiteindelijk tot uitputting kan leiden. In het slechtste geval gaat de patiënt vervolgens helemaal niets meer doen, waardoor zowel de mentale als fysieke conditie dramatisch kan verslechteren. Langdurige vermijding van lichamelijke activiteit staat in de pijnliteratuur wel bekend als het 'disuse syndrome' (Vlaeyen en Linton 2000). Klinische ervaring doet vermoeden dat er ook een mentale variant hiervan bestaat bij langdurige vermijding van cognitieve inspanning.

Alvorens welke vorm van cognitieve revalidatie dan ook te starten, is het van belang vast te stellen of en in hoeverre er bij de patiënt mogelijk sprake is van overbelasting dan wel onderbelasting ('disuse'). In beide situaties dient de behandeling zich allereerst te richten op het doorbreken van de inefficiënte belastingspatronen. Zonder dat ontbreekt de basis voor een cognitieve training, omdat de leerbaarheid van de patiënt zeer gering zal zijn. Om mogelijke over- of onderbelasting op te sporen kan de patiënt gedurende een of twee weken een dagboek bijhouden waarin per halfuur alle dagelijkse activiteiten en rustmomenten worden beschreven. Tevens geeft de patiënt met behulp van een rapportcijfer van 1 tot 10 aan in welke mate deze activiteiten inspannend en/of vermoeiend zijn. Een dergelijk dagboek kan verschillende zaken inzichtelijk maken: is er sprake van pieken en dalen over dagen of binnen een dag, ligt alle belasting in de ochtend met als gevolg inactiviteit gedurende de rest van de dag, is er sprake van overbelasting of juist onderbelasting, is er voldoende afwisseling in inspannende en ontspannende activiteiten of tussen mentale en fysieke inspanningen? Op grond van deze informatie wordt vervolgens in overleg met de patiënt een nieuwe dag- en weekplanning opgesteld, waarbij er sprake is van een evenredige verdeling van de activiteiten en ontspanning, het terugbrengen van het aantal activiteiten bij overbelasting of, in het geval van onderbelasting, juist het geleidelijk weer opvoeren van activiteiten. Uiteindelijk moet de patiënt leren zelf een planner te gebruiken.

Patiënten boeken met behulp van een planner vaak opmerkelijke vooruitgang in hun algemene functioneren: zij zijn minder moe, hebben meer controle over de klachten en zijn daarmee ook meer gemotiveerd voor verdere behandeling. Zo bleek uit eigen onderzoek dat van een zestigtal chronische whiplash-patiënten twee tot vijf jaar na afloop van een revalidatieprogramma de meerderheid aangaf nog steeds veel profijt te hebben van het gebruik van een planner (Stapert e.a., in voorbereiding). Een deel van deze groep gaf zelfs aan de planner als het meest effectieve onderdeel te zien van de behandeling.

18.6 LEREN ZONDER FOUTEN

Bij cognitieve revalidatie wordt altijd getracht patiënten iets te leren. Daarvoor kan men verschillende invalshoeken kiezen, bijvoorbeeld leren door proberen ('trial and error'), model-leren, 'fading', en het voorwaarts of achterwaarts ketenen van handelingen (zie verder). In de afgelopen jaren is er veel aandacht gekomen voor het zogeheten 'error-free learning' ofwel leren zonder fouten, een leerprincipe dat al wordt gebruikt in het onderwijs aan kinderen met een ontwikkelingsachterstand. Wilson e.a. hebben onderzocht of dit leerprincipe ook bruikbaar is voor patiënten met cognitieve stoornissen, in het bijzonder bij patiënten met geheugenstoornissen (Wilson e.a. 1994; Wilson en Evans 1996). De rationale hierbij is als volgt. Leren door het maken van fouten is alleen mogelijk als fouten expliciet kunnen worden herinnerd, op grond waarvan vervolgens alternatieve oplossingen kunnen worden gezocht. Indien eerder gemaakte fouten niet worden herinnerd ten gevolge van een stoornis in het expliciete geheugen, dan kunnen deze niet worden gecorrigeerd en worden ze zelfs versterkt doordat de fouten zich herhalen. Door nu te voorkomen dat patiënten tijdens het leerproces fouten kunnen maken, zou het leren moeten verbeteren. In een serie van experimenten en gevalsstudies toonden Wilson c.s. aan dat dit inderdaad het geval is. Zo lieten zij een ernstig geheugengestoorde patiënt die opgenomen was op een revalidatieafdeling, de namen leren van de staf onder twee verschillende condities. In de 'fouten'-conditie werden foto's aangeboden van een aantal stafleden, en de patiënt werd gevraagd de namen te noemen. Indien hij deze niet wist, moest hij raden. Na drie foute antwoorden werd de juiste naam genoemd. In 'foutvrije' conditie werden de foto's van andere stafleden getoond met daaronder de naam. Bij een volgende aanbieding werd een letter weggelaten van de naam, waarna de patiënt de juiste naam moest noemen. De patiënt mocht hierbij niet raden, zodat er geen fouten konden worden gemaakt. Als hij het antwoord niet wist, dan werd de naam voorgezegd. Vervolgens werden twee letters van de naam weggelaten, vervolgens drie, enzovoort ('vanishing cues'). Uiteindelijk leerde de patiënt de namen in beide condities, maar in de 'foutvrije' conditie ging dit aanmerkelijk sneller.

Het belang van foutenvrij leren is onder meer dat het haaks staat op het vaak toegepaste leren via vallen en opstaan ('probeer het nu eerst zelf'). Deze vorm van leren lijkt juist improductief te zijn bij cognitief gestoorde patiënten en zou dus moeten worden vermeden. Een kanttekening die hierbij wel moet worden geplaatst, is dat foutenvrij leren kan leiden tot verminderde aandacht en inspanning bij de patiënt doordat de taken te eenvoudig blijven. De patiënt blijft dan soms passief, hetgeen het leerproces juist benadeelt. Er moet een manier worden gevonden waarbij de patiënt wel tot activiteit wordt gedwongen door zelf antwoorden te genereren. Daarbij moet echter zoveel mogelijk worden voorkomen dat deze antwoorden fout zijn om het leerproces niet nadelig te beïnvloeden.

18.7 BENADERINGEN BINNEN COGNITIEVE REVALIDATIE

Binnen de cognitieve revalidatie kunnen – conform de International Classification of Impairments, Disabilities and Handicaps (ICIDH) – vijf verschillende benaderingen worden onderscheiden (Wilson 1997). Een belangrijk aspect waarop deze benaderingen van elkaar verschillen, is het niveau waarop de behandeling tracht in te grijpen: op het niveau van de stoornis, de beperking of de handicap. In tabel 18-1 staat dit schematisch weergegeven. In de nieuwe versie van de ICIDH (ICIDH-2), die in voorbereiding is en waarschijnlijk ICF zal gaan heten, wordt overigens een andere benadering gehanteerd, waarbij ook activatie, participatie en externe factoren worden meegenomen.

18.7.1 Functietraining

In de literatuur bestaan verschillende benamingen voor functietraining: cognitieve hertraining, cognitieve functietraining, mentale conditietraining of drill and practice. Zoals al in de inleiding vermeld, is de veronderstelling bij deze benadering dat het mogelijk moet zijn cognitieve stoornissen door middel van training, oefeningen en stimulatie te herstellen, zoals een spier door herhaalde belasting ook sterker wordt. In de praktijk betekent dit dat de patiënt over langere tijd een reeks, in moeilijkheidsgraad oplopende taken krijgt aangeboden die een sterk beroep doen op de gestoorde cognitieve functie(s). Vaak gebeurt dit met behulp van de computer, waarmee op relatief eenvoudige wijze trainingstaken kunnen worden geprogrammeerd. Als regel geldt dat er aanzienlijke verbetering kan worden geboekt op de getrainde taken of sterk op de trainingstaken gelijkende taken. Tot dusver zijn er vrijwel geen onderzoeken die laten zien dat het herhaald oefenen ook leidt tot een algemene verbetering (generalisatie) van bijvoorbeeld het geheugen, de aandacht, het mentale tempo, de taal of de visuele waarneming.

Ondanks de genoemde bezwaren kan herhaling nuttig zijn bij het aanleren en inslijpen van nieuwe motorische vaardigheden of zeer nauw omschreven taakspecifieke doelen, zoals het vinden van een route naar het toilet in een verpleeghuis (Berg en Deelman 1997). Dergelijke vaardigheden en taken laten zich, in tegenstelling tot de hogere cognitieve functies, goed automatiseren. Tevens kan functietraining een essentieel onderdeel vormen van het acceptatieproces, omdat het de patiënt het gevoel geeft al het mogelijke gedaan te hebben. Wanneer dit samengaat met uitleg over het ontbreken van behandeleffecten, kan tevens een verbetering van het inzicht worden bereikt bij de patiënt. De reden hiervoor is dat deze wordt geconfronteerd met de grenzen van zijn mogelijkheden, hetgeen voor het stellen van reële behandeldoelen nodig is.

Tabel 18-1   Vijf benaderingen binnen cognitieve revalidatie (conform ICIDH)

	stoornissen	beperkingen	handicaps
functietraining			
cognitieve modellen			
gedragsmodificatie			
compensatie			
holistische benadering			

Een typisch voorbeeld van een functietraining is afkomstig van Chen e.a. (1997). Zij onderzochten de effectiviteit van een in de Verenigde Staten bekend, veelgebruikt en omvangrijk computergestuurd cognitief trainingsprogramma (Bracy's Process Approach) bij patiënten met traumatisch hersenletsel. Dit trainingsprogramma is hiërarchisch opgebouwd, waarbij wordt begonnen met het trainen van basale cognitieve processen, zoals gerichte aandacht, gevolgd door perceptietaken, geheugentaken en ten slotte complexe probleemtaken waarbij meerdere cognitieve functies nodig zijn. Wanneer een taak voldoende is getraind, wordt overgegaan naar de volgende, meer complexe cognitieve taak. Twintig patiënten met traumatisch hersenletsel (gemiddelde leeftijd 30 jaar; tijd verstreken sinds het ongeval 16 maanden) ondergingen een uitgebreide training waarbij de onderzoekers verzuimen te melden hoeveel tijd hiermee gemoeid was. De patiënten in deze trainingsgroep werden zo goed mogelijk 'gematcht' met 20 andere patiënten met traumatisch hersenletsel (26 jaar; 7 maanden) die reguliere therapieën kregen (onder andere logopedie, ergotherapie) en die als controlegroep dienden. Beide groepen verschilden aanzienlijk in totale behandelingsduur, respectievelijk 14 en 3 maanden. Statistisch werd gecorrigeerd voor zowel de tijd verstreken sinds het oplopen van het trauma en de verschillen in behandelduur. Alle patiënten kregen een zeer uitgebreide voor- en nameting met behulp van een breed scala van neuropsychologische tests (onder andere Digit Span, Trailmaking Test, Wechsler Memory Scale, Wisconsin Card Sorting-test). Er waren geen metingen van alledaags cognitief probleemgedrag. Men beperkte zich geheel tot veranderingen op neuropsychologische tests. De vele testscores werden geclusterd in vier cognitieve functiedomeinen: aandacht, visuospatiële functies, geheugen en executieve functies. Zowel de trainings- als de controlegroep liet een verbetering zien tussen de voor- en de nameting. De meerwaarde van het computerprogramma kon niet worden aangetoond.

18.7.2 Cognitieve neuropsychologische modellen

In de benadering met cognitieve neuropsychologische modellen wordt getracht het defect op te sporen in de cognitieve architectuur van een bepaalde vaardigheid om vervolgens dit defect met specifieke oefeningen te herstellen. Het verstaan van taal bijvoorbeeld kan goed begrepen en geanalyseerd worden vanuit een cognitief-neuropsychologisch model: spraak dient allereerst herkend te worden, waarvoor akoestische en fonetische kennis nodig is; voor de volgende stap, het herkennen van woorden, dient gebruik te worden gemaakt van het fonetische en semantische lexicon; voor de zinsontleding en daarmee het begrip van een volledige zin is kennis van syntaxis nodig. Problemen in het begrijpen van taal kunnen mogelijk worden teruggevoerd op een enkel tekort, bijvoorbeeld beperkte toegankelijkheid van het semantisch lexicon, waarvoor vervolgens een specifieke training wordt ontworpen. Aangezien cognitieve modellen thans het best zijn uitgewerkt op het gebied van taal, vindt deze benadering vooral ingang bij de behandeling van afasie (Hagoort en Wassenaar 1997).

De waarde van deze benadering is vooralsnog beperkt gebleken. Analysen vanuit een cognitief model over vaardigheden verschaffen weliswaar een goed inzicht in onderliggende stoornissen en beperkingen (zie bijvoorbeeld Shallice 1988), maar geven nog geen aanwijzingen voor hoe deze vervolgens behandeld dienen te worden (Wilson 1997). Daarmee lijkt deze benadering nog het meest op een onvolledig reparatiemodel: de defecte onderdelen kunnen worden geïdentificeerd, maar het vervangen of herstellen ervan is voorlopig niet mogelijk. Bovendien is dit model overwegend bruikbaar voor patiënten met een geïsoleerde functiestoornis, terwijl de doorsnee-revalidatiepatiënt in de regel meervoudige cognitieve functiestoornissen heeft.

Casus 2

Bastiaanse e.a. (1996) beschrijven een casusstudie van een 31-jarige vrouw G.D. die ten gevolge van een aneurysma in de a. cerebri media in de linkerhemisfeer onder meer een woordvindstoornis had. Haar fatische problemen werden uitputtend onderzocht, waarbij bleek dat de stoornis in belangrijke mate werd veroorzaakt door een verminderde toegang tot de gesproken (fonologische) woordvormen.

De fonologische woordvormen zelf leken intact, gezien het feit dat zij aanmerkelijk kon profiteren van een aanwijzing zoals de eerste klank van het woord. Geschreven woorden werden door haar herkend, maar het omzetten van de letters in klanken verliep zeer moeizaam. Haar intacte herkenning van geschreven woorden werd in de therapie gebruikt om het oproepen van het fonologische woord te verbeteren. Allereerst werd de patiënte weer aangeleerd letters in klanken om te zetten. Daarvoor koos G.D. voor elke letter of grafeem een eigen sleutelwoord (bijvoorbeeld voor 'a' appel). Met behulp van deze sleutelwoorden leerde zij de klanken onthouden van verschillende letters. Nadat G.D. langs deze weg weer had geleerd letters in klanken om te zetten (grafemen in fonemen), werd haar geleerd de eerste letter(s) van een woord dat ze niet kon benoemen op te schrijven en deze letter(s) hardop uit te spreken. Door deze verklanking kreeg zij een fonologische aanwijzing waarmee ze het gehele woord hardop kon benoemen. Effecten van deze training bleven helaas overwegend beperkt tot de getrainde taken en de specifieke testsituatie. In deze aanpak werd vooral gezocht naar een compensatiestrategie. Van herstel van functie is geen sprake.

18.7.3 Gedragsmodificatie

Bij gedragsmodificatie wordt gebruikgemaakt van gedragstherapeutische methoden ontleend aan de leertheorie. Door middel van positieve en negatieve bekrachtiging, fading, 'shaping', 'modeling' en 'time-out'-procedures wordt ongewenst gedrag afgeleerd en gewenst gedrag gestimuleerd en geconditioneerd (Wood 1987). Bij ongewenst gedrag kan men denken aan gedrag dat belemmerend is voor het revalidatieproces van de patiënt of storend werkt op anderen, zoals extreem aandachtvragend gedrag, seksueel ontremd gedrag of agressief gedrag. Gedragstherapeutische technieken kunnen ook worden toegepast bij het leren van vaardigheden van het algemeen dagelijks leven (ADL) of bij het verbeteren van het tempo, zelfstandigheid, initiatiefneming, planning, doelgerichtheid, impulscontrole en sociale vaardigheden. Voorwaarde bij deze aanpak is wel dat de patiënt dient te beschikken over enig leervermogen en gevoeligheid voor bekrachtiging.

Gedragstherapeutische programma's worden veelal gebruikt binnen een revalidatiesetting, waarbij het gehele behandelteam intensief samenwerkt om een consequente aanpak van de gedragsproblemen te kunnen realiseren. Tevens moet de familie van de patiënt bij de behandeling worden betrokken.

Gedragsmodificatie is vooral geschikt voor patiënten met ernstig hersenletsel en ten gevolge daarvan (forse) gedragsproblemen. Strikt genomen is er niet echt sprake van een rechtstreekse behandeling van de cognitieve stoornissen of beperkingen. De ervaring leert dat de kwaliteit van de samenwerking binnen een behandelteam en de directe omgeving van de patiënt doorslaggevend is voor het succes van de behandeling.

Wood (1984, 1987) geeft verschillende voorbeelden van gedragsmodificatie bij ernstig gestoorde hersenbeschadigde patiënten. Zo beschrijft hij hoe verschillende time-out-procedures effectief zijn bij het stoppen van storend en agressief gedrag. Dergelijk gedrag wordt vaak positief bekrachtigd doordat het aandacht oproept van medepatiënten en behandelaars en verzorgers. Als eerste wordt begonnen met een 'time-out-on-the spot' (TOOTS), waarbij het negatief gedrag van de patiënt wordt genegeerd. Wanneer dit onvoldoende effectief is, kan als volgende stap worden gekozen voor een situationele time-out door de patiënt op de gang te zetten of in een zijkamer te zetten. Mocht dit nog onvoldoende blijken, dan kan worden gekozen voor een time-out in een separatiekamer. 'Tokens' kunnen worden gebruikt om positief gedrag te stimuleren. Met behulp van tokens kan de patiënt binnen de revalidatiesetting bepaalde privileges verwerven, zoals het kopen van snoep of sigaretten. Woods beschrijft een patiënt met ernstige aandachtsproblemen die bij het minste of geringste afgeleid raakte, hetgeen zeer belemmerend werkte bij fysiotherapie. Afgesproken werd dat de patiënt elke twee minuten een token zou verwerven tijdens de dagelijkse fysiotherapie als hij zijn aandacht bij de oefeningen had gehouden. Bij aanvang van de training kon de patiënt ongeveer 40% van de tijd zijn aandacht bij de oefeningen houden. Binnen een tiental dagen was dit al opgelopen naar ruim 60%. Bij het stoppen met de tokens volgde helaas een snelle terugval.

18.7.4 Compensatie

Bij compensatietraining leert de patiënt een cognitieve stoornis of beperking te compenseren door hetzelfde gedrag op een andere wijze uit te voeren, of zichzelf met ander gedrag evengoed te redden (Berg en Deelman 1997). Daarbij wordt gebruikgemaakt van cognitieve strategieën en externe hulpmiddelen. Compensatie is mogelijk bij een breed scala van cognitieve functiestoornissen, zoals aandachts- en geheugenstoornissen, mentale traagheid, afasie, apraxie, 'neglect' en stoornissen in de executieve functies. Voorwaarde is wel dat de patiënt inzicht heeft in de cognitieve stoornissen en beperkingen om de strategieën en hulpmiddelen op de juist wijze en op het juiste moment te kunnen toepassen. Daarnaast doen cognitieve strategieën vaak een fors beroep op intellectuele en creatieve vaardigheden van de patiënt, hetgeen de inzetbaarheid kan beperken. Een kanttekening die verder moet worden gemaakt, is dat zowel hulpmiddelen als cognitieve strategieën vaak worden ingezet voor een specifiek en nauw omschreven behandeldoel of taak, waarop ook de training is afgestemd (bijvoorbeeld het onthouden van de namen van het verplegend personeel). Daarbij is generalisatie van het getrainde (in casu het visualiseren van namen bij gezichten) naar soortgelijke taken (bijvoorbeeld namen van medepatiënten) minder vanzelfsprekend dan het vaak lijkt. Deze zullen opnieuw moeten worden getraind, al mag worden verwacht dat dit leerproces door de al aanwezige ervaring met de cognitieve strategie sneller zal verlopen.

Compensatie en geheugen

Veel patiënten met geheugenstoornissen gebruiken externe hulpmiddelen (Kapur 1995). Deze kunnen in drie hoofdcategorieën worden onderscheiden. Ten eerste zijn er hulpmiddelen die dienen om informatie op te slaan, zoals een notitieblok of een dagboek. Ten tweede zijn er hulpmiddelen die worden gebruikt om de patiënt ergens aan te herinneren, zoals varianten op de knoop in de zakdoek (bijvoorbeeld iets op een opvallende plek leggen), een schriftelijke of elektronische agenda of een horloge met instelbaar alarm en een klein informatiedisplay voor korte teksten. Ten slotte kan de omgeving van de patiënt worden aangepast: gekleurde lijnen op de gangen die routes naar bepaalde ruimten aangeven, informatie op deuren, alle spullen voor het ontbijt in één kastje in plaats van in verschillende keukenkastjes. Externe hulpmiddelen zijn in het algemeen effectief, zeker bij ernstig geheugengestoorde patiënten.

Vrijwel altijd is het zinvol patiënten met geheugenproblemen het gebruik van een agenda aan te raden, waarbij deze tevens als dagboek dient. Behalve het noteren van afspraken en voornemens voor de dag, noteert de patiënt de belangrijkste gebeurtenissen van die dag of anderszins opvallende zaken. Regelmatig teruglezen (herhaalde inprenting) geeft continuïteit aan de herinnering aan de afgelopen dagen of weken, hetgeen het gevoel van controle versterkt. Ook kan bij twijfel in eerste instantie de agenda worden geraadpleegd in plaats van direct te moeten terugvallen op mensen uit de directe omgeving. Het leren gebruiken van een agenda zoals hierboven beschreven vergt wel veel oefening. Het moet een routine worden waarbij afspraken en invallen worden genoteerd op het moment dat ze worden gemaakt of zich voordoen. Bovendien moet de patiënt aanleren de agenda meerdere malen per dag te raadplegen, waarvoor het weer nodig is de agenda altijd bij zich te hebben, zowel binnen- als buitenshuis.

Er bestaan veel geheugen- of mnemonische strategieën die het inprenten en opdiepen van informatie kunnen verbeteren (Ponds en Deelman 1988). Een van de bekendste en meest toegepaste mnemonische strategie is waarschijnlijk 'imagery' ofwel visualiseren. Daarbij wordt een expliciete en vaak interactieve visuele voorstelling gemaakt van hetgeen men wil onthouden. Dit kan van alles zijn: routes, namen bij gezichten, rijtjes (boodschappen), maar ook plannen en voornemens. Heel bekend is de methode van Loci. Hierbij wordt het te onthouden materiaal (bijvoorbeeld een lijst met boodschappen) in een visuele voorstelling in een vaste volgorde op verschillende locaties geplaatst binnen een voor de patiënt bekende ruimte (bijvoorbeeld de woonkamer). Zo wordt een bloemkool op de schoorsteenschouw geplaatst, het brood wordt op de bank gelegd, enzovoort. Het weer opdiepen van informatie geschiedt door een denkbeeldige 'wandeling' door deze ruimte, waarbij men de desbetreffende items van het boodschappenlijstje terugvindt. Deze methode is bij uitstek geschikt om een reeks items in een vaste volgorde te onthouden (bijvoorbeeld volgorde van gebruik van een aantal medicijnen gedurende de dag).

Bij verbale geheugenstrategieën kan onderscheid worden gemaakt tussen strategieën gericht op het aanbrengen van structuur en organisatie in het te onthouden materiaal en strategieën die zich richten op het onthouden van materiaal dat al een duidelijke structuur heeft. Voorbeelden zijn het maken van een acroniem van een reeks handelingen of het maken van een verhaal ('mnemo-story') van een reeks opzichzelfstaande items. Zo kan het acroniem SABEL worden gebruikt om te onthouden welke handelingen moeten worden verricht bij het verlaten van het huis (Sleutels mee, Achterdeur op slot, Beurs meenemen, uitzetten Elektrische apparaten en Lampen uit). Allerlei varianten van de PQRST-methode worden gebruikt om teksten beter te onthouden, waarbij de letters staan voor een aantal stappen dat moet worden doorlopen bij het bestuderen van een tekst (Preview – globaal doorlezen, Question – vragen stellen over de inhoud, Read – nogmaals doorlezen en de vragen beantwoorden, State – informatie herhalen en Test – vragen nogmaals herhalen). Voor een uitgebreid overzicht van mnemonische strategieën wordt verwezen naar onder anderen Yates (1966) en Baddeley (1984).

De werkzaamheid van veel mnemonische strategieën kan deels worden verklaard uit het feit dat deze nadrukkelijk gebruikmaken van algemeen geldende principes voor effectieve geheugenopslag: er wordt meer tijd en aandacht besteed aan hetgeen men moet onthouden en de informatie wordt herhaald, geordend en in verband gebracht met reeds bestaande kennis en informatie in het geheugen (associatie). Toch kan er vaak een meerwaarde worden aangetoond, waarbij de effectiviteit van mnemonische strategieën groter is dan het effect van herhaling alleen (Berg 1993).

De meeste mnemonische strategieën richten zich op een verbetering van de informatieopslag of encodering in het geheugen met de verwachting dat dit leidt tot beter onthouden en opdiepen van de informatie op een later tijdstip. Al eerder is door Ponds en Deelman (1988) opgemerkt dat er nagenoeg geen onderzoek plaatsvindt naar het gebruik en de toepassing van geheugenopdiepstrategieën ('retrieval'). Deze situatie lijkt ongewijzigd, terwijl de klinische praktijk uitwijst dat het opdiepen van informatie van vóór het ontstaan van de geheugenstoornis ook vaak problematisch verloopt. Baddeley (1986) benadrukt dat geheugenstoornissen vaak kunnen worden verklaard uit een onvolledig of inefficiënt zoek- of retrieval-proces. De meeste informatie in ons geheugen is direct toegankelijk: het zoeken verloopt min of meer automatisch, de informatie is onmiddellijk beschikbaar. Is dit niet

het geval, dan verandert het zoekproces in een actief en reconstructief proces, waarbij met behulp van zogenoemde 'retrieval-cues' – aanwijzingen voor het zoeken – die deels beschikbaar komen tijdens het zoeken, wordt getracht de gewenste informatie uit het geheugen op te diepen. Patiënten met geheugenstoornissen hebben vaak de neiging een dergelijk actief zoekproces achterwege te laten of voortijdig te stoppen, vaak met de verwachting dat het waarschijnlijk toch niet zal lukken. Baddeley en Wilson (1986) lieten zien dat het aanbieden van retrievalcues aan deze patiënten in combinatie met de aansporing en ondersteuning tot systematisch 'doordenken' tot opmerkelijk volledige herinneringen kon leiden, vaak tot grote verbazing van de patiënten zelf. Een alledaags voorbeeld dat als analogie kan dienen is het zoek zijn van een voorwerp als een bril of pen. Hoewel de neiging vaak bestaat zonder nadenken vele plaatsen te doorzoeken, geldt hier bij uitstek dat het systematisch terugdenken tot het moment waar de pen of bril het laatst is gebruikt, in de regel de meest efficiënte strategie is. Voor patiënten met geheugenstoornissen zouden zoekstrategieën moeten worden ontwikkeld die bestaan uit een systematiek van vragen die het zoekproces bevorderen.

Berg e.a. (1991) onderzochten de effecten van een geheugenstrategietraining bij patiënten met traumatisch hersenletsel. Alle patiënten hadden geheugenklachten die ook bij geheugenonderzoek waren geobjectiveerd. Patiënten werden toegewezen aan een van de drie condities: strategietraining (n=17), pseudotraining (n=11) bestaande uit het oefenen met geheugentaken en bedoeld ter controle van verbetering ten gevolge van niet-specifieke factoren als aandacht, en geen training (n=11) ter controle van de effecten van herhaald meten. De strategietraining werd drie keer per week individueel gegeven gedurende zes weken. De patiënt selecteerde zelf de behandeldoelen. In plaats van bestaande strategieën op te leggen werden deze in samenspraak met de patiënt specifiek ontwikkeld en toegespitst op de geselecteerde behandeldoelen. Verondersteld werd dat dit de bruikbaarheid en toepasbaarheid zou vergroten. Daarbij werd altijd uitgegaan van de volgende 'basisregels' voor een goed geheugen: besteed meer tijd en aandacht aan hetgeen u wilt onthouden, herhaal, maak associaties, organiseer en structureer, haal bij het herinneren van iets de situatie terug die er was bij het onthouden. Zowel de trainingsgroep als de pseudo-trainingsgroep waren zeer positief over de behandeling en meenden er het nodige profijt van te hebben in hun dagelijks leven. Alleen de strategiegroep liet ook een objectieve verbetering zien op geheugentaken.

Compensatie en aandacht/mentale traagheid

Er zijn weinig onderzoeken verricht naar strategie-trainingen bij aandachtsstoornissen. Het merendeel van de aandachtstrainingen vindt plaats volgens het al eerder geschetste functietrainingsmodel.

Een moeilijkheid bij het opzetten van behandelprogramma's voor aandachtsstoornissen is dat aandacht geen eenduidig begrip is, maar verwijst naar verschillende kenmerken van het informatieverwerkingsproces tijdens het waarnemen, het denken en het uitvoeren van taken (Eling en Van Zomeren 1997). Daarnaast zijn aandachtstekorten ook nauw verweven met snelheid van informatieverwerking en executieve controlefuncties. Mentale traagheid of stoornissen in de executieve functies leiden vaak tot ernstige aandachtstekorten. Aandacht wordt verder onderverdeeld in gerichte aandacht, volgehouden aandacht en verdeelde aandacht, maar geen van deze aspecten kan 'zuiver' worden gemeten met een enkele test of taak. Ook is het onwaarschijnlijk dat een behandeling kan worden ontwikkeld die zich slechts op één van de voornoemde aspecten van aandacht richt.

Er zijn slechts enkele onderzoeken gericht op strategietraining bij aandachtsstoornissen (Webster en Scott 1983; Barry en Riley 1987; Fasotti e.a. 2000). Deze hebben gemeenschappelijk dat ze deels of geheel gebruikmaken van de zelfinstructiemethode die is ontwikkeld door Meichenbaum (1980). In het kort bestaat deze methode hieruit dat de patiënt stapsgewijs leert een bepaalde taak uit te voeren door zichzelf verbaal te leiden tijdens de taakuitvoering. Deze methode is gebaseerd op het idee van Luria (1982) dat aandachtsregulatie binnen een complexe situatie of taak in belangrijke mate wordt gereguleerd via interne of subvocale spraak. De training maakt gebruik van gedragstherapeutische principes

als modeling, shaping en geleide participatie. Er worden vier fasen onderscheiden. In de eerste fase 'modelt' de trainer de zelfinstructies door hardop taakrelevante instructies uit te spreken terwijl hij de taak uitvoert. In de tweede fase voert de patiënt de taak uit terwijl de trainer de instructies hardop uitspreekt. In de derde fase voert de patiënt de taak uit terwijl hij de instructies hardop uitspreekt. In de vierde fase voert de patiënt opnieuw de taak uit, waarbij hij de instructies niet langer hardop uitspreekt, maar subvocaal.

Een belangrijke vraag bij het opzetten van een behandelprogramma voor aandachtstekorten is welke aandachtsaspecten van alledaagse taken gecompenseerd kunnen worden. Sommige deelaspecten van een taak kennen zo'n korte tijdsspanne dat deze niet of amper bewust kunnen worden ervaren en daarmee ook niet stuurbaar of veranderbaar zijn. Michon (in Kovacs en Ponds 1995) heeft een model ontwikkeld over taakuitvoering dat hiervoor aanknopingspunten kan bieden. In het model wordt uitgegaan van drie niveaus van taakuitvoering, overwegend te onderscheiden van elkaar door de mate waarin er sprake is van tijdsdruk. Als voorbeeld van een alledaagse taak wordt gekozen voor het besturen van een auto. Allereerst is er het strategische niveau waar geen sprake is van tijdsdruk en waarin beslissingen kunnen worden genomen over hoe de taak uitgevoerd kan worden. Hier kan worden gekozen om bijvoorbeeld drukte te vermijden door niet te rijden in de spits of om bij een lange autorit extra rustpauzes in te lassen om te voorkomen dat men te vermoeid raakt. Op het tweede, tactische niveau, is er meer tijdsdruk, maar deze is nog zeer hanteerbaar. Voorbeelden zijn het inschatten en uitvoeren van een inhaalmanoeuvre of het beoordelen van een voorrangssituatie op een kruispunt. Op het derde, zogenaamde operationele niveau, is de tijdsdruk zeer groot en moet snel worden gehandeld. Perceptie, informatieverwerking en motoriek spelen hier een belangrijke rol. Voorbeelden zijn snel afremmen en terugschakelen bij een plotselinge file of uitwijken voor een fietser die onverwachts de weg oversteekt. Het belang van een dergelijke taakanalyse is dat het aanknopingspunten biedt voor compensaties. Patiënten met mentale traagheid en aandachtstekorten kunnen bijvoorbeeld tijdsdruk op operationeel niveau verminderen door op een hoger niveau (strategisch en tactisch) aanpassingen te maken, zoals het vermijden van de verkeersspits.

In een onderzoek van Fasotti e.a. (2000) worden de bevindingen beschreven van een door hen ontwikkelde Time Pressure Management-training (TPM). TPM is hierbij een verzameling cognitieve strategieën bedoeld om te compenseren voor de gevolgen van mentale traagheid in dagelijkse taken als autorijden, een gesprek voeren of eten koken. Doel is de tijdsdruk te vermijden of te kunnen controleren. Er namen 22 patiënten deel aan de studie: allen hadden een ernstig hersentrauma doorgemaakt met als gevolg mentale traagheid en aandachtsstoornissen. De trainingstaken bestonden uit op video opgenomen verhalen, waarbij de instructie was om zoveel mogelijk van de inhoud van deze verhalen te onthouden. De experimentele groep (n=12) kreeg hiervoor een TPM-training. Deze bestond uit een viertal stappen die moeten worden doorlopen alvorens met de taak te beginnen: (1) herkenning van de tijdsdruk in de taak, (2) preventie van tijdsdruk door maatregelen voorafgaand aan de start van de taak te bedenken (bijvoorbeeld wegnemen van afleidende stimuli in de omgeving), (3) maken van een noodplan met maatregelen en oplossingen indien de tijdsdruk tijdens de taakuitvoering toch te groot wordt (bijvoorbeeld stoppen van de video), en (4) uitvoeren van de taak en het eigen gedrag blijven monitoren. De TPM-methode werd volgens de methode van Meichenbaum (zie boven) getraind. De controlegroep kreeg een concentratietraining bestaande uit algemene verbale instructies zoals 'Laat u niet afleiden door omgevingsgeluiden' of 'Probeert u zich een visuele voorstelling te maken van hetgeen u hoort'. Voor de evaluatie van de training werden twee nieuwe taken geïntroduceerd die ook op video stonden. Het betrof een korte uitleg door een verkoper over het gebruik van een waterbed en een instructie over het gebruik van een computerprogramma. Als uitkomstmaten werd gekeken naar het aantal bruikbare maatregelen die patiënten bedachten om met de tijdsdruk om te gaan, alsmede naar de hoeveelheid onthouden informatie. Uit de resultaten bleek dat de strategiegroep weliswaar meer maatregelen had genomen om tijdsdruk te elimineren tijdens de taakuitvoering (bijvoorbeeld stoppen van de video), maar dat het

percentage onthouden informatie uit elk van de evaluatietaken in beide groepen gelijk was. Beide groepen verschilden ook niet in het aantal preventieve maatregelen dat werd genomen voorafgaand aan de taak.

Compensatie en taal

Bij de behandeling van taalstoornissen is er veel belangstelling voor zeer specifieke trainingen gericht op het herstel van een onderliggende stoornis zoals dat binnen een cognitief-linguïstisch model kan worden opgespoord. Het onderzoek van Bastiaanse e.a. (1996) geldt hiervoor als voorbeeld. Daarnaast is er echter ook steeds meer aandacht voor het functionele gebruik van communicatie (Hagoort en Wassenaar 1997). In het algemeen wordt daarbij voor een pragmatische insteek gekozen: naast het optimaliseren van de verbale communicatie wordt ook het gebruik van niet-verbale communicatiemogelijkheden of anderszins ondersteunende communicatiemiddelen gestimuleerd. Bij ernstig gestoorde patiënten wordt bijvoorbeeld een taalzakboek gehanteerd: een multomap met woordenlijsten en afbeeldingen. Ook wordt patiënten geleerd hoe met gebaren iets duidelijk gemaakt kan worden of hoe men kan communiceren met behulp van tekeningen. Patiënten met een sensorische afasie (afasie van Wernicke) en een spreekdrang hebben baat bij de strikte instructie niet te spreken in bepaalde situaties.

Van den Berg en Kolk (1996) bespreken een intensieve taaltherapie bij twee chronische patiënten met motorische afasie ofwel afasie van Broca, met als doel het bevorderen van de functionele communicatie door het aanleren van een andere spreekstrategie. Bij afasie van Broca is er sprake van agrammatisme, waarvoor verschillende verklaringen worden gegeven. Een van deze verklaringen bestaat uit de zogenoemde adaptatietheorie: de patiënt zou zijn spraak doelbewust vereenvoudigen. Er is sprake van een linguïstisch tekort, mogelijk ten gevolge van geheugenbeperkingen waardoor een normale en volledige zinsplanning niet tijdig en volledig kan worden afgerond. Door het gebruik van simpele en korte zinsvormen en elliptische uitingen ('biertje graag') kan hiervoor worden gecompenseerd. Doet de patiënt dit niet, dan moet hij voortdurend corrigeren en herhalen, hetgeen de functionele communicatie niet bevordert. Gedurende drie maanden kregen twee patiënten met afasie van Broca intensieve taaltherapie gericht op het leren spreken in korte en eenvoudige zinnen of ellipsen als het niet lukte een zin te maken. Bij beide patiënten verbeterde hierdoor de functionele communicatie, in het bijzonder ten aanzien van de begrijpelijkheid van hun spraak. Bij een patiënt werd ook een afname in het aantal herhalingen en correcties geconstateerd na afloop van de therapie.

Compensatie en neglect

Bij de behandeling van neglect (zie hoofdstuk 12 voor een omschrijving) dient altijd rekening te worden gehouden met andere cognitieve, emotionele en gedragsstoornissen, zoals visuoruimtelijke (visuospatiële) stoornissen, stoornissen in taaldenkprocessen, impulsiviteit, gestoorde tijdsbeleving, affectvervlakking, emotionele labiliteit, initiatiefverlies, verminderd gevoel voor sociale situaties, zelfoverschatting en een verminderd zelfinzicht en ziekte-inzicht. Neglect komt zelden als geïsoleerde stoornis voor. Tot op heden zijn er weinig effectieve therapiemethoden voor ontwikkeld. Bovendien generaliseren de methoden die succesvol lijken, veelal niet naar praktische situaties. Daarnaast is moeilijk te voorspellen in hoeverre de therapie effectief zal zijn. Het blijft onduidelijk waarom de ene patiënt wel en een andere patiënt niet goed reageert op de behandeling. De therapeut zal dus voor een groot deel moeten terugvallen op de eigen inventiviteit, gecombineerd met kennis uit bestaande programma's.

De meeste neglect-trainingen maken gebruik van de ideeën zoals die al in de jaren tachtig zijn geopperd door Diller en Weinberg (1977). Daarbij gaat het vooral om het opnieuw aanleren van visuele zoekstrategieën, zoals systematische scanning. Zo krijgt de patiënt aanwijzingen ('cues') om het werktempo te vertragen en aanwijzingen die aangeven waar te beginnen met de visuele scanning, zoals een rode kantlijn links bij het lezen of genummerde regels. De patiënt wordt daarbij intensief getraind in verbale zelfstimulatie. Hij spreekt hardop een zin uit, zoals 'links bij rood beginnen', die later geïnternaliseerd wordt, en wijst daarbij naar de rode balk om zijn aandacht naar links te richten. Aanwijzingen om de aandacht te richten kunnen zowel verbaal, tactiel of visueel zijn. Om de hoofd- en oogbeweging naar links te trainen kan het zinvol zijn in de eerste fase van de therapie het linkerdeel van beide glazen van een bril af te plakken (zie casus 3). Hierdoor wordt de patiënt gedwongen zijn hoofd (en ogen) naar links te richten.

Onderzoek lijkt erop te wijzen dat stoornissen in de tactiele perceptie en visuospatieel neglect mogelijk kunnen verminderen door transcutane elektrische stimulatie (TENS) (Vallar e.a. 1995). De veronderstelling over de werking van TENS is dat deze behandeling de afferente sensorische banen stimuleert, hetgeen een direct effect zou kunnen hebben op de hersengebieden waar de ruimtelijke lichaamsrepresentatie gelokaliseerd is. Wellicht kan TENS nuttig zijn als aanvulling op het aanleren van compensatiestrategieën voor neglect.

Casus 3
Mw. K. heeft na een CVA rechts een hemiplegie links en een linkszijdig visueel neglect. Zij is impulsief in het handelen, er zijn visuoruimtelijke stoornissen (kan onder meer niet klokkijken) en heeft een slecht ziekte-inzicht. Zij wordt in eerste instantie behandeld volgens de methode van Diller. Zij krijgt drie keer per week cognitieve training van de psycholoog, die haar conditioneert aan het gebruik van de rode balk en de zin 'links bij rood beginnen'. Het eerste deel van de training bestaat uit het lezen van teksten die zij zelf heeft gekozen, om de motivatie te verhogen. Tevens wordt de visuele scanning in de ruimte getraind door tijdens het rijden met de rolstoel haar te attenderen op de hoofd- en oogbewegingen van links naar rechts. Op haar rolstoelblad wordt een strook rood papier links geplakt, de linkerrem van de rolstoel wordt verlengd met een grote rode knop. Tijdens ADL-activiteiten worden de kledingstukken in de juiste volgorde van links naar rechts neergelegd, waarbij links van de kledingstukken een rode strook papier ligt. De rode strook wordt overigens bij alle handelingen gebruikt en bij iedere handeling die de patiënt verricht moet zij de zin 'links bij rood beginnen' uitspreken, alvorens hiernaar te handelen. Tevens wordt in de eerste twee weken van de therapie de linkerhelft van beide glazen van haar bril afgeplakt. Naast de hoofd-

en oogbeweging naar links die hierdoor wordt geforceerd, heeft dit tevens als effect dat zij gedurende de hele dag opmerkingen van medepatiënten krijgt over deze wonderlijke bril en zij veelvuldig haar beperkingen moet uitleggen. Na drie weken therapie is mw. K. in staat om eenvoudige teksten langzaam te lezen, terwijl zij de zin 'links bij rood beginnen' zachtjes uitspreekt. Na zes weken therapie kan zij zonder deze zin een tekst lezen. Wel heeft zij altijd de rode balk nodig. Handelingen die intensief getraind zijn, blijken beter uitgevoerd te worden. Er is echter geen generalisatie naar niet-getrainde vaardigheden. Bij neuropsychologisch onderzoek zijn het neglect en de visuoruimtelijke stoornissen in gelijke mate aanwezig wanneer zij geen gebruik maakt van de rode balk. Het inzicht in haar beperking is wel vergroot; zo levert zij geen strijd meer over het al dan niet kunnen autorijden. Na zes weken wordt een TENS-behandeling aan de bovengenoemde therapie toegevoegd. De TENS wordt vijf keer per week unilateraal aangebracht, lateraal van de wervelkolom, contralateraal aan de laesie, gedurende zes weken. Na zes weken TENS blijken de prestaties bij testonderzoek nu wel verbeterd met betrekking tot het lezen, het schrijven, de visuele scanning en het visuoruimtelijk inzicht. Ook is zij in staat tot klokkijken. Bij het lopen is zij beter in balans en wijkt zij minder vaak af naar rechts. Bij ADL-activiteiten blijft de impulsiviteit een negatieve rol spelen, evenals bij diverse andere handelingen, waardoor het zelfstandig functioneren ondanks verbeteringen niet goed mogelijk is.

Compensatie en apraxie

De behandeling van apraxie heeft in de literatuur nog niet veel aandacht gehad. De studies die de laatste jaren zijn uitgevoerd, wijzen er echter op dat strategietraining bij patiënten met apraxie het meest effectief zou zijn (Van Heugten e.a. 1998). Indien de patiënt bij het uitvoeren van handelingen niet meer weet wat hij moet doen of in welke volgorde, kan ondersteuning van de handelingen door fotoseries zinvol zijn. Bijvoorbeeld bij het koken moet de patiënt eerst de foto's van alle handelingen in de juiste volgorde leggen en vervolgens alle handelingen getoond op de foto's stap voor stap uitvoeren. Indien vooral de uit-

voering van de handeling gestoord is, kunnen door middel van vaardigheidstraining voor de patiënt zinvolle vaardigheden worden aangeleerd met de methode van 'terugwaarts ketenen' en 'voorwaarts ketenen'. Bijvoorbeeld terugwaarts ketenen: de patiënt krijgt hulp geboden bij de ADL, en alleen de laatste handeling moet hij zelfstandig uitvoeren. Wanneer dit een aantal keren lukt, voert hij de laatste twee handelingen zelfstandig uit. Bij voorwaarts ketenen wordt de handeling opgedeeld in deelhandelingen. Met een volgende stap wordt pas begonnen wanneer de vorige handeling goed wordt uitgevoerd. De patiënt krijgt zoveel mogelijk positieve feedback en fouten worden genegeerd of automatisch gecorrigeerd.

Algemene richtlijnen voor de behandeling van apraxie zijn geformuleerd door Jackson (1999): de instructies aan de patiënt moeten altijd concreet en helder zijn en dienen positieve feedback te bevatten; geef fysieke begeleiding, laat de handeling visualiseren en doe deze voor, geef verbale instructies die stap voor stap de gewenste handelingen beschrijven en gebruik meerdere modaliteiten om de handeling te oefenen (visueel, auditief en tactiel). Er moet bij voorkeur worden getraind in een functionele context die voor de patiënt zoveel mogelijk bekend en relevant is. Dit kan tevens de juiste respons uitlokken.

Compensatie en executieve functies

Stoornissen in executieve functies kunnen zich op verschillende wijzen manifesteren (Brouwer en Fasotti 1997). Dat kan enerzijds als overwegend gedragsproblemen, zoals ontremd gedrag, initiatiefverlies of egocentrisch gedrag, anderzijds vooral als cognitieve beperkingen bij de uitvoering van niet-routinematige, nieuwe taken. Daarbij moet worden gedacht aan stoornissen in de planning, flexibiliteit, zelfcontrole en zelfcorrectie. Planning heeft vooral betrekking op het doelgericht zoeken naar oplossingen waarbij onderdelen van de gekozen oplossing in de goede volgorde worden uitgevoerd. Flexibiliteit is nodig om het gedrag of de oplossing van het probleem aan te passen aan veranderende omstandigheden. Zelfcontrole en zelfcorrectie zijn nodig om het eigen gedrag of de gekozen oplossing voor het probleem te evalueren of feedback van de omgeving te beoordelen en vervolgens het gedrag aan te passen.

Er zijn weinig onderzoeken over strategietrainingen bij executieve stoornissen. De reden hiervoor is dat executieve functiestoornissen misschien wel het moeilijkste toepassingsgebied vormen voor de cognitieve revalidatie. Er is vaak sprake van een paradoxale situatie: de patiënt wordt van alles aangeleerd en krijgt het nodige aangeboden, terwijl deze zelf door ontbrekend ziekte-inzicht geen besef heeft van het eigen probleemgedrag of door initiatiefgebrek niet actief kan meewerken.

De gepubliceerde strategietrainingen richten zich op het vergroten en verbeteren van het probleemoplossend vermogen van de patiënten, waarbij men leert eerst het probleem te analyseren, (deel)oplossingen bedenkt en vervolgens de oplossing toepast en afhankelijk van de resultaten bijstuurt. De goal management training (GMT) (Levine e.a. 2000) is een goed voorbeeld hiervan. GMT bestaat uit stappen: in stap 1 ('Stop') oriënteert de patiënt zich op de taak en de actuele situatie, in stap 2 ('Define') wordt het einddoel geformuleerd; in stap 3 ('List') worden deeldoelen en oplossingen vastgesteld; in stap 4 ('Learn') worden de deeldoelen en oplossingen geleerd en ingeprent, en indien dit voldoende is, wordt volgens het voorgenomen plan de taak uitgevoerd; in stap 5 ('Check') wordt geëvalueerd of het einddoel is bereikt, zo niet, dan wordt de hele cyclus vanaf stap 1 herhaald. GMT is bij uitstek een 'top-down'-benadering waarbij wordt verondersteld dat de procedure toepasbaar is op een grote diversiteit van taken. Dit is echter zelden het geval. Geleerde oplossingsschema's zijn vaak zeer specifiek en taakgebonden en worden door de patiënt niet gemakkelijk toegepast op een nieuwe taak. Ook lukt het patiënten vaak niet zichzelf blijvend te instrueren en moet de patiënt bij het zoeken naar oplossingen steeds worden aangestuurd en begeleid door de omgeving.

Von Cramon e.a. (1991) ontwikkelden een specifiek trainingsprogramma voor de behandeling van executieve functiestoornissen (Problem Solving Training; PST). Van een groep van 37 patiënten, allen beperkt in hun probleemoplossende vaardigheden, kregen 20 patiënten PST, de overige 17 patiënten kregen geheugentraining. PST bestond uit het aanleren en oefenen van verschillende aspecten van probleemoplossend gedrag: (1) probleemoriëntatie ofwel herkenning van het probleem, (2) probleemdefinitie en formulering, (3) bedenken van verschillende oplossingsstrategieën voor eenzelfde probleem, (4) kiezen van de beste oplossing door afweging van de voor- en nadelen van de verschillende oplossingen en de mate waarin de oplossing ook gerealiseerd kon worden), en (5) verifiëren of het probleem correct is opgelost. Onder begeleiding van een therapeut oefenden patiënten in een groepje van drie genoemde aspecten bij diverse probleemtaken, zoals het opstellen van een telegram, het maken van aantekeningen bij een lezing, het lezen van tijdstabellen of het ontrafelen van korte detectiveverhalen. Bij deze oefensessies mocht de therapeut alle mogelijke vormen van 'cueing' gebruiken. Gemiddeld was er sprake van 25 oefensessies van een uur per patiënt. De effecten van de behandeling werden geëvalueerd aan de hand van de 'Tower of Hanoi'-taak, een door de onderzoekers ontworpen planningstaak (inplannen van verschillende activiteiten binnen een bepaalde tijd en binnen verschillende randvoorwaarden zoals openingstijden van winkels of reeds gemaakte afspraken) en een gedragsobservatielijst voor disfuncties in probleemoplossend gedrag (bijvoorbeeld perseveraties, impulsief handelen of inflexibiliteit). In de PST-groep werden verbeteringen vastgesteld op de tests en observatielijst, terwijl deze bij de geheugentrainingsgroep nagenoeg ontbraken.

18.7.5 Holistische benadering

Zoals de naam al aangeeft, is er bij de holistische benadering sprake van een breed scala van doelstellingen en behandelingstechnieken (Ben-Yishay en Prigatano 1990; Ben-Yishay 1996). De holistische benadering bestaat uit geïntegreerde interventies waarbij zowel individueel als in groepsverband wordt behandeld en zo nodig ook de partners worden betrokken. Tijdens dagelijkse bijeenkomsten worden diverse thema's behandeld, zoals inzicht en acceptatie, cognitieve training, compensatiemogelijkheden en arbeidsreïntegratie. De behandeling is nadrukkelijk gericht op problemen uit het dagelijks leven van de patiënten, waarbij behalve aan de cognitieve problemen veel aandacht wordt besteed aan motivationele, emotionele en sociale aspecten. In Nederland is voorzover bekend alleen in het Revalidatiecentrum Amsterdam (RCA) de afgelopen jaren ervaring opgedaan met de holistische behandeling (Van Balen e.a., 2002).

De holistische benadering is zeer arbeidsintensief en daarmee dus ook duur. Het is nog onvoldoende duidelijk of de resultaten van deze aanpak de inspanning en kosten rechtvaardigen. Bij eerste beschouwing lijkt deze benadering in elk geval recht te doen aan de complexiteit en verwevenheid van gedrags-, emotionele en cognitieve problemen die het gevolg zijn van hersenletsel. Tegelijkertijd is het door de breedte van de aanpak moeilijk te bepalen welke onderdelen van de behandeling meer en minder effectief zijn.

Het Oliver Zangwill Center in Engeland is een goed voorbeeld van de holistische benadering (Wilson e.a. 2000). In dit centrum worden maximaal 12 patiënten met hersenletsel poliklinisch behandeld door een staf bestaande uit acht personen van verschillende disciplines: drie klinisch psychologen, een assistent-psycholoog in opleiding, een logopedist, een fysiotherapeut, een ergotherapeut en op consultbasis een neuroloog en neuropsychiater. De doelstelling is breed: 'provide high-quality rehabilitation for the individual cognitive, social, emotional, and physical needs of people with nonprogressive brain injury, meet the needs of families to promote the maximum level in the home and community and productive work' (p. 232). Na de verwijzing krijgt de patiënt een 'casemanager' toegewezen (iemand van de staf), vindt er gedurende twee weken uitgebreide diagnostiek plaats en worden de behandeldoelen voor de korte en lange termijn geformuleerd. De feitelijke revalidatie duurt vier tot vijf maanden. Een behandeldag begint om 9.30 uur en eindigt om 15.30 uur. Het leeuwendeel van de behandeling vindt groepsgewijs plaats. Er zijn maar liefst 11 verschillende themagroepen waaraan patiënten kunnen deelnemen, zoals een cognitieve-strategiegroep, een hersenletselgroep (informatie over de gevolgen van hersenletsel), een communicatiegroep (training), een groep voor psychologische steun, een 'discovery'-groep (plannen, organiseren en uitvoeren van een culturele, sportieve of sociale activiteit zoals een museumbezoek) of een ADL-groep. Een belangrijke rol wordt toegekend aan de familie-/verzorgersgroep. Deze bijeenkomst vindt wekelijks plaats met als doel voorlichting en emotionele steun voor naasten en verzorgen-

den. Ook krijgen familieleden of verzorgers feedback over de progressie van de patiënt binnen het centrum en kan de staf worden geïnformeerd over veranderingen en problemen in de thuissituatie van de patiënt. Ergotherapie, logopedie en fysiotherapie geschieden overwegend op individuele basis. Ook is er individuele psychologische begeleiding of psychotherapie gericht op acceptatieproblemen of andere emotionele problemen. Patiënten worden nadrukkelijk aangespoord na te denken over de periode na de revalidatie: hoe gaat men verder met werk, opleiding of andere dagelijkse verplichtingen? Indien mogelijk, wordt tijdens de revalidatieperiode al begonnen met arbeidsreïntegratie.

18.8 BEHANDELING VAN POSTCOMMOTIONEEL SYNDROOM EN CHRONISCH WHIPLASH-TRAUMA

De behandeling van patiënten met persisterende cognitieve klachten na commotio cerebri of na een whiplash-trauma (zie ook hoofdstuk 20) verdient bijzondere aandacht. De meerderheid van patiënten met commotio cerebri of whiplash is in de regel na drie maanden restloos hersteld, circa 25-35% blijft symptomen en klachten houden tot zes maanden na het trauma en 5-15% tot zelfs 12 maanden of langer na het trauma (Binder 1997). Deze laatste groep patiënten is vaak aanzienlijk geïnvalideerd in het dagelijkse functioneren. De meest frequente klachten zijn hoofdpijn, duizeligheid, vermoeidheid (fysiek en mentaal), slaapstoornissen, geheugen- en concentratiestoornissen, overgevoeligheid voor licht en lawaai, mentale traagheid, prikkelbaarheid en angst- en depressieve klachten (King 1997). In geval van een commotio cerebri wordt dit cluster van symptomen ook wel omschreven als het postcommotionele syndroom (PCS). Bij een chronisch whiplash-trauma – het 'late whiplash syndrome' – zijn de klachten nagenoeg identiek, aangevuld met de typische pijnklachten in de nekregio.

Er bestaat al jarenlang discussie over de mogelijke oorzaken van PCS en het chronische whiplash-trauma, een discussie die vooral wordt gevoed door een weinig vruchtbare controverse over de fysiogene versus de psychogene oorzaken van PCS. In het verlengde daarvan blijft er ook veel onduidelijk over de wijze waarop deze patiënten moeten worden behandeld. Ten aanzien van de etiologie van de klachten lijkt het aannemelijk dat er sprake is van een complexe multi-causaliteit, waarbij zowel somatogene, psychogene als sociogene factoren, alsmede hun onderlinge interacties bijdragen tot het ontwikkelen van PCS en chronisch whiplash-trauma (Lishman 1988; Gainotti 1993). Het meest gangbare interactionele model kan als volgt worden omschreven (uiteraard kunnen hierbij forse individuele verschillen bestaan). In de eerste fase na het trauma staan lichamelijke symptomen als hoofdpijn, duizeligheid, sensorische intolerantie, slaapstoornissen en cognitieve beperkingen als concentratie- en geheugenzwakte en een geringe mentale belastbaarheid het meest op de voorgrond. Bij een normaal beloop zullen deze symptomen binnen drie tot zes maanden verdwenen zijn, waarbij de snelheid van herstel curvilineair verloopt met een vlot herstel in vooral de eerste weken en maand. De reactie op deze primair fysiogene bepaalde klachten van de patiënt en het verdere beloop ervan is mede afhankelijk van diverse persoonsvariabelen (bijvoorbeeld een bovenmatige bezorgdheid voortvloeiend uit een neurotische karakterstructuur; het niet willen onderkennen van de klachten; versterking van de klachten omdat er reeds sprake was van een premorbide emotionele disbalans) en omgevingsvariabelen (bijvoorbeeld al dan niet begrip en ondersteuning uit de directe omgeving; hoge mate van omgevingsstress of een hoge druk om zo snel mogelijk weer op het oude niveau te presteren). Daarnaast spelen iatrogene factoren een belangrijke rol. Patiënten met een chronisch whiplash-trauma en met een PCS zijn vaak onvoldoende geïnformeerd over de aard, de verwachte duur en het beloop van de symptomen en krijgen onvoldoende richtlijnen over hoe men de alledaagse activiteiten het best zou kunnen hervatten. Dit brengt met zich mee dat zij irreële verwachtingen hebben en voor zichzelf te hoge doelen stellen in het alledaagse functioneren (inadequate 'coping'- en compensatiestrategieën), met als risico dat de patiënt zichzelf chronisch overbelast, hetgeen een versterking van de lichamelijke en cognitieve beperkingen tot gevolg heeft. De patiënt raakt in toenemende mate gefrustreerd en gaat zich steeds meer richten op de beperkingen, resulterend in toenemende angst- en depressieve klachten en een verlies van zelfvertrouwen. Een reactie hierop kan zijn een toenemende inactiviteit of chronische onderbelasting, waarbij zowel de fysieke als de mentale conditie terugloopt.

Er zijn nagenoeg geen effectstudies gepubliceerd over behandelprogramma's in deze groep van patiën-ten. Wel lijkt er een zekere consensus te bestaan over de belangrijkste elementen die in een dergelijk programma vervat moeten zijn (Bennett en Raymond 1997; Dittmar 1997; King 1997). De behandeling is primair gericht op het doorbreken van de vicieuze cirkel die kenmerkend is bij een chronische PCS en whiplash-trauma. Beide leiden tot een verminderd alledaags functioneren, hetgeen stressreacties oproept die het PCS en chronisch whiplash-trauma instandhouden of zelfs versterken. De chronische stress waarin deze patiënten vaak verkeren, reduceert bovendien de cognitieve verwerkingscapaciteit, waardoor de al aanwezige cognitieve beperkingen worden versterkt. Kernelementen in de behandeling, die in hoofdzaak cognitief-gedragsmatig van aard is, zijn: (1) bieden van inzicht in het ontstaan van PCS en het late whiplash syndroom, waarbij wordt ingegaan op de complexe relatie en interactie tussen lichamelijke, emotionele en cognitieve factoren, (2) geruststelling, (3) nauwgezette inventarisatie van mogelijke cognitieve beperkingen en aanleren van specifiek daarop toegespitste cognitieve compensatiestrategieën, (4) aanpassen van alledaagse activiteiten waarbij een reductie of betere planning van activiteiten wordt nagestreefd in het geval van chronische overbelasting en een opbouw van nieuwe activiteiten in het geval van chronische onderbelasting, (5) behandeling van emotionele problemen, met name angstklachten en acceptatieproblemen, (6) cognitieve herstructurering, (7) ontspanningsoefeningen, en ten slotte (8) begeleiden van een mogelijke werkhervatting of hervatting van de opleiding. De behandeling kan het best bestaan uit een combinatie van groeps- en individuele behandeling.

18.9 CONCLUSIE

Het al eerder genoemde overzichtsartikel over de effectiviteit van cognitieve revalidatie van Cicerone e.a. (2000) eindigt met de volgende, uiterst zuinige, conclusie: 'In sum, the evidence-based review of cognitive rehabilitation provides at least preliminary support for the effectiveness of several forms of this intervention for persons with brain injury' (p. 1611). De vraag is nu of enkele decennia van cognitieve revalidatie inderdaad zo weinig hebben opgeleverd of dat er onvoldoende goed onderzoek heeft plaatsgevonden dat de successen van cognitieve revalidatie ook hard kan maken. Het lijkt er sterk op dat dit laatste het geval is. Dit is in een tijd waarin 'evidence-based clinical practice' en protocollisering steeds belangrijker wordt gevonden, een ernstig manco. Evaluatie van cognitieve revalidatie is om verschillende redenen niet eenvoudig. Zo zijn groepsdesigns moeilijk te realiseren omdat er onvoldoende homogene groepen kunnen worden samengesteld. Ook zijn dubbelblinde randomisatieprocedures, de methode bij uitstek om behandeleffecten te meten, niet mogelijk. De laatste jaren zijn er evenwel veel publicaties verschenen over zeer bruikbare en hanteerbare evaluatiemethoden en technieken binnen het werkveld van de revalidatie (zie bijvoorbeeld Fuhrer 1997).

Een duidelijke ontwikkeling in de cognitieve revalidatie is dat steeds meer wordt onderkend dat cognitieve functiestoornissen bij hersenbeschadigde patiënten altijd samengaan en interactie tonen met emotionele, motivationele of andere niet-cognitieve factoren als persoonlijkheid of de sociale omgeving. Een consequentie hiervan is dat het vaak weinig zinvol is cognitieve stoornissen geïsoleerd te behandelen. Ook niet-cognitieve problemen behoren onderdeel te zijn van welke behandeling men ook verkiest. Dit impliceert ook dat cognitieve revalidatie vaak een multidisciplinaire aanpak vereist en gebruik dient te maken van theoretische modellen en methoden uit andere psychologische disciplines, bijvoorbeeld cognitieve psychologie, klinische psychologie of arbeids- en organisatiepsychologie.

Cognitieve revalidatie is tot op heden theoriearm. Een theorie is echter nodig om tot modelvorming te komen en daarmee het niveau van casuïstiek te kunnen overstijgen of zoals Jansen (2000) onlangs kernachtig verwoordde in haar oratie: 'Niets is zo praktisch als een goede theorie' (p. 7). Met behulp van een theorie kunnen behandelmethoden worden ontwikkeld, waarbij klinische observaties ons informeren over hoe deze methoden het best kunnen worden geïmplementeerd en bijgesteld (Wilson 1997).

Literatuur

Baddeley AD, Wilson BA. Amnesia, autobiographical memory and rehabilitation. In: Rubin BC (ed). Autobiographical memory. Cambridge: Cambridge University Press, 1986:225-52.

Baddeley AD. Domains of recollection. Psychol Rev 1986;6:708-29.

Baddeley AD. Uw geheugen: een gids voor gebruikers. Utrecht/Antwerpen: Spectrum, 1984.

Balen HGG van, Jorritsma TJ, Groet E, e.a. A cognitive rehabilitation approach to long-term consequences following brain injury: Dutch practice. In:

Brouwer WH, Zomeren AH van, Bouma A, e.a. (eds). Neuropsychological rehabilitation: a cognitive approach (in press).

Bandura A. Regulation of cognitive processes through perceived self-efficacy. Dev Psychol 989;25:729-35.

Barry P, Riley JM. Adult norms for the Kaufman Hand Movements Test and a single-subject design for acute brain injury rehabilitation. J Clin Exp Psychol 1987;9:449-55.

Bastiaanse RM, Bosje M, Visch-Brink E. Deficit-oriented treatment of word-finding problems: another replication. Aphasiology 1996;10:363-83.

Bennett TL, Raymond MJ. Emotional consequences and psychotherapy for individuals with mild brain injury. Appl Neuropsychol 1997;4:55-61.

Ben-Yishay Y, Prigatano GP. Cognitive remediation. In: Rosenthal M, Griffith ER, Bond MR, e.a. (eds), Rehabilitation of the adult and child with traumatic brain injury. Philadelphia: FA Davis Company, 1990:393-409.

Ben-Yishay Y. Reflections on the evolution of the therapeutic milieu concept. Neuropsychol Rehabil 1996;6:327-43.

Berg CL van den, Kolk HHJ. Effectstudie naar een intensieve afasietherapie. Logopedie en Foniatrie 1996;68:184-91.

Berg I, Deelman BG. Herstel en behandeling. In: Deelman BG, Eling PATM, Haan EHF de, e.a. (eds). Klinische neuropsychologie. Amsterdam: Boom, 1997:72-87.

Berg IJ, Koning-Haanstra M, Deelman BG. Long-term effects of memory rehabilitation: a controlled study. Neuropsychol Rehabil 1991;1:97-111.

Berg IJ. Memory rehabilitation for closed head injured patients [thesis]. Groningen: Rijksuniversiteit Groningen, 1993.

Binder LM. A review of mild head trauma. Part II: Clinical implications. J Clin Exp Neuropsychol 1997;19:432-57.

Brouwer W, Fasotti L. Planning en regulatie. In: Deelman BG, Eling PATM, Haan EHF de, e.a. (eds.). Klinische neuropsychologie. Amsterdam: Boom, 1997:145-63.

Chen SHA, Thomas JD, Clueckauf RL, e.a. The effectiveness of computer-assisted cognitive rehabilitation for persons with traumatic brain injury. Brain Inj 1997;11:197-209.

Cicerone KD, Dalhlberg C, Kalmar K, e.a. Evidence-based cognitive rehabilitation: recommendations for clinical practice. Arch Phys Med Rehabil 2000;81:1596-615.

Cramon DY von, Matthes-von Cramon G, Mai N. Problem-solving deficits in brain-injured patients: a therapeutic approach. Neuropsychol Rehabil 1991;1:45-64.

Deelman BG, Kalverboer AF. Thema's in de neuropsychologie. Ned Tijdschr Psychologie 1976;31:357-9.

Diller L, Weinberg J. Hemi-inattention in rehabilitation. The evolution of a rational remediation program. In: Weinstein E, Friedland R (eds). Hemi-inattention and hemisphere specialization. Advances in neurology (vol 40). New-York: Raven, 1977:63-83.

Dittmar C. Outpatient rehabilitation program for clients with persisting mild to moderate symptoms following traumatic brain injury. Appl Neuropsychol 1997;4:50-4.

Eling PE, Zomeren E van. Aandacht. In: Deelman G, Eling PATM, Haan EHF de, e.a. (eds). Klinische neuropsychologie. Amsterdam: Boom, 1997:125-44.

Fasotti L, Kovacs F, Eling PATM, e.a. Time pressure management as a compensatory strategy training after closed head injury. Neuropsychol Rehabil 2000;10:47-65.

Fuhrer MJ. Assessing medical rehabilitation practices: the promise of outcomes research. Baltimore: PH Brookes, 1997.

Gainotti G. Emotional and psychosocial problems after brain injury. Neuropsychol Rehabil 1993;3:259-77.

Hagoort P, Wassenaar M. Taalstoornissen: van theorie tot therapie. In: Deelman BG, Eling PATM, Haan EHF de, e.a. (eds). Klinische neuropsychologie. Amsterdam: Boom, 1997:232-48.

Heiden C van der. De cognitieve therapie van Beck. Gedragstherapie 1999;32:3-31.

Heugten CM van, Dekker J, Deelman BG, e.a. Outcome of strategy training in stroke patients: a phase II study. Clin Rehabil 1998;12:294-303.

International Classification of Impairments, Disabilities and Handicaps. ICIDH-2: internationale classificatie van het menselijk functioneren, bèta-2 volledige versie. Bilthoven: WHO/Rijksinstituut voor Volksgezondheid en Milieu, 1999.

Jackson T. Dyspraxia: guidelines for interventions. Br J Occupational Ther 1999;62:321-6.

Jansen A. Over lust en schoonheid: pleidooi voor een spaarzame verklaring van eetstoornissen [oratie]. Maastricht: Universiteit Maastricht, 2000.

Judd T. Neuropsychotherapy and community integration: brain illness, emotions, and behavior. New York: Kluwer Academic/Plenum Publishers, 1999.

Kapur N. Memory aids in the rehabilitation of memory disordered patients. In: Baddeley AD, Wilson BA, Watts FN (eds). Handbook of memory disorders. Chicester: John Wiley & Sons, 1995:533-56.

Kay T, Newman B, Ezrachi O, e.a. Toward a neuropsychological model of functional disability after mild traumatic brain injury. Neuropsychology 1992;6:371-84.

Kendall E, Terry DJ. Psychosocial adjustment following closed head injury: a model for understanding individual differences and predicting outcome. Neuropsychol Rehabil 1996;6:101-32.

King N. Mild head injury: neuropathology, sequelae, measurements and recovery. British J Clin Psychol 1997;36:161-84.

Kovacs F, Ponds RWHM. Behandeling van aandachtsstoornissen. In: Eling P, Brouwer WH (eds). Aandachtsstoornissen. Lisse: Swets & Zeitlinger, 1995:269-80.

Levine B, Robertson IH, Clare L, e.a. Rehabilitation of executive functioning: an experimental-clinical validation of goal management training. J Int Neuropsychol Soc 2000;6:299-312.

Lishman WA. Physiogenesis and psychogenesis in the 'Post-Concussional Syndrome'. Br J Psychiatry 1988;153:460-9

Luria AR. Language and cognition. New York: John Wiley & Sons, 1982.

Mazmanian PE, Kreutzer JS, Devany CW, e.a. A survey of accredited and other rehabilitation facilities: education, training and cognitive rehabilitation in brain-injury programmes. Brain Inj 1993;7:319-31.

Meichenbaum D. Self-instructional methods. In: Kaufer FH, Goldstein A. Helping people change. New York: Pergamon Press, 1980:357-91.

Miller E. Psychological intervention in the management and rehabilitation of neuropsychological impairments. Behav Res Ther 1980;18:527-35.

Ponds RWHM, Deelman BG. Kanttekeningen bij de behandeling van geheugenstoornissen. Ned Tijdschr Psychologie 1988;43:299-309.

Ponds RWHM. Forgetfulness and cognitive aging: prevalence, characteristics, and determinants [thesis]. Maastricht: Neuropsych Publishers, 1998.

Prigatano GP. A brief overview of four principles of neuropsychological rehabilitation. In: Christensen AL, Uzzell BP (eds). International handbook of neuropsychological rehabilitation. New York: Kluwer Academic/Plenum Publishers, 2000:115-25.

Shallice T. From neuropsychology to mental structure. Cambridge: Cambridge University Press, 1988.

Sohlberg MM, Mateer CA Cognitive rehabilitation; an integrative neuropsychological approach. New York: Guilford Press, 2001.

Stapert S, Ponds RWHM, Jolles J (in voorbereiding). Group treatment in chonic whiplash patients: an effect study.

Vallar G, Rusconi ML, Barozzi S, e.a. Improvement of left visuo-spatial hemineglect by left-sided transcutaneous electrical stimulation. Neuropsychologia 1995;33:73-82.

Vlaeyen JWS, Linton SJ. Fear-avoidance and its consequences in chronic musculoskeletal pain: a state of the art. Pain 2000;85:317-32.

Webster JS, Scott RR. The effects of self-instructional training on attentional deficits following head injury. J Clin Neuropsychol 1983;5:69-74.

Wilson BA, Baddeley A, Evans JJ. Errorless learning in the rehabilitation of memory impaired people. Neuropsychol Rehabil 1994;4:307-26.

Wilson BA, Evans JJ, Brentnall S, e.a. The Oliver Zangwill Center for neuropsychological rehabilitation. In: Christensen AL, Uzzell BP (eds). International handbook of neuropsychological rehabilitation. New York: Kluwer Academic/Plenum Publishers, 2000:231-46.

Wilson BA, Evans JJ. Error-free learning in the rehabilitation of people with memory impairments. J Head Trauma Rehabil 1996;11:54-64.

Wilson BA. Cognitive rehabilitation: how it is and how it might be. J Int Neuropsychol Soc 1997;3:487-96.

Wilson BA. Rehabilitation of memory. New York: Guilford Press, 1987.

Wood RL. Behavior disorders following severe brain injury: their presentation and psychological management. In: Brooks NL (ed). Closed head injury: psychological, social, and family consequences. Oxford: Oxford University Press, 1984:195-219.

Wood RL. Brain injury rehabilitation: a neurobehavioral approach. London: Croom Helm, 1987.

Yates FA. The art of memory. Chicago: University of Chicago Press, 1966.

19 Neuropsychotherapie

P.A.H.F. van de Sande, K.A. Beers

19.1 INLEIDING

Het blijkt niet eenvoudig een goede definitie van psychotherapie te vinden. De reden is volgens Pierloot en Thiel (1986) dat een definitie van psychotherapie zowel recht moet doen aan de eenheid van als aan de verscheidenheid binnen de psychotherapie. Zij noemen vervolgens een aantal kenmerken die gezamenlijk beschrijven wat psychotherapie inhoudt. Het is een gestructureerde en methodisch opgezette vorm van hulpverlening, die vertrekt vanuit een vrijwillig aangegane overeenkomst of contract; de hulpverlening bestaat uit een relationele interactie van een deskundig therapeut met één of meer patiënten (cliënten) of een cliëntsysteem en steunt op een bepaalde theoretische visie op het psychische en relationele functioneren; de hulpverlening leidt tot zekere veranderingen in het psychische functioneren van een individu of in de relationele interacties binnen een systeem.

Er bestaan aanzienlijke verschillen in oriëntatie tussen neuropsychologie en psychotherapie. Wij zullen bij elk van de bovengenoemde kenmerken van psychotherapie een aantal kanttekeningen plaatsen over de verschillen tussen beide vakgebieden.

Psychotherapie is een gestructureerde en methodisch opgezette vorm van hulpverlening. Binnen de neuropsychologie heeft men zich lang beperkt tot diagnostiek, tot het in kaart brengen van de problemen. Meer hulp werd niet geboden. Er bestaat nauwelijks een traditie in het behandelen van die problemen. Cognitieve revalidatie als vorm van neuropsychologisch behandelen kent weliswaar voorlopers in de periode vlak na de Eerste en de Tweede Wereldoorlog, maar heeft pas echt belangstelling gekregen in de laatste decennia. De aandacht voor psychotherapeutische hulpverlening binnen de neuropsychologie is van nog recentere datum. Deelman e.a. (1997) vermelden dat voor begeleiding en behandeling (volgens hen een van de speerpunten van de klinische neuropsychologie) pas sinds tien jaar wetenschappelijke interesse bestaat.

Psychotherapie is gebaseerd op een vrijwillige overeenkomst. Waar de neuropsychologie zich heeft ontwikkeld binnen de somatische gezondheidszorg en de psychotherapie binnen de geestelijke gezondheidszorg, bestaat er een attitudeverschil tussen werkers in de beide disciplines. Dat komt onder andere tot uiting in het element van vrijwilligheid en de plaats van de patiënt of cliënt. In de psychotherapie wordt uitgegaan van een zeer actieve inzet van de cliënt en speelt motivatie van de cliënt een belangrijke rol bij het starten en voltooien van de behandeling. Neuropsychologische behandeling wordt eerder opgelegd. Dat komt omdat zowel een gebrek aan inzicht in de noodzaak van een behandeling als een gebrek aan initiatief bij mensen met hersenletsel frequent voorkomen.

De relationele interactie tussen therapeut en cliënt wordt in een psychotherapeutische behandeling gezien als een belangrijk instrument om verandering te bewerkstelligen. In de neuropsychologische diagnostiek is men veel meer gericht op observatie van gedrag: de aanwezigheid van de observator is haast eerder een noodzakelijk kwaad. Voorzover de neuropsycholoog zich op behandeling richt, houdt hij zich vooral bezig met het aanleren van vaardigheden: de relationele interactie blijft daarbij beperkt tot die van leraar tot leerling. Het vraagt van de neuropsycholoog dus nogal een omschakeling als hij zich op psychotherapeutische behandeling gaat richten.

Psychotherapie richt zich op een cliënt of een cliëntsysteem. Het ligt voor de hand dat de neuropsycholoog oog heeft voor het systeem waarin de patiënt functioneert. Voor de diagnostiek is een goede heteroanamnese een belangrijke voorwaarde. Verder maakt voorlichting aan familieleden over het (dis)functioneren van de patiënt en de organische oorzaken daarvan al langer deel uit van het werk van de klinisch neuropsycholoog.

Wat de theoretische visie van psychotherapie betreft, maken Pierloot en Thiel een globaal onderscheid tussen psychodynamische, sociaal-dynamische, communicatie- en leertheorieën. Door de gemeenschappelijke interesse in leren als cognitief proces sluit de neuropsychologie het meest aan bij het leertheoretische denkkader. Er zijn echter ook neuropsychologen die aansluiting zoeken bij het psychodynamische referentiekader. Prigatano (1999) wijst bijvoorbeeld op het belang van de theorieën van Freud en Jung bij de behandeling van patiënten met hersenletsel. Verder hebben de neuropsychologie en de Gestalttherapie een gemeenschappelijke voorouder in de persoon van Kurt Goldstein, wiens holistische visie een stempel heeft gedrukt op zowel de neuropsychologie als de Gestalttherapie.

De veranderingen in psychisch functioneren waar in psychotherapie op wordt gemikt, kunnen volgens Pierloot en Thiel variëren van heel concreet (het veranderen van gedrag, symptomen, klachten) tot abstract (Ik-versterking, zelfactualisatie). Daaruit blijkt dat zij een zeer brede definitie van psychotherapie hanteren. De psychotherapie in engere zin richt zich op de abstractere doelen en op veranderingen in de persoonlijkheid. Met zo'n enge definitie wordt de afstand tussen neuropsychologie en psychotherapie welhaast onoverbrugbaar, omdat dergelijke veranderingen een goed inzicht in eigen functioneren en introspectie veronderstellen: cognitieve vermogens, die bij patiënten met hersenletsel vaak gestoord zijn. Gelukkig biedt een ruime omschrijving van psychotherapie genoeg aanknopingspunten voor een vruchtbare ontmoeting tussen beide vakgebieden. Die mogelijkheid wordt nog vergroot door de toenemende belangstelling binnen het psychotherapeutische werkveld voor groepen patiënten die vroeger niet goed konden worden behandeld, zoals 'kansarmen', voor wie interpersoonlijke vaardigheidstherapieën werden ontwikkeld (Beekers 1982), en doven, voor wie speciale doventeams binnen de geestelijke gezondheidszorg zijn gevormd (Veentjer en Govers 1988).

19.2 PSYCHOTHERAPIE VOOR MENSEN MET NIET-AANGEBOREN HERSENLETSEL

Welke rol speelt psychotherapie in de hulpverlening aan mensen met niet-aangeboren hersenletsel (NAH)? Bij het beantwoorden van deze vraag gaan we – in het licht van het voorafgaande – uit van een brede opvatting van het begrip psychotherapie. Verder beperken we ons hier tot de revalidatie. Binnen de revalidatie

worden mensen behandeld met meestal blijvende gevolgen na een ziekte of aandoening. Deze gevolgen worden omschreven op verschillende niveaus (respectievelijk stoornissen, beperkingen en handicaps). De behandeldoelen worden geformuleerd in termen van het optimaliseren van de zelfstandigheid en het minimaliseren van de handicap van de patiënt. De psycholoog levert een belangrijke bijdrage aan de revalidatie van mensen met hersenletsel. Hij houdt zich bezig met de psychische gevolgen, dat wil zeggen de cognitieve, emotionele en gedragsveranderingen als gevolg van het letsel (de primaire gevolgen) en de psychische reacties op deze gevolgen (de secundaire gevolgen). Meestal werkt de psycholoog samen met andere disciplines in een behandelteam, met een gezamenlijke doelstelling die aansluit bij de hulpvraag van de patiënt of het patiëntsysteem.

In de revalidatie van mensen met hersenletsel is de toepassing van psychotherapie vrij nieuw. In de vorige paragraaf is al aangegeven dat er geen traditie van psychologisch behandelen is vanuit de neuropsychologie en zeker ook niet vanuit de revalidatiegeneeskunde. Hier heeft lange tijd de fysiotherapeutische behandeling centraal gestaan. Een andere reden is dat – zoals vaak wordt gesuggereerd – psychotherapeutische behandeling voor mensen met hersenletsel niet zinvol is. Door de gevolgen ervan, vooral de cognitieve stoornissen, blijkt toepassing van de conventionele psychotherapie inderdaad niet productief, frustrerend en soms zelfs schadelijk.

Echter, het aanpassen van de vorm en inhoud van de psychotherapie biedt perspectieven. Psychotherapie die gebruikmaakt van de kennis van de neuropsychologie, noemt men neuropsychotherapie (Judd 1999). Al eerder pleitte Prigatano (1986) ervoor psychotherapie geschikt te maken voor patiënten met NAH. In een recent handboek over de revalidatie van volwassenen en kinderen met traumatisch hersenletsel geven Prigatano en Ben-Yishay (1999) aan dat mensen met hersenletsel kunnen profiteren van de verworvenheden van de psychotherapie. In Nederland zijn door Van Balen e.a. (1990) de mogelijkheden en beperkingen van psychotherapie als behandelvorm in de revalidatie kort beschreven.

Prigatano (1986) vat de doelstellingen van psychotherapie voor mensen met hersenletsel als volgt samen: (1) modellen bieden die de patiënt helpen te begrijpen wat er met hem is gebeurd; (2) de patiënt helpen te komen tot een zinvolle betekenisgeving van het hersenletsel in zijn leven; (3) de patiënt helpen een gevoel van zelfacceptatie te bereiken en zichzelf en anderen (de veroorzakers van het ongeval) te vergeven; (4) de patiënt helpen zich op een realistische manier te binden aan werk en interpersoonlijke relaties; (5) de patiënt leren hoe zich te gedragen in verschillende sociale situaties, om zijn sociale vaardigheden te vergroten; (6) specifieke gedragsstrategieën aanbieden voor het compenseren van neuropsychologische tekorten; (7) een gevoel van realistische hoop bevorderen. Neuropsychotherapie richt zich dus ook bij Prigatano op zowel de primaire als de secundaire gevolgen van het hersenletsel.

19.3 HET BIJZONDERE VAN NEUROPSYCHOTHERAPIE
Wil psychotherapie geschikt zijn voor mensen met hersenletsel, dan zal rekening moeten worden gehouden met hun beperkingen: zowel in de psychodiagnostiek en bij de behandeling, als in de fasering van de behandeling.

19.3.1 Psychodiagnostiek
Waar psychotherapie begint met diagnostiek gericht op de klachten en op de onderliggende psychische en sociale factoren, ontkomt men er in de neuropsychotherapie niet aan te beginnen met een neuropsychologisch onderzoek. Het neuropsychologische onderzoek moet de tekorten in kaart brengen op het gebied van de algemene intelligentie, het geheugen, de aandacht, de waarneming, de taal, de executieve functies en de praxis. Dit is vooral van belang omdat psychotherapie zelf bestaat uit een grote hoeveelheid cognitieve taken: men moet dan vanaf het begin weten welke taken niet haalbaar zijn voor de patiënt en welke taken aangepast moeten en kunnen worden. Judd (1999) geeft een voorbeeld van wat hij een cognitieve taakanalyse noemt: hij analyseert welke cognitieve processen betrokken zijn bij het herzien van negatieve gedachten in cognitieve gedragstherapie. Op grond van die analyse en een overzicht van de cognitieve problemen van de patiënt kan dan de keuze worden gemaakt om die techniek wel of niet of aangepast te gebruiken. Een andere belangrijke vraag die door een neuropsychologisch onderzoek moet worden beantwoord, is in hoeverre de patiënt zich bewust is van wat er met hem aan de hand is. In dit verband is de verdeling die door Crosson e.a. (1989) wordt gemaakt, relevant: zij maken onderscheid tussen 'intellectual awareness' (de eigen tekorten verstandelijk kunnen beredeneren), 'emergent aware-

ness' (ze in een situatie kunnen herkennen) en 'anticipatory awareness' (er vooraf al rekening mee kunnen houden). Andere cognitieve problemen, zoals geheugenproblemen, problemen met abstract redeneren, anosocognosie, liggen volgens hen ten grondslag aan de mate waarin iemand zich bewust kan zijn van de gevolgen van zijn hersenletsel. Het spreekt vanzelf dat het doel van psychotherapie sterk samenhangt met de mate van inzicht van de patiënt.

Naast een inventarisatie van de cognitieve problemen, dienen uiteraard ook de klachten, de emotionele en gedragsproblemen en de sociale en persoonlijkheidsproblematiek onderzocht te worden, net zoals bij reguliere psychotherapie. De neuropsychotherapeut probeert gebruik te maken van dezelfde middelen als de psychotherapeut, maar stuit daarbij op problemen. Op de eerste plaats moet hij de oorsprong en de betekenis van de verschillende problemen zien te ontwarren. Hij moet bij zijn overwegingen meer verklaringen betrekken dan louter psychische of sociale. Een symptoom kan wijzen op een emotioneel probleem, maar het kan ook een primair of een secundair gevolg van het hersenletsel zijn. Wils en Godderis (1991) geven bijvoorbeeld aan welke valkuilen er bestaan als men aan de hand van de gebruikelijke criteria wil vaststellen of een patiënt na een doorgemaakt cerebrovasculair accident (CVA) depressief is: fatische problemen bemoeilijken het interview; vegetatieve symptomen bieden bij CVA-patiënten minder houvast; gebrek aan initiatief en apathie hoeven niet samen te hangen met een depressieve stemming, net zoals aprosodie en emotionele labiliteit daar niet op hoeven te wijzen. Op de tweede plaats zijn de gebruikelijke instrumenten om psychopathologie vast te stellen niet bij voorbaat ook geschikt voor gebruik bij mensen met hersenletsel. Van Balen (1997) geeft drie mogelijke foutenbronnen aan bij het gebruik van vragenlijsten bij mensen met hersenletsel: (1) het is mogelijk dat ze de gestelde vragen niet kunnen lezen en begrijpen; (2) de vragenlijsten kunnen de aanwezigheid van psychopathologie overschatten op grond van het feit dat er items zijn opgenomen die de neurologische problemen van de patiënt weerspiegelen in plaats van psychopathologische processen; (3) ten slotte kunnen de vragenlijsten psychopathologie onderschatten omdat de patiënten te weinig inzicht hebben in hun eigen functioneren. Vervolgens ontwerpt en onderzoekt hij een procedure bij de MMPI-2, waardoor wordt gecorrigeerd voor het overschattings-effect. De MMPI-2 is daarmee een instrument dat bruikbaarder is geworden voor onderzoek van psychopathologie bij mensen met hersenletsel. Een van de weinige instrumenten die speciaal bedoeld zijn voor gebruik bij mensen met hersenletsel, is de Post Stroke Depression Rating Scale van Gainotti e.a. (1997). Het is een beoordelingsschaal die door de interviewer achteraf wordt ingevuld en een beeld geeft van mogelijke depressieve kenmerken na een CVA. Het mag duidelijk zijn dat de diagnostiek van mensen met hersenletsel nogal wat bijzondere expertise vraagt. Datzelfde geldt voor de behandeling.

19.3.2 Behandeling

Structuur is het sleutelwoord in de psychotherapeutische behandeling van mensen met NAH. Dat geldt zowel voor de manier van communiceren als voor de globale aanpak.

Wat het eerste aspect betreft, geeft Judd (1999) een overzicht van de aanpassingen in de communicatie die volgens hem nodig zijn bij neuropsychotherapie. Op de eerste plaats dient de therapeut te letten op de snelheid van informatieoverdracht. Veel mensen met NAH kampen met een vertraging van de informatieverwerking en worden als gevolg daarvan snel overvoerd met informatie. Dat betekent voor de therapeut een rustig spreektempo, korte sessies en maar enkele thema's per sessie. Voorts is er veel herhaling nodig binnen sessies en tussen sessies, dit uiteraard in verband met de geheugenproblemen van mensen met NAH. Judd benadrukt dat het niet alleen goed is om zelf veel te herhalen, het is eveneens belangrijk de cliënt veel te laten herhalen en daarbij genoeg hints te verschaffen zodat hij dat ook daadwerkelijk kan. Verder is het belangrijk concreet te zijn. Judd merkt daarbij fijntjes op dat het gebruik van metaforen mogelijk bevredigender is voor de therapeut dan voor de cliënt. Allerlei non-verbaal materiaal kan erbij helpen communicatie concreter te maken. Ten slotte – maar dat is een voorwaarde die voor alle cliënten geldt – dient de therapeut voor de cliënt toegankelijke taal te gebruiken. De therapeut past zich aan het taalregister van de cliënt aan en niet omgekeerd.

De hele aanpak van Judd is overigens zeer directief en gestructureerd. Hij geeft expliciet aan dat ongestructureerde technieken als vrije associatie en 'client-centered' therapie bij mensen met hersenletsel weinig zoden aan de dijk zetten. Integendeel, een duidelijk plan op papier of een vaste routine is vaak veel bruikbaarder. Hij geeft ook aan dat het actief luisteren in neuropsychotherapie vaak meer actief is

dan luisteren. Een therapeut moet volgens hem ook niet schromen om grenzen te stellen aan cliënten die niet kunnen stoppen met praten. Vier hoofdstukken in het boek van Judd zijn gewijd aan specifieke problemen en de aanpak daarvan. Hij kiest daarbij steeds voor een directe oplossingsgerichte manier van werken. Hij adviseert in het algemeen om problematisch gedrag dat onder controle staat van omgevingsfactoren, eerst aan te pakken door die omgevingsfactoren te veranderen en heel geleidelijk de controle meer en meer bij de persoon zelf te leggen door het gebruik van zelfregulatietechnieken. Steeds dient daarbij in het oog te worden gehouden wat de cliënt cognitief aankan en op welke wijze de gehanteerde technieken moeten worden veranderd om aan te sluiten bij de capaciteiten van de cliënt. Ook Prigatano (1999) noemt in een reeks met praktische overwegingen bij het uitvoeren van neuropsychotherapie een aantal van dit soort structurerende adviezen: concentreer u op het 'hier en nu'; houd de cliënten bij de realiteit; werk oplossingsgericht. In een ander artikel (Prigatano 1986) geeft hij richtlijnen voor neuropsychotherapie. Een aantal daarvan benadrukt ook het directieve karakter van neuropsychotherapie: gebruik eenvoudige verklaringen; herhaal ze regelmatig; plan per sessie wat u aan de orde wilt stellen; maak onderscheid tussen cognitieve stoornissen en emotionele problemen; doseer informatie en feedback; wees duidelijk in welke problemen aan de orde zijn; houd vooruitgang expliciet bij. Bij een dergelijke gestructureerde aanpak past ook het gebruik van hulpmiddelen die vaak al in een eerder stadium (tijdens de cognitieve revalidatie) zijn uitgeprobeerd: te denken valt aan een agenda, dagboeken, registratieformulieren en 'cue cards'. Cue cards zijn beknopte samenvattingen op papier van eerder geleerde strategieën om moeilijke situaties het hoofd te bieden (Judd 1999).

Casus
Dhr. A. is een man die op 42-jarige leeftijd een CVA in de rechterhemisfeer heeft doorgemaakt. Uit de CT-scan bleek een infarcering van een groot gebied rechts frontaal en pariëtaal. Hij is eerst vier maanden klinisch en later zes maanden poliklinisch gerevalideerd in een revalidatiecentrum. Daar is ook aandacht besteed aan de cognitieve, emotionele en sociale problemen. Bij ontslag uit het revali-

datiecentrum heeft hij een hypertone hemiparese links. Hij loopt met een stok. Zijn linkerarm is functioneel niet inzetbaar. Uit het neuropsychologisch onderzoek bij ontslag kwamen ernstige cognitieve problemen naar voren. Hij heeft een beperkt werkgeheugen, een vertraagd tempo van informatieverwerking, hij heeft een 'neglect' voor links en hij heeft moeite met het verwerken van complexe visuele informatie. Zijn inzicht in de cognitieve problematiek is beperkt. Werkhervatting als vorkheftruckchauffeur is niet meer haalbaar. Hij wordt verwezen naar een activiteitencentrum.

Drie jaar later worden dhr. A. en zijn echtgenote door de huisarts aangemeld bij de psycholoog van het revalidatiecentrum. In verband met relatieproblemen zijn ze een aantal keren voor gesprekken bij de Riagg geweest. Het contact is echter afgebroken omdat er geen verandering is opgetreden. Mevrouw wil scheiden, mijnheer wil dat niet; ze zijn allebei wanhopig. Zowel mevrouw als mijnheer kennen de psycholoog van het revalidatiecentrum van de opname drie jaar geleden en hebben vertrouwen in hem. In het eerste gesprek komt het volgende naar voren. Centraal in de conflicten staat het weedgebruik van mijnheer. Hij heeft altijd al geblowd, zijn vrouw heeft zich daar ook altijd al aan geërgerd, maar hij heeft het gebruik nu niet meer onder controle. De dochter is door de conflicten het huis uitgegaan en woont nu op kamers. Mijnheer heeft veel verdriet over het vertrek van de dochter en wil niet dat ook zijn vrouw weggaat. Tegelijkertijd geeft hij zelf aan dat hij geen weerstand kan bieden aan een joint: hij vergeet dan de gevolgen die dat op langere termijn heeft. Dat had hij voor het CVA niet. Mijnheer geeft verder aan dat hij zich ook vaker verveelt, weinig anders om handen heeft dan te blowen. Verder zijn er kleinere zaken die ergernis oproepen bij hen allebei: mijnheer laat na het douchen het licht aan of hij laat de kraan lopen. Het lukt hem niet aan beide dingen tegelijk te denken. In de probleemanalyse legt de psycholoog een verband tussen de cognitieve problemen als gevolg van het CVA en zijn gedrag na het douchen (beperkt werkgeheugen) en het overmatige

weedgebruik (ontremming). Deze verklaring is zowel voor mijnheer als voor mevrouw plausibel en acceptabel. Er wordt afgesproken de problemen aan te pakken via externe controle en te beginnen met het simpelste probleem: de douche. Verder wordt afgesproken dat steeds aan het eind van elke sessie een verslag wordt gemaakt door de psycholoog, zodat de gemaakte afspraken duidelijk zijn en door mijnheer steeds kunnen worden nagekeken. Het probleem van de douche wordt aangepakt door rechts op de deur een A4-tje te plakken, met daarop de tekst: 'kraan dicht, licht uit'. Tot verbazing van hen beiden werkt dit. Bovendien generaliseert het ook enigszins: mijnheer let er ook veel vaker op dat hij het licht in de kast beneden uitdoet. Vervolgens wordt de tekst soms een dag weggelaten en daarna weer opgehangen. Mijnheer blijft het adequate gedrag volhouden. Met hen wordt besproken dat zodra dit gedrag een routine is geworden, de externe controle geleidelijk helemaal kan vervallen. Mijnheer heeft ondertussen zelf al afspraken gemaakt met het activiteitencentrum om de dagen daar uit te breiden en in te vullen met zinvollere activiteiten. Rondom het blowen wordt een aantal afspraken gemaakt. Een joint per dag is voor beiden acceptabel. Ook hierover wordt een A4 gemaakt, die op een plaats komt te hangen waar mijnheer meestal blowt. Dit keer komt mijnheer zelf met de tekst: 'één joint = respect'. Op die manier maakt hij aan zichzelf het verband duidelijk tussen het op korte termijn minder blowen en het op lange termijn terugwinnen van het respect van zijn vrouw en zijn dochter. Het nakomen van de afspraken rondom het blowen levert af en toe problemen op: het gaat dan met name om incidenten die zich aan controle van mevrouw onttrekken, zoals een koerier die een paar joints gratis geeft. Naar aanleiding van de incidenten worden de afspraken bijgesteld en goed nageleefd. Voor beiden is hiermee een acceptabele oplossing bereikt. De relatie van mijnheer met zijn dochter is wat verbeterd; hij neemt er genoegen mee dat er meer tijd voor nodig is voordat haar vertrouwen in hem weer hersteld is. Na negen sessies wordt de therapie afgesloten.

19.3.3 Fasering

Wat de fasering van de behandeling betreft, volgen de doelen van neuropsychotherapie de verschillende fasen van herstel van mensen met NAH. In de eerste fase richt de psycholoog zich vooral op de training van cognitieve functies en vaardigheden, op het bevorderen van kennis van en inzicht in de gevolgen van het hersenletsel bij de patiënt en het patiëntsysteem (psycho-educatie), en op de omgeving leren omgaan met het gedrag van de patiënt. In deze fase wordt uitgegaan van een nog gering inzicht bij de patiënt. In de aanpassingsfase is er een beginnend besef van blijvende tekorten bij de patiënt zelf. De aandacht wordt dan meer gericht op het bevorderen van het ziekte-inzicht en leren omgaan met de tekorten, door het aanleren van strategieën en compenserende vaardigheden. Er dienen nieuwe doelen te worden geformuleerd ten aanzien van werk en relaties. In de chronische fase is de patiënt er wellicht aan toe zijn nieuwe situatie te gaan accepteren op een meer dan concreet niveau. Dan kan worden gewerkt aan vragen over zingeving.

19.4 VORMEN VAN NEUROPSYCHOTHERAPIE

19.4.1 Gedragstherapie

Het spreekt vanzelf dat gedragstherapie de benadering is waar het eerst aan wordt gedacht in het kader van neuropsychotherapie. Toch geeft Judd (1999) meteen aan dat de klassieke gedragsmodificatietechnieken, die direct gebaseerd zijn op de principes van klassieke en operante conditionering, nogal wat beperkingen hebben. Het zijn strategieën die van buitenaf worden opgelegd en die vaak ook niet verder komen. Er zijn problemen met generalisatie en ze vereisen een strak georganiseerde omgeving. Judd geeft daarom de voorkeur aan cognitieve gedragsmodificatietechnieken. Binnen dat paradigma ligt de nadruk op het trainen van mensen om zelf hun eigen gedrag te reguleren. De door Judd voorgestane probleemgeoriënteerde aanpak stoelt dan ook in aanvang vaak op klassieke gedragsmodificatie, maar daarna probeert hij steeds om mensen te leren hun eigen gedrag te controleren. Hij werkt die aanpak uit voor tal van emotionele en gedragsproblemen die zich kunnen voordoen bij mensen met NAH.

Sociale vaardigheidstraining is een eveneens op de gedragstherapie gebaseerde methode om het repertoire van mensen op het gebied van sociale vaardigheden te vergroten. De zogenoemde Goldstein-trainingen (Beekers 1982; Van der Zee e.a. 1989) zijn zeer gestructureerde programma's op dit gebied: ze zijn – naar onze ervaring – met enige aanpassing zeer geschikt voor gebruik bij mensen met NAH, zowel op individuele basis als in een kleine groep.

19.4.2 Gesprekstherapie

Het doel van individuele gesprekstherapie is volgens Prigatano (1986) om de cliënt binnen het kader van een veilige en accepterende interactie geleidelijk de werkelijkheid onder ogen te laten zien: de werkelijkheid van een leven dat drastisch veranderd is door het hersenletsel. Daarna kan de cliënt samen met de therapeut bekijken welke stappen moeten worden gezet om weer zin en betekenis aan het leven te geven. Het referentiekader waarvan de therapeut uitgaat, doet in feite niet ter zake, zolang de therapeut maar modellen en verklaringen gebruikt die de cliënt begrijpt en waar de cliënt iets mee kan. Het verkrijgen van een zekere mate van inzicht speelt in de benadering van Prigatano een belangrijke rol. De therapeut maakt gebruik van algemene psychotherapeutische vaardigheden, zoals empathie, acceptatie en het hanteren van weerstand. Daarnaast herhaalt de therapeut ook veel en schakelt hij in het kader van de bestendiging van het inzicht ook de omgeving van de cliënt in. In een later werk maakt Prigatano (1999) nog eens duidelijk dat hij probeert de objectief-wetenschappelijke traditie van de neuropsychologie te verbinden met de humanistische psychotherapie. Hij probeert de cliënt duidelijk te maken dat naast de (deels verloren gegane) waarde van de intelligentie, er ook andere waarden zijn die richting en zin aan het leven kunnen geven, zoals liefde, werk en spel.

19.4.3 Groepstherapie

Bij wijze van motivatietechniek en om zijn positie als therapeut meteen duidelijk te maken meldt Prigatano (1986, 1999) bij aanvang van een nieuwe groepstherapie dat anderen het gekkenwerk vinden: groepspsychotherapie voor mensen met hersenletsel. Hijzelf geeft dan aan dat het moeilijk is, maar niet onmogelijk en uiterst belangrijk. Het is moeilijk omdat het nooit lukt een homogene groep samen te stellen: het cognitieve niveau van de deelnemers loopt sterk uiteen. Verder kunnen mensen met hersenletsel heel onvoorspelbaar reageren. Dat vraagt ook hier weer om structurerende maatregelen. Prigatano geeft een aantal richtlijnen. Hij laat de deelnemers iedere keer het doel van de bijeenkomst onder woorden brengen.

Verder komen de problemen die groepstherapie voor mensen met hersenletsel met zich meebrengen, steeds ter sprake, evenals de afspraken die zijn gemaakt om die problemen in de groep te kunnen hanteren. Om de discussie tijdens de sessies richting te geven heeft hij een lijst van 24 thema's die aan de orde kunnen komen. Het is overigens ook onze ervaring dat met adequate structurerende maatregelen groepstherapie mogelijk is voor mensen met hersenletsel, zelfs voor mensen met fatische stoornissen. Groepspsychotherapie is volgens Prigatano zeer belangrijk, omdat het op die manier mogelijk is voor mensen om te ervaren op welke wijze het hersenletsel hun interpersoonlijke vaardigheden heeft veranderd. Verder zullen zij er steun ervaren en ze kunnen van daaruit kritisch kijken naar de wijze waarop ze met de gevolgen van het hersenletsel omgaan. Verder kunnen ze leren conflicten te hanteren in een groep: een vaardigheid die ze in de buitenwereld hard nodig zullen hebben.

19.4.4 Begeleiding van familie

Vaak is psychopathologie deels te verklaren vanuit systeempathologie. Daarom is het belangrijk het systeem te betrekken bij psychotherapie. Het uitgangspunt bij de begeleiding van de familie van mensen met hersenletsel is anders. Zoals Judd (1999) stelt: tenzij het tegendeel blijkt, gaan wij ervan uit dat het een gezond systeem is, dat echter wel is getroffen door een ramp. De familie moet op de eerste plaats worden geïnformeerd over de gevolgen van hersenletsel. Belangrijk is daarbij om informatie te doseren en de vragen van de familie te volgen. Sociale steun organiseren voor de familieleden is een ander voornaam doel. Zo bleek uit het onderzoek van Schure (1995) dat het ervaren van sociale steun een belangrijke variabele is bij het welbevinden van partners van CVA-patiënten. In principe zijn de middelen die ons ten dienste staan dezelfde als voor partners van patiënten met andere aandoeningen: informatiebijeenkomsten, ondersteuningsgroepen, zelfhulpgroepen en soms individuele psychotherapie.

19.4.5 Holistische benadering

Een aparte vermelding verdient de holistische benadering van Ben-Yishay. Het is een programma voor mensen in de chronische fase. Prigatano (1999) beschrijft de toepassing ervan in zijn eigen kliniek. Het programma is zeer gestructureerd en bestaat uit vijf onderdelen: een therapeutische gemeenschap,

cognitieve revalidatie, psychotherapie, begeleiding van familie en begeleid werken. Het bijzondere van deze benadering is dat er op zo veel gebieden tegelijk en integratief wordt gewerkt. Op dit moment wordt deze benadering in Nederland alleen in het Revalidatiecentrum Amsterdam in praktijk gebracht (Vink 1996).

19.5 CONCLUSIE

'Kwaliteit van leven' is een begrip dat in de gezondheidszorg een steeds belangrijkere plaats inneemt. De langetermijngevolgen van NAH vormen een belangrijke bedreiging voor de kwaliteit van leven van mensen met hersenletsel en hun omgeving. Neuropsychotherapie kan een bijdrage leveren aan de verbetering daarvan. Aandacht voor neuropsychotherapie in het werkveld van de revalidatie is een stap. Een andere belangrijke stap is aandacht voor de psychische problemen van mensen met NAH in de geestelijke gezondheidszorg. In een rapport van het Landelijk Coördinatiepunt Niet-aangeboren Hersenletsel (1997) wordt daar al een eerste aanzet toe gegeven. In dat rapport wordt overigens ook aanbevolen om behandel- en begeleidingsprogramma's onder andere op het gebied van psychotherapie voor mensen met NAH verder te ontwikkelen. Wij zouden daaraan willen toevoegen dat er niet alleen methoden moeten worden ontwikkeld, maar dat er ook onderzoek moet worden gedaan om de effectiviteit van de nu al gehanteerde methoden te evalueren. Een laatste belangrijke stap is dat in de eerste lijn de langetermijngevolgen van hersenletsel op cognitief, emotioneel en sociaal gebied worden herkend en dat de betrokkenen worden doorverwezen. Behandeling van deze problemen is namelijk moeilijk en staat nog in de kinderschoenen, maar is niet onmogelijk.

Literatuur

Balen HGG van, Beers KA, Groet E. Revalidatie van volwassenen met verworven hersenletsel. In: Moor JMH de, Balen HGG van, Beers KA, e.a. (red). Revalidatiepsychologie. Assen: Van Gorcum, 1990.

Balen HGG van. A disability-oriented approach to long-term sequelae following traumatic brain injury; neuropsychological assessment for post-acute rehabilitation [thesis]. Nijmegen: Katholieke Universiteit Nijmegen, 1997.

Beekers M. Interpersoonlijke vaardigheidstherapieën voor kansarmen. Lisse: Swets & Zeitlinger, 1982.

Crosson B, Barco PP, Velozo CA, e.a. Awareness and compensation in postacute head injury rehabilitation. J Head Trauma Rehabil 1989;4:46-54.

Deelman BG, Eling PATM, Haan EHF de, e.a. (red). Klinische neuropsychologie. Amsterdam: Boom, 1997.

Gainotti G, Azzoni A, Razzano C, e.a. The post-stroke depression rating scale: a test specifically devised to investigate affective disorders of stroke patients. J Clin Exp Neuropsychol 1997;19:340-56.

Judd T. Neuropsychotherapy and community integration: brain illness, emotions and behavior. New York: Kluwer Academic/Plenum Publishers, 1999.

Landelijk Coördinatiepunt Niet-aangeboren Hersenletsel. Geestelijke gezondheidszorg voor mensen met niet-aangeboren hersenletsel. Utrecht: LCNH, 1997.

Pierloot RA, Thiel JH. Psychoanalytische therapieën. Deventer: Van Loghum Slaterus, 1986.

Prigatano GF. Principles of neuropsychological rehabilitation. New York: Oxford University Press, 1999.

Prigatano GP, Ben-Yishay Y. Psychotherapy and psychotherapeutic interventions in brain injury rehabilitation. In: Rosenthal M, Griffith ER, Kreutzer JS, e.a. (eds). Rehabilitation of the adult and child wit traumatic brain injury. 3rd ed. Philadelphia: FA Davis Company, 1999.

Prigatano GP. Psychotherapy after brain injury. In: Prigatano GP, Fordyce DJ, Zeiner HK, e.a. (eds). Neuropsychological rehabilitation after brain injury. Baltimore: The John Hopkins University Press, 1986.

Schure LM. Partners van CVA-patiënten: een onderzoek naar de gevolgen van een cerebrovasculair accident voor de partner van de patiënt [thesis]. Groningen: Rijksuniversiteit Groningen, 1995.

Veentjer S, Govers JP. Psychische hulpverlening aan doven. Utrecht: Nationaal Ziekenhuis Instituut, 1988.

Vink M. Eindrapport intensieve neurorevalidatie. De ontwikkeling van een behandelprogramma. Rapport 9406/2. Amsterdam: Revalidatiecentrum Amsterdam, 1996.

Wils V, Godderis J. Depressief na een beroerte; beschouwingen omtrent het verband tussen een doorgemaakt herseninfarct en depressieve ontstemmingtoestanden. Tijdschr Psychiatrie 1991;33:186-200. Zee S van der, Molen H van der, Beek D van der. Sociale vaardigheden voor zwakbegaafde jongeren; praktijkboek Goldsteintraining. Deventer: Van Loghum Slaterus, 1989.

Deel IV
Algemene gevolgen

De laatste hoofdstukken van dit boek zijn moeilijk onder één noemer te brengen. De titel 'Algemene gevolgen' dekt slechts gedeeltelijk de lading van hoofdstuk 20 tot met 23.

Een boek over niet-aangeboren hersenletsel (NAH) bij volwassenen zou niet compleet zijn zonder dat ook aandacht wordt geschonken aan het whiplash-letsel en het (post-)whiplash-syndroom, een in de ogen van vele professionals soms wat controversieel onderwerp. De meningen over de mogelijke gevolgen van een whiplash-letsel lopen sterk uiteen. Hetzelfde geldt voor de behandelingsmogelijkheden voor deze patiënten. Er zijn patiënten met weinig tot geen klachten en patiënten met een groot scala van chronische klachten. Wetenschappelijk onderzoek op dit gebied is nog niet eenduidig. Dit onderwerp wordt besproken in hoofdstuk 20.

NAH gaat gepaard met verlies van mogelijkheden en kan een traumatische ervaring vormen voor de patiënt en vaak ook zijn omgeving. Verlies is onlosmakelijk verbonden met rouw, rouw om hetgeen verloren is en niet meer, of slechts gedeeltelijk, zal kunnen herstellen. Een hoofdstuk over rouw en rouwverwerking mag in dit kader niet ontbreken. Bij de zorg voor NAH-patiënten ligt de nadruk vaak vooral allereerst – en terecht – op de acute problematiek en in de fasen daarna op de stoornissen van de relatie tussen hersenen en gedrag en de gevolgen daarvan voor het functioneren van de patiënt. Een maximaal mogelijk herstel kan echter niet plaatsvinden wanneer in de behandeling en begeleiding geen rekening wordt gehouden met rouw en rouwverwerking. In hoofdstuk 21 komen deze aspecten aan de orde, toegespitst op volwassenen met NAH.

Het volgende hoofdstuk is gewijd aan gezondheidsrechtelijke aspecten van NAH. Niet-aangeboren hersenletsel zal vaak de patiënt in meerdere of mindere mate afhankelijk maken van anderen. Kan de patiënt nog zelf beslissen of hij wel of niet behandeling wil en welke behandelingsvorm hij verkiest? Moet er een vertegenwoordiger worden benoemd? Welke soorten vertegenwoordigers zijn er? Heeft de patiënt een wilsverklaring en welke (rechts)geldigheid heeft deze verklaring? Deze en aanverwante vragen komen aan de orde in hoofdstuk 22.

Het boek wordt afgesloten met een hoofdstuk over recente en toekomstige ontwikkelingen rondom NAH, geplaatst in een werkmodel om maximale zorg te kunnen bieden. De toenemende aandacht door andere zorginstellingen dan ziekenhuizen en revalidatiecentra biedt hoop voor de toekomst voor de zorg voor NAH-patiënten. Geen aandacht wordt besteed aan zeer recente nieuwe behandelingsvormen, zoals transcraniale elektroneurostimulatie (TENS) en (EEG-)neurofeedbackbehandeling. Hoewel de berichten uit de praktijk soms veelbelovend zijn, is er nog onvoldoende goed onderzoek om hier een definitieve aanbeveling voor te doen.

20 Post-whiplash-syndroom

S.Z. Stapert, F.R.J. Verhey

20.1 INLEIDING

Of een hoofdstuk over het whiplash-letsel op zijn plaats is in een boek over niet-aangeboren *hersen*letsel kan worden betwist. De mentale klachten bij een gedeelte van de slachtoffers doen weliswaar cerebrale schade vermoeden, maar of hiervan daadwerkelijk sprake is, staat allerminst vast. Hulpverleners die zich met niet-aangeboren hersenletsel (NAH) bezighouden, zullen echter vaak met deze problematiek worden geconfronteerd. In hun dagelijkse praktijk is er een toenemend aantal patiënten dat kampt met chronische gevolgen van het whiplash-letsel. Er bestaat veel controverse over dit onderwerp, en de meningen zijn vaak nogal gepolariseerd. De opvatting dat het een organische aandoening betreft, staat diametraal tegenover de visie dat het syndroom tussen de oren zit. Voor velen is het daarom vaak lastig een geïntegreerde visie te ontwikkelen.

20.2 DEFINITIES

De termen whiplash, whiplash-letsel, whiplash-syndroom en post-whiplash-syndroom worden ten onrechte vaak als synoniemen gebruikt. De term *whiplash* (zweepslag) werd door Crowe in 1928 voor het eerst gebruikt, en verwijst naar het mechanisme van de typische extensie-flexiebewegingen van de nek als gevolg van een plotselinge acceleratie en deceleratie. De Quebec Task Force on Whiplash-Associated Disorders stelde in 1995 de volgende definitie voor: 'Whiplash is een acceleratie-deceleratiemechanisme, waarbij energie wordt overgedragen op de nek.' Dit kan letsels veroorzaken van de benige en weke delen: het *whiplash-letsel* ('whiplash injury'), waardoor een aantal klachten kan ontstaan. Die klachten worden aangeduid met *whiplash-syndroom* ('whiplash-associated disorder'). Houden deze klachten langer dan zes maanden aan, dan is er sprake van het *post-whiplash-syndroom* ofwel het *chronische* of *late whiplash-syndroom*. Een algemeen geaccepteerde definitie van het

post-whiplash-syndroom ontbreekt. Veelal wordt het chronische symptoomcomplex dat de patiënt vanaf zes maanden na letsel rapporteert, gezien als post-whiplash-syndroom.

In de regel ontstaat dit letsel in het verkeer door een aanrijding van achteren, waarbij er een aanzienlijk verschil is in de snelheid van de aanrijder en de aangeredene. Gevolg is een slingerbeweging van het hoofd: het lichaam wordt met kracht naar voren gestoten en volgens klassiek mechanische wetten wordt het hoofd eerst naar achteren geslingerd om vervolgens terug te slaan in voorwaartse richting. Soms doen zich dezelfde klachten voor bij een veel minder heftig ongeval, bijvoorbeeld na de val van een keukentrap. Velen stellen dat per definitie geen sprake mag zijn van een hoofdletsel (non-contact-letsel), maar het is natuurlijk niet logisch te veronderstellen dat een whiplash-letsel dan niet kan optreden. Wel kunnen de klachten van het whiplash-letsel dan niet meer worden onderscheiden van de klachten passend bij een eventueel licht hersenletsel.

20.3 INCIDENTIE EN PREVALENTIE

De incidentie en prevalentie van het whiplash-syndroom wisselen waarschijnlijk van land tot land, maar gegevens hierover zijn schaars. Betrouwbare cijfers voor de Nederlandse situatie ontbreken. Doordat samenlevingen als de onze in hoog tempo zijn gemotoriseerd, is de prevalentie van het whiplash-letsel de laatste jaren waarschijnlijk toegenomen. Het aantal whiplash-slachtoffers wordt in ons land geschat op 15.000-35.000 per jaar. De Quebec Task Force (Cassidy 1995) meldt een prevalentie van 70 ziekmeldingen per 100.000 inwoners als gevolg van klachten na whiplash-letsel. De prevalentie onder vrouwen ligt hoger dan die onder mannen. Dit heeft te maken met verschillen in anatomie van de nekmusculatuur, maar waarschijnlijk ook met het feit dat vrouwen doorgaans in lichtere auto's rijden.

20.4 VERSCHIJNSELEN

De bovengenoemde Quebec Task Force stelde voor het whiplash-syndroom te classificeren volgens twee principes, namelijk klinisch-anatomisch en naar tijdsverloop. Volgens het klinisch-anatomische principe worden vijf graden van ernst onderscheiden: graad 1: geen verschijnselen; graad 2: lichte stijfheid van de nek zonder duidelijke afwijkingen; graad 3: klachten van de nek met afwijkende bevindingen in spier- en benige delen; graad 4: nekklachten met neurologische verschijnselen; graad 5: nekklachten met fractuur of dislocatie. De meeste patiënten hebben klachten behorend tot graad 2 of 3. Wat betreft de classificatie naar tijdsverloop wordt onderscheid gemaakt tussen de volgende tijdsvensters: tot 4 dagen na het trauma; 4-21 dagen; 21-45 dagen; 46-180 dagen en meer dan 180 dagen. Bespreking van de acute stadia of van trauma's gepaard gaande met neurologische of orthopedische aandoeningen valt buiten het bereik van dit boek. Daarom beperken wij ons vooral tot de klachten en verschijnselen bij het late of chronische whiplash-syndroom.

Direct na het trauma is het slachtoffer veelal opgelucht dat er geen sprake is van ernstig lichamelijk letsel; het slachtoffer lijkt met de schrik te zijn vrijgekomen. Van bewustzijnsverlies of posttraumatische amnesie is per definitie geen sprake (Radanov e.a. 1995). In de regel is het slachtoffer op dit moment nog klachtenvrij. Daags of enkele dagen na het ongeluk is er vaak sprake van spier- en nekpijn. In veel gevallen wordt in dit stadium een huisarts geconsulteerd, die in sommige gevallen doorverwijst naar een ziekenhuis voor onderzoek van de hals-wervelkolom, dat in de regel geen afwijkingen laat zien. Op basis van het verslag en klachten wordt de diagnose whiplash gesteld. Soms wordt (onterecht) hiermee de indruk gewekt dat de term whiplash en het post-whiplash-syndroom inwisselbaar zijn. Deze verwarring is waarschijnlijk mede verantwoordelijk voor het feit dat whiplash vaak wordt geassocieerd met een 'worst-case scenario', dat onvermijdelijk leidt tot langdurige klachten, symptomen en ziekteverzuim. De prognose is echter in het algemeen gunstig, en slechts 10-30% van de slachtoffers houdt langdurig klachten. Bij de meerderheid van de patiënten blijft het hierbij en treedt er spoedig herstel op. Bij de andere groep treedt er vaak een opvallende verslechtering op. In de weken en maanden volgend op het letsel nemen klachten over pijn, vermoeidheid, geheugen- en concentratiestoornissen toe. Grofweg

kunnen de klachten van het late whiplash-syndroom worden onderverdeeld in drie categorieën: fysieke symptomen, cognitieve klachten en gedrags- en affectieve symptomen (zie tabel 20-1) (Radanov e.a. 1994). Op de voorgrond staan meestal pijnklachten van het hoofd en de nek, en in sommige gevallen pijn in de armen. De cognitieve klachten betreffen versnelde mentale vermoeidheid, geheugen- en concentratiezwakte. Soms kunnen patiënten goed presteren op neuropsychologische tests, maar de inspanning die ze daarvoor moeten leveren is bovenmatig. Ze melden dat ze na de tests uitgeput zijn, hoewel de prestaties alle binnen de norm kunnen zijn. Depressieve gevoelens, emotionele labiliteit, angst en toegenomen prikkelbaarheid zijn de opvallendste affectieve symptomen.

20.5 NOSOLOGISCHE STATUS

De regelmaat waarmee de term post-whiplash-syndroom in de literatuur wordt aangetroffen of in de kliniek wordt opgetekend, doet ten onrechte vermoeden dat het syndroom een goed omschreven nosologische status heeft verworven. Doordat het syndroom moeilijk objectief is vast te stellen en de klachten op zijn minst weinig specifiek zijn, bestaat over het post-whiplash-syndroom veel discussie. Dit heeft de laatste jaren bij veel clinici de vraag doen rijzen of het syndroom op realiteit dan wel fictie berust (Van Wijngaarden 1991). Het antwoord op deze vraag is van belang voor de houding van de clinicus die met de whiplash-patiënt wordt geconfronteerd: het bepaalt of deze de patiënt al dan niet in zijn klachten zal erkennen en hem een legitimatie zal verschaffen voor zijn gedrag. Ook hangt het antwoord samen met wat men

Tabel 20-1 Chronische klachten na whiplash-letsel

nekpijn
hoofdpijn
schouderpijn
rugpijn
visusstoornissen
vermoeidheid
angst
slaapstoornis
overgevoeligheid voor geluid
concentratiestoornis
vergeetachtigheid

onder realiteit verstaat. Ten eerste wordt ermee bedoeld: bestaat de klacht wel? In epidemiologisch-beschrijvende zin moet deze vraag bevestigend worden beantwoord. Er is min of meer sprake van een vast cluster van symptomen. Anderzijds is de laatste jaren het fundament van dit syndroom door diverse epidemiologische onderzoeken zwakker geworden (Ferrari en Russell 1999), als gevolg van verschillen in incidentie van het syndroom tussen verschillende landen en zelfs tussen gebieden binnen hetzelfde land. Ten tweede betreft de vraag naar de realiteit van het post-whiplash-syndroom een methodologisch aspect. Het whiplash-syndroom is op het niveau van het empirisch-wetenschappelijk onderzoek zeker nog geen duidelijke eenheid. Anders gezegd, men weet nog niet waar het whiplash-syndroom zit. Een dergelijke situatie geldt echter ook voor andere, wel erkende aandoeningen. Zo wordt bijvoorbeeld de diagnose depressie uitsluitend gesteld op grond van klachten, dat wil zeggen subjectieve verschijnselen. Bij gebrek aan objectieve, dat wil zeggen biologische markers, zal men zich moeten behelpen met deze meer pragmatische, beschrijvende benadering. Ten slotte heeft de vraag of het late whiplash-syndroom bestaat, ook een normatieve strekking: is de clinicus van mening dat de klacht van de patiënt een oprechte en adequate uiting is van een duidelijk lijden? Een antwoord hierop kan niet in zijn algemeenheid worden gegeven en hangt sterk samen met de individuele omstandigheden van de patiënt.

20.6 PATHOGENESE

Aan het eind van de jaren tachtig werd er vooral gezocht naar een organisch-cerebrale verklaring voor de cognitieve stoornissen na whiplash-letsel, analoog aan het traumatische hersenletsel (Yarnell en Rossie 1988). De oorzaak van de cognitieve disfuncties zou liggen in beschadigingen aan de basale frontale gebieden van de hersenen of letsel diep in de hersenstam (Ettlin e.a. 1992). Methodologisch gezien waren deze onderzoeken echter zwak. Er is geen consensus over de exacte definitie van whiplash-letsel, waardoor de voor onderzoek geselecteerde patiëntenpopulaties op een aantal essentiële kenmerken sterk heterogeen zijn. Een voorbeeld hiervan is het al dan niet betrekken van chronische whiplash-patiënten in het onderzoek. Bewustzijnsverlies of veranderingen in mentale toestand (aanwijzingen voor hersenletsel) zijn niet consequent gehanteerd als exclusiecriterium (Yarnell en Rossie 1988). Ook liep de keuze van verschillende

neuropsychologische diagnostische methoden nogal uiteen, hetgeen de interpretatie heeft bemoeilijkt (Taylor e.a. 1996).

Een rechtstreeks bewijs voor een organische oorsprong is vooralsnog dus niet geleverd. Het beeldvormende en neurofysiologische onderzoek heeft tot dusver geen duidelijk substraat aangetoond, noch van de hersenen noch van de nek (Pearce 1999; Alexander 1998). Men zou kunnen stellen dat chronische whiplash-patiënten een cerebraal letsel hebben dat niet is ontdekt of met de huidige medische technieken nog niet is vast te stellen, bijvoorbeeld door eenzijdige aandacht voor beeldvorming van de cervicale wervelkolom (Van Goethem e.a. 1996), of omdat cerebrale beeldvorming meestal alleen wordt verricht in de chronische fase waarin oedeem al lang geresorbeerd is. Ook ontbreken neuropathologische studies. Vooralsnog wordt de enige aanwijzing voor hersenletsel geleverd door neuropsychologisch onderzoek. Hoewel wordt gesuggereerd dat bij whiplash-patiënten sprake is van een aspecifiek patroon van cognitief disfunctioneren, is er ten aanzien van de objectieve meting van de cognitieve functies en stoornissen daarvan toenemende evidentie voor het volgende: bij whiplash-patiënten worden vooral stoornissen in de aandachtsfuncties, het werkgeheugen en de visuomotorische coördinatie gemeten (Kessels e.a. 2000). Klachten over cognitieve achteruitgang kunnen consistent en objectief worden vastgesteld met behulp van neuropsychologisch onderzoek, zoals blijkt uit vergelijkingen tussen een symptomatische groep en proefpersonen die geen (cognitieve) klachten rapporteerden na een auto-ongeluk (Kessels e.a. 2000). De opvatting dat deze cognitieve stoornissen automatisch wijzen op het bestaan van hersenbeschadiging is onjuist, omdat meer factoren (zoals psychoactieve medicatie, alcohol, vermoeidheid, eerder doorgemaakt hersenletsel of onvoldoende motivatie) hiertoe kunnen leiden. De whiplash-patiënt heeft bovendien pijn in nek en/of hoofd. Ook dit leidt tot verminderd neurocognitief presteren. Ook bij patiënten met reumatische nekpijn zijn stoornissen vastgesteld op aandachtstests. Taylor e.a. (1996) vonden geen verschil in prestaties op neuropsychologische tests tussen whiplash-patiënten, patiënten met hersenletsel en patiënten met rugpijnklachten. Het is dus van groot belang bij de interpretatie van de bevindingen van het neuropsychologische onderzoek hiermee rekening te houden. Een belangrijke overweging is daarnaast de invloed van pijn op slaap, omdat gestoorde slaap en de daaruit voortkomende alledaagse vermoeidheid de mentale efficiëntie negatief kunnen beïnvloeden (Hart e.a. 2000).

20.7 PSYCHOLOGISCHE EN SOCIALE FACTOREN

Naast klachten over het cognitieve functioneren bij chronische whiplash-patiënten komen vooral depressieve klachten, angstverschijnselen, interesseverlies en slaapstoornissen veel voor (Verhey 1998). Hoewel de meeste patiënten wel een of meer psychische klachten rapporteren, kan een volledige psychiatrische diagnose volgens de gangbare DSM-IV-criteria vaak niet worden gesteld. Bij de 36 patiënten met een post-whiplash-syndroom die werden onderzocht op de polikliniek voor geheugenstoornissen van het Academisch Ziekenhuis Maastricht, werd zevenmaal de diagnose depressie gesteld, en werden de diagnose aanpassingsstoornis en de diagnose posttraumatische stress-stoornis elk driemaal gesteld. Over de oorsprong van deze psychische verschijnselen bestaan verschillende opvattingen. Vertrouwdheid met het klachtenpatroon, karakterologische geaardheid en mogelijke claims voor schadevergoeding worden een pathogenetische rol toebedacht (Kortbeek 1991). Veel clinici gaan uit van de opvatting dat er sprake is van een zekere preëxistente psychologische dispositie op grond waarvan sommige patiënten meer klachten blijven houden na een whiplash dan anderen. Hoewel dit in principe voor elke aandoening geldt, is het bewijs voor deze bewering niet geleverd. Grote prospectieve onderzoeken suggereren dat de psychologische symptomen eerder geïnterpreteerd dienen te worden als gevolg van somatische klachten (Mayou en Radanov 1996).

Een niet te verwaarlozen factor blijkt bovendien de intensiteit van de psychologische reactie op het trauma te zijn. De whiplash-patiënt heeft per definitie herinneringen aan het ongeluk. Deze zijn vaak bijzonder levendig. Door de blootstelling aan deze in psychisch opzicht traumatische gebeurtenis kan een posttraumatische stress-stoornis optreden. Een jaar na het ongeval bleek nog 10-12% van de patiënten hieraan te lijden. Verschijnselen hiervan zijn slapeloosheid, nachtmerries, herbelevingen, oncontroleerbare gedachten of andere angststoornissen (Verhey 1998). Ook komen vermijdingsreacties veelvuldig voor, bijvoorbeeld het niet meer durven autorijden, of het vermijden van een bepaald stuk autoweg. Een ander probleem is dat de neurocognitieve beperkingen subtiel en vaak moeilijk vatbaar zijn, ook voor de patiënt. Uiterlijk zijn er geen kenmerken van ziekte of letsel. Het post-whiplash-syndroom is daarom vaak een onzichtbare handicap. Veel slachtoffers zijn zich niet bewust van de cognitieve beperkingen. Deze klachten kunnen dan vaak worden gezien als neurotisch. De houding van de arts kan hierbij ook een grote rol spelen. Een te sterke nadruk op psychische factoren van de kant van de arts kan ertoe leiden dat patiënten vooral de lichamelijke aspecten naar voren brengen. Een dergelijke houding wordt in de hand gewerkt doordat psychische aspecten, ten onrechte, niet of nauwelijks worden meegenomen in de bepaling van de gezondheidsschade van de patiënt (Mayou en Radanov 1996).

Een heikel punt bij de bespreking van het post-whiplash-syndroom is de invloed van financiële compensatie. Ontkennen dat dit aspect belangrijk is voor diegenen die te maken hebben met verlies van inkomsten door ziekte, hun werk niet meer naar behoren kunnen uitoefenen en in onzekerheid verkeren over de toekomst, zou naïef zijn. Er wordt echter wel beweerd dat veel whiplash-patiënten hun klachten overdrijven of dat er zelfs sprake zou zijn van het bewust simuleren van klachten met het oog op een geldelijk of juridisch gewin ('malingering'). Vaak wordt over het hoofd van de patiënt heen een onoverzichtelijke strijd uitgevochten tussen advocaten, verzekering en medisch specialisten. Of, en in hoeverre, simulatie of aggravatie onder whiplash-patiënten voorkomt, is een bron van levendige discussie. In een onderzoek uitgevoerd in Litouwen, waar schadeclaims geen gebruik zijn, werd geen verhoogde frequentie van klachten gevonden onder whiplash-slachtoffers één tot drie jaar na letsel (Schrader e.a. 1996). Retrospectief werden 202 individuen ondervraagd over nekpijn, hoofdpijn en rugpijn. De resultaten werden vergeleken met een letselvrije controlegroep, zodanig geselecteerd dat de groep wat geslachts- en leeftijdsverdeling niet verschilde van de whiplash-groep. Nekpijn werd door 71 (35%) whiplash-slachtoffers en 67 (33%) controlepersonen gerapporteerd; hoofdpijn door respectievelijk 107 (53%) slachtoffers en 100 (50%) controlepersonen. Chronische nek- en hoofdpijn werden ook even vaak gerapporteerd (17 (8,4%) versus 14 (6,9%) en 19 (9,4%) en 12 (5,9%)) door achtereenvolgens de slachtoffers en de controlegroep. Opvallend is dat ook pijnklachten na het acute whiplash-letsel van korte duur waren en er geen sprake was van evolutie van pijnklachten tot het post-whiplash-syndroom (Obelieniene 1999).

Nader onderzoek naar deze cultuurverschillen dient plaats te vinden. Interessant is in dit verband ook het onderzoek van Schmand e.a. (1998). Zij hebben met een provocatietest, een verbale geheugentest, aangetoond dat een deel van de whiplash-patiënten onder hun feitelijke prestatieniveau presteerde. Naast malingeren kunnen ook pijn, vermoeidheid en zelfbescherming tegen uitputting hieraan debet zijn. Bovendien kan simulatie of malingeren worden uitgelegd als het persisteren van reële symptomen met het doel serieus te worden genomen, of als het toeschrijven van reële klachten aan de verkeerde oorzaak (Ponds e.a. 1995). Bewust simuleren van klachten komt waarschijnlijk minder vaak voor dan het onbewust volhouden van symptomatologie, hetgeen kan worden beïnvloed door het feit dat men betrokken is in juridische procedures. Hierbij moet met name worden gedacht aan situaties waarbij terugkeer naar de werkplek weinig succesvol verloopt en de financiële toekomst van de persoon moet worden veiliggesteld.

20.8 INTEGRATIE VAN BIOLOGISCHE EN PSYCHOSOCIALE FACTOREN

Het late whiplash-syndroom kan het best worden beschreven in termen van het biopsychosociale model waarbij een onmiddellijke cerebrale factor ontbreekt (Van Zomeren en Saan 1997). Centraal staat een acute somatische factor, het letsel rond de weke delen van de halswervelkolom. Dit is hoogst waarschijnlijk niet chronisch aanwezig en kan de chronische pijn niet verklaren. Het ontwikkelen van een slechte houding als reactie op initiële pijn, het verminderen van activiteiten, en het uitvergroten van nek- en rugpijnklachten die preëxistent waren, zijn mogelijke verklaringen van deze klachten. Deze pijnklachten zijn waarschijnlijk het fundament van de psychosociale factoren, die op hun beurt weer het gedrag van het slachtoffer in reactie op het letsel beïnvloeden. Denk bijvoorbeeld aan de manier waarop pijnsymptomen worden waargenomen en toegeschreven aan het letsel, terwijl ze afkomstig zijn uit normale dagelijkse incidenten. Een andere belangrijke psychosociale factor is de verwachting van het slachtoffer volgend op het acute whiplash-letsel of de diagnose whiplash (Newcombe e.a. 1994). Zoals eerder opgemerkt, is de diagnose whiplash een beladen term, die doet geloven dat iemand het risico loopt op een langdurig, zo niet chronisch ziektebeeld. Met deze verwachting in het achterhoofd wordt het letsel

als potentieel ernstig gezien en kan overdreven aandacht voor toekomstige lichamelijke symptomen het gevolg zijn. De oorsprong van deze hypervigilantie is meerledig. Lichte symptomen van goedaardige oorsprong worden als ernstiger ingeschat vanwege zorgen over ernstig en misschien niet te herstellen letsel. Een ander effect is de zogenoemde symptoomattributie. Aangezien deze patiënten, veelal onterecht, worden behandeld alsof ze chronisch letsel hebben opgelopen, bestaat het gevaar dat alle toekomstige symptomen en pijn worden toegeschreven aan dit chronische letsel. Dit kan tot gevolg hebben dat gevoelens van bezorgdheid en angst enkel zullen toenemen (Ferrari e.a. 1999). Pijn, depressie en verminderd cognitief functioneren kunnen elkaar wederzijds negatief beïnvloeden. Het nadelige effect van langdurige pijn op fitheid en slaap mag niet worden onderschat. Het kan een ontregelend effect hebben op het cognitieve functioneren (concentratie- en geheugenstoornissen). Chronische pijn leidt tot uitputting en depressiviteit, en omgekeerd kan depressie de pijndrempel verlagen. Ook de emotionele reactie van de patiënt op diens toestand gaat dan een rol spelen (bezorgdheid, angst, depressie). Van het effect van stressfactoren in de vorm van ongeloof uit de omgeving of een kritische houding van behandelaars en verzekeringsinstanties gaat bovendien geen geruststellende werking uit. Er is uiteindelijk dus sprake van een moeilijk ontwarbare kluwen van interacties.

20.9 DIAGNOSTIEK

De diagnose chronisch whiplash-syndroom wordt op klinische gronden gesteld. Uit het voorgaande volgt dat de diagnostiek van het post-whiplash-syndroom multidisciplinair van karakter dient te zijn, en aan zowel lichamelijke, psychologische als sociale aspecten aandacht dient te schenken. Specialisten van relevante disciplines zijn: orthopeed, neuroloog, psychiater, neuropsycholoog en klinisch psycholoog. De diagnostiek dient sterk geïndividualiseerd te zijn.

Allereerst is een uitvoerige anamnese van groot belang. Belangrijk is daarbij snel uit te maken of de patiënt daadwerkelijk als patiënt wordt verwezen (dus als iemand bij wie de hulpverlener het lijden tracht te verminderen), of als belanghebbende in het kader van een al dan niet verkapte expertise. In het laatste geval kan het zijn dat de getroffene zelf geen hulpvraag meer heeft, maar er belang bij heeft zich als klager geregistreerd te zien. In de anamnese dienen de omstandigheden rond het ongeval nauwkeurig te worden uitgevraagd: wat gebeurde er precies, wat kan de patiënt zich zelf herinneren of wat werd hem later meegedeeld; hoe was de snelheid van beide voertuigen; werden gordels gedragen, was er een hoofdsteun of airbag; was er sprake van een hoofdwond; wat deed de patiënt direct na het ongeval, en hoe reageerde hij emotioneel? Vervolgens worden de klachten in kaart gebracht. Deze betreffen zowel lichamelijke als psychische en cognitieve klachten. Lichamelijke klachten hebben betrekking op het functioneren van de nek, maar ook op neurologische aspecten zoals evenwichtsklachten, tintelingen, krachtsvermindering of sensibiliteitsverschillen in de handen. Belangrijk is daarbij onderscheid te maken tussen de *klacht of stoornis*, de *beperking* die daarvan het gevolg is, en de *handicap* die op grond van die beperking optreedt. Bijvoorbeeld: de pijnklachten van de nek respectievelijk emotionele labiliteit leiden tot beperkingen in het huishouden (niet meer ramen kunnen lappen) respectievelijk het niet meer aankunnen van drukke omstandigheden, waardoor de patiënt in zijn functie in het huishouden respectievelijk in het sociale verkeer gehandicapt is. Hoe was het verdere beloop van elke klacht afzonderlijk? Is de patiënt het slachtoffer, en in welke mate heeft hij het gebeurde ook emotioneel verwerkt? Wat betekent het trauma voor de getroffene, en bestaat er wrok jegens de dader? In welke mate bestaan er beperkingen in het dagelijkse functioneren, bijvoorbeeld in het uitvoeren van arbeid, functioneren in het gezin of bij sport en recreatie? Hoe is de rol van de omgeving, bijvoorbeeld partner, kinderen, werkgever, maar ook de begeleidende instanties? Loopt er een verzekeringszaak?

Daarna vindt het lichamelijke onderzoek plaats. Hierbij worden vooral bij het onderzoek van de nek afwijkende bevindingen gedaan: verminderde actieve en/of passieve nekmobiliteit, hypertone nekmusculatuur met drukpijn over de aanhechtingsspieren. Het neurologische onderzoek is doorgaans zonder afwijkingen. In dit stadium levert aanvullend röntgenonderzoek van de nek zelden afwijkende bevindingen op. Het dient dan vooral om structurele beschadiging van de benige delen uit te sluiten. Het meest zinvol is het functiefoto's van de nek aan te vragen. Computertomografie (CT) of 'magnetic resonance imaging' (MRI) van het hoofd kan uitsluitsel geven over het al dan niet aanwezig zijn van cerebrale schade, maar dit wordt niet routinematig aanbevolen als hulpdiagnostiek.

Ten behoeve van expertiserapporten heeft de Nederlandse Vereniging voor Neurologie in 1995 richtlijnen opgesteld voor de bepaling van invaliditeit. Deze zijn samengevat in tabel 20-2. Wanneer aan alle criteria is voldaan, stellen deze richtlijnen het percentage functieverlies van de gehele mens op 5%. Opgemerkt moet daarbij worden dat deze richtlijnen geen multidisciplinaire consensus weergeven, maar uitsluitend binnen de beroepsgroep van neurologen werden opgesteld. Dit is opmerkelijk, omdat cerebrale betrokkenheid geenszins vaststaat en zelfs niet waarschijnlijk is, en omdat bij het neurologische (hulp)onderzoek geen afwijkingen worden gevonden. Onvoldoende duidelijk is in hoeverre hiermee rekening kan worden gehouden met de eventuele psychiatrische en cognitieve klachten als restgevolg van het trauma. Een multidisciplinaire richtlijn is in dit opzicht gewenst, maar in ons land vooralsnog niet beschikbaar (Verhey e.a. 1999).

Een benadering die uitsluitend op neuropsychologische tests berust, wordt afgeraden. Als het biopsychosociaal juist blijkt te zijn en de cognitieve tekorten van patiënten met het post-whiplash-syndroom niet primair door een cerebrale aandoening worden bepaald, dan kan wel worden beweerd dat het syn-

Tabel 20-2 Nederlandse richtlijnen van de Nederlandse Vereniging voor Neurologie voor de bepaling van invaliditeit bij het post-whiplash-syndroom

1	Het trauma moet vaststaan.
2	Het ongeval moet aanleiding hebben gegeven tot een mechanisch te begrijpen geweldsinwerking op de cervicale wervelkolom.
3	De pijnklachten moeten gelokaliseerd zijn in de nek en/of vanuit de nek.
4	De pijnklachten moeten zijn ontstaan binnen 48 uur na het ongeval en zij moeten voor het ongeval niet of in mindere mate hebben bestaan.
5	De pijnklachten moeten aanleiding hebben gegeven tot het zoeken van medische hulp en over een periode van minstens een jaar in aansluiting aan het trauma medisch gedocumenteerd zijn geweest.
6	Het is voldoende duidelijk geworden dat de getroffene bepaalde voorheen gebruikelijke activiteiten in het arbeidsproces, het dagelijkse leven, het maatschappelijke verkeer of recreatie feitelijk achterwege heeft gelaten, of daarbij hulp heeft ingeroepen of hulpmiddelen heeft gebruikt op grond van de aanwezige klachten of omdat de bedoelde activiteiten de klachten zodanig provoceerden of verergerden dat dit als bezwaarlijk werd ervaren.

droom strikt genomen niet onder de klinische neuropsychologie valt. Pijnklachten die op de lange duur door slaaptekort en vermoeidheid tot cognitieve klachten leiden, behoren niet per definitie tot het werkterrein van de neuropsychologie (Van Zomeren en Saan 1997). Hier staat tegenover dat de klinisch neuropsycholoog de middelen en de kennis heeft om cognitieve stoornissen te objectiveren en in die zin onmisbaar is bij de diagnostiek. Het is bovendien in veel gevallen op zijn minst duidelijk of naast letsel van de cervicale wervelkolom er nog sprake is van diffuus licht hersenletsel. De whiplash-patiënt is immers een traumapatiënt.

20.10 BEHANDELING

Cruciaal in het biopsychosociale model is dat de biologische factoren de functionele status niet alleen beïnvloeden door objectieve cognitieve factoren, maar ook door subjectieve cognitieve factoren (Kay e.a. 1992). De subjectieve cognitieve factoren worden bepaald door zowel psychologische (bijvoorbeeld uitvergroten of negeren van symptomen) als fysieke (pijn, vermoeidheid) factoren. De subjectieve cognitieve factoren beïnvloeden weer de psychologische factoren. Verminderde prestatie als gevolg van concentratiestoornissen kan gevoelens van angst en onzekerheid tot gevolg hebben. Dit laatste is een voorbeeld van een positieve 'feedback-loop'. De subjectieve cognitieve klachten worden vooral gevoed door psychologische factoren (onzekerheid, angst en depressie), die op hun beurt de cognitieve klachten weer kunnen versterken. Een tweede positieve feedback-loop die al vroeg kan worden geactiveerd, betreft fysieke factoren die functioneel herstel beïnvloeden, hetgeen de psychologische factoren beïnvloedt en van invloed is op fysieke factoren, enzovoort. Pijn veroorzaakt functieverlies, functieverlies leidt tot depressie en angst, dit kan de pijn instandhouden, enzovoort. Wanneer beide feedback-loops in werking worden gesteld, is de kans op een chronisch klachtenpatroon zeer groot. In dit model is de directe impact van psychologische en subjectieve factoren op het functioneren overheersend.

Het doel van een model als hierboven beschreven is het aanreiken van een handvat voor het evalueren en behandelen van personen met post-whiplash-syndroom. In grote lijnen bestaan er twee momenten waarop interventie zinvol lijkt te zijn: vroege en late interventie. Het doel van *vroege* interventie is het voorkomen van sterke associaties tussen psychologische, fysieke en subjectieve cognitieve factoren. Dit zou zich kunnen vertalen in een vierstappenplan:

1 evaluatie van klachten en beperkingen gevolgd door voorlichting over het te verwachten beloop en normaliteit van de klachten;
2 gedrags- en leefregels voor omgang met klachten in de eerste periode (gebaseerd op aard van de symptomen, persoonlijkheid en eisen vanuit de omgeving; voorkomen van overbelasting);
3 geleidelijke reïntegratie in werk/gezin zonder toename van subjectieve klachten;
4 verwijzing voor meer intensieve behandeling, indien nodig.

De *late* interventie richt zich in hoofdzaak op de invloed van psychologische factoren op het functionele herstel. Hierbij kunnen ook weer vier stappen worden gevolgd:

1 probleeminventarisatie en validering van de klachten: wat zijn de primaire lichamelijke en cognitieve beperkingen, wat zijn de secundaire lichamelijke en cognitieve klachten en beperkingen bepaald door psychologische determinanten (bijvoorbeeld depressie) en positieve feedback-loops (chronische pijn)?
2 psycho-educatie gericht op het herstel van zelfvertrouwen: normaliteit van het ontwikkelde klachtenpatroon wordt benadrukt, waarbij psychologische determinanten valide zijn;
3 aanreiken van cognitieve en gedragsmatige compensatiestrategieën;
4 herformuleren van persoonlijke doelen en rollen.

Geëvalueerde behandelingen van het post-whiplash-syndroom zijn schaars. In het Academisch Ziekenhuis Maastricht wordt sinds 1994 een behandeling gegeven aan patiënten met chronische klachten na whiplash-letsel. Deze late interventie is gebaseerd op het hierboven beschreven biopsychosociale model, waarbij het doorbreken van associaties die leiden tot het chronische klachtenpatroon centraal staat. De behandeling is cognitief-gedragsmatig van aard, bestaande uit zowel groeps- als individuele behandeling. Bij 44 behandelde patiënten is deze interventie inmiddels geëvalueerd (Linzell en Ponds 2000). Op basis van een wachtlijstcontroledesign is het effect van deze behandeling gemeten met een korte neurocognitieve testbatterij en een klachteninventarisatie (zowel voorafgaand aan als volgend op de behandeling). Een eerste evaluatie van dit onderzoek laat een klachtenafname zien bij de meerderheid van de patiënten. Er is geen verbetering gemeten van de neuropsychologische prestatie in tegenstelling tot het psychische welbevinden, dat duidelijk verbeterde bij de meerderheid van de groep. Het toegenomen inzicht in eigen symptomatologie en obstructies voor gedragsverandering heeft bij de meerderheid van de patiënten een opbouw van activiteiten tot gevolg gehad.

Wat betreft behandeling van het post-whiplash-syndroom kan een aantal voorlopige conclusies worden getrokken. Het zoeken naar een biologische marker voor het post-whiplash-syndroom heeft tot dusver geen consequentie gehad voor diagnose of behandeling. Inadequate behandeling van pijn, angstklachten of depressie is een risico voor het ontwikkelen van psychogene klachten, die kunnen worden voorkomen. De belangrijkste doelstelling van therapie moet gedragsverandering van de patiënt zijn, die hem doet inzien dat het een goedaardig letsel betreft en dat met name de pijn tot zelflimiterend gedrag kan leiden (Ferrari e.a. 1999). Het behandelen van pijnklachten, depressie, angst en slaapstoornissen in combinatie met optimistische voorlichting aan patiënt, familie en werkgevers, is veelbelovend bij het voorkomen van langdurige klachten (Lishman 1988; Mittenberg e.a. 1992).

Literatuur

Alexander MP. In the pursuit of proof of brain damage after whiplash injury. Neurology 1998;51:336-40.

Cassidy JE. Scientific monograph of the Quebec Task Force on whiplash associated disorders: redefining whiplash and its management. Spine 1995;20(suppl):9-73.

Crowe H. Injuries to the cervical spine. Presentation to the annual meeting of the Western Orthopedic Association, San Francisco, 1928.

Ettlin TM, Kischka U, Reichmann S, e.a. Cerebral symptoms after whiplash injury: a prospective clinical and neuropsychological study of whiplash injury. J Neurol Neurosurg Psychiatry 1992;55:943-8.

Ferrari R, Kwan O, Russell AS, e.a. The best approach to the problem of whiplash? One ticket to Lithuania, please. Clin Exp Rheumathol 1999;17:321-6.

Ferrari R, Russell AS. Epidemiology of whiplash: an international dilemma. Ann Rheumathol Dis 1999;58:1-5.

Goethem JWM van, Biltjes IGGM, Hauwe L van den, e.a. Whiplash injuries: is there a role for imaging? Eur J Radiol 1996;22:30-7.

Hart RP, Martelli MF, Zasler ND. Chronic pain and neuropsychological functioning. Neuropsychol Rev 2000;10:131-49.

Kay T, Newman B, Cavallo M, e.a. Toward a neuropsychological model of functional disability after mild traumatic brain injury. Neuropsychology 1992;6:371-84.

Kessels RPC, Aleman A, Verhagen WIM, e.a. Cognitive functioning after whiplash injury: a meta-analysis. J Int Neuropsychol Soc 2000;6:271-8.

Kortbeek LHTS. Het post-whiplash-syndroom. Ned Tijdschr Geneeskd 1991;135:264-9.

Linzell MW, Ponds RWHM. Evaluatie van een behandeling van chronisch cognitieve en emotionele klachten na whiplash en/of licht hersentrauma. Intern Rapport: Afdeling Psychiatrie en Neuropsychologie & Instituut Hersenen en Gedrag, Universiteit Maastricht, 2000.

Lishman WA. Physiogenesis and psychogenesis in the 'Post-Concussional Syndrome'. Br J Psychiatry 1988;153:460-9.

Mayou R, Radanov BP. Whiplash neck injury. J Psychosomatic Res 1996;40:461-74.

Mittenberg W, Giulio DV di, Perrin S, e.a. Symptoms following mild head injury: expectation as etiology. J Neurol Neurosurg Psychiatry 1992;55:200-4.

Newcombe F, Rabbitt P, Briggs M. Minor head injury: pathophysiological or iatrogenic sequelae? J Neurol Neurosurg Psychiatry 1994;57:279-83.

Obelieniene D, Schrader H, Bovim G, e.a. Pain after whiplash: a prospective controlled inception cohort study. J Neurol Neurosurg Psychiatry 1999;66:279-83.

Pearce JMS. A critical appraisal of the chronic whiplash syndrome. J Neurol Neurosurg Psychiatry 1999;66:273-6.

Ponds RWHM, Lugt M de, Verhey F, e.a. Malingeren bij neuropsychologisch onderzoek. Psycholoog 1995;30:357-62.

Radanov BP, Stefano G di, Schnidrig A, e.a. Common whiplash: psychosomatic or somatopsychic? J Neurol Neurosurg Psychiatry 1994;57:486-90.

Radanov BP, Sturzenegger M, Stefano G di. Long-term outcome after whiplash injury: a 2 year follow-up considering features of injury mechanism and somatic, radiologic, and psychosocial findings. Medicine 1995;74:281-97.

Schmand B, Lindeboom J, Schagen S, e.a. Cognitive complaints after whiplash injury: the impact of malingering. J Neurol Neurosurg Psychiatry 1998;64:339-43.

Schrader H, Obelieniene D, Bovim G, e.a. Natural evolution of late whiplash syndrome outside the medicolegal context. Lancet 1996;347:1207-11.

Taylor AE, Cox CA, Mailis A. Persistent neuropsychological deficits following whiplash: evidence for chronic mild traumatic brain injury? Arch Phys Med Rehabil 1996;77:529-35.

Verhey FRJ, Stapert SZ, Jolles J. Whiplash associated disorders: is there a place for pychiatrists and psychologists? Acta Neuropsychiatrica 1999;11:134-6.

Verhey FRJ. Zit het whiplash tussen de oren? Verkeersrecht 1998;7/8:194-6.

Wijngaarden GK van. Het late whiplash-syndroom; realiteit of fictie? Ned Tijdschr Geneeskd 1991;135:279-83.

Yarnell PR, Rossie GV. Minor whiplash head injury with major debilitation. Brain Inj 1988;2:255-8.

Zomeren E van, Saan R. Whiplash. In: Deelman B, Eling P, Haan E de, e.a. (red). Klinische neuropsychologie. Amsterdam: Boom, 1997:290-8.

21 Rouw

J. van den Bout

21.1 INLEIDING

Als een volwassene wordt getroffen door niet-aangeboren hersenletsel (NAH), impliceert dat te allen tijde dat hij verliezen heeft geleden op diverse levensterreinen. Dergelijke multipele verliezen zullen leiden tot rouwreacties. In dit hoofdstuk wordt betoogd dat een rouwperspectief een betekenisvolle bijdrage kan bieden om bepaalde kenmerkende reacties van NAH-patiënten begrijpelijk te maken. Daartoe wordt vooral ingegaan op het 'rouwtakenmodel' van Worden.

21.2 ROUW BIJ NIET-AANGEBOREN HERSENLETSEL[1]

Onder rouw kan worden verstaan 'een uiteenlopend scala van reacties die optreden als gevolg van een definitief verlies van iemand of iets waarmee een betekenisvolle relatie bestond' (Van der Wal 1988). De term rouw of verliesverwerking heeft dus niet alleen betrekking op de reacties die optreden na het verlies van een persoon, al is verreweg het meeste onderzoek in verband met rouw gedaan naar de gevolgen van het overlijden van dierbaren (en dan nog in het bijzonder verlies van de partner). Ook op het verlies van materiële zaken (zoals werk, een huis of het vaderland) of immateriële zaken (zoals een ideaal) heeft de term betrekking. Sommigen spreken in dit verband zelfs van een zich ontwikkelend nieuw veld binnen de psychologie, de 'psychology of loss' (Harvey 2001).

De term rouw is ook van toepassing op de situatie die ontstaat als de mogelijkheden en functies van het eigen lichaam plotsklaps voor een groot deel teloorgaan, zoals na het ontstaan van niet-aangeboren hersenletsel. Door NAH heeft de patiënt verliezen geleden op meerdere levensterreinen. Allereerst hebben die verliezen betrekking op de hersenfuncties en het daarmee samenhangende verlies van lichamelijke functies en mogelijkheden. Echter, de geleden verlie-

zen hebben op meer zaken betrekking. Vaak verschralen de sociale relaties. Daarnaast is er een verlies van vanzelfsprekendheden, zoals het eigen lichaam dat plotsklaps niet meer 'naar behoren' functioneert. Ook is er een verlies van toekomstverwachtingen en van idealen. Gewoonlijk had men geen al te duidelijk besef van dergelijke verwachtingen en idealen. Men wordt zich die vaak pas bewust als het NAH heeft toegeslagen.

Met dergelijke verliezen dient te worden omgegaan. Er dient aandacht voor te zijn, van de kant van de patiënt, van de sociale omgeving en met name ook van de kant van de hulpverlening. Men mag er niet van uitgaan dat het omgaan met of het verwerken van dergelijke verliezen vanzelf wel zal gebeuren. Daarvoor zijn de geleden verliezen veelal te groot in aantal en te ingrijpend.

Hoe verloopt een rouwproces? De gemiddelde Nederlander zal de volgende schets van een rouwproces onderschrijven. De eerste uren, dagen en soms weken na de verliesgebeurtenis is er sprake van ongeloof: de getroffene kan zich letterlijk niet voorstellen dat deze ontwrichtende gebeurtenis heeft plaatsgevonden. Men is verdoofd. Geleidelijk nemen gevoelens de overhand: men ervaart intens verdriet, men huilt, en men ervaart plotseling opkomende hevige pijnscheuten. Enige tijd later treden er reacties op als somberheid, depressiviteit, protest en soms kwaadheid. Doordat de getroffene geleidelijk de gebeurtenis tot zich laat doordringen, 'verwerkt' de nabestaande het verlies, en parallel daaraan wordt geleidelijk de intensiteit van de negatieve gevoelens minder. Uiteindelijk, pakweg na een jaar, wordt het dagelijkse leven weer hernomen en raakt het leven weer op orde. Kortom: er is eerst veel verdriet en emotioneel onwelbevinden, en na verloop van tijd wordt dat geleidelijk minder, tot het verlies 'verwerkt' is, zoals dat heet.

[1] Delen van deze paragraaf zijn ontleend aan Van den Bout (1996).

Deze visie op hoe een rouwproces verloopt, is de algemeen geldende visie. Het is de visie zoals die in de literatuur, en zeker in de iets meer populaire literatuur, wordt aangetroffen. Is deze visie een juiste afspiegeling van de werkelijkheid? Klopt deze visie op hoe rouw verloopt met wat bekend is uit wetenschappelijk onderzoek? Deze vragen worden hier beantwoord aan de hand van een aantal beweringen ofwel opvattingen[2] die kenmerkend zijn voor deze dominante visie op het rouwproces.

Een eerste kenmerkende opvatting luidt als volgt: 'Er treden vaste, universele negatieve reacties op, zoals verdoving, verdriet, somberheid, angst, kwaadheid.' Dergelijke negatieve reacties (misschien niet allemaal, maar wel een aantal) zijn onontkoombaar, ze horen bij de rouw over een ingrijpend verlies. En ook: veel verdriet, onwelbevinden is wenselijk, want anders zullen er later problemen ontstaan.

Is die bewering juist? Uit onderzoek komt naar voren dat er grote verschillen in reacties zijn tussen mensen die een ingrijpend verlies hebben meegemaakt. Depressiviteit treedt vaak op, soms zelfs in die mate dat gesproken zou kunnen worden van een klinische depressieve stoornis. Echter, depressie of depressiviteit hoeven niet per se op te treden, ook niet na andersoortige verliesgebeurtenissen. Zo rapporteren Frank e.a. (1987) in een overzichtsartikel dat depressie geen universele reactie is na het optreden van een dwarslaesie, hoewel dat wel vaak beweerd is. Kwaadheid en woede kunnen optreden, maar in veel gevallen gebeurt dat niet. Zelfs is het niet zo dat intense verdrietreacties altijd voorkomen. De variëteit in reacties valt dus meer op dan de uniformiteit. De eerste bewering is daarom in zijn algemeenheid niet juist.

Een tweede en op de eerste voortbordurende opvatting (al wordt die de laatste jaren minder gehoord) is: 'De reacties en het rouwproces zijn te ordenen in vaste stadia of fasen (bijvoorbeeld depressie, woede).' Goede verliesverwerking zou eruit bestaan dat die stadia of fasen in een bepaalde volgorde moeten worden doorlopen. In de literatuur zijn meerdere van dergelijke stadia- of fasenmodellen te vinden. Dergelijke modellen zijn zeer invloedrijk geweest, met name ook voor practici. Een zeer bekend model is dat van Kübler-Ross (1982). Dat model was weliswaar oorspronkelijk bedoeld als model voor het 'rouwproces' bij stervende mensen,

maar is ook vaak van toepassing verklaard op andere rouwprocessen. Naast het model van Kübler-Ross zijn er tal van andere fasenmodellen (zie bijvoorbeeld Bowlby 1980). Deze fasenmodellen verschillen van elkaar in termen van het aantal veronderstelde fasen (van twee tot zelfs zes fasen) en de inhoud van de fasen. Ze lijken op elkaar in de zin dat ze alle – de een meer strikt, de ander minder strikt – veronderstellen dat rouw bestaat uit een fasegewijze verwerking.

Wat valt op grond van wetenschappelijk onderzoek over dergelijke modellen te zeggen? Een probleem is dat de empirische ondersteuning ervoor maar matig is. Longitudinale studies, die toch noodzakelijk lijken om dergelijke modellen die processen beschrijven te toetsen, waren eenvoudigweg nog niet uitgevoerd toen dergelijke modellen werden ontwikkeld. Anders dan dergelijke modellen stipuleren, wordt in onderzoek gewoonlijk een bonte opeenvolging van reacties gevonden, waarbij niet zelden een 'fase' meerdere malen terugkomt. In strikte zin kan men dan natuurlijk niet meer over fasen spreken. Ondanks de popullariteit van dergelijke modellen is er dus wetenschappelijk gesproken geen bewijs voor.

Een derde en wel heel centrale bewering luidt: 'Het verlies moet worden doorgewerkt.' Deze bewering gaat terug op Freud die sprak over de rouwarbeid die een rouwende dient te verrichten. Met de term rouwarbeid bedoelt hij dat de rouwende veelvuldig bezig moet zijn met het geleden verlies en zichzelf herhaaldelijk moet confronteren met de realiteit van het geleden verlies en de gevoelens hierover moet uiten. Alleen door het verlies op die wijze door te werken kan de getroffene een nieuwe start maken.

Wat is er uit onderzoek bekend over deze 'rouwarbeid'-hypothese (Stroebe 1992; Bonanno 2001)? Bij het merendeel van de rouwenden is inderdaad sprake van 'rouwarbeid', maar daarnaast is er een kleinere groep die betrekkelijk onaangedaan onder het verlies blijft en bij wie van nauwelijks of geen rouwarbeid sprake lijkt te zijn, terwijl hun wijze van omgaan met het verlies toch bezwaarlijk abnormaal kan worden genoemd.

Een vierde bewering is: 'Positieve emoties zijn (nagenoeg) afwezig bij een rouwproces.' Ook die opvatting blijkt niet juist te zijn. De hoeveelheid en intensiteit van positieve gevoelens (zoals dankbaarheid en soms opluchting) blijken bij veel verliesge-

---

[2] Enkele van deze opvattingen zijn ontleend aan Silver en Wortman (1980) en Wortman en Silver (1987, 1992, 2001).

beurtenissen even groot als die van negatieve gevoelens, en dit is al het geval na de eerste weken of maanden na het verlies.

De beweringen tot nu toe hebben betrekking op de inhoud van het rouwproces. De vijfde bewering heeft betrekking op de tijdsperiode: 'De getroffene hervindt binnen een bepaalde tijdsperiode het evenwicht.' Over die tijdsduur wisselen de meningen. Dertig jaar geleden ging men in het geval van het overlijden van de partner uit van een paar maanden, een paar jaar geleden van één jaar en nu lijkt er enige consensus te bestaan over anderhalf jaar.

Uit onderzoek valt vooral de enorme variabiliteit op. Sommige getroffenen functioneren na enkele weken weer als vanouds, maar voor anderen geldt dat het rouwproces jaren duurt. Het inzicht wint veld dat voor een aanzienlijke minderheid geldt dat zij gedurende meerdere jaren aanzienlijke problemen blijven ondervinden, zonder dat dit overigens hoeft te duiden op een verstoord rouwproces.

Is deze dominante visie op verliesverwerking in overeenstemming met de realiteit? Het antwoord moet zijn: ja en nee. Ja, omdat deze visie een juiste beschrijving is voor één groep rouwenden (groot of klein, dat weet men niet goed, maar waarschijnlijk tamelijk groot). Nee, omdat deze visie geen adequate beschrijving is voor een andere groep of andere groepen die een ingrijpend verlies hebben geleden. In ieder geval is die dominante visie geen juiste visie op *het* rouwproces, want er bestaat kennelijk niet zoiets als hét rouwproces. Men zou kunnen zeggen: normale rouw bestaat niet. Rouw is veelvormig. De zojuist genoemde, voor velen erg aansprekelijke beweringen, zijn in hun algemeenheid niet juist. Anders gezegd: er is niet één manier van verliesverwerking (die men gewoonlijk als normale verwerking aanduidt en die globaal loopt van veel verdriet naar weinig of geen verdriet binnen een globale tijdsperiode van een jaar), maar er zijn meerdere manieren van rouw, die ook 'normaal' kunnen worden genoemd. Zo is er een reactiepatroon waarbij sprake is van langdurig onwelbevinden, terwijl dat toch 'normaal' kan worden genoemd. Dit reactiepatroon is en wordt ook wel aangeduid met de term 'chronische' rouw, letterlijk: voortdurende rouw. Die term verwijst in de literatuur naar een vorm van pathologische rouw. Veel van wat ooit is aangeduid als verstoorde, chronische rouw, is te betitelen als een andere vorm van 'normale' rouw. Daarnaast is er een reactiepatroon waarbij er nauwelijks of geen verdrietreacties zijn, niet kort na het

overlijden en ook niet op langere termijn. Ook een dergelijk patroon is vaak als pathologisch beschouwd: het is gezien als een 'voort-durende' ontkenningsreactie. Ziet men het als een ontkenningsreactie, dan is de aanname dat er later problemen zullen opdoemen. Er is dan sprake van 'uitgestelde rouw'. Populair gezegd: deze mensen komen later alsnog in de problemen. Er is echter nauwelijks bewijs dat dit het geval is: geen problemen kort na het geleden verlies blijken verbonden met geen problemen later in de tijd.

Het onderschrijven van dergelijke algemene opvattingen over rouw kan gevolgen hebben, soms zelfs grote gevolgen. Zo kan het geloof van *hulpverleners* in deze opvattingen nadelige gevolgen hebben. Vertoont een getroffene bijvoorbeeld een afwijkend verwerkingsproces (in de zin van anders dan verwacht volgens bovengenoemde opvattingen), dan is de kans groot dat de persoon als afwijkend wordt bezien, met als mogelijk gevolg dat feitelijk 'normale' problematiek wordt verergerd, met alle gevolgen van dien. Een voorbeeld: een patiënt die niet reageerde met de gebruikelijke reacties van verdriet en hevig onwelbevinden na een traumatische dwarslaesie, werd vriendelijk maar dwingend geconfronteerd met de realiteit van het verlies waarbij 'de getroffene geleid wordt naar een periode van depressie waarin hij het aanvaarden van het verlies kan uitwerken' (Nemiah 1957, p. 146).

Ook kan de opvatting van een hulpverlener dat bij een goed verlopend rouwproces hoort dat de betrokkene gevoelens van kwaadheid dient te hebben, leiden tot een vruchteloos speuren naar die kwaadheid, ondanks het gegeven (of juist dankzij het gegeven) dat de persoon meldt nooit echte woede of kwaadheid te hebben gevoeld.

Ook *de getroffenen zelf* kunnen te maken krijgen met de gevolgen van bovengenoemde misvattingen. Sommigen ervaren nauwelijks rouwreacties en voelen zich daar ongemakkelijk over, omdat ze onderhevig zijn aan de hierboven als eerste genoemde opvatting: reacties als intens verdriet, depressie en kwaadheid zijn na een ingrijpend verlies onontkoombaar. Anderen ervaren een overmaat van rouwreacties en denken gek te worden, omdat hun reactiepatroon niet strookt met hun eigen verwachtingen hierover (en wellicht ook niet overeenkomt met de verwachtingen hieromtrent van hun sociale omgeving en hulpverleners). Ook kunnen die rouwreacties veel langer dan een jaar duren. Als een getroffene de laatste hierboven genoemde opvatting (over de tijdsperiode van rouw) onderschrijft, kunnen er in een dergelijk geval problemen ontstaan, omdat de persoon ten onrechte denkt dat zo'n lange tijdsperiode abnormaal is.

Ietwat raillerend zou men dus kunnen zeggen: *het rouwproces bestaat niet*. Processen van verliesverwerking verlopen meer individueel verschillend dan een tijdlang is verondersteld. Fasenmodellen dienen dus louter beschrijvend te worden gebruikt, en niet normatief of prescriptief. Ze kunnen als het ware functioneren als een checklist voor verschijnselen die bij rouw kunnen optreden. In de woorden van Zisook en Shuchter (1986, p. 288): 'We zijn nog maar net begonnen te begrijpen wat 'normale rouw' eigenlijk inhoudt'. Er is dus niet één type van normale verwerking, maar er zijn meer manieren van normale verwerking. Sommige mensen blijken betrekkelijk onaangedaan na een verlies, en dat kan een heel normale reactie zijn. Ook is het mogelijk dat mensen hevige rouwreacties vertonen, die lange tijd voortduren, zonder dat kan worden gesproken van een echt verstoord verwerkingsproces (Wortman en Silver 1987).

Een NAH-patiënt staat voor de taak om te gaan met een aantal verliezen. Als gevolg hiervan zal hij rouwreacties vertonen, die – zoals zojuist aangegeven – sterk kunnen variëren in intensiteit en duur. Daarnaast is het mogelijk dat de NAH-patiënt andere emotionele problemen vertoont (zoals stemmingsstoornissen), die mogelijk een direct gevolg zijn van een specifieke hersenbeschadiging. In de literatuur (zie bijvoorbeeld Shima e.a. 1994) is er enige discussie over de vraag of sommige kenmerkende emotionele reacties van NAH-patiënten eerder als rouwreacties kunnen worden gezien dan als functionele reacties ten gevolge van het hersenletsel (hetgeen uiteraard gevolgen heeft voor de wijze waarop door hulpverleners met deze reacties dient te worden omgegaan). Uit een studie van Eastwood e.a. (1989) blijkt dat voor beide gezichtspunten evidentie bestaat. In het navolgende wordt ervan uitgegaan dat minstens een deel van de kenmerkende emotionele reacties van NAH-patiënten voortspruit uit de geleden verliezen. Naar onze indruk geldt voor nogal wat hulpverleners dat het wenselijk zou zijn dat zij een dergelijk perspectief meer zouden hanteren bij hun omgaan met NAH-patiënten.

21.3 TAKEN BIJ ROUW

Een momenteel in de hulpverlening populair interpretatiekader voor rouwreacties is dat van de Amerikaanse rouwtherapeut Worden (1992). Worden heeft zijn 'rouwtakenmodel' alleen uitgewerkt voor het verlies door de dood van een dierbare, maar ons inziens is zijn model ook toepasbaar op andere verliessituaties, waaronder NAH. Worden gaat niet uit van reacties of fasen, maar onderscheidt vier taken, waar de rouwende na een verlies voor staat. Deze taken hoeven niet sequentieel te worden volbracht, al lijkt er wel sprake van een zekere tijdsfasering. Anders dan de fasenmodellen doet dit takenmodel niet zozeer uitspraken over het rouw*proces* als wel over de uitkomsten, de taken, die moeten worden verricht. Verder heeft de term 'fase' een iets passievere connotatie dan de term 'taak': aan fasen is men onderhevig, terwijl men voor taken staat. Worden (1992) onderscheidt vier taken bij een rouwproces.

21.3.1 Aanvaarden van de realiteit van het verlies (taak 1)

Of een verliesgebeurtenis nu verwacht of onverwacht was, de getroffenen kunnen aanvankelijk niet geloven dat het werkelijk gebeurd is. De realiteit dringt pas geleidelijk door. Karakteristiek is dat men wel 'weet' dat het zo is, maar dat men dat op een ander niveau kennelijk niet weet. Vaak formuleren nabestaanden dit als een tegenstelling tussen verstand en gevoel: 'verstandelijk' weet men het, maar gevoelsmatig niet. Het komt voor dat getroffenen als vanzelf in de oude routine van voor het ontstaan van het NAH door (willen) gaan tot ze hun beperkingen bemerken en zich het NAH weer realiseren.

Het aanvaarden van de realiteit van het gebeurde geschiedt dus niet van het ene op het andere moment. Vaak gaat dat aanvaarden via meerdere 'lagen'. Een NAH-patiënt kan denken dat hij het gebeurde heeft geaccepteerd en er enige tijd later achterkomen dat dit helemaal niet het geval was. Het komt regelmatig voor dat patiënten op de dimensie *aanvaarden* versus *ontkennen* van de realiteit van het verlies, aan de ontkenningspool blijven vastzitten (Kleber 1986). Hoezeer het ook voor eenieder duidelijk is dat de NAH-patiënt nooit meer de oude zal worden, de patiënt kan aan de 'idee fixe' blijven vasthouden dat herstel mogelijk en waarschijnlijk is. Hoewel Worden dat niet stelt, is het ons inziens goed verdedigbaar deze eerste taak als de centrale taak te zien waar een getroffene voor staat.

Men kan zich de vraag stellen waarom het aanvaarden van de realiteit van de geleden verliezen zo moeilijk is. Immers: iedereen weet toch basaal dat niets in het leven zeker is? Dat er plotseling grote ellende op een mens af kan komen, of dat nu is door betrokken te raken bij een auto-ongeluk, beroofd te worden of een ernstige kwaal aan het lichaam te krijgen, zoals in het geval van NAH? Deze vraag verwijst naar de vraag welke opvattingen wij hebben over de mogelijkheid dat dergelijke gebeurtenissen überhaupt kunnen optreden. En ook: welke kansen wij onszelf toedichten om dergelijke gebeurtenissen mee te maken.

Mensen blijken niet al te zeer bezig te zijn met het optreden van ingrijpende of schokkende gebeurtenissen. Uit veel onderzoek is naar voren gekomen dat wij geneigd zijn de frequentie en waarschijnlijkheid van negatieve gebeurtenissen (zoals bepaalde ziekten, ongelukken) te onderschatten. Wat wij helemaal onderschatten is de waarschijnlijkheid dat onszelf zoiets zal overkomen. Wij leven als het ware in een wereld van *persoonlijke onkwetsbaarheid*. Zo is bijvoorbeeld gebleken dat wij denken minder kans te hebben dan anderen om bij een auto-ongeluk betrokken te raken. En consistent hiermee is bijna 90% van ons van mening dat onze rijvaardigheid meer dan gemiddeld is (Svenson 1981).

Waar berust die illusie over onze persoonlijke onkwetsbaarheid op? Die lijkt gegrondvest op algemene opvattingen die zo fundamenteel en ook zo vanzelfsprekend zijn dat we moeite hebben die te formuleren. Veelal blijken we die pas te hebben als de ingrijpende gebeurtenis (zoals een NAH) is opgetreden. Het zijn basisopvattingen over onze privéwereld, het zijn de vanzelfsprekendheden van waaruit wij leven. Het zijn basisopvattingen zoals: 'Ik ben een waardevol en fatsoenlijk persoon, en daarom heb ik er recht op dat mij geen ellendige dingen zullen overkomen'. En: 'De wereld is basaal een rechtvaardige wereld, en daarom mag mij zoiets niet overkomen'. Zijn dergelijke opvattingen als illusies te kenschetsen? Op zijn minst kan worden gesteld dat ze soms niet met de realiteit in overeenstemming zijn. Soms worden ze gedisconfirmeerd. NAH-patiënten hebben een dergelijke disconfirmatie van hun wereldbeeld meegemaakt: hun lijf blijkt niet meer als vanouds te kunnen functioneren.

Nogal wat getroffen patiënten blijken als onderdeel van het in het reine komen met de schokkende verliesgebeurtenis inventieve cognitieve strategieën te hanteren. Uitgangspunt bij die strategieën is telkens het streven om zoveel mogelijk van de oude illusies te herwinnen of deze in stand te houden. Taylor (1983)

identificeerde drie van dergelijke strategieën die in feite bestaan uit het toepassen van een aantal denktrucs door voor zichzelf nieuwe illusies te formuleren.

Zoeken naar de betekenis van het gebeurde
Men zoekt naar de betekenis van het gebeurde. Men stelt zich vragen als: 'Waarom is dit gebeurd?', 'Waarom moest mij dit overkomen' of 'Heeft het een speciale betekenis dat dit is gebeurd?'. Men zou kunnen zeggen dat de getroffene op zoek is naar een filosofische causaliteit (Wortman en Dintzer 1978). Kenmerkende antwoorden op dergelijke vragen kunnen zijn: 'Nu heb ik gemerkt waar het eigenlijk om gaat in het leven, ik heb er eigenlijk bij gewonnen', of: 'God had er een bedoeling mee'. Op deze wijze kan een schokkende gebeurtenis dus zelfs als positief worden gezien.

Herwinnen van een idee van controle
Een veelvoorkomende strategie is zoeken naar de oorzaken van de schokkende gebeurtenis. Als immers de oorzaken gelokaliseerd zijn, is een dergelijke gebeurtenis in principe te voorkomen, waardoor de wereld weer controleerbaar wordt. Een ogenschijnlijk iets onhandigere strategie is zelfverwijt. 'Had ik maar meer aan sport gedaan, dan was het NAH vast niet opgetreden', kan een patiënt zeggen. Door een dergelijke cognitieve strategie te hanteren, blijft echter de illusie gehandhaafd dat de wereld basaal controleerbaar en beheersbaar is. Bedacht moet worden dat het er niet primair om gaat of die oorzaken juist zijn (veelal weten we immers de oorzaken van een NAH niet), maar of men ze gelooft. Belangrijk is dat men dat geloof in eigen controle krijgt, ook al is het in feite nergens op gebaseerd.

Zelfwaardering hooghouden
Getroffenen kunnen hun zelfwaardering hooghouden door zich te vergelijken met anderen, en dan te concluderen dat men nog niet zo slecht af is of dat men het nog niet zo slecht doet. Bij een dergelijke strategie is succes bij voorbaat verzekerd, althans op voorwaarde dat men een geschikte vergelijkingspersoon vindt. En een dergelijke persoon is altijd aanwezig, omdat deze echt of gefantaseerd mag zijn. Op die manier kunnen nagenoeg alle NAH-patiënten concluderen dat ze beter af zijn dan hun lotgenoten. Een ouder iemand kan zijn situatie vergelijken met die van een jonger iemand, voor wie NAH vreselijk zal zijn. Een ander kan vinden dat hij goed af is doordat

hij gelukkig getrouwd is; hoe moet zoiets zijn voor ongetrouwden?

21.3.2 Doorleven van de pijn en het verdriet (taak 2)

Inherent aan het verwerken van een verlies zijn volgens Worden de pijn en het verdriet (en mogelijk andere emoties) die ermee verbonden zijn. Hoewel verliezen kunnen verschillen wat betreft intensiteit van de pijn en het verdriet, kan het volgens Worden (1992) niet zo zijn dat men geen pijn of verdriet zal voelen.

Aangezien niemand het prettig vindt om pijn te voelen, komt het voor dat patiënten deze tweede taak vermijden. Dat kunnen ze doen door het verdriet en de pijn te ontkennen. Ook kunnen ze dat doen door het gebeurde te bagatelliseren. Worden is van mening dat deze tweede rouwtaak per se moet worden uitgevoerd, omdat patiënten de pijn anders hun hele verdere leven met zich zullen meedragen. Vaak gaat deze tweede taak vergezeld van diepe wanhoop, depressiviteit en tal van lichamelijke klachten, zoals vermoeidheid en slapeloosheid, welke laatste dus losstaan van de directe gevolgen van de NAH.

Wij willen deze tweede taak in die zin nuanceren dat het kan voorkomen dat getroffen patiënten betrekkelijk weinig verdriet en andere emoties ervaren. Er zijn mensen met een rationele instelling, die als filosofie lijken te hebben dat het leven kan geven en nemen en dat er geen recht op voorspoed en geluk bestaat. Bij hen hoeft er dan niet altijd sprake te zijn van veel verdriet, pijn of woede. Wij vermelden dit zo expliciet om te voorkomen dat patiënten voortdurend van hulpverleners te horen krijgen dat zij hun emoties *moeten* uiten en dat zij er over *moeten* praten. Met andere woorden: terwijl de eerste rouwtaak immer dient te worden uitgevoerd, geldt dat niet voor de tweede rouwtaak. De eerste twee rouwtaken gaan vaak samen: pas door het ervaren en doorleven van die pijn kunnen uiteindelijk de geleden verliezen worden aanvaard.

21.3.3 Aanpassen aan een nieuw leven waarin NAH een realiteit is (taak 3)

Meestal zijn de gevolgen van NAH immens. Op tal van levensterreinen heeft het invloed. Er is bijna altijd sprake van een aanmerkelijk functieverlies. Men moet zien te leren leven met tal van beperkingen, zowel binnens- als buitenhuis. Men zal op veel gebieden moeten leren om hulp van anderen te vragen. Bovendien zal de sociale omgeving na het NAH anders

op de persoon gaan reageren, met name omdat de omgeving de persoon anders is gaan zien. Op al deze veranderingen moet de NAH-patiënt (en zijn directe omgeving) antwoorden vinden.

Deze derde rouwtaak heeft niet alleen betrekking op veranderingen in het dagelijkse leven. Ook de manier waarop de patiënt naar zichzelf kijkt, is door de NAH ingrijpend veranderd. Veel mensen ontlenen een deel van hun identiteit aan het 'lichamelijk gezond' zijn. Dergelijke zelfomschrijvingen moeten worden aangepast (Rando 1993).

21.3.4 Het vroegere leven emotioneel een plaats geven en de draad van het leven oppakken (taak 4)

De meeste gevallen van NAH zijn irreversibel. Dit impliceert dat de NAH-patiënt afscheid moet nemen van zijn vroegere als vanzelfsprekend functionerende lijf en leven. Dat afscheid nemen kan op verschillende manieren gebeuren. Men kan dat radicaal doen door geen enkele verwijzing meer toe te laten naar dat vroegere leven. Het heeft de voorkeur dat de NAH-patiënt ertoe komt soms herinneringen toe te laten aan dat vroegere leven.

Het rouwtakenmodel van Worden is een aansprekend model, dat de laatste jaren zeer populair is geworden. Het is een belangrijk heuristisch model dat zowel bij rouwbegeleiding als rouwtherapie goede diensten kan bewijzen. Voor hulpverleners is het goed bruikbaar, omdat het duidelijk onder woorden brengt naar welke eindtoestand uiteindelijk moet worden gestreefd bij een getroffene. Wel moet ervoor worden gewaakt dat het niet dezelfde dwingende normerende kracht krijgt die is opgetreden bij de eerdere fasen- en stadiamodellen. Zo is al vermeld dat in onze visie goede verliesverwerking niet vergezeld *hoeft* te gaan van pijn, verdriet en woede.

21.4 OBSTAKELS TUSSEN NAH-PATIËNT EN OMGEVING

Het komt nogal eens voor dat NAH-getroffenen niet de praktische of emotionele hulp van vrienden en kennissen krijgen die ze willen hebben. Dat is betreurenswaardig, omdat onderzoeken hebben laten zien dat de negatieve invloed van de schokkende gebeurtenis minder groot is wanneer mensen dergelijke ondersteuning wél krijgen (zie onder anderen Morris e.a. 1991). Vaak ook worden die hulp en ondersteuning wel de eerste tijd gegeven, maar worden ze na verloop van tijd aanzienlijk minder.

Hoe komt het dat NAH-patiënten niet de ondersteuning krijgen die ze nodig hebben? Blijken hun vrienden en kennissen uiteindelijk dan toch geen echte vrienden te zijn (zoals zijzelf vaak denken)? Als vrienden of kennissen vernemen dat iemand een schokkende gebeurtenis heeft meegemaakt, leidt dat bij hen gewoonlijk tot gevoelens van sympathie en medelijden en vandaar tot allerlei vormen van hulpgedrag. Daarmee is echter niet alles gezegd. Wat er óók gebeurt bij vrienden en kennissen, is dat de confrontatie met de ellende van een ander leidt tot een *besef van eigen kwetsbaarheid*. Als namelijk een vriend of kennis 'zomaar' zoiets vreselijks kan overkomen, 'zomaar' een ernstig ongeluk of volstrekt onverwacht een levensbedreigende ziekte kan krijgen, dan kan men er niet zo gemakkelijk aan voorbijgaan dat iedereen zoiets ergs kan overkomen. En dat is geen prettige gedachte. Op deze confronterende gedachte kan door de omgeving worden gereageerd met vermijding.

Daarnaast treedt er bij de omgeving gewoonlijk nog een andere reactie op: men heeft het idee met lege handen te staan. *Men voelt zich hulpeloos*. Men voelt zich des te hulpelozer naarmate de ellende van de getroffene groter is. Vrienden en kennissen denken dan met lege handen te staan. In het contact met NAH-getroffenen loopt de omgeving dus ook negatieve gevoelens op. Men uit dergelijke negatieve gevoelens echter niet gemakkelijk: de NAH-patiënt heeft het al moeilijk genoeg. Men moet voor de getroffene immers opbeurend, bemoedigend en positief zijn, zo luidt de algemene opvatting. En dus is er een *innerlijk conflict* bij veel vrienden en kennissen: aan de ene kant vindt men dat men zich positief, hulpvaardig en bemoedigend moet gedragen, aan de andere kant ervaart men bij zichzelf sterk negatieve gevoelens, die vooral betrekking hebben op een besef van eigen kwetsbaarheid en gevoelens van hulpeloosheid.

Vrienden en kennissen gaan verschillend om met een dergelijk conflict of dilemma. Velen lossen het op door zich terug te trekken en niets meer van zich te laten horen. Dat is een begrijpelijke, maar voor de NAH-getroffene buitengewoon pijnlijke reactie. Juist in een situatie waarin hij ondersteuning nodig heeft, blijft hij in de kou staan. Weliswaar zijn vrienden en kennissen vaak nog in gedachten met hem bezig, maar dat kan hij uiteraard niet weten.

Een andere reactie van vrienden en kennissen is dat men de eigen negatieve gevoelens ontkent en zich positief gedraagt: behulpzaam, bemoedigend, enzovoort. Hoezeer deze reacties ook te waarderen zijn, het is zeer de vraag of gekunsteld positief gedrag

van vrienden en kennissen wel zo overtuigend overkomt. Het is heel waarschijnlijk dat die eigen negatieve gevoelens op een of andere wijze doorsijpelen. Met name kan dat non-verbaal tot uiting komen, dat wil zeggen: de houding en de manier van praten en kijken verraden dat de vriend of kennis zich ongemakkelijk voelt in het contact. Nog anders gezegd: op het niveau van woorden gaat men positief om met de getroffene, maar uit de hele houding ten opzichte van hem spreekt het ongemak met de hele situatie overduidelijk. Een betere reactie van de sociale omgeving zou zijn dat men met de NAH-getroffene over die aanwezige onprettige of negatieve gevoelens praat of aan de patiënt aangeeft dat men het moeilijk heeft met de veranderde situatie. Eerlijkheid wordt gewoonlijk op prijs gesteld.

Andere obstakels tussen de NAH-patiënt en de omgeving zijn terug te voeren op verschillende opvattingen tussen hen beiden. Hieronder worden enkele voorbeelden gegeven.

Vaak bestaan er verschillende opvattingen over wat goede hulp is. Ook in het geval dat de omgeving zich niet afwendt en actief iets probeert te doen voor de NAH-getroffene, gebeurt het vaak dat de geboden hulp of ondersteuning anders wordt opgevat en dus niet als hulp wordt ervaren. Een bekend voorbeeld zijn de vele opbeurende opmerkingen of raadgevingen die nogal eens worden gegeven: 'Wees dankbaar dat je nog leeft' of 'Over een jaar zie je alles heel anders', of 'Het was Gods wil; daar mag je je niet tegen verzetten.' Dergelijke opmerkingen worden vaak als dooddoeners gezien, of erger, als een diskwalificatie van de gevoelens die ze hebben. Ook al zijn ze dus goed bedoeld, ze helpen de NAH-getroffene niet en ze worden vaak als kwetsend en beledigend ervaren.

Daarnaast bestaan er vaak verschillende opvattingen over de intensiteit en duur van het verwerkingsproces. Aangezien de meeste vrienden en kennissen nooit een dergelijke gebeurtenis hebben meegemaakt, denken ze vaak al te gemakkelijk over het meemaken ervan en al helemaal over de intensiteit van de gevolgen. Ook kan de omgeving van mening zijn dat de NAH-getroffene er inmiddels overheen dient te zijn.

Een deel van de sociale omgeving kan daarnaast een ronduit negatieve houding ontwikkelen tegenover de NAH-getroffene. Soms legitimeert de omgeving voor zichzelf een dergelijke negatieve houding door van mening te zijn dat de NAH-getroffene het onheil geheel of gedeeltelijk aan zichzelf te danken heeft.

21.5 OPVANG, BEGELEIDING EN PSYCHOTHERAPIE

21.5.1 Opvang en begeleiding

Een NAH is voor nagenoeg iedereen die het overkomt een ingrijpende gebeurtenis. Gezien de ingrijpendheid is het geen rare gedachte om aan eenieder die het overkomt (en mogelijk eveneens aan de directbetrokkenen) een hulpverleningsaanbod (in de vorm van opvang en begeleiding) te doen. Een dergelijke vorm van begeleiding kan worden gezien als een steun in de rug voor NAH-patiënten die een in essentie normaal verwerkingsproces doormaken, maar die toch problemen ervaren bij het vervullen van een of meer van de voornoemde rouwtaken.

Wat kan opvang en begeleiding bij NAH-patiënten inhouden? Elders hebben wij meer uitgebreid geprobeerd enkele handreikingen te geven voor opvang en begeleiding bij ingrijpende gebeurtenissen (Van den Bout en Kleber 1994; Van den Bout en Van der Veen 1997). Hier wordt volstaan met de volgende handreikingen.

■ *Bied gelegenheid gevoelens over het gebeurde te uiten.*
Het gaat hierbij zowel om gevoelens kort na het ontstaan van het NAH als om huidige gevoelens. Nogal wat patiënten beperken hun relaas tot enkele (objectieve) feiten. Ze vertellen in globale bewoordingen over de toedracht, maar hun verhaal blijft het karakter houden van een kort nieuwsbulletin. Men dient de patiënt ertoe aan te sporen het verhaal van het NAH zo gedetailleerd mogelijk te vertellen. Met het verhaal wordt niet alleen bedoeld de precieze toedracht, maar ook wat er in hen omging en welke gevoelens ze hadden kort na de gebeurtenis die hun hele bestaan ontwrichtte. (Vaak blijkt overigens dat het gedetailleerd vertellen van de toedracht leidt tot het naar boven komen van de gevoelens.) Het is belangrijk dat men hen ertoe stimuleert die emoties te identificeren, te verwoorden en te uiten. De eenvoudigste manier om dergelijke gevoelens te achterhalen is ernaar te vragen. Speciale aandacht dient te worden gegeven aan het identificeren en uiten van 'moeilijke' gevoelens. Hiermee worden gevoelens bedoeld waarvan de patiënt vindt dat hij ze eigenlijk niet mag voelen en/of waar hij zich enigszins voor schaamt. Voorbeelden zijn schuldgevoelens en gevoelens van kwaadheid of jaloersheid, bijvoorbeeld op andere mensen, wier leven gewoon doorgaat. Voor veel patiënten is het heel moeilijk aan zichzelf toe te geven dat zij dergelijke 'onredelijke' gevoelens hebben en het is nog moeilijker om dat aan anderen te bekennen.

■ *Wees alert op bronnen van secundaire victimisatie.*
In de nasleep van het gebeurde kunnen andere voorvallen optreden, die op zichzelf weer tot gevoelens van rouw kunnen leiden (secundaire victimisatie). Als bijvoorbeeld na een ernstig NAH een patiënt taal noch teken verneemt van zijn werk, zal dat gewoonlijk als zeer krenkend worden ervaren.

■ *Geef de patiënt de tijd om het gebeuren te verwerken.*
Gewoonlijk is de sociale omgeving van mening dat de verwerking van het NAH betrekkelijk snel kan worden afgerond. Voordat de patiënt werd getroffen door NAH, had hij impliciet of expliciet ook opvattingen over de verwachte herstelperiode. Aangezien eenieder zoiets kan overkomen, is er geen reden aan te nemen dat NAH-patiënten andere opvattingen over die herstelperiode hadden en hebben dan hun sociale omgeving. Als patiënten dus bemerken dat de herstelperiode bij hen veel langer duurt, ligt het voor de hand dat ze het idee krijgen dat ze moeten opschieten.

■ *Benadruk dat allerlei 'vreemde' verschijnselen doorgaans normaal zijn.* In het geval dat NAH-patiënten bemerken dat de verwerkingsperiode bij hen langer duurt dan ze zelf verwachtten, zullen zij niet alleen denken dat ze niet voldoen aan de verwachtingen van henzelf en van hun omgeving, maar mogelijk ook dat hun verwerkingsproces kennelijk niet helemaal normaal verloopt. Niet alleen de langere tijdsduur kan tot die gedachte leiden, maar vooral ook de aard van de verschijnselen die ze bij zichzelf opmerken. Ook hier kan men aan de patiënt zinnige informatie verschaffen. Allereerst kan worden gezegd dat de grote meerderheid van de NAH-patiënten zich tijdens het verwerkingsproces afvraagt of ze wel goed omgaan met het gebeurde: zo onverwacht, heftig en vaak tegenstrijdig zijn de gevoelens en andere reacties die ze ervaren. Ook kan worden benadrukt dat uit allerlei onderzoek bekend is dat er geen uniform verwerkingsproces bestaat; eenieder doet het op zijn eigen wijze. Ingeval men op de hoogte is van het verwerkingsproces van medepatiënten en concludeert dat het proces bij hen heel anders verloopt, is dergelijke informatie belangrijk. De begeleiding dient er uiteraard wel oog voor te hebben dat niet elke mogelijke reactie 'normaal' of onproblematisch is. Toch is het algemene uitgangspunt om te prefereren dat ogenschijnlijk merkwaardige reacties van sommige patiënten het voordeel van de twijfel krijgen in plaats van dat deze gepathologiseerd worden. *Benoem na enige tijd het verband tussen huizenhoge negatieve gevoelens en onredelijke gedachten.* De eerste dagen en weken na het ontstaan van NAH kunnen de negatieve gevoelens hoog oplopen. Het is in deze fase belangrijk dat de persoon de mogelijkheid wordt geboden dergelijke emoties te uiten. Als die emoties echter na enkele maanden nog steeds huizenhoog zijn, is het goed dat de oorsprong van die intens negatieve emoties worden nagegaan. Als de patiënt getroffen is door ernstig NAH, is het volstrekt begrijpelijk dat hij de eerste tijd reageert met een veelheid van intense gevoelens, variërend van verdriet, somberheid en woede tot angst. Behalve dat de persoon deze gevoelens ervaart, zal hij mogelijk ook gedachten hebben als: 'Hoe moet ik verder?', 'Het leven heeft voor mij geen zin meer', enzovoort. Aangezien de persoon dit soort dingen zegt in de wanhoop en chaos van de eerste tijd, is het het best over dergelijke gedachten niet te discussiëren. Wat de eerste tijd volstaat, is dat de persoon zijn emoties kan uiten. Anders wordt het wanneer de patiënt die intens negatieve emoties na vele maanden nog heeft. Het wordt dan waarschijnlijk dat die negatieve emoties zo hevig blijven omdat de persoon in zichzelf bepaalde gedachten blijft herhalen, zoals: 'Mijn leven is in feite over. Nooit meer zal ik een enigszins bevredigend leven kunnen leiden'. Dergelijke gedachten zijn onredelijk: de patiënt kan immers niet zeker weten of hij nooit meer een bevredigend leven zal leiden. Men zou kunnen zeggen: de persoon maakt zijn eigen ellende groter, hij kwadrateert zijn eigen emotionele problemen. Het zou voor de persoon beter zijn (dat wil zeggen: hij zou minder intense negatieve emoties hebben) als hij geloof zou hechten aan de meer redelijke uitspraak: 'Ik kan niet weten hoe mijn leven eruit zal zien over pakweg vijf jaar'. Als een getroffene langdurig intense negatieve emoties blijft houden, kan een hulpverlener samen met de persoon proberen om de onderliggende gedachten naar boven te halen. Op die manier wordt voor de getroffene inzichtelijk gemaakt wat de oorsprong is van de negatieve emoties. De

ongewenste emoties zijn daarmee niet verdwenen, maar wel 'verklaard'. Het is een volgende stap om te proberen die onredelijke gedachten te wijzigen in meer redelijke gedachten. Zeker dat laatste vereist echter een grondige training in een bepaalde psychotherapeutische methodiek, namelijk de Rationeel-Emotieve Therapie (Walen e.a. 2001) of de cognitieve therapie (Beck 1995, 1999).

21.5.2 Psychotherapie bij verwerkingsstoornissen

Soms verwerken mensen het NAH niet goed en krijgen ze na verloop van tijd (of houden ze) allerlei ernstige klachten, die goeddeels terug te voeren zijn op het rouwproces met betrekking tot het NAH. Bij dergelijke gevallen van gecompliceerde ofwel pathologische rouw is rouwtherapie geëigend (Van den Bout e.a. 1998, Boelen en Van den Bout 1999). Rouwtherapie wordt uitgevoerd door psychotherapeuten of gespecialiseerde hulpverleners. Benadrukt dient te worden dat het onderscheid tussen enerzijds ongecompliceerde rouw en anderzijds pathologische rouw aanzienlijk minder duidelijk is dan soms in de literatuur wordt gesuggereerd. Parallel hieraan is ook het onderscheid tussen rouwbegeleiding en rouwtherapie minder eenduidig dan soms wordt gedacht.

Gezegd moet worden dat het voor veel hulpverleners een betrekkelijk nieuwe gedachte is om psychische moeilijkheden na een ingrijpende gebeurtenis zoals een NAH als 'verwerkingsproblemen' te zien. Nog maar enkele jaren geleden was de algemene opvatting onder veel hulpverleners (en sommige hulpverleners zijn nog steeds die opvatting toegedaan) dat verwerkingsproblemen altijd op iets anders duidden: het was een teken dat de cliënt ergens anders problemen mee had, en het was dan ook de eerste taak van de hulpverlener te ontdekken wat dat andere, dat 'eigenlijke' probleem dan wel was. Dat eigenlijke probleem kon bijvoorbeeld betrekking hebben op een diepgeworteld persoonlijkheidsprobleem.

De laatste jaren zijn de inzichten hierin veranderd. Geleidelijk is men gaan inzien dat de oorsprong van veel psychische klachten primair gelegen is in schokkende gebeurtenissen. We zeggen 'primair', omdat het natuurlijk niet te ontkennen valt dat ook eigenschappen van de persoon bijdragen tot het ontwikkelen van ernstige psychische problemen. Zou dat niet het geval zijn, dan zou letterlijk iedereen die eenzelfde ingrijpende gebeurtenis meemaakt (dezelfde) ernstige psychische problemen moeten ontwikkelen, en dat is uiteraard niet het geval. De eigenschappen van personen die er mede toe leiden dat zij psychische klachten ontwikkelen, worden echter niet langer beschouwd als per definitie neurotische eigenschappen.

Voor psychotherapie leidt deze beschouwing tot de handelingsrichtlijn dat de therapie primair gericht dient te zijn op de schokkende gebeurtenis (het NAH) en de gevolgen daarvan, en uiteraard op de persoonlijke reactie van de patiënt zoals die tot uiting komt in de gedachten die hij koestert met betrekking tot het gebeurde en het leven in het algemeen. Als mensen blijvend problemen hebben met de verwerking van een schokkende gebeurtenis zoals een NAH, dan komt dat – zo stellen haast alle psychotherapeuten – omdat ze het niet kunnen aanvaarden of accepteren dat een dergelijke letterlijk 'ondenkbare' gebeurtenis zich in hun leven heeft kunnen voordoen. Let wel: aanvaarden of accepteren betekent hier niet dat ze hadden moeten goedkeuren dat die gebeurtenis optrad. Het gaat erom dat ze er niet in geslaagd zijn klaar te komen met het gegeven dat die gebeurtenis en de naweeën ervan een onuitwisbaar deel van hun leven zijn. We kunnen het ook anders zeggen: die schokkende gebeurtenis staat bij hen in het dagelijkse leven nog sterk op de voorgrond, ook al is het al geruime tijd geleden dat de gebeurtenis plaatsvond. Wat in elke vorm van psychotherapie wordt beoogd, is dat die schokkende gebeurtenis van de voorgrond van iemands beleving naar de achtergrond wordt geschoven. Dat is iets anders dan dat de gebeurtenis helemaal uit iemands leven wordt weggesneden, ook al zijn er patiënten die dat graag zouden willen. Dat wegsnijden ervan is eenvoudigweg niet mogelijk: het is nu eenmaal een gegeven dat er een NAH aanwezig is dat reële gevolgen heeft. Het NAH staat na een geslaagde therapie niet meer bij voortduring op de voorgrond, maar staat ook niet helemaal apart, afgeschermd en afgeperkt van het verdere leven van de patiënt. Zoals iemand het formuleerde: 'Er lijkt niets veranderd, maar toch is alles veranderd: eerst waren het NAH en ik identiek aan elkaar, nu zijn het twee aparte dingen. Ik kan ernaar kijken, ik word er niet meer door overstelpt.'

Literatuur

Beck J. Cognitive therapy – Basics and beyond. New York: Guilford, 1995. (In het Nederlands vertaald als: Basisboek Cognitieve therapie. Baarn: Intro, 1999.)

Boelen PA, Bout J van den. Theorie en behandeling van gecompliceerde rouw vanuit een cognitiefgedragstherapeutisch perspectief: vermijding, emotie en cognitie. Gedragstherapie 1999;32:239-70.

Bonanno GA. Grief and emotion: a social-functional perspective. In: Stroebe M, Hansson R, Stroebe W, e.a. (eds). Handbook of bereavement research. Washington: American Psychological Association, 2001.

Bout J van den, Boelen PA, Keijser J de (eds). Behandelingsstrategieën bij gecompliceerde rouw en verliesverwerking. Houten: Bohn Stafleu Van Loghum, 1998.

Bout J van den, Kleber RJ. Omgaan met verlies en geweld – Een leidraad voor rouw en traumaverwerking. Utrecht: Kosmos, 1994.

Bout J van den, Veen E van der (eds). Helpen bij rouw. Utrecht: De Tijdstroom, 1997:206.

Bout J van den. Rouwsluiers [oratie]. Utrecht: De Tijdstroom, 1996:48.

Bowlby J. Attachment and loss. Vol. 3. Loss, sadness and depression. London: Hogarth Press, 1980.

Eastwood MR, Rifat S, Nobbs H, e.a. Mood disorder following cerebrovascular accident. Br J Psychiatry 1989;154:195-200.

Frank RG, Elliott TR, Corcoran JR, e.a. Depression after spinal cord injury: is it necessary? Clin Psychol Rev 1987;7:611-30.

Harvey JH. The psychology of loss as a lens to a positive psychology. Am Behav Scientist 2001;44:838-53.

Kleber RJ. Traumatische ervaringen, gevolgen en verwerking. Lisse: Swets & Zeitlinger, 1986.

Kübler-Ross E. Leven met stervenden. Baarn: Ambo, 1982.

Morris PJ, Robinson R, Raphael B, e.a. The relationship between the perception of social support and post-stroke depression in hospitalized patients. Psychiatry 1991;54:306-15.

Nemiah JC. The psychiatrist and rehabilitation. Arch Phys Med Rehabil 1957;38:143-7.

Rando TA. Treatment of complicated mourning. Champaign, Illinois: Research Press Company, 1993.

Shima S, Kitagawa Y, Kitamura T, e.a. Poststroke depression. General Hospital Psychiatry 1994;16:286-9.

Silver RC, Wortman CB. Coping with undesirable life events. In: Garber J, Seligman MEP (eds). Human helplessness: theory and applications. New York: Academic Press, 1980:279-340.

Stroebe M. Coping with bereavement: a review of the grief work hypothesis. Omega 1992;26:19-42.

Svenson O. Are we all less risky and more skillful than our fellow drivers? Acta Psychologica 1981;47:143-8.

Taylor SE. Adjustment to threatening events – a theory of cognitive adaptation. Am Psychologist 1983;38:1161-73.

Wal J van der. De nasleep van suïcides en dodelijke verkeersongevallen [thesis]. Leiden: DSWO Press, 1988.

Walen S, DiGiuseppe R, Dryden W, e.a. Theorie en praktijk van de Rationeel-Emoticve Therapie. Maarssen: Elsevier, 2001.

Worden W. Verdriet en rouw – gids voor hulpverleners en therapeuten. Amsterdam: Swets & Zeitlinger, 1992.

Wortman CB, Dintzer L. Is an attributional analysis of the learned helplessness phenomenon viable? J Abnormal Psychol 1978;87:75-90.

Wortman CB, Silver RC. Coping with irrevocable loss. In: Vandenbos GR, Bryant BK (eds). Cataclysms, crises and catastrophes: psychology in action. Washington DC: American Psychological Association, 1987:189-235.

Wortman CB, Silver RC. Reconsidering assumptions about coping with loss: an overview of current research. In: Montada L, Filipp S, Lerner M (eds). Life crises and experiences of loss in adults. Hillsdale, NY: Lawrence Erlbaum, 1992:341-65.

Wortman CB, Silver RC. The myths of coping with loss revisited. In: Stroebe M, Hansson R, Stroebe W, e.a. (eds). Handbook of bereavement research. Washington: American Psychological Association, 2001.

Zisook S, Shuchter SR. The first four years of widowhood. Psychiatric Ann 1986;15:288-94.

22 Gezondheidsrechtelijke aspecten

E.B. van Veen

22.1 INLEIDING

Het gezondheidsrecht gaat in het algemeen uit van de autonomie van de patiënt (Leenen en Gevers 2000). Daaruit volgt diens recht op 'informed consent', het inzagerecht, enzovoort. Niet-aangeboren herenletsel (NAH) leidt veelal tot een achteruitgang van de geestelijke vermogens van de betrokkene, soms zodanig dat deze zijn autonomie niet meer kan uitoefenen. (Bepaalde ethici zullen stellen dat een persoon die niet meer wilsbekwaam is, ook niet meer autonoom is.) In de acute fase is de patiënt vaak zelfs in het geheel niet aanspreekbaar.

Gezondheidsrechtelijk betekent dit dat de patiënt dan moet worden vertegenwoordigd. In dit hoofdstuk wordt daarom ingegaan op het leerstuk vertegenwoordiging in de gezondheidszorg. Buiten de gezondheidszorg is vertegenwoordiging ook vaak aan de orde, met name om de zakelijke belangen van de betrokkene waar te nemen, maar dat valt buiten het bestek van dit hoofdstuk. De relatie van de hulpverlener tot de patiënt en diens eventuele vertegenwoordiger staat hier centraal. De patiënt of familie zal vaak ook willen terugkijken. Als het letsel is veroorzaakt door een ongeval, zal men misschien denken aan een schadevergoedingsactie. Dat onderwerp zal hier evenmin worden behandeld. Het zou een zelfstandig hoofdstuk vergen en het onderwerp is uiteraard niet beperkt tot de problematiek van niet-aangeboren herenletsel.

Bij vertegenwoordigingsvragen kunnen drie aspecten worden onderscheiden.
- Wanneer is vertegenwoordiging aan de orde?
- Wie mag dan vertegenwoordigen?
- Hoe en waarover mag de vertegenwoordiger vervolgens beslissen, aan welke grenzen is deze vertegenwoordiger gebonden?

Deze aspecten worden hierna behandeld. In het bijzonder wordt ingegaan op een aantal bijzondere onderwerpen die in de praktijk veel discussies oproepen, namelijk:
- verschil van mening tussen vertegenwoordiger en hulpverlener;
- afzien van behandeling;
- behandeling als de patiënt zich verzet.

22.2 WGBO ALS KADER

Alvorens met de behandeling van de aangekondigde onderwerpen kan worden aangevangen, dient beknopt het kader te worden geschetst waarin de antwoorden worden gevonden. Dat is voornamelijk de Wet op de geneeskundige behandelingsovereenkomst van 1995 (WGBO). De WGBO is niet als aparte wet herkenbaar, maar is opgenomen in het Burgerlijk Wetboek (BW) als een aparte afdeling, zoals er ook afdelingen in het BW zijn opgenomen over de koop- of arbeidsovereenkomst (zie voor algemene informatie over de WGBO: Legemaate 1999; meer daarover: Van Veen 2002). De WGBO kent bepalingen over een aantal onderwerpen. Deze worden hieronder genoemd. Voorzover relevant voor het vervolg, wordt de inhoud kort aangeduid.
- *Informatie aan de patiënt.* Ingevolge art. 7:448 BW dient de patiënt te worden ingelicht over zijn mogelijke toekomstige gezondheid, de aard en de risico's van de voorgestelde behandeling of het voorgestelde onderzoek en de alternatieven. Hoe ver men hierin moet gaan, zou een aparte bespreking verdienen, die buiten het bestek van dit hoofdstuk valt (Lomwel en Van Veen 1999). De WGBO stelt: 'hetgeen de patiënt redelijkerwijs dient te weten', daarmee aangevend dat niet alle mogelijke informatie hoeft te worden gegeven.
- *Toestemming.* De patiënt dient toestemming te geven voor elke ingreep (hierna wordt gesproken van behandeling) (art. 7:450 BW).
- *Het dossier* (bijhouden, bewaartermijn, inzage, kopie en vernietiging).

- *Privacy.*
- *De 'zorg van een goed hulpverlener'.* De hulpverlener neemt de zorg van een goed hulpverlener in acht en handelt overeenkomstig de professionele standaard.
- *De positie van kinderen.*
- *Wetenschappelijk onderzoek met gegevens en anoniem lichaamsmateriaal.*
- *De (negatieve) schriftelijke wilsverklaring.*
- *Vertegenwoordiging.*

De vertegenwoordigingsregeling van de WGBO wordt hieronder nader uitgewerkt. Zij strekt zich uit tot alle hierboven genoemde patiëntenrechten. De schriftelijke wilsverklaring kan als een vorm van vertegenwoordiging worden gezien, namelijk door ex ante de patiënt zelf voor de situatie waarin hij zich niet meer kan uitspreken. Gezien het belang ervan zal deze hierna apart worden behandeld. In de WGBO heeft de wilsverklaring een eigen plaats gekregen.

22.3 WANNEER VERTEGENWOORDIGING?
Vertegenwoordiging in de gezondheidszorg is aan de orde indien de patiënt 'niet in staat kan worden geacht tot een redelijke waardering van zijn belangen terzake' (art. 7:465 BW, tweede lid). In de gezondheidsrechtelijke literatuur wordt dit kort aangeduid met dat de patiënt terzake 'wilsonbekwaam' is.

Uit de term 'terzake' blijkt dat wilsonbekwaamheid moet worden bepaald afhankelijk van de situatie en het te nemen besluit. Men kan wilsbekwaam zijn voor het ene besluit en tegelijkertijd wilsonbekwaam voor het andere.

Gezondheidsrechtelijk geldt de veronderstelling van wilsbekwaamheid (Van Veen 1999). Er moet van worden uitgegaan dat de patiënt wilsbekwaam is totdat het tegendeel kan worden vastgesteld. In veel gevallen zal dat duidelijk zijn, bijvoorbeeld wanneer de patiënt comateus is. Echter, in veel gevallen is dat ook niet duidelijk. De patiënt gedraagt zich misschien eigenaardig, de familie zegt dat hij niet meer de oude is, maar is de patiënt dan ook wilsonbekwaam?

De criteria voor het vaststellen van wilsonbekwaamheid kunnen niet in de WGBO zelf worden gevonden. In de literatuur is hiertoe een aantal aanzetten gedaan. Samenvattend komt het erop neer de vraag te beantwoorden 'of de patiënt in staat is op zijn bevattingsvermogen afgestemde informatie te begrijpen naar de mate die voor de aard en reikwijdte van de aan de orde zijnde beslissing noodzakelijk is en op basis daar-

van een eigen besluit te nemen'. Het eerste gedeelte van deze volzin komt uit een brochure van het ministerie van Justitie die een handreiking beoogt te bieden voor de beoordeling van wilsonbekwaamheid (Ministerie van Justitie 1994). De zinsnede 'en op basis daarvan een besluit te nemen' is een toevoeging die, mijns inziens, niet kan worden gemist. Het gaat er niet alleen om of de betrokkene de informatie begrijpt, maar ook of hij in staat is een besluit te nemen. Dat besluit kan ook inhouden dat de gegeven informatie wordt afgewezen en een besluit wordt genomen op basis van de eigen waarden van de patiënt, waarin de aangedragen informatie minder weegt dan die eigen waarden. (Een voorbeeld buiten de context van het onderhavige boek is de Jehova Getuige die een bloedtransfusie afwijst, ondanks de – door de gegeven informatie bekende en gezien de wilsbekwaamheid onderkende – consequenties.)

In de praktijk is grote behoefte gebleken aan een praktische vertaling van bovengenoemde algemene norm in een handzame set van criteria of scorelijst. In de zorg voor verstandelijk gehandicapten en de psychogeriatrie zijn daarmee al grote vorderingen gemaakt (Dute 2001); in de onderhavig sector, voorzover bekend, nog niet.

Naast inhoudelijke criteria kan ook worden gedacht aan procedurele criteria. Moeten bepaalde stappen beslist worden genomen of heeft de patiënt een specifieke vorm van rechtsbescherming? Dat is niet het geval. Anders dan bij de Wet bijzondere opnemingen psychiatrische ziekenhuizen (Wet BOPZ) zwijgt de WGBO hierover in alle talen. In het verleden is wel gepleit voor een aparte klachtvoorziening tegen het besluit om een patiënt wilsonbekwaam te verklaren (Legemaate 1994), maar ook blijkens de WGBO-evaluatie (Dute 2001) wordt het ontbreken daarvan niet als een gemis ervaren. De patiënt zal achteraf kunnen klagen via een procedure op grond van de Wet klachtrecht cliënten zorgsector of bij de burgerlijke rechter. Uitgaande van de veronderstelling van wilsbekwaamheid rust op de hulpverlener de bewijslast om aan te tonen dat de patiënt terzake wilsonbekwaam is of was. Zoals bij alle behandelbeslissingen dienen dit besluit en de overwegingen die daartoe hebben geleid, goed in het dossier te worden aangetekend.

22.4 WIE MOGEN VERTEGENWOORDIGEN?

22.4.1 Algemeen
De WGBO kent een dwingende volgorde (art. 7:465 BW, tweede en derde lid):

1 de curator of mentor;
2 de door de patiënt zelf via een schriftelijke machtiging benoemde vertegenwoordiger;
3 de echtgenoot of andere levensgezel van de
   patiënt (tenzij deze dat niet wenst);
4 een ouder, kind, broer of zus van de patiënt.

Op deze vertegenwoordigers zal hieronder nader worden ingegaan. Op het eerste gezicht wekt het wellicht
verwondering dat de curator of mentor vóór de door
de patiënt benoemde vertegenwoordiger komt. Bij
nader inzien is dat niet onlogisch. Als er een door de
patiënt benoemde vertegenwoordiger is, dan zal er in
principe geen reden zijn om de benoeming door de
rechter van een vertegenwoordiger uit te lokken.
Gebeurt dat toch, dan is er kennelijk iets aan de hand.
Bijvoorbeeld de machtiging van de door de patiënt
benoemde vertegenwoordiger wordt door anderen in
twijfel getrokken of diens besluiten roepen de twijfel
op of hij wel handelt in het belang en in de geest van
de patiënt toen deze nog wilsbekwaam was. Het is dan
logisch dat de rechter de geschiktheid van deze persoon kan beoordelen. Uiteraard dient hij bij de benoeming van een curator of mentor vervolgens de door de
patiënt uitgesproken keuze zwaar te laten wegen,
maar hij kan er niet aan zijn gebonden.

De genoemde volgorde betekent overigens geenszins dat er ook bij langdurige wilsonbekwaamheid
door de rechter een vertegenwoordiger moet worden
benoemd. Indien de 'informele' vertegenwoordiging
door een familielid goed werkt, is er geen reden om
de rechter in te schakelen om een vertegenwoordiger
te benoemen (Oomens en Van Zutphen 1998; kritisch daarover Gevers 2001).

De genoemde vertegenwoordigers treden terug
wanneer de patiënt zichzelf in een schriftelijke wilsverklaring over de behandeling heeft uitgesproken
(zie paragraaf 22.5).

22.4.2 Vertegenwoordiging in spoedsituaties

Soms is er geen tijd om contact op te nemen met een
vertegenwoordiger. In de eerste acute situatie na een
trauma is deze vaak ook nog niet bekend. Artikel
7:446 BW bepaalt kort gezegd dat in spoedsituaties de
instemming van een vertegenwoordiger niet hoeft te
worden afgewacht indien onverwijlde uitvoering van
de behandeling kennelijk nodig is om ernstig nadeel
voor de patiënt te voorkomen.

Het belang en de logica van deze bepaling behoeven geen verdere toelichting. Twijfels kan men heb-

ben bij de term 'ernstig' bij 'nadeel voorkomen'. Zou
gewoon nadeel niet genoeg zijn? In de praktijk blijkt
dit geen problemen op te leveren. Van belang is op te
merken dat indien tevoren spoedsituaties voorzien-
baar zijn, zoals een eventuele reanimatie, en de vertegenwoordiger dan bekend is, dit wel met de vertegenwoordiger moet worden besproken. Het Centraal
Tuchtcollege voor de Gezondheidszorg (CTG) heeft
eens uitgesproken dat het aanbeveling verdient overleg met de vertegenwoordiger of familie over 'vitale'
aangelegenheden structureel te maken, maar dat het
onder de gegeven omstandigheden niet verwijtbaar
was dat dit ad hoc plaatsvond (CTG 2001a). In het
geheel geen overleg over te voorziene complicaties
zou zeker wel verwijtbaar zijn geweest.

Tot slot zij het voor de goede orde opgemerkt dat
een (negatieve) schriftelijke wilsverklaring, indien
aanwezig, ook hier voorgaat. Zowel vertegenwoordiger als hulpverlener zijn daaraan gebonden (zie paragraaf 22.5).

22.4.3 Curator en mentor

Een curator of mentor wordt door de rechter
benoemd: de curator door de rechtbank, de mentor
door de kantonrechter. De instelling van curatele is
een zwaardere procedure, en de bevoegdheden van
de curator gaan dan ook verder. Hij vertegenwoordigt
de wilsonbekwame in alle aangelegenheden, zakelijke en persoonlijke. Vanwege deze betrekkelijk zware
procedure, die kosten met zich meebrengt, en het
stigma dat rond curatele hangt (het wordt onder
andere gepubliceerd in een dagblad), wordt curatele
nog weinig toegepast.

Inmiddels bestaat er voor de gezondheidszorg
een specifieke vorm van vertegenwoordiging, namelijk het mentorschap.

De mentor wordt ingesteld om de niet-vermogensrechtelijke belangen van iemand waar te nemen die
daar door zijn geestelijke of lichamelijke toestand voor
langere tijd niet goed toe in staat is (art. 1:450 e.v. BW).
Niet-vermogensrechtelijke belangen zijn kort gezegd
de niet-zakelijke belangen van iemand, zoals die rond
behandeling en verpleging. Uiterst persoonlijke zaken,
die uitsluitend door iemand zelf kunnen worden besloten, zoals euthanasie, zijn van de beslissingsbevoegd-
heid van de mentor uitgezonderd. De mentor wordt bij
voorkeur benoemd uit de naaste familiekring van
betrokkene. De in paragraaf 22.4.1 genoemde opsomming is daarbij weer de leidraad. Niet tot mentor kunnen worden benoemd (voorzover hier relevant):

- rechtspersonen;
- de direct betrokken of behandelend hulpverlener;
- personen behorende tot de leiding of het personeel van de instelling waar betrokkene verblijft (art. 1:452 BW, zesde lid).

De gedachte achter de uitsluiting van rechtspersonen is dat de mentor persoonlijk voor de betrokkene moet opkomen. Dat valt bij rechtspersonen, zoals stichtingen, niet goed voor te stellen. Dat betrokken hulpverleners geen mentor kunnen worden, is ook goed verklaarbaar. De mentor dient immers de belangen van de betrokkene waar te nemen jegens de hulpverlener. De patiëntenrechten van de betrokkene worden nu uitgeoefend, binnen de te bespreken grenzen, door de mentor.

Bij veel patiënten met NAH zullen ook financiële belangen een rol spelen. Zij zullen vol in het leven hebben gestaan, financiële verplichtingen hebben, wellicht een vermogen. Zonder dan op curatele te moeten terugvallen zouden deze vermogensrechtelijke belangen kunnen worden waargenomen door een bewindvoerder. Bewindvoering is een met het mentorschap vergelijkbare figuur voor de behartiging van zakelijke aangelegenheden. Bewindvoerder en mentor kunnen in één persoon worden verenigd, maar dat hoeft niet. Een typisch juridisch verschil tussen mentorschap en bewindvoering aan de ene kant en curatele aan de andere kant is dat eerstgenoemde figuren niet beschermen tegen rechtshandelingen die betrokkene is aangegaan met iemand die de bewindvoering of mentorschap niet kende of behoorde te kennen. Zulke rechtshandelingen kunnen dan niet vernietigd, als het ware 'teruggedraaid' worden. Bij curatele kan dat wel.

Voor curatele, beschermingsbewind en mentorschap heeft het ministerie van Justitie een brochure opgesteld. Kortheidshalve zij verwezen naar deze brochure, die is te verkrijgen bij de afdeling Voorlichting van het ministerie van Justitie, Den Haag (Ministerie van Justitie, 2001). Het is raadzaam dat instellingen waar de vraag naar een door de rechter benoemde vertegenwoordiger regelmatig aan de orde is, een set van dergelijke brochures voor de familie van de patiënt beschikbaar hebben.

Het is van belang op te merken dat ook een benoemde vertegenwoordiger pas mag optreden voorzover de patiënt terzake wilsonbekwaam is. Het CTG heeft dit als volgt geformuleerd: 'binnen de toepassing van de WGBO is voor vertegenwoordiging van de patiënt door de mentor slechts plaats indien de hulpverlener de overtuiging heeft dat de betrokken patiënt zijn of haar wil onvoldoende kan bepalen' (CTG 2001b). de stelling van de klager in deze procedure dat het mentorschap aldus zinloos zou worden, werd daarmee verworpen. De opvattingen van de patiënt, mits terzake wilsbekwaam, gaan voor.

22.4.4 Door de patiënt zelf aangewezen vertegenwoordiger

De WGBO stelt dat de door de patiënt zelf aangewezen vertegenwoordiger schriftelijk door de patiënt moet zijn gemachtigd. Dat betekent niet zonder meer dat de door de patiënt mondeling aangewezen vertegenwoordiger geen vertegenwoordigingsbevoegdheid toekomt. Deze zal die aanwijzing dan wel voldoende moeten kunnen aantonen. Indien zijn vertegenwoordigingsbevoegdheid wordt betwist door een van de in de WGBO genoemde naasten (zie volgende paragraaf), gaan dezen in principe voor. Niet zelden wordt de hulpverlener geconfronteerd met de situatie dat de naasten van de patiënt onderling ruziën over wie voor de patiënt mag opkomen of dat zij over essentiële aspecten van de behandeling van mening verschillen. Uiteindelijk zal dan een besluit door de rechter moeten worden genomen door de benoeming van een van hen als vertegenwoordiger. In de eerste acute fase na een trauma is daarvoor uiteraard geen tijd. Hoe met die lastige en pijnlijke situatie om dient te worden gegaan, wordt behandeld in paragraaf 22.6.

22.4.5 Overige in de WGBO genoemde vertegenwoordigers

Bij de overige in de WGBO genoemde vertegenwoordigers gaat het om de naaste familie. De echtgenoot of levensgezel gaat voor, zo die er is en deze rol op zich wil nemen. (Vergelijk ook Hoge Raad 1989. Los van het feit dat de echtgenoot hier de curator was, kwam hem als echtgenoot ook meer dan de dochters het recht toe om de verblijfplaats van zijn dementerende vrouw te bepalen.) Alleen als dat niet het geval is, komen een ouder, kind, broer of zus van de patiënt aan de orde. Tussen deze laatsten bepaalt de WGBO geen volgorde.

Idealiter bestaat tussen hen consensus en wordt een van hen als contactpersoon en eventueel ook woordvoerder aangewezen.

22.5 (NEGATIEVE) SCHRIFTELIJKE WILSVERKLARING

22.5.1 Algemeen

In de zogenoemde negatieve schriftelijke wilsverklaring heeft de patiënt op een moment dat hij nog wilsbekwaam was, te kennen gegeven een bepaalde of een bepaald type handeling te weigeren als hij onbekwaam is geworden en hij niet meer zelf zijn toestemmingsrecht kan uitoefenen. Volgens de WGBO (art. 7:450, derde lid BW) moet een dergelijke verklaring worden gehonoreerd. De patiënt oefent diens recht op 'informed consent' dus bij voorbaat uit voor de situatie waarin hij er niet meer zelf actief voor kan opkomen. In de Amerikaanse literatuur wordt wel gesproken van 'precedent autonomy' (Van Veen 1993a).

De WGBO spreekt van de 'kennelijke opvattingen van de patiënt geuit in schriftelijke vorm toen hij nog tot een redelijke waardering van zijn belangen in staat was'. Daarop zal hieronder kort worden ingegaan. In de volgende paragraaf komt de beperkte afwijkingsbevoegdheid aan de orde die de hulpverlener ondanks de verklaring heeft. Op basis van 'gegronde redenen' mag hij ervan afwijken. De genoemde zinsnede komt neer op twee voorwaarden.

- Het moet gaan om kennelijke opvattingen.
- De patiënt was wilsbekwaam toen hij deze op schrift stelde.

Met het eerste wordt gedoeld op het feit dat de opvattingen voldoende duidelijk moeten zijn en betrekking moeten hebben op de situatie die nu aan de orde is. Net zoals alle taaluitingen kan de schriftelijke wilsverklaring dubbelzinnig zijn. Overigens zou dat geen reden mogen zijn volledig aan de verklaring voorbij te gaan. Beter is het zoveel mogelijk in de geest van de verklaring te handelen.

Dat de patiënt wilsbekwaam moest zijn op het moment van opstellen, spreekt voor zich. In de regel zal er ook geen reden zijn daaraan te twijfelen. Ook hier geldt de 'vooronderstelling van wilsbekwaamheid'. Als echter een leesbare handtekening en datering ontbreken en ook overigens de omstandigheden zodanig zijn dat de hulpverlener gerede twijfel mocht hebben aan de wilsbekwaamheid van de patiënt, zal dit anders zijn. (Zie Gerechtshof Arnhem 1991: Hier was de casus aan de orde van een patiënte die na een tentamen suicidii was opgenomen en behandeld ondanks de niet-gedagtekende verklaring dat zij elke behandeling weigerde. Het Hof en eerder de Recht-

bank aanvaardden dat onder deze omstandigheden de behandelend artsen voor een (levensreddende) behandeling hadden gekozen.) Daarbij speelt uiteraard een grote rol dat de wilsverklaring vaak aan de orde zal komen in kritieke situaties. Als dan niet wordt gehandeld, zal de patiënt overlijden. Voor een onderzoek naar de wilsbekwaamheid van de patiënt bij het opstellen van de verklaring is dan geen tijd. Anderzijds is de verklaring juist ook bedoeld om niet in situaties terecht te komen die de patiënt uitdrukkelijk niet wil, en waaruit geen weg terug is, zoals ernstige cognitieve en lichamelijke beperkingen.

22.5.2 Afwijking op grond van 'gegronde redenen'

Van de afwijking op basis van de wilsonbekwaamheid ten tijde van het opstellen moet worden onderscheiden het afwijken op basis van 'gegronde redenen'. In het eerste geval is er in het geheel geen geldige wilsverklaring. In het tweede geval is die er wel. Wat dan gegronde redenen zijn om er toch van af te wijken, is in de Kamerstukken en literatuur in wezen uitsluitend aan de hand van wat vergezochte voorbeelden aan de orde geweest. Uitgangspunt is immers dat een duidelijke wilsverklaring moet worden gehonoreerd (Notitie Wilsverklaringen 1999, p. 9). Het zou echter kunnen voorkomen dat de patiënt een behandeling afwijst op grond van de vermeende bijwerkingen, terwijl die zich niet voordoen. Tenslotte is een schriftelijke wilsverklaring niet gebaseerd op actuele informatie over de voor- en nadelen van een voorgenomen behandeling.

De meeste wilsverklaringen, zoals die van de Nederlandse Vereniging voor Vrijwillige Euthanasie, zijn echter zo niet geformuleerd. Daarin wordt een mogelijk resultaat afgewezen van een verder niet beschreven behandeling.

22.5.3 Toepassing in een klinisch onzekere situatie

Voor de hulpverlener levert dit een ander probleem op, dat voor de praktijk van veel groter belang is, namelijk dat zeker in de acute fase na een trauma de eindtoestand vaak nog niet kan worden voorspeld. Dan is uiteraard van belang hoeveel kans er is op de door de patiënt ongewenst geachte eindtoestand en met hoeveel kracht in de schriftelijke wilsverklaring die kans wordt afgewezen. Een duidelijke regel is hier niet voor te geven. Bij twijfel over een redelijke uitkomst zal de schriftelijke wilsverklaring de doorslag kunnen geven om van intensieve behandeling af te zien. Naar mijn mening zal de hulpverlener geen verwijt kunnen worden gemaakt als hij op grond van goede medische criteria mag aannemen dat een positief resultaat zal worden bereikt, maar de patiënt onverhoopt toch niet verder komt dan de door deze in de schriftelijke wilsverklaring afgewezen situatie. Van 'afwijken' van de schriftelijke wilsverklaring was dan geen sprake. De hulpverlener meende voldoende argumenten te hebben om aan te nemen dat de schriftelijke wilsverklaring hier toepassing miste.

22.5.4 Vormvereisten

Behalve dat de verklaring schriftelijk moet zijn, stelt de WGBO geen eisen. Hierboven is opgemerkt dat een duidelijke handtekening en datum mogen worden verwacht om de authenticiteit van de verklaring en de wilsbekwaamheid van de opsteller te toetsen.

Regelmatig is een termijn van vijf jaar genoemd als geldigheidsduur van de verklaring. Een dergelijke termijn vindt echter geen steun in het recht. Ook bij bijvoorbeeld een testament wordt een dergelijke eis niet gesteld. Het zal niet zo vaak voorkomen dat iemand over essentiële levensvragen, zoals die in een schriftelijke wilsverklaring aan de orde zijn, volledig anders is gaan denken. Zo dat wel het geval is, heeft hij ook zelf een verantwoordelijkheid om zijn verklaring aan te passen. Juridisch is met de verklaring sprake van 'risicoaanvaarding'. Men is eraan gebonden, ook al is men wellicht anders over het daar gestelde gaan denken. Zo lang de verklaring nog niet is aangepast, zal deze moeten worden toegepast.

22.5.5 Herroepen

Een andere kwestie is dat de patiënt de verklaring wel mondeling kan herroepen. Bij intermitterende perioden van wilsbekwaamheid en wilsonbekwaamheid zal de patiënt bijvoorbeeld, al dan niet desgevraagd, kunnen opmerken wel intensieve behandeling te wensen, ook al is de uitkomst onzeker. Natuurlijk dient dan de meest recente uiting van de wilsbekwame patiënt te worden gevolgd. Het spreekt vanzelf dat deze uiting zonder overreding door hulpverleners of familie moet worden gedaan en dat het verstandig is dit moment goed in het dossier op te tekenen.

Ingewikkelder wordt het indien de vertegenwoordiger zou stellen dat de betrokkene inmiddels de verklaring heeft ingetrokken, terwijl dit niet blijkt uit de schriftelijke wilsverklaring van de patiënt of een mondelinge verklaring van deze. Indien de bewering van de vertegenwoordiger niet door getuigen kan worden gestaafd of anderszins bijzonder aannemelijk

kan worden gemaakt, zal toch de schriftelijke verklaring moeten worden gevolgd. Uiteraard is dit gemakkelijker gezegd dan gedaan. Het zal veel van de hulpverlener vergen om de vertegenwoordiger ervan te overtuigen dat hij juridisch maar ook ethisch geen andere optie heeft. Voor het geval hij daarin niet slaagt, is wederom van belang dat hij de bespreking(en) en zijn overwegingen zo heeft verslagen dat daarop bij een eventuele procedure kan worden teruggevallen.

22.6 POSITIEVE WILSVERKLARING

Met de positieve wilsverklaring wordt gedoeld op de verklaring dat de patiënt tevoren aangeeft een bepaalde behandeling of handeling te wensen als hij niet meer in staat is om zich daarover zelf uit te spreken. De 'euthanasieverklaring' is in wezen een positieve wilsverklaring. Deze valt buiten het bestek van dit hoofdstuk.

Een tegenovergestelde positieve verklaring is de 'levenswensverklaring'. Daarin geeft de betrokkene aan dat nimmer tot abstinerend beleid mag worden overgegaan. In de WGBO is de positieve verklaring niet geregeld. Uit het vereiste van informed consent kan immers niet het omgekeerde worden afgeleid: dat de hulpverlener volgens de wensen van de patiënt moet handelen. De hulpverlener is gebonden aan de professionele standaard; daarbinnen heeft de patiënt, of diens vertegenwoordiger, een keuze. Dat betekent dat de juridische betekenis van een positieve schriftelijke wilsverklaring gering is. Indien abstineren nog de enige optie is die binnen de professionele standaard valt, is de arts daaraan gehouden, ook al zou een wilsbekwame patiënt, diens wilsverklaring of vertegenwoordiger anders eisen. In de volgende paragraaf wordt daar verder op ingegaan.

22.7 CRITERIA VOOR PLAATSVERVANGEND BESLISSEN EN GRENZEN AAN VERTEGENWOORDIGINGSBEVOEGDHEID

22.7.1 Algemeen

De vertegenwoordigingsregeling draait inhoudelijk om de volgende elementen:

- De vertegenwoordiger dient de zorg van een goed vertegenwoordiger te betrachten. Hij dient de patiënt zoveel mogelijk bij de vervulling van zijn taak te betrekken (7:465, vijfde lid BW).
- Alle rechten van de patiënt, zoals informed consent, inzage, enzovoort, komen nu de vertegenwoordiger toe, echter met inachtneming van het

bovenstaande en voorzover de hulpverlener daarmee niet zodanig zou moeten handelen (of nalaten te handelen) dat hij in strijd komt met de 'zorg van een goed hulpverlener' die hij jegens de patiënt moet betrachten (7:465, vierde lid BW).

- Bij vertegenwoordiging is het niet anders dan bij contacten met een wilsbekwame patiënt. De hulpverlener is gebonden aan de professionele standaard. Hij is niet gehouden tot het doen van medisch zinloze handelingen.

Het eerstgenoemde punt wordt in de volgende paragraaf nader besproken. Beide andere punten komen aan de orde in paragraaf 22.7.3. Hieronder wordt eerst kort op een algemeen aspect van vertegenwoordiging ingegaan.

22.7.2 Vertegenwoordigingsnorm nader beschouwd

Het vijfde lid van artikel 7:465 betekent dat de vertegenwoordiger zoveel mogelijk moet handelen in de geest van de patiënt. Voorzover de patiënt in staat is zelf wensen te uiten, moet daar zoveel mogelijk rekening mee worden gehouden, ook al kan niet van wilsbekwame wensen worden gesproken. Het zou van onvoldoende respect voor de betrokkene getuigen als men aan die wensen voorbij zou gaan zo lang daarmee geen nadeel voor hem optreedt.

In de Engelstalige literatuur is in het verleden een tweetal standaarden ontwikkeld voor plaatsvervangend beslissen (Van Veen 1993b):

- de 'substitute judgement'-standaard;
- de 'best interests'-standaard.

De eerste standaard betekent, kort gezegd, besluiten zoals de patiënt zou hebben besloten. De tweede betekent letterlijk 'het meest in het belang van de patiënt'. Dat wordt in de regel geoperationaliseerd als besluiten zoals een gemiddelde, redelijke patiënt onder soortgelijke omstandigheden.

Mensen met NAH hebben een geschiedenis van vrienden, familie, waarden en overtuigingen. Op hen is de eerste standaard in principe toepasbaar, behalve uiteraard in de acute opvang als men nog niets van de patiënt weet en er ook geen schriftelijke wilsverklaring wordt gevonden. Dan past men de tweede standaard toe. Op de tweede kan uiteraard ook worden teruggevallen als de opvattingen van de patiënt niet voldoende bekend zijn. Bovendien is de tweede standaard op de achtergrond steeds aanwezig om de opvattingen van de vertegenwoordiger aan te toetsen. Naarmate de eerste standaard meer afwijkt van de 'best interests'-standaard, zal overtuigender moeten zijn dat dit inderdaad is wat de patiënt zou hebben gewild.

22.7.3 Verschil van mening tussen vertegenwoordiger en hulpverlener

Bij een verschil van mening tussen vertegenwoordiger en hulpverlener kunnen twee situaties worden onderscheiden. De eerste situatie is dat de vertegenwoordiger wil dat de hulpverlener een bepaalde behandeling toepast, maar de hulpverlener deze afwijst. De tweede situatie is dat de hulpverlener een bepaalde behandeling wil toepassen, maar dat deze door de vertegenwoordiger wordt afgewezen.

In de eerste situatie is aan de orde hetgeen hierboven over de professionele standaard werd opgemerkt. De hulpverlener is niet gehouden om een behandeling toe te passen die niet overeenkomstig de professionele standaard is. Dat geldt ook indien de wilsbekwame patiënt dit zou eisen. Daarbij kan er niet aan worden voorbijgegaan dat deze in een aantal gevallen een flinke bandbreedte kent. Daarbinnen zal in principe de mening van de vertegenwoordiger moeten worden gevolgd, tenzij de hulpverlener gegronde redenen heeft om aan te nemen dat de patiënt anders zou hebben gewenst. In dat geval zou handelen volgens de wens van de vertegenwoordiger in strijd zijn met de 'zorg van een goed hulpverlener' die de hulpverlener jegens de patiënt moet betrachten. Het is in die situaties aan de hulpverlener om aan te tonen dat hetgeen deze vindt, inderdaad beter met de wensen van de patiënt overeenstemt. Beschikt hij niet over duidelijke aanwijzingen terzake, dan zal hij zich naar de wensen van de vertegenwoordiger moeten schikken, voorzover passend binnen de bandbreedte van de professionele standaard.

In de tweede situatie heeft de hulpverlener het eigenlijk moeilijker. Op basis van de professionele standaard kan wel worden geweigerd een behandeling toe te passen die daarmee niet overeenstemt, maar niet om deze wel toe te passen. Het recht op informed consent is er immers voor bedoeld dat de patiënt een behandeling kan weigeren. In dit geval wordt dat recht uitgeoefend door de vertegenwoordiger. Dit probleem speelt uiteraard het meest indringend bij beslissingen omtrent het levenseinde en zal daarom in de volgende paragraaf worden behandeld. Daarbuiten kan het probleem uiteraard ook spelen:

dit varieert van overplaatsing van de patiënt tot een orthopedisch-chirurgische ingreep die de vertegenwoordiger ongewenst acht. Als men er echt niet uitkomt (zie ook de slotparagraaf) en niet-handelen duidelijk in strijd zou zijn met de belangen van de patiënt, rest de hulpverlener weinig anders dan de benoeming van een vertegenwoordiger door de rechter uit te lokken. Voor het type besluiten dat hier aan de orde is, is daarvoor meestal voldoende tijd.

22.7.4 Afzien van behandelen

De hulpverlener is niet gehouden een behandeling toe te passen die medisch zinloos is.[1] De Notitie Wilsverklaringen (1999) beschrijft duidelijk de factoren die daarbij volgens de geldende Nederlandse opvatting in onderlinge samenhang moeten worden meegewogen. Deze factoren kunnen als volgt worden samengevat.
- Het handelen draagt niet bij tot de oplossing van het medische probleem dan wel de instandhouding of verbetering van de medische toestand van de patiënt.
- De daarbij te gebruiken middelen staan niet in redelijke verhouding tot het medische doel.
- Een bepaald minimumniveau kan niet meer worden gehaald.

Bij dit laatste criterium zijn onmiskenbaar waardeoordelen aan de orde. Als de middelen niet buitenproportioneel zijn om een minimumniveau in stand te houden, met name als zij geen extra pijn veroorzaken en het minimumniveau komt aantoonbaar overeen met de waarden van de patiënt, zal dat moeten worden aanvaard, ook al zou dat niet overeenkomen met de best interests-standaard. Wij zijn gelukkig niet allemaal gemiddeld redelijk. Als de patiënt echter wel extra zou lijden door de gevraagde behandeling, dan komt de hulpverlener in strijd met het adagium 'primum non nocere' en daarmee in strijd met de 'zorg van een goed hulpverlener' die hij jegens de patiënt moet betrachten.

In het algemeen heeft de rechter – zowel de tuchtrechter (MT 1991, 1992) als de burgerlijke rechter (Rechtbank Utrecht 1999) – uitgesproken dat de arts niet gehouden is tot medisch zinloos handelen. Bij voorkeur ware deze situatie natuurlijk te voorkomen door er met de familie uit te komen. Zie hierover ook de slotparagraaf.

De omgekeerde situatie, namelijk dat de hulpverlener een levensreddende of ten minste levensverlengende behandeling wil toepassen, maar de vertegenwoordiger niet, is in de jurisprudentie niet aan de orde geweest en komt in de praktijk ook minder voor. Hier is het weer zaak om na te gaan of deze opvatting van de vertegenwoordiger, die kennelijk niet overeenstemt met de best interests-standaard, inderdaad de opvatting van de patiënt weergeeft. Het bijeenroepen van meer familieleden kan hierbij helpen. Gaat het om een oudere patiënt, dan kan het ook zin hebben de huisarts van de patiënt te raadplegen. Zonder bewijzen van het tegendeel zal de hulpverlener echter op de opvattingen van de vertegenwoordiger van de patiënt omtrent de wensen van laatstgenoemde moeten afgaan. Dat is hoogstens anders indien die opvattingen zo zouden indruisen tegen hetgeen redelijk is, dat geen redelijke patiënt of vertegenwoordiger deze zou kunnen wensen. Het gaat dan niet meer om de eigen mening van de hulpverlener tegenover die van de vertegenwoordiger, maar om de geobjectiveerde mening van laatstgenoemde. Consensus binnen het team is hier dan uiteraard een eerste vereiste. In die uitzonderingssituatie zal, als voor uitlokking van een door de rechter benoemde vertegenwoordiger geen tijd is, de hulpverlener naar mijn mening op basis van de best interests-standaard mogen en zelfs moeten handelen.

22.7.5 'Dwangbehandeling'

Men spreekt over dwangbehandeling in de situatie waarin de wilsonbekwame patiënt zich tegen de behandeling verzet en maatregelen moeten worden genomen om deze toch toe te passen. Veelal wordt dan gesproken van 'beschermende maatregelen'. De WGBO stelt dat met instemming van de vertegenwoordiger behandeling van een wilsonbekwame patiënt waartegen deze zich verzet mogelijk is, indien deze kennelijk nodig is om ernstig nadeel te voorkomen (art. 7:465, zesde lid BW).

Daarbij gaat het erom dat de maatregelen strikt noodzakelijk en proportioneel zijn. Blijken beschermende maatregelen langdurig of regelmatig te moeten worden toegepast of blijkt het verzet van de patiënt zich ook tot het verblijf als zodanig uit te strekken, dan zal een opname in het kader van de Wet Bijzondere Opnemingen in Psychiatrische Ziekenhuizen (BOPZ) moeten worden uitgelokt.

1 In de Verenigde Staten denkt men in het algemeen geheel anders over 'medisch zinloos'. Daar vindt men dit een waardeoordeel dat de arts niet toekomt. Voor oudere literatuur over 'medical futility' zie Van Veen 1993b.

Bij de toepassing van de beschermende maatregelen is bijzondere zorg geboden en dient uiteraard eveneens de professionele standaard in acht te worden genomen. Bij voorkeur bestaat een protocol, zowel voor de omstandigheden waaronder tot het toepassen van beschermende maatregelen mag worden besloten (waarbij de beslissing naar mijn mening door een arts moet worden genomen), als voor de wijze waarop deze vervolgens door de verpleging worden uitgevoerd (CTG 2001c).

22.8 CONCLUSIE

Besluitvorming voor wilsonbekwaam geworden patiënten speelt zich veelal op het scherp van de snede af en blijkt bij de naasten van de patiënt veel emoties op te roepen. Hierboven is het juridische kader beschreven waarbinnen die besluitvorming dient plaats te vinden.

Daarmee is het belangrijkste niet gezegd. Het belangrijkst is – naar mijn mening – een vertrouwensbasis met de familie te bereiken, geduld te betrachten bij het brengen en laten bezinken van een veelal bijzonder moeilijke boodschap en gesprekssituaties goed te structureren. In de eerste plaats bevordert het recht de communicatie doordat het duidelijkheid schept over wederzijdse posities. Het kan niet in de plaats komen van communicatie. Pas als die is mislukt, is de conflictoplossende functie van het recht aan de orde. De in de referenties genoemde uitspraken geven daarvan blijk. Jurisprudentie geeft enerzijds een vertekend beeld van de werkelijkheid omdat het uitsluitend conflicten belicht. Het schept anderzijds ook duidelijkheid omdat het aangeeft wat in die conflicten rechtens juist is. Bij voorkeur ware die duidelijkheid preventief toe te passen om verdere conflicten te voorkomen.

Literatuur

Dute J (red). Evaluatie Wet op de geneeskundige behandelingsovereenkomst. Den Haag: Zorgonderzoek Nederland, 2001:140-143 en 173 e.v.

Gevers JKM. Boekbespreking. TvGR 2001:499-500.

Hoge Raad. Uitspraak 29-4-1989. NJ 1989:318.

Leenen HJJ, Gevers JKM. Handboek gezondheidsrecht. Houten/Diegem: Bohn Stafleu Van Loghum, 2000, hoofdstuk III.

Legemaate J (red). De WGBO van tekst naar toepassing. Houten/Diegem: Bohn Stafleu Van Loghum, 1998.

Legemaate J. De rechtspositie van wilsonbekwame patiënten. Tijdschr Gezondheidsrecht 1994;6:331.

Ministerie van Justitie. Handreiking voor de beoordeling van wilsonbekwaamheid. Den Haag: Ministerie van Justitie, 1994.

Ministerie van Justitie. Brochure over curatele, beschermingsbewind en mentorschap. Den Haag: Ministerie van Justitie, 2001.

Notitie Wilsverklaringen 1999. Juridische status van wilsverklaringen in de gezondheidszorg. Kamerstukken II, 1999-2000, 26885, nr. 1.

Oomens HDCM, Zutphen YLL van. Evaluatie Wet mentorschap; een onderzoek naar de toepassing van het mentorschap over de jaren 1995-1998. Amsterdam: Vrije Universiteit, 1998.

Veen van EB. Schriftelijke wilsverklaringen. Tijdschr Gezondheidsrecht 1993a:5:276-88.

Veen van EB. Het belang van de onbekwame. In: Beaufort I de, Hilhorst MT (red). Kind, ziekte en ethiek. Baarn: Ambo, 1993b:107-35.

Veen van EB. De meerderjarige wilsonbekwame patiënt. In: Legemaate J (red). De WGBO van tekst naar toepassing. Houten/Diegem: Bohn Stafleu Van Loghum, 1999.

Veen van EB. De WGBO, de betekenis voor de hulpverleners in de gezondheidszorg. Lelystad: Vermande, 2002, hoofdstuk 3.

Jurisprudentie

CTG 2001a. Centraal Tuchtcollege voor de Gezondheidszorg 25-01-2001. Staatscourant 2001;34:16.

CTG 2001b. Centraal Tuchtcollege voor de Gezondheidszorg 8-11-2001. TvGR 2002;15.

CTG 2001c. Centraal Tuchtcollege voor de Gezondheidszorg 20-01-2001. Staatscourant 2001;41:8.

Gerechtshof Arnhem. Uitspraak 23-7-1991. TvGR 1993;5:66.

Hoge Raad. Uitspraak 29-4-1989. NJ 1989:318.

MT Den Haag. Medisch Tuchtcollege Den Haag, uitspraak 2-9-1992. TvGR 1993;5:26.

MT Eindhoven. Medisch Tuchtcollege Eindhoven, uitspraak 21-10-1991. TvGR 1992;4:35.

Rechtbank Utrecht 1999. Pres. Arrondissementsrechtbank Utrecht 12-10-1999, Kort geding 1999/304.

23 Recente en toekomstige ontwikkelingen

J.A.M. Vandermeulen, M.M.A. Derix

23.1 INLEIDING

In dit boek staat niet-aangeboren hersenletsel (NAH) bij volwassenen centraal. In de voorgaande hoofdstukken is een groot scala van onderwerpen aan bod gekomen. Immers, NAH heeft vele oorzaken en kan gepaard gaan met veel stoornissen die ook het functioneren van de patiënt in het dagelijkse leven volledig kunnen ontwrichten. De redactie heeft in samenwerking met diverse auteurs getracht vooral die aspecten te benadrukken die een bijdrage kunnen vormen aan de diagnostiek en hulpverlening.

23.2 HOLISTISCHE BENADERING

Een NAH-patiënt functioneert zelden alleen in het leven. Een partner, familie, vrienden, collega's, professionele verzorgers maken deel uit van de omgeving van de patiënt. De omgeving heeft ook haar aandeel in de mate van restcapaciteit van de patiënt en de ontwrichting waar hij mee wordt geconfronteerd.

Een patiënt is een individu: groepsbevindingen in wetenschappelijk onderzoek zullen zelden een volledige verklaring bieden voor de stoornissen en problemen die de patiënt en zijn omgeving ervaren. Een holistische benadering op dit gebied maakt een oude opvatting weer actueel: Symonds (1937 in Levin 1991) stelde: 'It is not only the kind of injury that matters, but the kind of head.' Deze benadering is herkenbaar vanuit de algehele revalidatie, waarbij vraag- en aanbodgerichtheid een centraal kader bezitten. Vanuit dit feit tracht men zoveel als mogelijk in te spelen op de individuele hulpvraag.

In het verleden lag de nadruk vaak alleen op de stoornissen en dan met name de bij onderzoek gevonden cognitieve en andere gedragsstoornissen van de patiënt. Tegenwoordig worden stoornissen geplaatst binnen de contextuele factoren die voortvloeien uit omgevings- en persoonlijkheidsfactoren. Sohlberg en Mateer (2001, p. 22) verwoorden dit als volgt: '... We have come away with a broader, more complex perspective on how to approach rehabilitation than the one we articulated over a decade ago, but many of the principles and beliefs we held then remain relevant and important. Treatment efficacy occurs and must be measured at multiple levels and every rehabilitation professional has a role to lay and a contribution to make in this more exciting endeavor.'

De hulpverlening kan en hoeft niet meer alleen geconcentreerd te zijn binnen ziekenhuizen en revalidatiecentra. Ook andere gezondheidszorginstanties gaan in toenemende mate hulp en steun bieden. Dit geldt met name voor hulp en steun bij problemen die zich vaak pas na een jaar of langer manifesteren. Eerstelijnszorg, waaronder ook met name de eerstelijnspsycholoog, wordt ingeschakeld. Patiënten en hun familie kunnen een beroep doen op centra voor chronische nazorg; het in 2001 opgerichte centrum in Groningen is hier een voorbeeld van. Steeds meer wordt op de zorg vanuit instellingen voor geestelijke gezondheidszorg (GGZ) een beroep gedaan. In sommige gevallen worden binnen en vanuit deze instellingen ook specifieke zorgvoorzieningen voor patiënten met NAH en GGZ-problematiek opgericht. Bij een aantal verpleeghuizen in Nederland zijn er aparte afdelingen voor NAH-patiënten die chronische verpleeghuiszorg behoeven.

Deze relatief nieuwe voorzieningen en vormen van hulp bieden, in samenwerking met ziekenhuizen en revalidatiecentra, meer transparantie en dus meer keuze tussen aanbieders en meer vraaggericht en doelmatig werken (Mededelingen Eerstelijnspsychologie 2001). Internet heeft ervoor gezorgd dat veel meer informatie snel beschikbaar is voor de patiënt en zijn omgeving (zie bijvoorbeeld www.hersenletsel.nl).

23.3 INTEGRATIE VAN MEDISCH EN SOCIAAL MODEL

Deze veranderingen en te verwachten verdere ontwikkelingen in de zorg voor NAH-patiënten sluiten

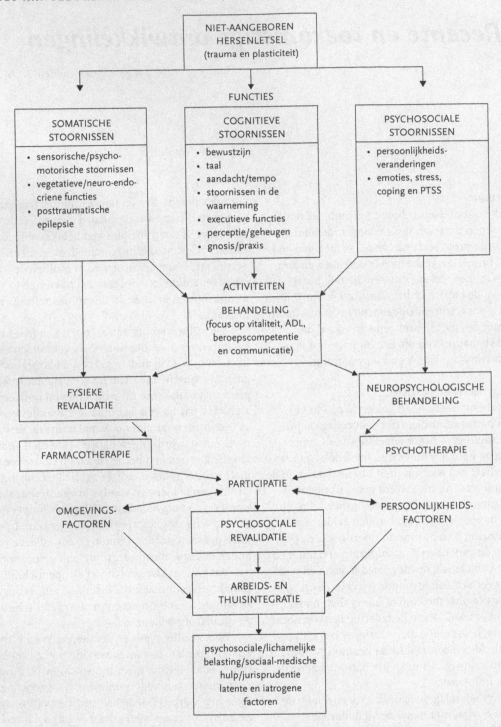

Figuur 23-1   *Werkmodel voor zorg aan patiënten met niet-aangeboren hersenletsel. Bron: ICIDH-2.*

duidelijk aan op de nieuwe internationale classificatie van het menselijk functioneren (International Classification of Impairments, Disabilities and Handicaps; ICIDH-2 bètaversie 2001) (figuur 23-1). Het werkmodel in deze figuur laat zien dat begeleiding op tal van gebieden mogelijk en zelfs noodzakelijk kan zijn. Ieder afzonderlijk niveau kan een bijdrage aan herstel leveren. Herstel van afzonderlijke functies hoeft niet te betekenen dat de persoon in het alledaagse leven weer normaal kan functioneren. In veel gevallen is terugkeer naar het vroegere activiteitenniveau en de werkkring zelfs onmogelijk en zal een aangepast traject moeten worden gekozen. Uit dit schema van de ICIDH-2 blijkt dat de grenzen niet strak afgebakend zijn. Er moet rekening worden gehouden met superponerende invloeden die een rol spelen in het herstel (Almli en Finger 1992).

Elke NAH-patiënt en zijn omgeving dienen informatie te ontvangen over het traject van de hulpverlening: aanmelding, diagnostiek en begeleiding. Het ICIDH-2-model is transparant. Door dit schema toe te passen kan ook de wisselwerking tussen de verschillende factoren die van invloed zijn op stoornissen en problemen, duidelijk worden gemaakt.

In de ICIDH-2 ligt de nadruk op de integratie van het medische en het sociale model. Binnen het medische model wordt het functioneren van de mens op individueel niveau gezien en beschreven: stoornis, beperking en participatieproblemen, veroorzaakt door ziekten of aandoeningen waarbij medische hulp geïndiceerd is. Het sociale model legt de nadruk op het functioneren van het individu in relatie tot integratie in de samenleving: behandelingskaders zijn gericht op de sociale omgeving.

23.4 KLINISCHE TOEPASSING VAN VERWORVEN KENNIS
Bij het ontwikkelen van het idee voor dit boek en het aanzoeken van deskundigen voor de verschillende hoofdstukken stond ons een belangrijk doel voor ogen: het kunnen maken van een vertaalslag van alle bevindingen naar de praktijk van de zorg voor volwassenen met NAH.

De klinische toepassing van de kennis op het gebied van NAH zal eerst gericht zijn op optimale acute zorg. Vervolgens komt de fase van onderzoek naar de vraag en behoeften van de patiënt. Dit vindt meestal plaats aan het eind van of in het laatste stadium van het primaire herstel. Neuropsychologisch onderzoek maakt hier al frequent deel van uit. Ons inziens zou in dit stadium echter ook meer uitge-

breid psychodiagnostisch onderzoek moeten worden uitgevoerd, bijvoorbeeld onderzoek naar eventuele persoonlijkheidsveranderingen. Ook het goed in kaart brengen van het psychosociale functioneren en eventueel te verwachten problemen in de toekomst zou deel moeten uitmaken van deze fase (Hanna-Pladdy e.a. 2001). Pas daarna kan een behandelingsplan worden opgesteld, dat in veel gevallen ook onderzoek naar toekomstige arbeidsmogelijkheden moet omvatten.

23.5 MAATSCHAPPELIJKE DEELNAME
De meeste patiënten hebben behoefte aan maatschappelijke deelname. Wat zijn de mogelijkheden die de patiënt nog heeft voor deelname aan het arbeidsproces en wat staat arbeidsintegratie in de toekomst eventueel in de weg? Indien deelname aan het arbeidsproces niet meer mogelijk is, welke mogelijkheden zijn er voor de patiënt dan nog om actief in de maatschappij te participeren? Alle aspecten die participatie in zijn breedste vorm mogelijk maken (betrokkenheid en plaatsing van de patiënt in relatie tot zijn gezondheidstoestand), moeten worden onderzocht.

Werk- en activiteitenanalyse, analyse van de cognitieve en emotionele tekorten, mogelijkheden tot compensatie, risico's veroorzaakt door de aandoening op de werkplek en de emotionele betekenis die de patiënt zelf aan het letsel toekent in relatie tot gezinsleven én partnerrelatie spelen hierbij een rol (Welter en Schönle 1997; Tate 1998).

Er wordt in Nederland hard gewerkt aan nieuwe ontwikkelingen en aanvullende voorzieningen voor patiënten met NAH. Toch belanden nog veel patiënten in niet bij hen passende hulp- en ondersteuningscircuits. Dit veroorzaakt niet alleen frustraties bij de patiënt zelf en zijn omgeving, maar zal ook frustrerend zijn voor de professionele hulpverleners die zich onvoldoende toegerust voelen om adequate zorg te leveren.

23.6 MULTIDISCIPLINAIRE PERSOONSGERICHTE BEGELEIDING
De afgelopen jaren is veel aandacht besteed aan diagnostiek bij NAH, maar dit geldt slechts in beperkte mate voor de behandeling van deze patiënten. In toenemende mate ontstaat behoefte aan een persoonsgerichte begeleiding, waarbij het aanreiken van neuropsychologische vaardigheden een belangrijke bijdrage kan vormen voor het herstel. Het doel hierbij is vooral systematische training van de verstoorde

cognitieve vaardigheden en leren de resterende vaardigheden optimaal te benutten. Voor de toekomst betekent dit dat veel aandacht moet worden geschonken aan verdere wetenschappelijk-praktische exploratie van behandelingsmethodieken en methoden toegespitst op het individu, ingekaderd in een multidisciplinaire benadering. Dit is geen gemakkelijke opgave (Vandermeulen 2002; Lafosse en Verhaert 2000), maar leidt wel tot meer keuzemogelijkheden voor herstel.

23.7 CONCLUSIE

Het Landelijk Coördinatiepunt voor NAH geeft voorlichting en biedt ondersteuning voor adequate begeleiding. Veel problemen van NAH-patiënten worden echter nog onvoldoende herkend en onderkend. De kennis over NAH bij professionele hulpverleners schiet nog vaak tekort, hetgeen niet in de laatste plaats te wijten is aan het subtiele samenspel tussen stoornissen in de relatie tussen hersenen en gedrag, persoonlijkheidsveranderingen, psychosociale problemen en lichamelijke handicaps.

De gevolgen van NAH zijn vaak breed en berusten op veel factoren. Een nog betere samenwerking tussen eerstelijnszorg, ziekenhuizen, revalidatiecentra, verpleeghuizen, centra voor chronische nazorg, GGZ-instellingen, specifieke expertisecentra en patiëntenverenigingen, en met name ook onderwijs op het gebied van NAH in de toekomst zullen de zorg voor NAH-patiënten sterk kunnen verbeteren.

Literatuur

Almli J, Finger S. Brain Injury and recovery of function: theories and mechanisms of functional reorganisation. J Head Trauma Rehabil 1992;7:70-7.

Mededelingen Eerstelijnspsychologie. Zorgnota ELV 2001;4:8.

Hanna-Pladdy B, Berry ZM, Bennet T, e.a. Stress as a diagnostic challenge for postconcussive symptoms: sequelae of mild traumatic brain injury of physiological stress response. Clin Neuropsychologist 2001;15:289-304.

ICIDH-2. Internationale classificatie van het menselijk functioneren. Bèta-2 volledige versie. Bilthoven: WHO/Rijksinstituut voor Volksgezondheid en Milieu, 1999.

Lafosse C, Verhaert G. Werkboek neuropsychologische vaardigheidstraining. Leuven: Acco, 2000.

Levin H. Pioneers in Research on the behavioral sequelae of head injury. J Clin Exp Neuropsychol 1991;13:133-54.

Sohlberg MM, Mateer CA. Cognitive rehabilitation. New York: Guilford Press, 2001:22.

Tate RL. 'It is not only the kind of injury that matters, but the kind of head': the contribution of premorbid psychosocial factors to rehabilitation outcomes after severe traumatic brain injury. Neuropsychol Rehabil 1998;1:1-18i.

Vandermeulen JAM. Neuropsychologische behandeling bij volwassenen met NAH. Neuropraxis 2002;1(in voorbereiding).

Welter FL, Schönle PW. Neurologische Rehabilitation. Stuttgart: Gustav Fischer Verlag, 1997.

Register